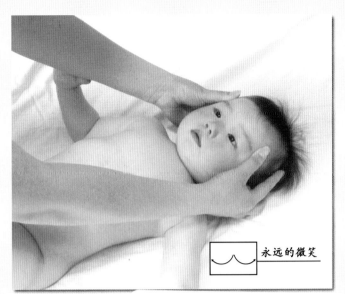

彩图 1 头部抚触

永远的微笑

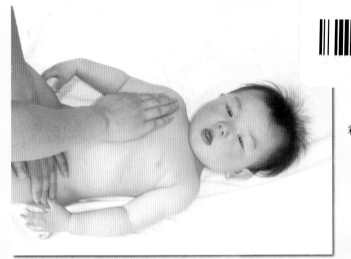

彩图 2 胸部抚触

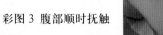

U0208723

彩图 3 腹部顺时抚触

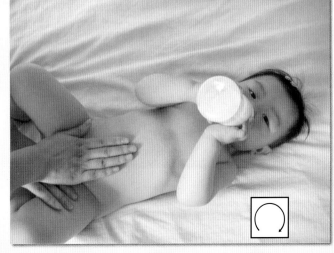

1

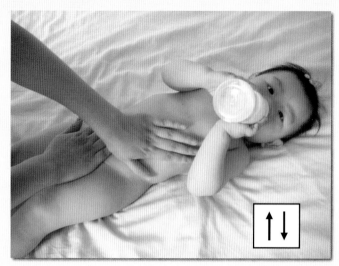

彩图4 腹部上下
滑动抚触

彩图5 上肢挤捏抚触

捏挤扭转　反反复复

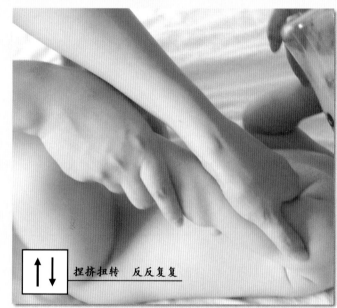

搓滚小棒手

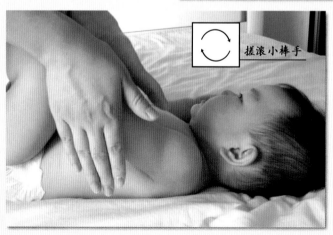

彩图6 上肢抚触

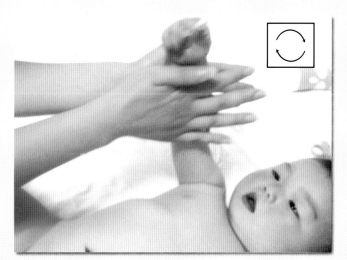

彩图 7 搓滚前臂抚触

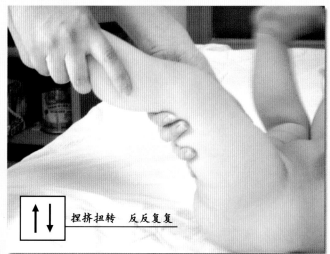

彩图 8 下肢抚触

捏挤扭转　反反复复

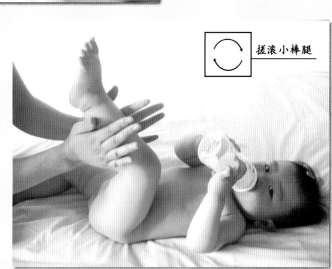

搓滚小棒腿

彩图 9 下肢搓滚抚触

3

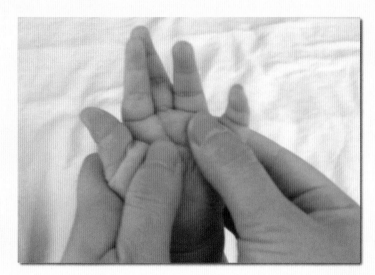

彩图 10 手部抚触

彩图 11 足部抚触
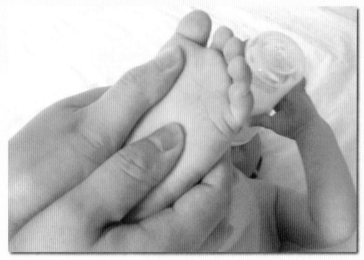

分分合合　上上下下
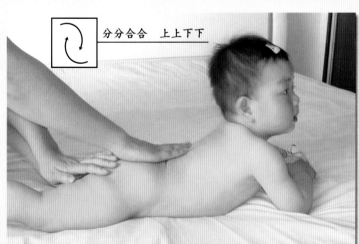

彩图 12 背部抚触

孕产妇保健全书

主 编

李增庆

副主编

刘寿桃　李倬珍　张　静

编著者

于志强　方为民　尹　伶
王绍海　王金东　冯卫彤
代国红　孙国强　朱向阳
古　衍　余燕芳　郑　洁
郑秀华　李　武　周紫琼
张揆一　张建端　姚飞雁
　　　　姚琼华　赵　坤
　　　　董瑞卿　胡天兰

金盾出版社

内容提要

本书由华中科技大学同济医学院妇幼保健专家李增庆教授联袂精英编著。全书共分34章,对如何做好孕产妇保健,顺利孕产一个健康宝宝作了精辟的阐述,包括婚前检查、孕产准备、孕期保健、产前诊断、孕期并发症防治、分娩和产褥期保健,以及新生儿护理和母乳喂养等知识。其内容全面,图文并茂,通俗易懂,是孕产妇及其家人的良师益友,也是妇幼保健人员和基层医师必备参考书。

图书在版编目(CIP)数据

孕产妇保健全书/李增庆主编 . —北京:金盾出版社,2010.2
ISBN 978-7-5082-5945-1

Ⅰ. 孕… Ⅱ. 李… Ⅲ.①孕妇—妇幼保健—基本知识②产妇—妇幼保健—基本知识 Ⅳ. R715.3

中国版本图书馆 CIP 数据核字(2009)第 145676 号

金盾出版社出版、总发行
北京太平路 5 号(地铁万寿路站往南)
邮政编码:100036 电话:68214039 83219215
传真:68276683 网址:www.jdcbs.cn
封面印刷:北京印刷一厂
彩页正文印刷:北京天宇星印刷厂
装订:北京天宇星印刷厂
各地新华书店经销
开本:705×1000 1/16 印张:29.75 彩页:4 字数:483 千字
2010 年 2 月第 1 版第 1 次印刷
印数:1~11 000 册 定价:58.00 元
(凡购买金盾出版社的图书,如有缺页、
倒页、脱页者,本社发行部负责调换)

前言

　　要生育一个聪明健康的宝宝,必须了解女性和男性的生殖器构造、受孕的生理过程,还要做好孕前检查和准备,选择最佳受孕时间与受孕条件,更重要的是做好孕期保健和胎教,做好分娩和产褥期保健,做好新生儿护理和母乳喂养。

　　鉴于现代环境污染严重,生活节奏加快、竞争激烈、心理压力大等问题越来越突出,广大育龄夫妇如何才能生育一个健康、聪明、活泼、可爱的孩子,就要学习科学生育知识,在孕产保健过程做好以下保健措施:①孕产、哺乳期妇女对营养的需要量大增,但是营养过剩或不足,对准妈妈和胎儿的健康都是不利的,因此科学补充营养对孕产妇尤其重要。②各类中、西药物的药理毒性对孕产妇尤其是胎、婴儿的影响至关重要,孕期用药稍有不慎就会造成严重的不良后果,因此孕期用药必须慎之又慎。③口腔保健是孕产妇保健不可缺少的一个环节,忽视牙的健康和口腔感染是导致早产与低体重儿出生的重要原因之一,所以在整个孕产期必须遵医嘱做好口腔保健。④重视环境污染和社会因素对孕妇与胎儿的影响,避免电离辐射、气温、噪声等对孕妇和胎儿的伤害。⑤孕期可能会有许多并发症,在孕期保健中都必须引起高度重视,如妇科疾病合并妊娠的处理,内、外科疾病与妊娠的相互影响,以及出生缺陷的筛查、预防措施等。

　　受男尊女卑的封建社会影响,自古以来都认为怀孕生孩子似乎只是女人的事。现代社会则要求丈夫和妻子一起承担妊娠面临的各种问题,丈夫必须认识到在妻子孕、产期中应尽的责任和积极作用,为妻子的孕产期营造一个舒心、安静的良好氛围。

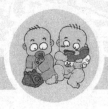

　　本书共分34章，详细介绍了与怀孕、分娩、育儿有关的婚前保健、孕前保健、孕期保健、分娩期保健、产褥期保健、哺乳期保健、新生儿期保健等知识。准备生育儿女的年轻父母，熟读书中介绍的孕产保健知识，并参照其做法，一定会平安度过孕产期，生育一个聪慧健康的小宝宝。

　　经过夜以继日的艰苦工作，《孕产妇保健全书》终于面世。这本书倾注了编著者大量的心血，有的甚至为此付出了健康的代价。但是，能帮助广大妇女获得全面的孕产保健知识，为孕、产妇和胎、婴儿的健康，为中国出生人口素质的提高，为中华民族的繁荣昌盛作出贡献，乃是令人值得欣慰的。本书难免存在缺点和不足，敬请广大读者和专家赐教，以便有机会再版时修正。

华中科技大学同济医学院
妇产科学与妇女保健学教授　　　　李增庆

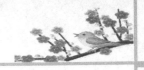

目 录

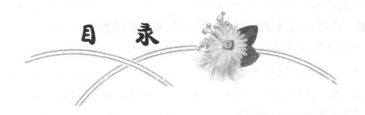

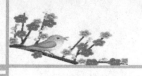

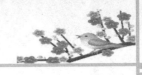

目 录

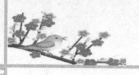

目 录

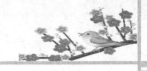

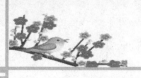

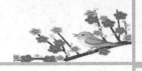

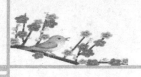

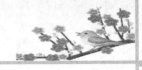

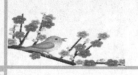

目　录

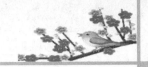

第 1 章

概 述

一、女性与男性的生殖器官

男性与女性的生殖系统均分为内生殖器和外生殖器两部分。

（一）女性生殖器组成

1. 女性外生殖器

女性外生殖器包括阴阜、大阴唇、小阴唇、阴蒂、阴道前庭和会阴。阴阜隆起，上有阴毛；大阴唇肥厚；小阴唇有色素沉着。

2. 女性内生殖器

女性内生殖器包括卵巢、输卵管、子宫和阴道（图1，图2）。

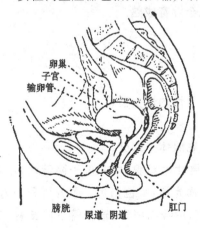

图1 女性性器官（纵断面）

（1）阴道：阴道为性交器官，是月经血排出的通道，亦是胎儿娩出的产道。阴道呈上宽下窄，前壁长7～9厘米，与膀胱、尿道相邻；后壁长10～12厘米，与直肠贴近。上端包绕宫颈，下端开口于阴道前庭。阴道壁由弹力纤维、肌层和黏膜组成。阴道肌层由外纵及内环的两层平滑肌构成，肌层外覆纤维组织膜，其弹力纤维成分多于平滑肌纤维。阴道分泌物为酸性。

（2）子宫：子宫为一壁厚、腔小、以肌肉为主的空腔器官。腔内覆盖黏膜称子

图中标注：卵巢、子宫、输卵管、膀胱、尿道、阴道、肛门

侧栏：孕产妇保健全书

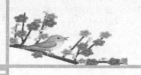

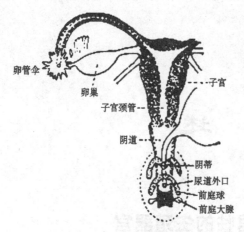

图2 女性性器官模式图

宫内膜,受性激素影响发生周期性变化并产生月经。子宫分为宫体与宫颈两部分,宫体明显增大,子宫颈占子宫全长的1/3。子宫长7～8厘米,宽4～5厘米,厚2～3厘米,重50～70克,宫腔容量约5毫升。子宫是孕育胎儿的器官,妊娠期子宫变得宽大,才能容纳胎儿,在分娩期子宫收缩将胎儿及其附属物娩出。

(3)输卵管:输卵管为一对细长而弯曲的管,是卵子与精子结合的场所和运送受精卵的管道,自两侧子宫角向外伸展,即内侧与宫角相通,外端1～1.5厘米(伞部)游离,与卵巢接近,全长8～14厘米。青春期后管腔变宽、增粗,出现蠕动,黏膜有分泌作用,并有纤毛形成。输卵管是输送卵子、精子和受精卵的通道。

(4)卵巢:卵巢为一对椭圆形的性腺,具有生殖和内分泌功能,产生和排出卵细胞(又称卵子),同时又是内分泌器官,分泌性激素(主要是雌激素与孕激素)。生殖年龄的女性卵巢约4厘米×3厘米×1厘米大小,重5～6克。女婴出生时卵巢就是一个完整的器官,含15万～50万个原始卵细胞,称为原始卵泡。女性一生中只有300～400个卵泡有机会发育成熟。

(二)男性生殖器组成

1. 男性外生殖器

男性外生殖器包括阴囊和阴茎,后者是男性的性交器官。

2. 男性内生殖器

男性内生殖器包括睾丸、输精管道和附属腺体三部分。

(1)睾丸:睾丸是产生精子和雄激素的男性生殖腺,睾丸位于阴囊内,左右各一。睾丸为略扁的卵圆形实质性器官,表面光滑,呈橙白色。睾丸可分为内、外两面,上、下两端和前、后两缘。前缘游离,后缘与附睾、输精管下段接触,又称睾丸系膜缘,有血管、神经和淋巴管等出入,成年人睾丸的容积是12～25毫升(图3,图4)。

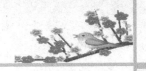

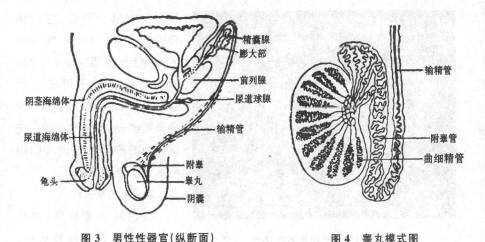

图3 男性性器官(纵断面)　　　　图4 睾丸模式图

(2)输精管道:输精管道包括附睾、输精管和射精管,此外男性尿道兼有排精的功能。由睾丸产生的精子,先贮存于附睾内,射精时经输精管、射精管和尿道排出体外。

(3)附属腺体:附属腺体包括精囊、前列腺和尿道球腺,精子加上它们的分泌物参与组成精液,供给精子营养并增加精子的活动力。

二、受孕生理过程

(一)精子与卵子的形成

1. 精子的形成

自青春期起睾丸的曲细精管上皮细胞不断有精子生成,小管之间的间质细胞能分泌雄激素(睾酮)。从精原细胞到形成精子,需要56～88天。精子的外形似蝌蚪,全长60微米,是人体中最小的细胞,也是不能再生长发育的细胞。精子适合在比体温稍低的温度环境中生成,因此阴囊的温度比腹腔内的温度低。

精囊腺分泌淡黄色黏稠液体,男性有射精功能后,精液内含有成熟的精子,精子靠尾部的摆样动作运动。精囊的分泌物中含有大量的果糖和磷酸胆碱,果糖是精子运动的能量来源,能显著增强精子的运动能力。

正常男性每次射精2～6毫升,每毫升精液含6 000万～2亿个精子(图5),但到达输卵管壶腹部的精子一般不超过200个,最后只有一个精子与卵子受

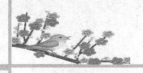

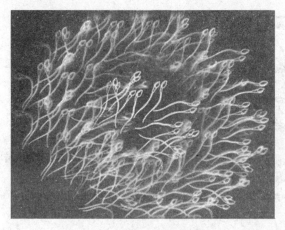

图5 精子竞争对手数以亿计

精。其中形态异常、智低体轻的精子约占40％。精子进入人体后，需要4～5小时，大约有1亿精子可进入阴道，通过长长狭窄的输卵管向伞端游动，只有强壮的、充满活力的精子才能进入卵细胞形成受精卵（图6）。

2. 卵子的形成

女性月经来潮后，每月只有一个卵细胞发育成熟，成熟卵泡破裂时则出现排

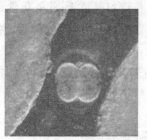

受精卵分裂成双细胞

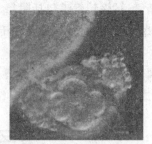

受精卵分裂成四细胞

图6 受精卵细胞

卵。卵子成熟时直径可达15～20毫米，卵细胞是人体中最大的细胞。成熟的卵子排出后，进入输卵管（图7）。

（二）受精卵与受孕过程

排精后精子进入女性阴道，在阴道内精子移动速度为每分钟1～3毫米（图8），射出的精子上行穿过宫颈、子宫，大约45分钟抵达输卵管，与成熟卵细胞相遇，则可产生受精。受精发生在排卵后12小时内，整个受精过程约需24小时。受精后的卵细胞称为受精卵，受精卵即是一个新的生命，在母体内经过40周（10个孕月），可发育成为足月胎儿（图9）。

只要有射精功能、精液内含有成熟精子的男性，与有成熟的卵子排出的女性发生性行为，精子进入女性性器官（阴道），女性就有受孕的可能。

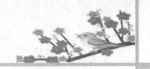

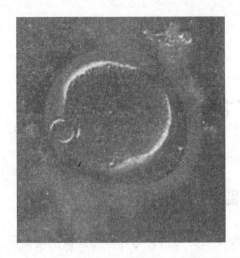

图7 成熟的卵子

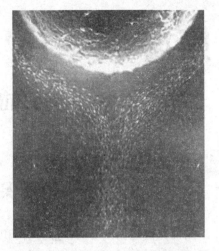

图8 精子游向卵子的奇妙瞬间

受孕是一个复杂的生理过程，必须具备下列条件：①卵巢排出正常卵子。②精液正常并有正常的精子产生。③卵子和精子能够在输卵管内相遇并结合成受精卵，受精卵被顺利地输送入子宫腔。④子宫内膜已充分准备适合于受精卵的床。经历在输卵管内精子进入卵细胞内、卵裂的第一个阶段、输卵管内的细胞胚胎，以及囊胚进入子宫腔后胚胎着床、人类新生命的雏形出现及进一步在子宫中生长发育的胎儿过程，新的生命即将诞生。

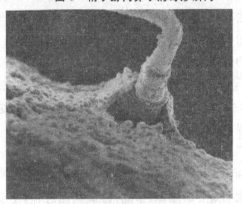

图9 精子穿透卵子

（李增庆）

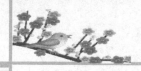

第2章

婚前保健

一、婚前保健的重要性

婚前保健遵循预防为主的方针,积极主动地为婚育期青年男女提供婚前保健服务,在结婚登记前进行一次全面、系统、科学的健康检查,按照《母婴保健法》关于婚前医学检查的内容出具医学意见,达到指导男女双方健康婚配的目的,及时发现影响婚育的疾病,并及早治疗,提高出生人口质量,提高中华民族的健康水平。

婚前保健的内容包括婚前卫生指导、婚前卫生咨询、婚前医学检查三方面。婚前保健是保护母婴健康、提高出生人口素质的一项重要措施,以立法的形式规范了婚前保健行为,使婚前保健工作纳入科学化、规范化、法制化的管理。

1. 婚前保健、婚前检查的意义

我国每年登记结婚的青年男女都在 900 万对左右,这是一个庞大的群体,他们婚后的婚姻、家庭、健康状况怎样,不仅关系到他们个人的切身利益,而且影响着后代健康与民族的兴旺。开展婚前健康教育,进行婚前医学检查,并且有针对性地进行卫生咨询,能指导新婚夫妇养成良好的卫生习惯、文明的生活方式;培养健康的心理素质,树立正确的婚姻观、健康观和生育观。

1994 年 10 月 27 日,由全国人大常委会讨论通过的《中华人民共和国母婴保健法》,规定了婚前保健是公民应享有的健康保护权利;医疗保健机构应当为准备结婚的男女提供良好的婚前保健服务。

(1)有利于尽早发现影响生育的疾病:通过婚前全面的体检,可以尽早发现影响结婚、生育的疾病,医生能及时给予矫治,如在体检中发现有对结婚和生育产生暂时或永久影响的疾病,并根据疾病情况和优生学的原理提出医学指导意见。

(2)有利于优生,提高人口素质:通过家族史的询问,家系的调查,家谱的分

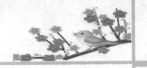

析,结合体检所得,医生可对某些遗传缺陷作出明确诊断,并根据其传递规律,推算出"影响下一代优生"的风险程度,从而帮助结婚双方制定婚育决策,以减少或避免不适当的婚配和遗传病患儿的出生。

(3)有利于主动有效地掌握好受孕的时机和避孕方法:医生根据双方的健康状况、生理条件和生育计划,为他们选择最佳受孕时机或避孕方法。对要求生育者,可帮助其提高计划受孕的成功率;对准备避孕者,可使之减少计划外怀孕和人工流产,为保护妇女儿童健康提供保证。

2. 婚前保健服务的内容

《母婴保健法》规定了医疗保健机构应当为公民提供的婚前保健服务内容为:婚前医学检查、婚前卫生指导和婚前卫生咨询三个方面。

3. 婚前保健服务程序

预检→综合体检→留尿送检验室化验、采血→分性别检查→胸部透视→婚前卫生指导→婚前卫生咨询→出具"证明"。

二、婚前医学检查

虽然2003年前,原有的强制性婚检制度已被取消,但取消强制性婚检的利与弊至今仍然在法学家和卫生专家的争论之中。

1994年10月27日由全国人大通过,1995年6月1日起施行的《母婴保健法》规定:男女双方在结婚登记时,应当持有婚前医学检查证明或医学鉴定证明。

2001年4月28日《婚姻法(修正案)》规定:医学上患有不宜结婚的疾病不予登记。

2003年10月1日起施行的《新婚姻登记条例》中取消了对婚检的强制性规定。

1. 婚前医学检查的主要疾病

婚前医学检查主要是指对影响结婚和生育的疾病进行医学检查。依据《母婴保健法》第八条,婚前医学检查包括对下列疾病的检查:

(1)严重遗传性疾病:是指由于遗传因素先天形成,患者全部或部分丧失自主生活能力,后代再发风险高,医学上认为不宜生育的遗传性疾病。

(2)指定传染病:是指《中华人民共和国传染病防治法》中规定的艾滋病、淋病、梅毒、麻风病及医学上认为影响结婚和生育的其他传染病。

(3)有关精神病:是指精神分裂症、躁狂抑郁型精神病及其他重型精神病。

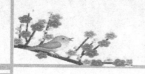

（4）其他：影响结婚和生育的心、肝、肺、肾等重要脏器疾病及生殖系统发育障碍或畸形等。

2. 婚前检查的内容——病史询问

详细询问病史和各种医学检查手段具有同样重要性，可以为疾病的诊断提供依据。询问病史时，医生应具备较好的人际交流和咨询技巧，用亲切、耐心、尊重对方的态度，取得受检者的信赖，获得可靠的信息，病史最好有陈述者签名。询问内容包括以下方面：

（1）了解双方是否有血缘关系：《婚姻法》规定，"直系血亲和三代以内旁系血亲间禁止婚配"。所谓直系血亲，是指相互间具有直接的血缘联系的血亲，包括生育自己的和自己生育的上下三代以内的亲属，均为直系血亲。例如，父母与子女，祖父母和孙子女，外祖父母与外孙子女等。三代内旁系血亲指从祖父母或外祖父母同源而出的男女之间，如兄弟姐妹、堂兄弟姐妹、表兄弟姐妹为三代内旁系血亲。由于近亲婚配双方的基因来源于同一祖代，个体间常携带有相同的隐性遗传病基因，因此就使得隐性致病基因纯合子的几率增大，从而较随机婚配的夫妻容易生出有常染色体隐性遗传病的子女。因此，近亲者应禁止婚姻。在现实生活中，表兄妹通婚是较常见的近亲婚配。为避免当事人隐瞒实情，要求双方出示单位"婚姻状况证明"，并注明双方有无血缘关系。

（2）了解双方现在和过去的病史：重点询问与婚育密切相关的遗传性疾病、性病、麻风病、精神病、各种传染病、重要脏器和泌尿生殖系统的疾病及智力发育障碍等，如患先天性缺陷，则应追问本人出生前后的经过，包括母亲孕期有无异常情况、分娩方式及出生时体重等。

（3）双方个人史：询问可能影响生育功能的工作和居住环境、烟酒嗜好、饮食习惯等。

（4）月经史：询问初潮年龄、月经周期、经期、经量、伴随症状、末次月经等。有助于发现某些能影响婚育的妇科疾病。

（5）双方家族史：以父母、祖（外祖）父母及兄弟姐妹为主，重点询问和遗传有关的病史，近亲婚配史及其他与家系内传播有关的疾病。

（6）其他：若系再婚，应询问以往妊娠生育史，尤其注意是否有流产、早产、死胎、死产、出生缺陷或遗传疾病患儿等不良孕产史。

3. 体格检查

（1）全身检查：应按技术规范和操作程序认真进行检查和记录。

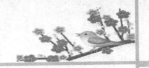

①除一般常规体检项目外（见男女性婚检表），对身材特殊者应测身高、体重、四肢长短，有助于某些遗传病或内分泌异常疾病的诊断，如先天性软骨发育不全、克汀病、垂体性侏儒症或巨人症。智力表现和精神状态尤需医生仔细观察，才能主动发现，辨别真伪。

②头面部应重点观察有无小头或大头，眼眶上嵴、颧骨及下颌有否突出，表情是否呆滞，有无特殊面容如"满月脸"、"狮面"等。

③五官部位首先应检查有否盲、聋、哑，并询问发病经过，以鉴别先天或后天致病。此外，应注意眼距增宽、眼球过小、虹膜缺损、耳位过低、鼻根塌陷、兔唇腭裂、牙齿稀疏等异常情况，以利于某些先天性缺陷的发现。

④皮肤的毛发分布、指纹形态、色素异常、皮疹性质、感觉障碍、有无闭汗，以及皮下结节、淋巴结肿大等，有助于麻风、性病及某些遗传病的诊断。

（2）生殖器官及第二性征检查：检查重点在于发现影响婚育的生殖器疾病。

①女性：对婚前女青年应常规进行腹部肛门双合诊检查，如经肛查怀疑内生殖器存在病变时，可考虑做阴道检查或窥视阴道，但事先务必向受检查本人和其家属说明理由，征得其同意后方可进行。检查时动作要求轻柔、仔细，尽量避免擦伤处女膜。除先天性发育异常外，对处女膜的完整性在检查中不必追究，不做鉴定，不留记录，更不应议论，并应注意保密。生殖器异常中，如处女膜闭锁、先天性无阴道、阴蒂肥大、阴唇融合、尿道下裂、子宫缺如及发育不良或各种畸形等，对孕育都有直接影响，应结合病史作出诊断，注意防止漏诊或误诊。子宫或附件明显肿块亦可通过肛查发现。此外，尚需注意外阴皮肤和黏膜的色泽和硬度，分泌物性状，有否炎症、破损或溃疡等。如怀疑淋病，可在前庭大腺或尿道旁腺口挤压取液送检。

②男性：一般应取直立位检查，注意阴茎部位有否包皮过长、包茎、包皮龟头炎、阴茎硬结、尿道上下裂及发育异常。睾丸病变，如无睾症、隐睾症、睾丸过小、精索静脉曲张、鞘膜积液、附睾结节症等均会影响婚育，应注意发现及早诊断。阴茎头部应注意有无梅毒病损。对尿道口有炎症而怀疑为淋病者亦可取分泌物化验。前列腺亦可通过直肠指诊检查发现异常。测量睾丸大小和硬度对生育力的估计有重要意义，正常睾丸容积多为 12～27 立方厘米，小于 10 立方厘米则提示睾丸功能不佳。质软而小的睾丸常伴有生精功能不良。

（3）辅助检查

①常规检查项目：包括血、尿常规及胸部透视（女性受检者如有妊娠可能应

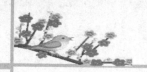
避免)、乙肝表面抗原、丙氨酸转氨酶检查、梅毒筛查、淋菌检测、阴道分泌物检查。女性受检者还应做阴道白带常规检查,男性应做精液常规化验。

②特殊检查:经询问病史、物理检查及实验室常规辅助检查后,根据具体情况做梅毒血清学试验、乙肝五项检测、细菌培养、艾滋病病毒检测、染色体核型分析等实验室检查及心电图、智力筛查等项目。

4. 婚前医学检查的转诊

婚前医学检查实行逐级转诊制度。对不能确诊的疑难病症,应由原婚前医学检查单位填写统一的转诊单,转至该区的市级以上人民政府卫生行政部门指定的医疗保健机构进行确诊。该机构应将确诊结果和检测报告反馈给原婚前医学检查单位。原婚前医学检查单位应根据确诊结果对婚育提出医学意见,进行分类指导,填写《婚前医学检查证明》,并保留原始资料。对婚前医学检查结果有异议的,可申请母婴保健技术鉴定。

5. 医学指导意见原则

婚前医学检查单位应向接受婚前医学检查的当事人出具《婚前医学检查证明》,并在"医学意见"栏内注明。

(1)下列两种情况不能结婚,注明"建议不宜结婚"

①直系血亲或三代以内旁系血亲之间不能通婚。三代以内旁系血亲指兄弟姐妹(包括同父异母或同母异父),叔伯舅姨姑与侄、侄女、甥、甥女;堂表兄弟姐妹等。

②男女双方均罹患无法治愈的精神病或重度低能者。

(2)下列三种情况应暂缓结婚

①传染病在传染期内,包括性病(如梅毒、淋病等)、麻风病未治愈者。

②精神病在发作期间或尚未稳定满2年者。

③患某些传染病,如霍乱、伤寒、鼠疫、白喉、乙型脑炎、脊髓灰白质炎、狂犬病、病毒性肝炎等,按规定仍处在隔离期内者。

(3)下列三种情况可以结婚,但不能生育,注明"建议不宜生育"

①一方患有严重的常染色体显性遗传病,如强直性肌营养不良、软骨发育不全、成骨发育不全、双侧视网膜母细胞瘤、先天性无虹膜、显性遗传型视网膜色素变性、显性遗传型双侧先天性小眼球等。

②婚配双方均患有相同的、严重的常染色体隐性遗传病,如先天性聋哑、白化病等。

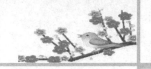

③男女任何一方患有严重得多基因遗传病,如先天性心脏病、有高发家系的精神病(除患者本人外,其父母或兄弟姐妹中有一人或多人患精神病者)。

(4)对传染病稳定期指导意见:对于婚检发现的可能会终身传染但个在发病期的传染病患者或病原体携带者,在出具婚前检查医学意见时,应向受检者说明情况,提出预防、治疗及采取其他医学措施的意见。若受检者坚持结婚,应注明"建议采取医学措施,尊重受检者意愿"。

(5)对生殖器官有严重缺陷,妨碍性生活者指导:婚前应仔细检查,明确诊断,妥善处理。有些人婚前患有心、肺、肝、肾等重要脏器及血液系统疾病,婚后生活环境的改变和生活负担的加重,可使疾病复发或加重。有些人因病长期服用某些药物,可能对胎儿产生不良影响。还有一些患病的母亲不能承担分娩的负担。这些问题都应在医生的指导下妥善处理。

未发现上述情况,为婚检时法定允许结婚的情形,注明"未发现医学上不宜结婚的情形"。在出具任何一种医学意见时,婚检医师应当向当事人说明情况,并进行指导。

乙型肝炎是一种由病毒引起的常见病和多发病,乙肝病毒携带者确实可以通过性生活的方式传染给另一方,但只要另一方事先注射了乙肝疫苗并获得免疫力,就完全可以避免这种相互传染。应当在婚前就注射乙肝疫苗,待体内产生抗体后再结婚。

6. 出具《婚前医学检查证明》

(1)婚前保健医师应根据询问病史、体格检查、辅助检查等结果,提出医学意见;根据婚前卫生咨询的情况,提出咨询指导意见。

(2)按照统一规范,认真逐项填写《婚前医学检查表》,字迹清楚,并请受检双方签字;同时要认真填写《婚前医学检查证明》,任何人不得随意涂改、弄虚作假。

(3)将《婚前医学检查表》和《婚前医学检查证明》送交主检医师,由主检医师复审、进一步咨询、签字,加盖"婚前保健服务单位专用章",交予接受婚前保健服务的对象。

(4)从事婚前医学检查工作的人员必须执行婚前医学检查操作规范,恪守职业道德,不得泄漏当事人隐私。

7. 婚前医学检查后的随访

在婚前医学检查中发现以下情况者,应该有专册登记,做好随访工作。

(1)应暂缓结婚或不宜生育者,了解其是否已落实好相应措施。

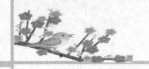

（2）对不能确诊的疑难病症或需要进一步检验、检查而转诊至指定医疗机构者。

（3）对患有某些和婚育相互影响的某些重要脏器疾病而不宜受孕者，在咨询时已提供避孕指导，应随访其使用情况。

三、婚前卫生指导

婚前卫生指导是婚前保健技术服务的主要内容之一，是对准备结婚的男女双方进行的以生殖健康为核心，与结婚和生育有关的保健知识的宣传教育。

1. 婚前卫生指导的形式和内容

（1）婚前卫生指导形式

①集中宣教：利用服务对象在等待辅助检查报告期间，组织集中听课和观看录像。系统讲解性保健、性教育、新婚避孕知识、孕前保健知识、遗传病和影响婚育疾病的基本知识等，同时观看《新婚学校》等录像。

②个别指导：集体听课和观看录像只能提供常规的、标准化的信息，在接收集中指导后，必然有一些服务对象对某些问题尚须进一步深入了解，婚前保健服务人员应给予详细解答，热情指导。

③提供资料：集中宣教和个别指导后，应向每一对服务对象提供《新婚教育》等宣教资料，作为集中宣教的补充方法，以加深理解、巩固知识。

（2）婚前卫生指导要求

①婚前卫生指导宣教室应有经过培训的医护人员负责集中宣教、个别指导和宣教工作的管理。

②集中宣教应深入浅出、用词恰当、通俗易懂；个别指导应耐心、热情，配合模型、挂图、录像等辅助教具，以提高宣教效果。

③婚前卫生指导前后应做问卷调查，以测定指导效果。

④婚前卫生指导至少应为40分钟。

⑤负责婚前卫生指导人员，应及时做好婚前卫生指导的原始登记。

⑥在婚前保健服务宣教环境中，应设置宣传版面和有关用品的陈列柜，以增加宣教气氛，提高服务对象的感性认识。

（3）婚前卫生指导内容

①有关性保健和性教育知识。

②新婚避孕知识及计划生育指导。

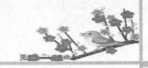

③受孕前的准备、环境和疾病对后代影响等孕前保健知识。

④遗传病的基本知识。

⑤影响婚育的有关疾病的基本知识。

⑥其他生殖健康知识等。

2. 新婚避孕节育指导

新婚夫妇应选择简单、易掌握、对内分泌及生育功能没有影响的避孕方法。

(1)新婚期可以采用的避孕方法

①避孕套:避孕套是首选,目前生产的避孕套又薄又软,基本上不影响快感,用法简便,但存在如何正确使用问题。

②短效口服避孕药:新婚期可选择短效口服避孕药(1号、2号)。当决定了结婚日期,新娘必须在结婚前的1次月经的第五天就开始服药,连服22片后停药。如果继续避孕,从行经第五天开始再继续服下一个周期的药。在较长时间服药且想生育时,应先停药,改用其他方法避孕半年后再怀孕。

③探亲避孕药:如果婚前来不及提前服药,蜜月期间可以采用探亲药,以后改用短效药。可在结婚的当日用。

④避孕栓或避孕药膜:经过一段性生活后,阴道已扩张后可用。用药膜时,一是要坚持;二是在性交时间长时应补放1片,否则影响效果。

总体来说,新婚夫妇以采用男用避孕套、女用短效口服避孕药进行避孕为佳。

(2)不宜采用的避孕方法

①安全期避孕法:新婚期由于性生活的兴奋,打乱了正常的排卵规律,易发生额外排卵,因此安全期亦不安全。

②女用长效避孕药(针)或男用棉酚类:因为停药后生育力恢复缓慢,甚至难以恢复。想在半年后怀孕的,停药后半年方可怀孕,否则对胎儿不利。

③其他:由于新婚妇女阴道较紧,不宜上环和阴道隔膜。

四、婚前卫生咨询

卫生部指定的《婚前保健工作规范》要求,婚检医师应针对医学检查结果发现的异常情况,以及服务对象提出的具体问题进行解答、交换意见、提供信息,帮助受检对象在知情的基础上作出适宜的决定。婚前卫生咨询主要有:

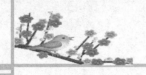

1. 咨询对象

应为所有接受婚前保健服务的对象提供咨询服务,对下列人员应重点进行咨询:① 婚前医学检查发现有异常情况的服务对象。②对生殖健康、生殖保健方面有疑问的服务对象。

2. 咨询内容

(1)有关婚育的医学指导意见:主要是对应"暂缓结婚"或"不宜生育"的对象进行解释和劝导,特别是对严重遗传性疾病,咨询医师除说明预后外,还应推算出下一代的再发风险率,并和婚配双方充分交换意见,使之在理解基础上,作出对婚育的重大决策并落实具体措施。

(2)检出疾病的就诊指导:对在婚前医学检查中发现患有各类疾病的对象,婚前保健医师应进行就诊指导、介绍或转至有关医疗机构矫治。

(3)性问题咨询:包括性知识讲解、性技巧指导、性卫生教育和性功能障碍的防治等。

(4)生育保健指导:如孕前准备、计划受孕的方法指导、孕期保健、优生咨询、不孕咨询等。

(5)节育方法咨询:包括避孕方法指导、终止妊娠指导等。

3. 咨询要求

(1)负责婚前卫生咨询的婚前保健医师和主检医师,应具有遗传学、优生学、生殖医学、心理学等多学科知识,并能运用人际交流技巧,对遗传、优生等生殖保健问题进行咨询指导,提出医学意见。

(2)应当尊重服务对象,平等待人,并持热情、关怀和真诚的态度,专心倾听服务对象提出的问题,与服务对象建立良好的人际关系。

(3)通过与服务对象交谈,掌握其需求,并提供有针对性的信息、科学知识和解决问题的方案。

(4)在提出"建议不宜结婚"、"建议不宜生育"和"建议暂缓结婚"等医学意见时,应充分尊重服务对象的意愿,耐心、细致地讲明科学道理,对可能产生的后果给予重点解释,并由受检双方在"婚前医学检查表"上签署知情意见。

(5)做好咨询登记。

（方为民）

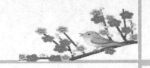

第3章

孕前准备

一、选择最佳受孕年龄与时机

1. 选择最佳受孕生育年龄

胎儿是从一个小小的受精卵开始发育并慢慢成长的,受精卵指已受了精的卵子。优良的受精卵分别来自优良的精子和卵子。受精指精子和次级卵母细胞结合形成受精卵的过程。精卵相遇的地点为输卵管壶腹部,精子进入阴道后,要穿过宫颈口的黏液栓,进入子宫腔后再通过子宫与输卵管相通的子宫间质部,进入输卵管。在子宫和输卵管少量液体中游动的精子,在上述部位获能,大约需要 7 小时。精子在与卵子相遇后,精子头部的外膜和顶体前膜融合、破裂,释放顶体酶,为顶体反应。借助顶体酶的作用,精子穿越卵子周围的放射冠和透明带,只有发生了顶体反应的精子才能与次级卵母细胞结合。此时,卵子迅速完成第二次成熟分裂,形成卵原核并立即与精原核融合,形成受精卵。一旦精子穿过透明带,卵子透明带的结构会发生改变,阻止其他精子进入,保证正常的单精受精。看来受精过程服从自然界的规律,是雌性被动、雄性主动,只有精子中最健康的、强壮的、速度快的、有耐力的、优秀的"长跑冠军"才能获得受精的机会。这个竞争的过程也体现了自然界优胜劣汰的规律,从而保证后代的健康。所以,即将为人父母者,应当提供最好的精子和卵子,应从择偶阶段便考虑后代优生的问题,要尽量避开影响受精卵质量的两类男女婚配,即近亲血缘的男女和带有同型致病基因的异性婚配。

男性最佳生育年龄为 25～32 岁,此时精子的质量、密度、活动能力均达到高峰,而 40 岁后逐渐下降、衰弱。女性的最佳生育年龄为 23～29 岁,此时女性的卵子最健康。男女身体发育成熟,血液循环系统调节功能最佳,生育一个遗传异常婴儿的可能性小。女性低于 18 岁或超过 35 岁,生殖细胞在减数分裂时

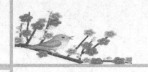

染色体畸变几率增加,早期有丝分裂时交叉频率降低,易出现染色体不分离现象,而导致三体或单体畸形,婴儿遗传病、先天性缺陷疾病发生率相对增加。同时,18岁以下的孕妇出现死胎或新生儿体重过轻的可能性大。女性21岁以前怀孕,因生殖器官和骨盆肌肉没有完全发育成熟,妊娠、分娩的额外负担对母亲及婴儿的健康不利,生育时容易发生难产,甚至导致产道损伤并发症和后遗症,影响婴儿的健康和智力,对婴儿的生长发育不利。女性超过35岁生育,卵巢功能已逐渐趋向衰退,卵子中的染色体畸变的机会增多,容易造成流产、死胎或畸胎。妊娠、分娩中发生并发症的机会增多。

有调查显示,儿童中智力和体质最好者,其父亲的生育年龄为28岁左右,母亲的生育年龄为25岁左右。可以说,生育年龄选择在25～28岁是符合优生观点的。

2. 选择最佳受孕时间

最佳受孕时间选择,可防止和减少畸形儿出生。男性须提供健康的精子,同样女性须提供健康的卵子,且精卵结合时须处于最佳的受孕环境。最佳受孕日期应考虑社会经济条件、医疗和生活方式因素。精子在排出后48小时才开始老化,而卵子排出后6小时就开始老化,最佳受精时间为排卵后2～3小时,在排卵前一天和排卵日可随意行房事。

3. 选择最佳受孕季节

受孕季节的选择因人、因地区而异,最佳受孕季节以有利于胎儿的生长、出生后体质健壮、智力好为原则。例如,在我国大多数地区夏末秋初时受孕,11月初为妊娠第三月,秋高气爽、气候宜人使孕妇感到舒适,早孕反应阶段正值秋季,避开了盛夏对食欲的影响;秋季蔬菜、瓜果供应齐全,容易调节食欲、增加营养,有利于胎儿的发育。患脊柱裂、无脑儿畸形的机会明显少于冬春受孕者。当进入易感风疹、流感等疾病的冬季时,妊娠已达中期,对胎儿的器官发育的影响已大大减少,足月分娩时,正是气候宜人的春末夏初,这样的季节有利于新生儿对外界环境的适应,从而能更好地生长发育。

4. 选择最佳受孕环境

中医强调性交受孕时要有一个安静、清洁、舒畅的环境,受孕时间尽量避开在寒冬或盛夏分娩。《妇人大全良方》说:"若欲求子,交会之时,必天日晴朗,神思清爽,气血谐和。则子女寿而贤。"交会当忌"大风雨雾、寒暑雷电霹雳、天地昏冥、日月无光、虹霓地动、日月薄蚀及日月火光、星辰神庙、井灶圊厕、冢墓死

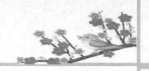

枢之傍。否则多损父母,生子残疾夭之,愚顽不聪。如父母如法,则生子福德智慧,验如影响,可不慎哉!"

雷雨闪电能产生穿透力很强的 X 线,可使人体生殖器细胞染色体发生畸变;日月食时容易使人的情绪发生波动,干扰内分泌功能,影响人的生殖细胞。太阳磁暴、地震、月圆之夜使人的情绪发生变化、精卵细胞质量下降;太阳黑子周发生太阳耀斑,对生殖细胞和胚胎有伤害,导致出生后智力不良。受孕的良宵佳境:空气新鲜、周围环境相对封闭,不受外界干扰,心理上有安全感;卧室、床褥洁净卫生,以免性交后感染。避免在露天荒野、阴寒潮湿、肮脏污秽、淫乱混浊、胁迫强奸的情况下受孕,这样有损母体健康,不能达到优生的目的。

二、受孕生理、心理与保健

1. 孕前期营养对胎儿的影响

受孕前营养状态对胎儿可产生重要影响,孕前营养状况好的孕妇所生新生儿的健康与营养状况明显优于孕前营养差者。孕期营养直接影响胎儿大脑、神经、器官、骨骼、肌肉和脂肪等各方面的发育。孕早期缺乏营养将使胎儿的细胞分裂期缩短,直接影响胎儿大脑细胞的数量、神经系统的完善程度和各个器官的结构和功能。同时应多接触新鲜空气、阳光和多饮水。水是占人体重量60%的各种液体的主要成分,具有调节体内各组织的功能、保持机体的稳定性,能很好地运送各种营养物质和电解质。夫妻受孕前应保证充足的营养,多吃含优质蛋白与含锌食品,以及富于维生素和必需微量元素的食品,使生殖细胞发育良好(表1)。

但是,营养超量则可能造成胎儿微量元素中毒,导致流产和胎儿畸形。

表1 营养物质、生理作用及含量多的果蔬

营养物	主要生理作用	含量多的果蔬
钙	强壮骨骼	豆腐
铁	预防贫血	蛋黄、动物蛋白
叶酸	预防先天畸形	肝、肾、新鲜水果
维生素 A	增强抵抗力	红色果蔬
B 族维生素	稳定情绪	花生、葵花子
维生素 C	增强抵抗力	水果、蔬菜

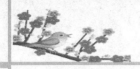

2. 孕前三月开始服用叶酸

叶酸是人体三大造血原料之一,能促进红细胞的生成。在受精卵发育、细胞分裂生长十分旺盛时,新陈代谢活跃、蛋白质合成加速,叶酸的需要量陡然剧增,叶酸不足会降低精液的浓度,还可能造成精子中染色体分离异常,补充叶酸也将最大限度地保护受精卵不发生畸形。如果孕妇体内红细胞叶酸贮存量不足,导致胎盘发育不良就会自发流产,胚胎发育不良最早受损的部位就是中枢神经。

怀孕前长期服用避孕药、抗惊厥药等可干扰叶酸等维生素的代谢。计划怀孕的女性在孕前3个月应停止用药,并补充叶酸等维生素。

3. 男女双方受孕前必须保持良好的心理状态

应选择在男女双方心理状态良好、心情轻松愉快时受孕,此时精卵细胞在神经体液的调节下发育正常,精卵结合产生的受精卵亦获得良好的发育条件,很可能生一个健康而聪明的孩子。最佳心理状态:具有宽松稳定的经济条件、夫妇之间感情和睦、性生活和谐满足,使胎儿在一个和谐美满的氛围中发育。

4. 男女双方受孕前应注意保持良好的生活习惯

孕前夫妻双方应有良好的生活习惯,生活应有规律、劳逸结合,每天至少保持8小时充足的睡眠,要戒掉熬夜、偏食等不良习惯,夫妻双方保持最佳健康状态,才能产生高质量的精子与卵子,精卵结合产生高质量的受精卵,为优生优育打下坚实的基础。

5. 严禁吸烟与饮酒

过度吸烟、饮酒,会造成精子和卵子畸形,影响成熟卵细胞的质量、受精卵的卵裂、滋养细胞层的形成及着床过程等。父亲长期重度吸烟使孕母处于烟雾环境中,造成人体生殖细胞遗传物质 DNA 的损伤,胚胎发育受影响而发生致畸、致癌和致死性突变。

酒精对生殖细胞有不良作用,使受精卵质量下降,发育畸形,此时受孕,孩子出生后可引起"酒精综合征"。

胎儿酒精综合征是一种包括胎儿智能发展障碍、身体发育障碍及先天性畸形发生率增加为特征的综合征。其临床特征有:①脑和中枢神经系统功能障碍,如小头畸形,儿童行为异常及智力迟钝、低下,精神、生长发育缓慢,运动不协调——多动症。②发育障碍,身长短,体重轻。③特异性丑陋面容,前额突起、小眼球、睑裂短小、眼睑下垂、小下颌、腭裂、斜视、短鼻梁、朝天鼻孔、兔唇等。④心脏内膜异常间隔缺损,脊柱及四肢畸形。⑤先天性免疫功能缺陷,抗

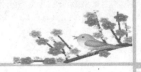

病能力差。

6. 加强免疫力，预防细菌和病毒感染

在准备怀孕阶段，夫妻双方都要注意加强自身免疫力，保持良好的卫生习惯，预防细菌和病毒感染。多种病毒能通过胎盘危害胎儿，可以引起死胎、早产、胎儿宫内生长受限、智力障碍或畸形。危害胎儿健康的病原体弓形虫常可通过猫、狗等家畜传播，可致胎儿多种畸形。男女双方在受孕前为避免感染，准备怀孕的夫妻应停止养宠物猫、狗，并远离猫、狗及其他家畜。如孕前期发现感染，应待血清特异性抗体 IgM 转阴后再怀孕。

有牙病的女性，宜在孕前治疗牙病。

7. 禁服减肥药

有报道，孕前半年服芬氟拉明减肥药直至停经后 1 个月，发现妊娠才停药。孕 27 周时 B 超检查，胎儿相当于 20 周，胸腹腔发育异常。芬氟拉明是一种食欲抑制药，对胚胎有强烈的致畸作用，能干扰胚胎发育。准备妊娠的女性，应禁服减肥药。

8. 忌过量摄取高糖食物

孕前过食高糖食物，可引起糖代谢紊乱，导致糖耐量异常。在这种状态下怀孕，由于胎儿生长发育需要，孕妇食欲、食量的变化，糖摄入量增加，极易诱发妊娠糖尿病。危害孕妇健康和胎儿的正常生长发育，导致早产、流产或死胎等不良结局。另外，这种嗜好容易使胎儿长成巨大儿，分娩时引起难产。孕前应该改变这些不良嗜好，饮食上要均衡合理地安排营养摄取。

三、不宜怀孕的情况

男女应当共同承担生育的责任，处于以下情况时对优生、后代健康不利，严重者还可产生先天性畸形，最好延缓怀孕。

（一）生理状况不佳

1. 男女双方患病时不宜怀孕

夫妇双方的任何一方患病，如肝炎、结核病、高血压、心脏病、糖尿病、贫血、甲状腺功能亢进或减退、肾炎、泌尿道感染、某些良性肿瘤等，或感染风疹时不宜妊娠，这些疾病会影响生殖细胞的质量，造成胎儿生长受限、低体重、早产或

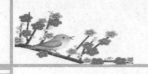
死胎。重要脏器有严重疾病的妇女受孕后,妊娠和分娩的风险极大,容易导致心、肾功能衰竭。男性患流行性腮腺炎并发睾丸炎,可导致无精子症,宜病愈后3个月再受孕。糖尿病患者怀孕后,早孕期可因妊娠反应进食少,糖代谢紊乱,脂肪分解加速,血清酮体升高,引发酮症酸中毒,对胚胎有致畸作用。因此,糖尿病患者应在血糖控制稳定的情况下受孕。

2. 接触某些急性传染病患者有可能被传染者

准备生育的男女要避免接触传染病患者。

3. 大强度运动后

由于超强度运动,体力消耗过度,此时不宜怀孕。

4. 缺锌

经济落后,以谷类为主要食物的地区缺锌普遍,丈夫在妻子受孕前的营养状况与精子的质量有关,如锌缺乏导致男性睾丸萎缩、性功能减弱、少精症;而女性受孕前缺锌,可面黄肌瘦、头发干枯、毛皮脱落、味觉消失,伤口长期不愈合、易感染、智力迟钝、精神懒散等,均不适宜受孕。但锌过量又可使精子活力下降,并影响着床,建议从食物中补充锌。

5. 感染

有传染病史的男性,可大量消耗营养,使精子在生成过程中夭折,形成无精子、少精子症;有幸存活者也体弱质差,形成弱精子症,导致流产或生育低智、畸形的后代。

(二)心理状况不佳

1. 心理准备不充分、心理不平衡

一旦怀孕就要经历怀孕和分娩过程的考验,孩子出生后对工作、家庭、夫妻关系及经济也都会带来很大影响。妻子担心自己能否承受分娩痛苦,担心孩子能否健康出世,丈夫常会担心收入满足不了家庭开销,对面临的责任感到担忧,怀孕前夫妻双方应将这些问题充分考虑清楚。如果没有做好心理准备,心绪不佳、忧郁、苦闷,不能适应生活环境的种种变化应暂缓生育。

2. 精神上遭受重大刺激

双方或一方受到较强的劣性精神刺激时,不宜受孕。

3. 家庭问题

夫妻之间关系紧张、闹矛盾,心情常会处于复杂状态中,对下一代的健康成

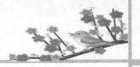

长造成不利影响。

(三)接触过环境中的不良因素刺激

1. 成瘾物——咖啡因、可卡因、海洛因和吗啡

准备怀孕的男女不要饮用含咖啡因的饮料。有报道,男性饮用可乐型饮料可能会导致胎儿畸形,多数可乐型饮料中含有较高成分的咖啡因,直接杀伤精子,受伤的精子一旦与卵子结合,可能会导致胎儿畸形或先天性不足,妻子准备受孕时,男性最好不要饮用含咖啡因的饮料。

咖啡因能通过胎盘,脐血中的浓度同母血相近。动物实验发现,在非哺乳类动物中,本品有致突变和致癌作用,当怀孕动物接受达中毒剂量的本品时对仔胎有致畸作用。咖啡因能够影响女性生理变化,可以改变女性体内雌激素与孕激素之间的关系,间接抑制受精卵在子宫内的发育。澳大利亚麦考里大学的一项生物学研究意外地发现,咖啡中的咖啡因或许在某种程度上直接影响妇女怀孕,咖啡因可能是促成怀孕妇女早期先兆性流产的原因。

烈性药物如可卡因、海洛因和吗啡都能损伤精子和卵子的染色体而使子代产生畸变。

2. 受过环境中物理、化学有毒物质影响

女性受过放射线、特别是 X 射线照射过腹腔以后,必须过 4 周才能受孕。男性接触放射线、化学物质、农药或高温作业,可能影响生殖细胞时应做精液检查。工作在高压线、变电站、雷达站、电磁波发射塔,从事毒理实验室的研究人员,以及接触对胎儿有毒性的物质,如铅、汞、苯、镉、锰、砷、有机溶剂、高分子化合物、麻醉药、农药、灭害灵等;工作中经常需要使用电子仪器、医疗设备、办公自动化设备等要避免受孕。这些职业环境中的有毒物质,会损伤精子或卵子,使它们的染色体发生畸变,从事以上有害职业的夫妻,尤其是女性,最好从孕前3~6个月暂时离开工作岗位一段时间。长期接触污染的环境、放射性危害或如果已受孕,应脱离或避免接触有害物质,发现异常及时治疗。

(四)过度性生活

过度的性生活,可使精液量减少,精子数量下降,精液中混有不成熟的精子。需要生育的男女,在准备受孕期间,不要用热水泡澡、不穿牛仔裤,同时要节制性生活。

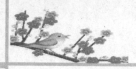
（五）工作或生活过度紧张

工作或生活环境过度紧张，如长期熬夜、加班，紧张地准备考录，参加函授学习，身体处于过度疲劳状况等，可因情绪紧张阻断胎盘和子宫的供血，对优生、后代健康不利，严重者还可产生先天性畸形。

（六）不良嗜好未戒断

1. 戒烟禁酒

吸烟和饮酒者必须戒烟、戒酒2～3个月后才能受孕。

2. 烈性药物

如可卡因、海洛因和吗啡都能损伤精子和卵子的染色体而产生畸变，应绝对避免。

（七）有异常孕产史

有习惯性流产、死胎、死产史，胎儿畸形分娩史，应进行产前遗传咨询和必要的检查；最好能明确病因后再妊娠；早产、流产后，要过3～6个月后再受孕。

（八）停用避孕药时间太短

长期服用避孕药，要停药两个月以后才能受孕。因疾病长期服药，也应在停药后再受孕比较合宜。上宫内节育器应在取出节育器，来过2～3次正常月经后再受孕。另外，接种疫苗3个月内也不要怀孕。

（九）经济困难

刚刚结婚欠下外债，经济状况较差，生活不稳定时都不宜受孕。

四、孕前体检

男女双方受孕前最好进行孕前健康检查，排除可能影响胎儿质量的高危病理因素再怀孕。应进行血、尿常规，乙肝表面抗原和一些特殊病原体的检测。

男性主要检查精液常规，精液中精子是否有活力，是否少精、弱精。如果精子活力不够，则要从营养上补充；如果出现少精症，男性则要戒除不良卫生习惯，如不吸烟、不酗酒、不穿过紧的内裤等；如果是无精子症，则要分析原因，决

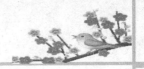

定是否采用辅助生殖技术。

女性检查包括：

1. 白带常规

白带常规筛查滴虫、真菌、细菌性阴道病等阴道炎症。真菌性阴道炎会使胎儿在分娩过程中感染真菌。阴道毛滴虫能吞噬精子，阻碍乳酸生成，影响精子在阴道内存活，可致不孕。患细菌性阴道炎和宫颈糜烂，易使生殖道细菌上行性感染，导致宫腔内感染及绒毛膜炎，使胚胎停育。患有真菌性阴道炎、滴虫阴道炎、细菌性阴道炎的妇女，应在治愈之后再受孕。

有流产史女性，除白带常规外，应增加支原体或衣原体感染，以及淋病、梅毒等性传播性疾病感染的筛查。患性传播疾病，应彻底治好后再怀孕，否则会引起流产、早产。

2. 病毒筛查、细菌微生物的培养和病毒抗体的检测

先天性畸形多系妊娠期病毒感染所致，育龄妇女在准备怀孕之前应进行Torch 病原体检测，排除孕前感染，杜绝隐患。若育龄妇女接种了风疹疫苗，则3 个月内不宜妊娠。如果在孕前检测发现巨细胞病毒感染，应进行中药治疗，感染可以得到控制。

3. 肝功能

肝功能检查目前有大小功能两种，大肝功能除了乙肝全套外，还包括血糖、胆质酸等项目。肝炎患者怀孕后会造成胎儿早产等后果，肝炎病毒还可直接传播给后代。一旦发现感染了肝炎病毒，首先要切断传染源，对自己的周围小环境进行一次大的清洁消毒，衣物、被褥要用肥皂洗净、太阳暴晒。特别是餐具、洗碗布要消毒，每次吃饭前要使用消毒过的碗筷，以防自身排出的病毒重复感染。加强营养，摄取高蛋白、高糖类和高维生素食物。注意休息，不要过度劳累和运动。甲型肝炎密切接触者 7 日内可肌注丙种球蛋白 2～3 毫升。乙型肝炎可肌注乙型肝炎免疫球蛋白（HBIG）2～3 毫升与乙肝疫苗。

4. B 型超声检查

了解盆腔脏器，排除妇科疾病，如有无子宫肌瘤。因为子宫肌瘤合并妊娠时，受内分泌影响，子宫肌瘤将随着孕期的增加而逐渐增长，子宫肌瘤增长过快，易导致流产，故应先治好子宫肌瘤再怀孕。

5. 尿常规

有助于肾脏疾患的早期诊断，妊娠期代谢增加，使肾脏的负担加重。

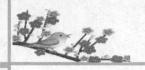

6. 染色体异常检查

对有遗传病家族史的育龄夫妇进行检查。

7. 血型和 ABO 溶血滴度检查

检查对象：女性血型为 O 型，丈夫为 A 型、B 型，或者有不明原因的流产史。

8. 口腔检查

孕期在大量雌激素的作用下，孕妇牙龈肥厚易发生牙龈炎、牙龈出血，牙齿易松动及出现龋齿。孕前应进行口腔检查，如牙齿没有问题，只需洁牙；如果牙齿损坏严重，就必须拔牙。

9. 妇科内分泌检查

有不孕史、流产史、死胎史的女性，必要时进行包括卵泡促激素、黄体生成激素等 6 个项目检查，以了解卵巢功能。

（李增庆）

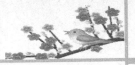

第4章
环境和社会因素对孕产妇
与胎儿健康的影响

环境污染可致癌、致畸、致突变，人类的发育缺陷中大约5%是由环境因素造成的，这些发育上的缺陷如在产前没有发觉，可影响胎儿在子宫内正常发育，降低胎儿的质量。中国优生优育协会的统计表明，全国每年出生的2 000多万新生儿中，有35万是缺陷儿，其中20%与环境污染有关。环境因素对胚胎与母体影响如图10。

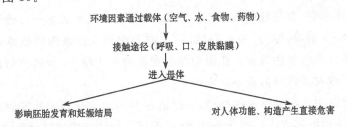

图 10 环境因素对胚胎与母体影响

一、环境中物理因素对孕产妇与胎儿的影响

环境物理因素的组成包括：①环境放射线，如宇宙射线、原子弹爆炸、核泄漏。②电离辐射，如X射线、α射线、β射线、γ射线，以及电子、中子其粒子的放射线。③非电离辐射，如射频辐射、微波、红外线、紫外线、可视线（可见光）、人为的射频、电磁波。④高频超声波。⑤震动、噪声。⑥高温、低温。⑦低气压与高气压。⑧气温、气湿、气候、降雨，导致生物气象病。

（一）环境放射线的影响

1. 电离与电离辐射的定义

带电粒子（α、β粒子）可直接引起物质电离，为直接电离粒子。不带电的光子

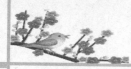

(X、γ射线)和不带电粒子(中子等),属于间接电离粒子。凡是能引起物质电离的辐射,即由直接或间接电离粒子或两者混合组成的任何射线所致的辐射,统称为电离辐射。早期胚胎对放射线有比较敏感的生物效应,可导致胎儿畸形。

2. 天然环境放射线

在我们周围的环境中,各种射线无处不有,如天上的宇宙射线、地表的天然放射性元素所发射的各种辐射线等,这种天然存在的放射性辐射量称之为"自然本底水平",天然辐射所产生的总辐射水平称为天然本底辐射,又称天然放射性本底。由于人类子孙后代一直生活在地球上这样一个有放射性的环境中,一直受到天然电离辐射源的照射,在生长、发育、繁衍后代生活过程中已经适应了这种自然环境,同时人类由于受到臭氧层保护才免受其害。

(1)宇宙放射线:宇宙放射线包括 X 射线、α 射线、β 射线、γ 射线,以及电子、中子、粒子的放射线。由于环境污染,臭氧层被破坏,增加了宇宙放射线对人类的伤害。

(2)地球辐射:有些地区由于地质方面的原因,自然本底水平可能比平均的本底高出 2~5 倍,被称为"高本底地区"。地表中有天然放射性核素,岩石、土壤含有原生天然放射性核素。在距地面 1 米深处的土壤中,天然放射性核素所发射的 γ 射线对人体可造成不良影响。

建筑材料中含有天然放射性核素,停留在室内的人受到的外照射剂量比室外要高,因此孕妇不宜入住刚装修的、含有天然放射性核素建筑材料的住宅。

(3)内照射:放射性同位素被吸入体内,形成内照射源。放射性物质排入环境后,可引起大气、水、土壤的污染;核放射性物质可被生物富集,从而使某些动物、植物,特别是一些水生生物体内放射性物质的浓度增高许多倍,通过食物链经消化道进入人体,也可经呼吸道摄入。其进入和作用受许多因素的影响,包括放射性核素的理化性质、环境因素(气象、土壤条件)、动植物体内代谢情况、人们饮食习惯等。放射性核素进入人体后,其放射线对机体产生持续照射,直到放射性核素蜕变成稳定性核素或全部被排出体外为止。

3. 人工辐射源

人类除受天然辐射的照射外,还受不同程度的人工辐射。人工辐射源又称人工放射性污染源,现已超过 1 700 种。生活用品如电视机有放射性,因此孕妇不宜在大屏幕电视机前待的时间过久。

4. 环境放射线辐射及对人体的损伤

放射性物质辐射有粒子辐射和电磁辐射,粒子辐射包括 α 粒子或 β 粒子辐射、质子辐射、中子辐射;电磁辐射包括 X 射线辐射、γ 射线辐射。它们能直接引起细胞中的原子或分子电离,破坏其结构,如使蛋白分子断裂,核糖核酸或脱氧核糖核酸断裂,破坏对代谢有重要意义的酶;电离生物体内水分子形成自由基,间接影响机体某些组成成分。人体受某些微量放射性核素污染并不影响健康,但当照射达到一定剂量时,就能出现危害。

(1)放射线对胚胎、胎儿致畸作用机制:放射性物质产生的电离辐射可影响 DNA 分子,使胚胎、胎儿的生殖细胞遗传物质发生改变,基因突变、染色体数量或结构改变,重者胚胎死亡,导致不孕、流产、胎儿宫内死亡和死产。轻者畸形或影响后代的智力发育,胚胎中枢神经系统细胞增生活跃,对射线特别敏感,神经细胞受到干扰易引起智力迟钝。

(2)放射线对生殖系统的影响:睾丸的组织细胞分裂旺盛,对放射线的感受性高,尤以精原细胞的感受性最高,可出现精子减少或不孕,但对男性激素的产生没有影响。一般认为一次暴露 200 拉德(放射线剂量单位,1 拉德相当于每克组织吸收 100 尔格的能量)的放射线能引起一过性不孕,一次暴露 500 拉德能引起永久性不孕。卵巢的危害剂量与睾丸一样,但与男性不同的是能使女性激素的产生减少。

(3)遗传效应:孕妇一次性大剂量或多次小剂量接受 X 线治疗可引起胎儿畸形,因为胎儿的吸收量高于母体数倍。如孕妇使用大剂量 X 线和镭疗,会引起新生儿小头、小眼球症、视网膜色素变性、白内障,以及智力迟钝,影响智力发育和骨骼畸形。因此,育龄妇女接受 ^{131}I、^{32}P 治疗剂量后,4~5 个月内应避免怀孕。放射性物质如进入母体内,可通过乳汁进入乳儿体内。胚胎或胎儿受放射线的影响取决于受照剂量大小;胎内接受辐射及直接受辐射者,末梢淋巴细胞染色体异常随辐射剂量增高而增多;受照射时胚胎发育的阶段;胚胎对辐射的敏感性。

(二)非电离辐射

1. 环境电磁波

(1)环境电磁波的概念:当一导线有交流电通过时,导体的周围就放射出一种能量,它以电磁场的形式存在。环境电磁波包括紫外线、红外线、可视线、微波、射频辐射等。射频电磁场的频率范围,一般指 100 千赫~300 千兆赫。射频

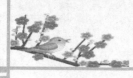

辐射、微波、红外线、紫外线、可视线波长较 X 射线及 γ 射线长,且频率低,能量低,没有电离作用,统称非电离辐射。

(2)环境电磁波的来源:辐射及雷电,人为电磁场来源于通讯系统及电子工业。例如:①中波短波广播。环境电磁波的主要辐射源是广播和电视辐射天线,此外有雷达辐射天线。②电视和调频广播。③雷达辐射为脉冲波,使用频段主要为微波及超短波。④人造卫星通话系统。⑤视屏显示终端(VDT)。

(3)电磁波的生物效应:据 1998 年世界卫生组织最新调查显示,电磁辐射可造成孕妇流产、不育、畸胎等病变。高强度的电磁波可导致染色体畸变和有丝分裂的改变,使机体免疫功能下降。

2. 日光

日光是来自太阳辐射的电磁辐射波,根据其辐射波长的长短,可将太阳辐射的电磁波分为七种,其中宇宙线、辐射波、X 射线、γ 射线被大气层阻断,到达地球的为可见光、紫外线、红外线。

(1)可见光(波长 397～723 纳米)的作用:①对神经系统的作用。光的颜色通过视觉调节大脑皮质的兴奋和抑制状态,红色产生兴奋作用;蓝、绿产生镇静作用;黄及黄绿色给以舒适感,使情绪愉快。②维持体温、脉搏、物质代谢、睡眠及觉醒等节律性变化。③阳光给人以温热感和明快感、提高情绪和效率。④预防视疲劳和全身疲劳。

(2)紫外线的作用:紫外线波长 290～313 纳米,其生物学作用最强,抗佝偻病的效果显著,一般情况下对细胞几乎没有破坏作用,称为健康线。紫外线有以下作用。

①杀菌作用。充足的日照有预防传染病的作用,夏季更为明显。

②抗佝偻病作用。紫外线在一天中,午时最高,但有季节变化,晴天夏季的中午比冬天的中午地面接收的紫外线量高 10 倍。严重污染地区,紫外线被大气污染物反射与吸收阻断,使地面得不到太阳直射光的紫外线,居住在这种地区小儿的佝偻病高发。

③红斑作用。红斑剂量指当皮肤经紫外线照射后产生第一度红斑时,所需的紫外线剂量称为一个红斑剂量。红斑作用分为四度,1 度皮肤浅红色,一两天内可完全消失。2 度三四天内可完全消失。3 度伴有轻度水肿,红斑至少 1 周始能消退。4 度红斑更为严重,仅在采用人工光源时产生。根据健康的要求,成人每天接受太阳紫外线辐射不低于 1/8 红斑剂量,儿童不低于 1/4 红斑剂量。

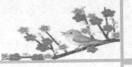

④晒黑作用。波长 320～350 纳米的紫外线具有晒黑作用。

⑤对人体的危害。引起皮肤癌、雪盲、光电性眼炎、急性角膜结膜炎；过敏体质可引起荨麻疹、水肿、丘疹、水疱等变态反应。

(3)红外线：短波红外线波长 760～1 500 纳米，能被深层皮肤吸收。长波红外线波长大于 1 500 纳米，能被浅层皮肤吸收。红外线的热效应有益于健康，能使组织血管扩张、充血，促进新陈代谢和细胞的增生，有消炎、镇痛和加强紫外线杀菌力的作用。但其热蓄积可致体内蓄热不易散出，造成体温调节障碍，胃肠功能下降，引起热射病和日射病（中暑），多发生在野外。

3. 微波

微波因量子能量远小于电离辐射所需 12 电子伏的能量，是一种高频电磁辐射。

微波辐射的生物、医学效应：微波辐射作用于生物体，使生物组织反射、折射、吸收；可激励细胞内、外液中的电解质，使蛋白质分子和水分子发生旋转、扭曲、振动，使分子内产生摩擦而转化为热能。生物体内含水组织能吸收微波能量，含水较多的肌肉、皮肤、内脏等受微波作用更为明显。微波对人体的脂肪、肌肉及骨髓等组织形成的热效应相等，所以应避免各组织吸收不同而引起的不适感。

（三）高温热的致畸作用

热的致畸作用是指妊娠时因各种原因导致母体体温升高所造成的胎儿先天缺陷。高温诱发先天缺陷与胚胎发育阶段、高热程度和持续时间、个体敏感性有关。1972 年 Edwards 提出高热可能是人类先天缺陷的病因，其后一些流行病学调查也指出妊娠时高热与新生儿脑发育缺陷有明显相关性，流产、死产发生率增加，对胎儿脑组织发育有不良影响，导致出生后智力低下。高温对人有致畸作用。Miller 等观察 63 例分娩无脑儿的母亲，其中 7 例（11％）于受精后2～4 周（相当于前神经孔闭合期）有发热或高温蒸汽浴（桑拿浴）既往史；而对照组中无发热、接触高温既往史者。受精后 20～28 日间接受高温，其分娩的胎儿有后头部脑疝的报告；有报告关于妊娠 4～14 周接触高温组，婴儿出现精神呆滞、肌肉紧张力低下等中枢神经系统损伤症状，其中妊娠 4～7 周接触高温者多出现痉挛。形态上异常常见面部中央形成不全，唇、腭裂及小眼等畸形，也见有一些四肢轻度异常者。动物实验证实，妊娠动物置于高温下可引起子代异常，

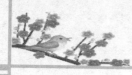

最常见的畸形是中枢神经系统,如神经管畸形(NTD)、小头症、面部异常。发育中的脑是对高温最敏感的器官,母体体温升高超过正常体温1℃~4℃以上,即可诱发畸形。

生活环境中人体发生高热的情况很多见,如感染引起体温升高;暴露于高温环境,如热水浴、蒸汽浴;还有烈日下中暑;较强的身体锻炼;身体与电热器接触,如电褥、微波、无线电波和超声波等。孕期使用电热毯,因其产生的电场可危害胚胎,从而增加流产或畸形的发生率;此外,电热毯温度太高时可使男性阴囊温度上升,损伤精子导致生殖疾病或生殖不良。判断人类因高温诱发先天缺陷,须注意其干扰因素,如感染发生高热,须考虑宫内感染、母体代谢异常和药物作用。

妊娠期不宜热水浴时间过长,热水是指40℃~45℃的水温。因为在热水中浸泡会引起流产或胎儿畸形,热水浴也会造成男性不育。孕妇体温达38.9℃,应考虑终止妊娠。热的致畸机制还不甚清楚,目前认为与休克反应和热耐受有关。

(四)气候、气压等对生育的影响

1. 天气和气候

(1)大气候:一定地区大气气候状况。

(2)小气候:包围在生物体周围的,有限的小环境气候状况,如室内小气候,是影响人体健康的主要决定因素。地区的大气候和小气候之间存在着密切的内在联系,可以互相影响。

2. 环境因素引起的先天畸形

寒冷冬季髋部畸形最高,苏格兰10月至次年3月出生无脑(缺少颅骨穹隆)畸形儿最多。高海拔氧分压降低使脊柱畸形增加。

3. 低气压的影响

海拔3 000米以上地区为高原地区,人在这种地区即可出现缺氧症状。缺氧对胚胎发育的影响:引起骨骼、中枢神经系统(CNS)、心血管系统畸形,胎儿生长、发育迟缓。高原地区出生的新生儿,体重低于一般平原地区,死亡率大于一般平原地区。有报道,孕妇在妊娠最初3个月生活在高山气候或缺氧条件下,易使胎儿发生脊柱裂及晶状体或视网膜改变,高山气候、缺氧环境、地理环境对优生优育不利。安第斯山高地居民动脉导管闭锁不全为沿海居民的7~8倍。孕妇在孕期不宜从平原地区到高山地区居住。

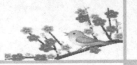

（五）振动对生殖功能及胚胎发育的影响

生产中机械设备的运转和物件加工时会产生振动。振动按其作用于人体的方式，有局部振动及全身振动。使用风动工具时工人的手接触到的振动为局部振动，机器设备开动时地面的振动，以及交通运输工具行驶过程中的振动作用于人体时是全身振动。生产劳动中有些工种受到的振动以局部振动为主，有的以全身振动为主，有的可同时接受两种振动的作用。生产中振动往往与噪声同时存在。

1. 接触机会

使用风动工具和电动工具如风铲、风钻、电动捣固机等的工作，拖拉机、汽车、电车司机和其他工作人员，机械加工车间的锻工、磨工，以及纺纱工、织布工、缝纫工等。

2. 对人体的影响

振动的频率和振幅大小是决定其对人体不良作用的主要条件。引起振动病的频率在 35 次/秒（35 赫兹）以上，频率越高，振幅越大，危害越大。全身症状可出现神经衰弱症状及前庭器官的应激性反应，如眩晕、恶心、呕吐、颜面苍白等。对妇女影响较大的是全身振动。

3. 对生殖功能及胚胎发育的影响

在现代的生产劳动条件下，纺织女工早产率并不高于其他职业妇女。根据目前的研究情况来看，在振动的影响下自然流产率的增加，与振动的性质和强度有一定关系。振动对胚胎发育的影响，可能是由于振动对母体产生影响后的间接作用。

（六）噪声的影响

声音可分为噪声（noise）、语声、乐声。凡是干扰人们休息、学习和工作的声音，即不需要的、使人厌烦的、不受欢迎的、讨厌的声音，都称为噪声。噪声根据人们的主观感觉、心理状况和所处的生活环境等因素确定。声音超过人们生产和生活所能接受的程度，即人们所不能容许的程度，即称为噪声污染。

1. 噪声对生殖功能和妊娠结局的影响

噪声作业的女工多有月经紊乱、卵巢激素分泌失常，排卵障碍可导致不孕。强声刺激可引起子宫内 27～28 周胎儿脉率变化，新生儿惊跳反射。孕期置身

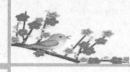

于 100 分贝左右噪声环境中的妇女,妊娠合并症和妊娠高血压综合征发病率增加,同时流产、早产、死产和难产的发生率上升;噪声不利于胎儿发育,孕妇常接触高强度噪声,其新生儿体重普遍偏低,胎儿听觉直接受损可造成先天性耳聋,噪声对胎儿有较强的致畸作用。

安藤 1981 年在大阪国际机场进行的噪声调查表明,妊娠期前 5 个月内接受噪声的新生儿比 5 个月后接受噪声的新生儿对噪声感觉迟钝,初步说明由于噪声的刺激,母体激素或自主神经的变化,可能在某种程度上影响胎儿神经系统发育。Larry 等 1979 年分析了亚特兰大市 1970～1972 年的出生资料,将亚特兰大机场周围高噪声区与其他区进行比较,分析 17 种出生缺陷发病率及出生缺陷的总发病率,未发现出生缺陷与噪声强度相关,但未排除噪声对神经系统先天缺陷有轻度影响的可能性。动物实验已证实噪声是先天缺陷的诱发因子,其机制是由于噪声刺激母体的丘脑下部-垂体-卵巢轴,使母体内激素发生变化,导致性周期和卵巢成熟过程异常进而影响受精卵的发育。

2. 噪声的控制与对策

合理规划城市的工业区、居住区和道路交通的布局,使用噪声防护设备,以及控制交通噪声等;降低工作环境噪声强度,加强个体防护(戴护耳罩、耳塞等),孕妇尽量不暴露在高强度噪声环境等措施,可减少噪声危害。

二、环境中有害化学因素对孕产妇与胎儿的影响

有害化学物质可在环境和机体内蓄积,如铅、汞、砷、镉、镍、硒、锑,汽油、苯类化合物、二硫化碳、农药及麻醉气体,通过食物链浓集放大,造成公害流行病。大气污染、室内装修污染、吸烟,导致室内外空气污染。亚硝酸盐、有机汞、多氯联苯、药物(麻醉药、抗癌药、雌激素)、农药、化肥、日用化学品、化妆品、食品添加剂,对人体有害。

在妇女特殊的生理条件下,如妊娠、哺乳,物质代谢与功能变化,感受性增高,妇女皮肤薄而覆毛程度小,皮肤对外界刺激物质的抵抗力低,即使皮肤未受伤,有些毒物也能通过皮肤进入体内,使妇女发生流产、早产、死产、难产及婴儿生活能力低下。某些职业性有害化学因素(如苯、汞、铅、氯、二硫化碳等)可影响受精卵发育,尤其是妊娠 3～8 周是胎儿主要器官的形成期,为致畸敏感期。孕妇应尽可能避免频繁光顾可能存在有害化学因素的环境。例如,避免接触有

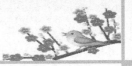

毒的作业环境和减少接触有害物质,拒绝入住刚装修过的房间,避免吸入大量的汽车尾气等。

常见的无机物重金属的污染及其危害如下。

1. 甲基汞

Koas(1976年)总结了各种汞化合物的通透能力,以苯汞通过能力为1,无机汞为2,金属汞为10～20,甲基汞为20。1953年日本水俣市甲基汞污染导致水俣病。

(1)甲基汞的特性

①脂溶性:即使在水中浓度很低,也能被水中浮游动物的体表(皮肤、黏膜、鱼类的鳃等)所吸收。经肠道、呼吸道侵入的甲基汞几乎全部被吸收,因这些部位多含有脂质。

②在体内呈原形长期蓄积,不易被破坏:汞在脐带血内的浓度比母血内的浓度高20％～30％。

③高神经毒性:甲基汞容易通过胎盘屏障,发育机体的中枢神经系统对甲基汞毒性敏感,因脑细胞富含类脂质,甲基汞对类脂质有很强的亲和性,一旦从体内透过血-脑屏障侵入成人脑细胞,或透过母体胎盘侵入胎儿,主要侵犯胎儿的脑组织。

甲基汞经胎盘转运到胎儿发生期的器官中妨碍细胞的增生,造成大脑发育不全。之后,甲基汞抑制神经细胞的游走使细胞在异地形成,妨碍细胞分化而残留下未分化的细胞,即可造成不可逆的中枢神经严重损害,引起先天性胎儿中毒或重症智力障碍。在大脑皮质后叶积蓄最高,出现严重的视觉、听觉障碍;有机汞可致胎儿先天性脑病,而甲基汞可导致神经元移行和细胞丧失。

在妊娠的后期,由于细胞发育和排列的障碍使皮质构造未达到成熟,而且又出现大脑形成后的神经细胞脱落等。出生后体格和运动功能发育迟缓,经常出现强直性痉挛发作,甲基汞引起的大脑损害包括从胚胎发生的早期、晚期,以及出生后直到成年,因此智力和神经功能的发育明显迟缓。

汞致机体损伤的机制涉及机体代谢的许多环节,汞易与含巯基的蛋白质及酶类结合,导致体内ATP酶、碱性磷酸酶、细胞色素氧化酶、琥珀酸脱氢酶、乳酸脱氢酶等数十种酶的失活或功能紊乱。汞可以通过与DNA、RNA等遗传物质中的氨基、羟基、磷酸基等基团结合,破坏遗传物质结构的完整性,甚至产生DNA断裂和突变。

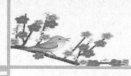

（2）甲基汞的来源：主要为水体污染，生产过程中的废水，如来源于纸厂废水中的含汞杀菌剂；化肥中的苯基汞农药。

（3）汞对健康的影响：Muniohba（1980年）观察了荧光灯制造厂340名在工作中接触低浓度汞蒸气的女工，结果妊娠女工中先兆流产和妊娠高血压综合征的人数，随着接触汞浓度的增高而增多，产程延长。汞能从乳汁排出，Baluja等（1982年）测定20名哺乳妇女，乳汁中汞的总浓度为0.95毫克/人，瑞典0.8～1.6毫克/人，东京2.2毫克/人。伊拉克发生甲基汞中毒时，发现乳汁中汞含量与母血汞含量水平密切相关，其中40％为无机汞，60％为甲基汞。

（4）对策：由于汞的毒性作用与汞所致的氧化损伤有关，可用维生素C等抗氧化物质拮抗汞所致机体损伤。维生素C作为一种水溶性的维生素，是一种很好的细胞内外化学反应的还原剂，也是一个良好的电子供体，具有较强的抗氧化作用。它是细胞内重要的活性氧清除剂之一，清除或减少这些自由基以防止细胞发生氧化损伤。维生素C可使氧化型谷胱甘肽还原成谷胱甘肽，后者可与汞等重金属离子结合以拮抗汞等重金属对巯基酶的抑制作用，间接地降低重金属的毒性作用。因此，孕期应多食富含维生素C的食物。

2. 铅

（1）铅来源：汽车废气（作为汽车的抗爆剂的四乙基铅）、取暖和动力燃烧铅管放出的废气为环境铅的来源。而且在汽车众多的现代化城市，汽车排出的废气及汽车废气形成光化学烟雾污染，是大气铅污染的主要来源。

（2）铅的危害：接触铅灰尘和刺激性气体可引起通气功能减退，气道阻力增加，嗅觉敏感度下降，在疾病出现前发生神经行为改变；损害骨骼和造血系统，引起贫血。

铅可通过胎盘到达母体，对神经系统造成损害，为神经毒性物质，与胎儿小头畸形有明显的剂量关系。常引起头痛、头晕、疲乏、记忆力减退、失眠、易被噩梦惊醒等症状，常伴有食欲减退、便秘、腹痛等消化道症状。幼儿的大脑损害比成人要敏感，对儿童智力发育、行为产生不良影响，过于淘气（时刻不能安定）儿童体内有铅蓄积，这种不安定是体内的低剂量的铅对儿童大脑的持续作用，导致脑神经处于持续兴奋状态所致，出现注意力降低，对冲动的耐受降低。孕妇与乳母，应暂改换不接触铅的工作，保护母子健康。

3. 铝

低剂量无毒，高剂量有蓄积作用，有遗传毒、胚胎毒，对生殖细胞有致畸作

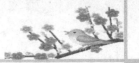

用,对神经系统有损害,孕妇要慎用铝制药物及铝制炊具。

4. 其他

(1)石油化工企业常见毒物:如丙烯腈、二甲基酰胺、丁二烯、混苯、汽油对孕妇生殖功能的危害为可致畸,乙二醇醚使唇裂等的发生率上升。

(2)农药:农药具有人类胚胎毒作用,使死胎、死产、围产儿死亡率均增加。

(3)油漆及染发剂:国外报道油漆及染发剂均可导致较高的唇腭裂畸形。

(4)合成洗涤剂等新的有机化学物质:洗涤剂(洗洁净、洁厕净)、有机溶剂、苯、二硫化碳、石棉为环境中致癌物,具有强致癌和促癌作用。工业塑料发泡剂、新除草剂、拟除虫菊酯类杀虫剂、灭鼠剂、环类抗抑郁药、食物添加剂、煤油、消毒剂等化学物质的广泛使用均有害,孕产妇均应避免较长时间的接触。

三、室内环境对孕妇与胎儿健康的影响

室内环境是人为创造的、优化的次生环境之一,人的一生中在室内的时间占整个生命过程的90%左右。由于城市畸形发展、人口密度过大,大大降低了环境质量。造成城市大气污染严重,光化学烟雾、酸雨形成,噪声污染严重。良好的住宅与生活居住环境为:能利用一切有利的外界因素(阳光、新鲜空气、绿化、优美安静的环境、清洁的水源、干燥的土壤),能防止一切不良的外界环境因素(如严寒、酷暑、强风暴雨、潮湿、噪声等),从而对机体产生有利影响。符合卫生条件的住宅:①具有适宜的微小气候。②日照良好。③空气清洁。④安静、整洁、生活方便。

室内污染源主要来自三个方面。

1. 建筑装修材料引起的污染

(1)砖、瓦、水泥等:如果制造砖、瓦、水泥等的原材料取自铀的高本底地区,则生产出来的建筑材料就具有一定的放射性,这类建筑材料建成的房屋内,氡的浓度就很高。有些工业废渣和矿渣含有放射性,利用这些下脚料制成的砖,很可能释放多量的氡。

现代的新型建筑材料中,增加了很多新的化学物质,其中有些物质具有挥发性,对室内空气造成污染。例如,为了提高水泥的抗冻能力,加入了一定量的氨水,以至于室内氨气很浓。很多有机板材中加入甲醛以改良其性能,有些板材使用脲-甲醛树脂制成,能挥发出大量甲醛,有很多隔音、隔热的板材中含有石

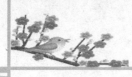

棉,有些塑料中还含有氯乙烯、酚类等。

(2)涂料:涂料是涂刷于物体表面起美观和保护作用的化学物质。其中有很多有机成分和无机成分。最常见的有苯、甲苯、乙苯、二甲苯等挥发性有机物,以及铅、锰、五氯酚钠等有害物质。这些污染物有的可以气态形式通过呼吸进入体内,有的可随着材料磨损,以颗粒物的形式进入呼吸道,甚至可被儿童食入消化道。

(3)黏合剂:现代大量建筑材料的制造、建筑结构的黏合、家具的制作等都需使用大量黏合剂,而且大多使用合成黏合剂。各种黏合剂的挥发性成分有一些差别,主要有甲醛、酚类、苯类、丙酮、二异氰酸盐、环氧氯丙烷等。这些挥发性有机物都具有一定毒性。

(4)人造板家具和围板:人造板主要包括纤维板、胶合板、刨花板、颗粒板等。这些板材在生产过程中都需要使用大量黏合剂。因此,使用这类板材制得的家具、围板及其他用品中就可能含有大量甲醛。这类物品在使用过程中会有大量的挥发性有机物释放到室内空气中。其中,一部分来自物体表面的涂料,另一部分则是板材制作过程中使用的化学物质。其中以甲醛最为常见。

(5)塑料壁纸、地板革、化纤地毯等:这类装饰材料均由化学合成材料加工制成。原材料中含有氯乙烯、甲醛、苯、甲苯、乙苯等有毒物质。在室内铺设这类装饰材料的过程中,还需使用大量黏合剂。所以,甲醛的释放量是很大的,其他有害物质也有不同程度的释放。

北京市疾病预防控制中心的万人大调查发现,室内污染包括化学、物理、生物、放射性物质四大类的50余种,其中甲醛、苯和有机性挥发物超标20～30倍,最高竟到了40倍。许多居室虽然已经装修了好几年,但居室内甲醛浓度仍超标8倍。如建筑材料中加入的防冻剂会渗出有毒气体氨;油漆、胶合板等装修材料可能含有甲醛、甲苯、乙醇、氯仿等;激光打印机会产生臭氧,喷墨打印机则会带来可吸入颗粒物;涂改液等也含有对呼吸系统、神经系统有刺激的一氧化碳、二氯甲烷等物质。油漆及家具中都含有苯、甲醛等污染物;从大楼建筑到室内装修,再到家具布置、办公设备布置,甚至包括办公用品的使用过程,每一个环节都有可能带来污染。

有些治污产品可能引起二次污染,如光触媒、空气触媒、生物触媒的产品。光触媒是用紫外线做催化剂,与甲醛发生反应,可分解甲醛。而生物触媒就是让某些微生物吃掉甲醛。但是,分解甲醛之后产生的新物质,以及能吃甲醛的

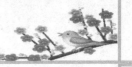

微生物可能有害。

办公室里的各类污染物还存在累积效应,即使装修、布置的过程中使用的材料和设备都符合国家环保标准,办公室里总的污染仍有可能超过检测标准。

解决这一问题的最好办法是控制办公室中办公设备和家具的密度,不要让过多的设备集中在一个较小的区域,在可能的条件下,办公室环境需要经常保持通风。比较干燥的季节,可以利用加湿器使室内保持一定的湿度,起到净化空气的作用。

2. 室外的污染物通过多种渠道进入居室内

污染物可随工作服、鞋底等带入家中,也可随蔬菜的根叶带入室内。

3. 室内生物性污染

很多居室的温度和湿度都比较适宜,风速很小,是人体温热感的舒适范围,但也是很多有害生物孳生和繁殖的适宜条件,如尘螨、真菌、结核杆菌、链球菌、流感病毒、肺炎双球菌等均能孳生繁殖,引起各种危害。

四、生活设施对孕妇与胎儿健康的影响

社会经济的发展,人们生活行为方式也不断改变,但有些生活设施如使用不当反而对人体有害。

1. 电视机

根据有关卫生部门对各种型号的电视机进行测量,在距荧光屏5厘米处的辐射水平,低于国际防护机构推荐值的1%,大约仅为天然本底的1/5,这个辐射量是很小的,对人类不会构成辐射危害。根据有关对高本底地区的人群进行系统的调查结果,也没有发现有关生育及其后代方面的变化。但长期接触电视机终端显示器,其电磁波辐射会引起眼睛疼痛、疲劳等症状,导致流产,以及死胎、畸形胎儿的出生。

2. 电话与移动电话

(1)电话:电话是最容易传播疾病的办公用品,电话听筒上2/3的细菌可以传给下一个拿电话的人,是办公室里传播感冒和腹泻的主要途径。所以,孕妇最好减少在办公室打电话的次数,或者用酒精对电话听筒及键盘进行消毒,最理想的就是能有一个自己的电话机。

(2)移动电话:手机辐射损害男性生育能力。据英国《泰晤士报》报道,匈牙

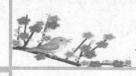

利塞格德大学妇产科系的费耶什医生研究报告："持续使用手机可能对精子的制造和男性生育能力造成不良影响,降低精子的浓度和游动能力。"经常携带和使用手机的男性,精子数目减少多达三成,余下的精子出现不正常的活动,令生育能力下降。有人对 221 名把手机系在腰带或放在裤袋内的男性对生育的影响,进行了 13 个月的调查,对比经常使用手机的男子与非经常使用者的精子数量有明显差异。手机在待机状态也可造成损害,虽然不使用,但也会不断发射讯号产生辐射。

移动电话电磁辐射引起睾丸生殖细胞的损伤:武汉大学中南医院张元珍教授主持的一项科研表明,移动电话电磁辐射可以引起睾丸生殖细胞的损伤。

手机通话时通过高频电磁波将电讯信号发射出去,发射天线周围存在微波辐射,由高到低依次为天线部、听筒部、键盘部和话筒部。有 40% 被机体吸收到深部,使器官发热,而人无感觉。如果所使用手机的微波超过国家规定的微波卫生标准,则对人体产生危害。但也有持相反观点者,即手机不会对人体造成负面影响。我们认为,对胎儿的影响方面,在没有明确安全保证的前提下,至少妊娠期妇女应该加强自身保护,尽量减少移动电话的使用频率。

3. 空调

在炎热的夏季,空调带给大家一种清凉的感觉,但在开着空调的房间里呆久了,会感到发冷、头昏、心情烦躁,容易感冒。空调设计更多考虑的是人们对温度和湿度的要求,并未在意室内空气质量对人体健康的影响。为了节能,空调的使用普遍要求建筑结构有良好的密封性能,封闭空间使污染和空调系统成为造成"致病建筑物综合征"的主要因素。空调使室内空气流通不畅,负氧离子减少,孕期妇女要定时开窗通风,并且每隔几个小时就到室外呼吸新鲜空气。

4. 光电反应产物

居室内的家用电器种类日益增多,有些家用电器在使用过程中由于电的作用,能产生光电反应产物。例如,紫外灯、臭氧消毒柜等物在使用过程中能产生臭氧。复印机由于静电作用,空气中会产生臭氧,使人头晕目眩。启动时,还释放一些有毒的气体,令体质弱的人患上呼吸道疾病。因此,最好把复印机放在空气流通的地方,孕妇尽量少使用,并适当吃含维生素 E 的食物。

5. 家具

挥发性有机化合物(TVOC)主要来自地毯、皮质沙发等高档办公家具,同等装修条件下,高级管理人员的办公室挥发性有机化合物指标普遍超出员工办

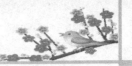

公环境的 1 倍。独立办公室由于装潢复杂、家具电器多，密闭、空气流通差，污染物质散不出去，污染最严重。室内设计应尽量减少能源、资源的消耗，不搞过度装饰，尽量多地利用自然元素和天然材质，创造自然、质朴的生活环境。

6. 烹调高温油烟与燃料产生的有毒烟雾污染，使局部环境恶化

(1)烹调的燃料：厨房做饭的燃料可产生燃烧产物，各种燃料的化学成分虽有不同，但燃烧后都能产生二氧化碳、水蒸气和一氧化碳。各种燃料还能产生不同比例的其他燃烧产物，如煤的燃烧能产生大量颗粒物和硫氧化物；煤气中虽然颗粒物极少，但如果脱硫不彻底，燃烧后也能产生不同数量的硫氧化物。液化石油气和天然气在燃烧后还能产生大量氮化物和一部分甲醛，并根据燃烧不完全的程度，可产生一定量的颗粒物。这类颗粒物的产量虽比燃煤颗粒物的产量要少得多，但毒性却比燃煤颗粒物大。

(2)烹调高温油烟为有毒烟雾：采用食用油进行煎、炒、炸、烤等方式烹饪菜肴时，往往会产生大量油烟。这些油烟是食用油和菜肴中的水分和其他成分在高温作用下分解合成的多种成分混合物。很多是在高温下重新合成的化合物，其中有一部分多环芳烃化合物具有致突变作用和致癌作用。

在非吸烟女性肺癌危险因素中，超过 60% 的女性长期接触厨房油烟，在厨房做饭时喜欢用高温油煎炸食物，厨房门窗关闭，厨房小环境油烟污染严重；大量有害气体和油烟滞留在楼房之间的空气当中，污染了小区的室外空气，部分有害气体会随气流和风从窗户倒灌进来造成室内空气污染。还有 25% 的女性家中厨房连着卧室，冬天烧菜很少打开窗户，高温油烟久久不散，甚至睡觉也在吸入。

孕产妇应远离空气污染、高温油烟、电离辐射、病毒感染，避免吸烟与被动吸烟，注意饮食营养，经常饮茶、补充维生素 C。

7. 生活用品

美国哈佛大学一个研究小组以 168 名成年男子为对象进行了相关的研究。研究结果显示，被调查者精子 DNA 的损伤和体内"酞酸二乙酯"的含量存在"相互关联性"。香水中含有的酞酸二乙酯能够损害成年男性精子的 DNA。香皂和女性使用的香水等化妆品或其他一些芳香类制品中通常含有这种物质。

五、操作电脑与妊娠

(一)视屏作业可能产生的影响

视屏作业即指操纵电子计算机视屏显示终端(简称 VDT)工作的人员而

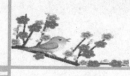

言。VDT 的主要职业危害因素有电离辐射(X 射线)、可见光、紫外线、红外线、射频辐射(高频、甚高频、中频、低频、甚低频、极低频等)及空气离子化,以及视力紧张、工作姿势等。

长期从事 VDT 作业的人员,视觉疲劳极为多见,同时有眼酸、眼痛、流泪及眼发痒、视物模糊等。由于长时间维持坐位的工作姿势并伴有手指的频繁动作故出现指关节、腕、肩、颈、背部的疼痛,称之为"颈肩腕综合征"。由于高度的精神紧张还可出现神经衰弱综合征。有报道,接触 VDT 时间长的人面部出现皮疹。

20 世纪70 年代末至80 年代初期,在操作 VDT 的女工作人员中,曾有自然流产及出生缺陷增多的事件发生。例如,在亚特兰大,在一组 VDT 女工作人员中,15 次妊娠中出现了7 例自然流产,3 例先天缺陷。伦敦《泰晤士报》也报道一起事件,VDT 作业女工作人员中异常妊娠结局达 36%,而非 VDT 作业的人群中仅为 16%。因此引起了人们对 VDT 作业对胎儿发育是否有影响这一问题的关注。各国学者先后开展了流行病学研究。

Kuppa(1984,1985)随访了1 475 例畸形儿的母亲,就其在孕期曾否暴露于VDT 与对照母亲进行比较,结果表明不支持 VDT 会影响出生缺陷增加的看法。而 Ericson (1986)的研究结果,则认为不能排除 VDT 作业与出生缺陷发生之间有关,且与孕期暴露于 VDT 时间的长短有关。Brandt(1990)的调查结果,未发现孕期使用 VDT 可使出生缺陷的危险增加,但意外地发现,孕期暴露于 VDT 与特殊的先天畸形之间有关联,脑水肿的相对危险度有所增加。Goldhaber 等(1988)的研究则认为,孕期 VDT 作业与出生缺陷无明显关联,但大量接触可以使自然流产的危险增加。Windham(1990)对 628 例流产病例与1 308例对照,按孕期接触 VDT 与否进行比较,未发现自然流产与使用 VDT 有关联。但当将自然流产分为早期自然流产(妊娠≤12 周)及晚期自然流产分别进行统计分析时,则发现早期自然流产与使用 VDT 有关联。而 Nielson(1990)对2 248例流产病例与2 252 例对照组进行研究的结果,却未发现孕期 VDT 作业能增加自然流产的危险。

(二)电脑对胎儿的影响

随着社会的发展,计算机的普及,越来越多的职业须使用电脑。年轻的孕妇在十月怀胎的过程中,不能完全脱离有电脑的工作环境,"电脑会不会对胎儿有害"也受到人们的关注。国家课题组实验证实,电脑操作时其周围存在电磁

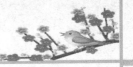

辐射,包括 X 射线、紫外线、可见光、红外线和特高频、高频、中频及极低频电磁场,也有静电场。但它们发射的强度都很微弱,远低于我国及国际现行卫生标准要求的数值。但国内外的研究表明,电脑在开机时,显示器会散发电磁波辐射,对人的细胞分裂有破坏作用。电脑及电视机中的显像管,由于高电压的电子轰击荧光屏而产生 X 射线。20 世纪 80 年代以来,由于采用厚壳的显像管,高压整流和调制采用了不会产生 X 线的硅堆和晶体管,同时增加了限制高压线路,才使整机的 X 线没有明显的泄漏。

20 世纪 50～60 年代,发达国家的电脑操作人员以女性为主,约一半为育龄妇女,人们特别重视电脑操作对怀孕妇女生殖结局的影响。1979 年,美国和加拿大的新闻媒介报道了女性电脑操作员有流产增加和畸形胎儿出现的消息,顿时引起电脑厂商的惊恐和医学卫生界的重视。尽管这些发现是偶然的,因为当时电脑应用正值兴旺初期,医学卫生专家随即进行调查研究。在妊娠期头 3 个月操作电脑每周超过 20 小时,流产的危险度明显高于非电脑操作妇女。也可能会损伤未成形的胎儿,造成肢体缺损或畸形、智能低下、痴呆;怀孕后期使胎儿功能低下,出生后体质与抵抗力较差。

世界卫生组织的专家们认为,影响电脑操作妇女妊娠结局的原因很多,主要因素是工作疲劳和过度紧张,其次才是来自电脑的极低频电磁场。在早孕期(妊娠最初 3 个月),胎儿最容易发生畸形,最好少使用电脑,特别是要和电脑屏幕保持距离。除了视屏的电磁辐射外,由于屏幕的反光、闪烁,眼睛不停地在荧屏、文件、键盘上频繁移动,一个工作日中移动的次数可达 1 万～3 万次,非常容易引起视觉疲劳;长时间在电脑屏幕前工作,容易引起精神紧张。

台湾"劳委会"的一项统计结果表明:女性如果长期使用电脑,会增加患乳癌的机会,而停经前的电脑工作者又比停经后的电脑工作者患乳癌的几率高。长期从事与电脑工作有关的女性,如电脑分析员、电机工程师等,比一般非电脑工作从业人员患乳癌的危险性要高出 4.3%。

(三)电脑操作危害因素的防护措施

1. 控制电脑操作时间

电脑操作是否影响女性的不良妊娠结局和出生的胎儿,现在还不能有完全肯定的结论。但我们认为,为了安全起见,妇女在怀孕期间不宜长时间、连续不断地进行紧张的电脑操作。很难在怀孕 10 个月里扔下一切需要在电脑前完成

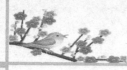

的工作,但一定要限制时间,每周在显示屏前的时间不能超过15～20小时。

2. 作业姿势不能固定不变

长时间固定坐位、静力作业对孕妇不利,有碍胎儿生长发育。电脑操作女工的月经不调和异常的生殖结局,与长时坐位、静力作业关系密切。坐的时间不宜过长,以半小时为宜,适当休息、轻便活动十分重要。

3. 电脑操作室环境良好

操作室多数装有空调设备,缺少空气的自由交换。室内二氧化碳浓度往往偏高,空气中细菌总数超过国家卫生标准的机会多,空气中负离子浓度低,正离子浓度相对增高,臭氧浓度极低,室内外温差大等因素,是引起电脑操作人员患感冒的主要原因,因此应注意。电脑操作室应有适当的活动空间,定时换气、通风,保持空气新鲜,室内空气温度,夏季28℃为宜,不能过低;冬季气温以19℃～22℃即可,不能过高。从射线的卫生防护原则来说,在条件许可的情况下,应尽可能减少除天然本底以外的额外的人为照射。有条件时可以在微机的荧光屏上附加一安全防护网或防护屏,以进一步吸收可能泄漏的X射线。这可以增加画面的清晰度,保持眼睛的舒适,并且能消除100%的静电和绝大部分的辐射。孕妇中的微机操作者,要消除不必要的忧虑和担心,保持乐观的情绪,按时产检,有问题及时对症治疗。

六、婚姻与孕产妇健康

1. 婚姻质量与优生优育密切相关

成功、稳定的婚姻,有利于男女双方的身心健康及孕育健康的后代,婚姻质量与优生优育密切相关,提高婚姻质量有利于优生。在影响婚姻质量的诸多因素中,订婚期与婚姻稳定性有关;订婚期长者,其婚姻稳定性大于订婚期短者。婚前性行为、未婚人流、婚前受孕等,可加重女方身体及心理负担,影响夫妻感情、家庭关系,对优生优育不利。

2. 婚姻与生育密切相关

婚前选择对象时,就不能单纯地以貌取人,而应挑选身体健康并具有美好心灵的人做配偶,这是保证后代健康的最基本条件。婚前应该进行必要的体格检查,了解双方家族中有无患遗传病和遗传缺陷的人。通过性病、人类免疫缺陷病毒(HIV)筛查和生殖器检查防止传染病传播;孕前检查可筛除遗传病,确

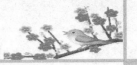

定女性是否适合怀孕;产前筛查诊断,是在妇女怀孕早期、中期通过 B 超、生化免疫检验和染色体检查,避免婴儿神经管缺陷、严重心脏缺陷和先天愚型。

3. 新婚不宜受孕

新婚阶段男女双方都比较疲乏,而且接触烟酒机会较多,如婚后随即受孕,常会影响孕妇的健康和胎儿的发育。一般认为,结婚 3～6 个月后再受孕比较适当,这时新婚阶段的体力疲劳应已恢复,工作和家务也已安排就绪,性生活也有了规律,夫妻双方在各方面已能互相适应。在健康良好的状态下,就可以考虑计划受孕。

4. 禁止近亲结婚,减少近距婚配

近亲结婚是指直系血亲或三代以内旁系血亲个体间的婚姻,表兄妹间的通婚为常见近亲婚配。亲缘相近的个体具有相同基因的概率在堂兄妹间为 12.5%,近亲结婚一个明显的效应就是使纯合体的比例增加,特别是有害基因的纯合体增加,使隐性遗传病的发病率升高,影响人口质量,因此禁止近亲婚配。近亲结婚所生的子女发生遗传性疾病的机会,比非近亲结婚的机会要多得多。

农村中由于居住地世代长期固定,婚配距离过近,有亲缘关系的可能性较大。近距婚配虽然不属法律规定的近亲结婚范围,但婚配距离越远所生后代越健康。因为双亲之间遗传距离越大,后代基因杂合化越高,子代越健康,因此智商会提高。有报道,父母均为本地者,子代智商为 102.45;父母均为同省异地者,子代智商为 106.19;父母均为异省者,子代智商为 109.35。因此,建议农村在选择配偶时,距离本村较远比距离较近为佳,应扩大通婚男女之间的遗传距离,降低男女之间的遗传相似性,有利于优生优育。

5. 家庭暴力对妇女和子女身心健康的影响

家庭暴力对妇女健康的影响很大,据估计,美国每年有 160 万～1 200 万妇女受到家庭暴力的袭击,并且 25%～30% 的美国已婚妇女曾经至少有一次被丈夫打过。对 2 676 名来急诊室就诊的妇女的回顾性调查发现,21% 可能是家庭暴力造成。家庭暴力对母婴身心健康及对社会的影响很大,如由此可造成慢性疼痛、抑郁、药品滥用、自杀、胎儿发育异常、无家可归及贫穷等。上海的资料显示,由于家庭暴力而导致的死亡占整个严重损伤和死亡妇女的 6%。中国根深蒂固的重男轻女的封建意识,使得妇女遭受家庭暴力的问题可能更为严重。

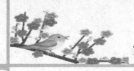

七、职业对孕妇与胎儿健康的影响

1. 医务人员

护士及其他医务人员接触麻醉药、消毒剂、抗癌化疗药,接触X线、镭疗机,接触各种病毒、病人,针刺、手术损伤等可影响孕妇与胎儿的健康,如麻醉药(乙醚、氯仿、氯烷)有致畸作用;俄、美、英、丹麦报道:手术室女工作人员及麻醉师妻子中不孕症、自发流产、先天畸形、低体重儿的发生率高于非手术室工作人员。

2. 飞行服务人员(女乘务员)

飞行服务人员高空缺氧、噪声、时差改变、工作生活时间不规律、睡眠减少,可导致月经异常、自然流产、胎儿生长障碍。

3. 职业性舞蹈家

职业性舞蹈家特别是芭蕾舞演员,体重减轻、神经性厌食;由于强制性的肌肉收缩、股关节的外展旋转,导致骨盆发育异常(横径小于前后径,类人猿骨盆),分娩过程中易出现难产。

4. 农业人员

美国得克萨斯州大学医学院的专家们发现,男性在接触某些农药后,可使精子细胞内的脱氧核糖核酸(DNA)发生变化,其妻子怀孕后的流产现象比一般人多,并有可能造成后代的精神行为异常。科学实验证明,受损害的精子需要70天左右才能排除干净。从事喷洒农药、除草剂等工作的已婚男子,至少在70天时间内应避免妻子怀孕。

5. 列车员

女列车员工作环境呈动态,休息时都不能脱离劳动环境而长时间接触噪声、全身振动;家庭夫妻团聚时间短,节育措施不稳定,易发生计划外怀孕,致使人工流产率较高。出乘期间月经期的卫生保健得不到保障,已婚女列车员的痛经率、人工流产率明显高于对照组。应加强计划生育知识的卫生宣传,加强避孕、节育措施与加强女列车员出乘期间的月经期卫生保健。

八、吸烟对孕妇与胎儿健康的影响

1. 父母亲嗜烟对胎儿的影响

吸烟行为危害人类健康,可诱发或导致多种疾病的发生,室内吸烟可产生

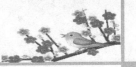

烟叶的燃烧产物二氧化碳、甲醛等化合物,其中侧流烟气中的有害物质高于主流烟气,侧流烟气中的焦油、烟碱、氨、苯并(a)芘、一氧化碳等都高出主流烟气的几倍至几十倍。被动吸烟者基本是吸入侧流烟气,受害比吸烟者大。女性吸烟危害不仅使生殖能力降低,生育期缩短,而且在妊娠期吸烟,可影响胎儿的生长和发育。

2. 吸烟与流产

吸烟引起流产的发病机制可能是多层次的、呈累积效应。烟草中含有多种毒素,如尼古丁、一氧化碳和多环芳香烃、苯并芘等,母亲吸烟致使流产的危险度(RR)上升,每天吸烟 $10\sim19$ 支危险度为 1.22;每天 $\geqslant20$ 支危险度为 1.68,而且 11% 的自然流产被认为是由于吸烟造成的。吸烟增加早期自然流产的危险性不明显(危险度 $=0.01$),但可使晚期流产的危险性增加 2 倍(危险度 $=2.02$)。这提示了早期的自然流产可能更多地受遗传因素的影响,而晚期流产与吸烟有关。

3. 吸烟与宫外孕

Bouyer 等综合三项研究资料认为,吸烟和宫外孕之间存在因果关系,吸烟也能促使宫外孕的发生。根据动物实验的结果推测:吸烟导致宫外孕与多种发病机制有关,如排卵延迟、输卵管及子宫的活动性改变或免疫功能降低等,但具体的、特异的发病机制尚待进一步研究。吸烟的危害为:①吸烟者患宫外孕的危险度增加。每日吸烟 $1\sim9$ 支者,危险度为 1.5;每日吸烟 $10\sim19$ 支者为 2.0;而每日吸烟 $\geqslant20$ 支者升至 2.5,且吸烟的归因危险率为 17%~32%。②吸烟者复发宫外孕的危险也增加,根据每日吸烟量的不同,危险度在 $1.3\sim1.7$ 之间。③吸烟量与宫外孕的发生部位有相关性。

育龄期妇女特别是低生殖力的妇女,有妊娠愿望时应戒烟或减少吸烟。此外,Saraiya 等在内陆城市中的病例对照研究也得出,吸烟是一个独立的、有剂量相关性的发生宫外孕的危险因子,围孕期吸烟 $1\sim5$ 支/日,其危险度为 1.6,而吸烟 >20 支/日时,危险度增至 3.5。

4. 吸烟与妊娠并发症

吸烟的行为持续到妊娠期,增加病理性妊娠的发生率,可使胎盘早剥、胎盘前置等疾病发生的危险性增加。

吸烟致使体内慢性缺氧,血管痉挛,从而血流量灌注低、胎盘交换减少,加之胎盘边缘滋养层细胞坏死,易使胎盘过早从子宫壁剥离,形成胎盘早期剥离;而作

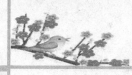

为对缺氧的代偿,胎盘增大,当达到甚至覆盖子宫颈内口时,即形成前置胎盘。

5. 吸烟与小于胎龄儿、低出生体重儿

小于胎龄儿、低出生体重儿是不良妊娠的结局,这些婴儿易患多种新生儿疾病。烟碱引起血管痉挛,子宫血流量减少,造成胎盘的血流障碍、胎盘损害,导致胎儿缺氧、畸形;使出生小于胎龄儿、低体重儿、婴儿猝死综合征、患先天性心脏病的危险度增加;所生小儿身材矮小,体弱多病,甚至导致儿童心理、行为障碍等远期的不良反应。妊娠期戒烟或减少吸烟,都能不同程度地降低其所带来的危险性。

流行病学研究表明,妊娠期吸烟是产生低体重儿的危险因素之一,有吸烟习惯的产妇的胎盘合体滋养细胞层细胞内的载脂蛋白指数降低,从而使胎盘合成功能降低,胎盘交换减少,胎儿营养供应不足,使低出生体重儿发生的危险性增加。

研究表明,妊娠晚期吸烟量≥10支/日的孕妇,娩出小于胎龄儿的危险度明显增加。Nafstad进一步证实,头发中尼古丁含量高的孕妇娩出低体重儿的危险性大,即使将主动吸烟者的孕妇排除后分析,其危险度仍较大,这说明被动吸烟也可增加小于胎龄儿的发生率。因此,围孕期妇女不但要戒烟,还要远离吸烟环境,减少被动吸烟带来的损害。

6. 吸烟与婴儿猝死综合征

婴儿猝死综合征(SIDS)是西方国家婴儿死亡的重要原因之一。许多研究结果提示,吸烟是婴儿猝死综合征发生的独立危险因子,而这种作用主要是通过妊娠期吸烟介导的,并有明显的剂量依赖效应。

吸烟导致婴儿猝死综合征的机制还不清楚,但已经有研究证实,婴儿猝死综合征危险度与多种可致胎儿慢性缺氧的因素有关,且妊娠期吸烟与贫血有交互作用,可以推测,烟草中尼古丁的缩血管作用及一氧化碳在血液中浓度增加,致使胎儿在子宫内慢性缺氧,出生后脑和肺发育障碍,引起婴儿猝死综合征。

7. 吸烟与其他远期效应

妇女妊娠期吸烟所生的婴儿还有很多不良的远期效应,妊娠期吸烟导致胎儿缺氧、早产、宫内生长受限,婴儿一出生即面临不利环境,易患各种呼吸道感染、过敏性疾病,婴儿期患病率、死亡率升高,甚至发生婴儿猝死综合征。另一方面,动物模型证实尼古丁本身就是一种神经致畸物,可发作性地对胎儿脑组织产生缺氧、缺血损害,严重者出生后即有先天畸形或缺陷,或有肿瘤、白血病

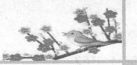

的发生,轻者可持续影响神经元的发育和神经突触的形成,造成日后的学习障碍和其他难以纠正的心理、行为等障碍。由于烟草的成分极其复杂,其对生殖健康的影响是多方面的,全社会应该普及烟草危害性知识,加强禁烟宣传,加大控烟力度。这样才能促进生殖健康,降低吸烟对母婴健康影响的危险性,以提高出生人口素质。

九、孕妇嗜好饮酒与胎儿酒精综合征

酒精(乙醇)是一种典型的致畸药物,孕期酗酒的妇女,其胎儿35%～40%将发生胎儿酒精综合征,致慢性酒精中毒,增加死产的可能性。自从20世纪70年代国外学者琼斯首先提出"胎儿酒精综合征"以来,国内外许多研究者通过大量实验和调查,都充分证实了这一点。

国外专家报道,妊娠妇女如每天饮酒150克,可导致约1/3的婴儿发生酒精性综合征,另1/3婴儿有不同程度的精神障碍。本病的发病率和严重性与孕妇的饮酒量、持续时间及妊娠月份大小均有密切相关。在胚胎发育早期(妊娠10周内)各器官的形成阶段,饮酒易引起器官畸形,妊娠10周以后饮酒易致胎儿营养不良,发育缓慢。德国有人对嗜酒成癖的妇女所生子女进行调查,结果证明60%患有酒精毒害综合征;一般酒癖的孕妇所生的子女患酒精综合征者占20%。

孕妇饮酒引起胎儿酒精综合征的机制可能是,酒精是一种低分子物质,当孕妇饮酒后酒精会比较容易通过胎盘屏障进入胎儿组织内,作用于胎儿的脑神经细胞。其次,酒精的代谢产物亦可干扰脑细胞和肝细胞的生长发育,从而引起胎儿酒精综合征。在西方,由于孕妇疯狂饮酒,致使新生儿生下不久就夭折者屡见不鲜。对这类死婴解剖结果表明,孩子大脑不仅比正常婴儿小,而且脑回发育不全或呈明显畸形状态。据法国调查,有轻微饮酒嗜好的孕妇,其婴儿死亡率为9.9‰;饮酒成癖的孕妇,其婴儿死亡率为35.5‰,而酒癖、烟瘾并重的孕妇,其婴儿死亡率为50.5‰,因此孕妇应绝对戒酒。

(李增庆 姚飞雁)

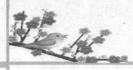

第3章
早期妊娠诊断与妊娠反应

一、早期妊娠的诊断

(一)停经及症状

1. 停经

健康育龄妇女月经周期正常,有正常的性生活,一旦月经过期10天以上,应首先考虑妊娠的可能。停经是妊娠最早、也是最重要的症状,但不是妊娠的特有症状。

2. 早孕反应

指于停经约35天开始出现的头晕、疲劳乏力、困倦、嗜睡、流涎、喜酸食、厌油腻、恶心、晨起呕吐、乳房发胀、偏食、嗜睡等症状,至妊娠12周多能自行消失。妊娠终止后也可停止。

胎盘分泌绒毛膜促性腺激素功能旺盛的时间与早孕反应的时间相符,当妊娠终止后,绒毛膜促性腺激素水平下降,呕吐也就随之迅速消失,所以绒毛膜促性腺激素的水平增高可能是导致妊娠呕吐的原因。绒毛膜促性腺激素抑制了胃酸的分泌;胃酸分泌量的减少,使消化酶的活力大大降低,从而影响孕妇的食欲和消化功能。其次增多的雌激素对胃肠平滑肌也有刺激作用。

3. 尿频

妊娠早期增大的前倾子宫压迫膀胱所致。

4. 乳房变化

初期乳房增大、胀痛,乳房会有一种饱满和刺痛的感觉。乳头周围深黄色的乳晕上小颗粒显得特别突出。

5. 其他

腹部尚看不出有什么变化。受孕两周后,基础体温较高继续存在;宫颈黏液稠厚。

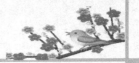

(二)妊娠试验

妊娠试验,包括血人绒毛膜促性腺激素(IICG)、尿绒毛膜促性腺激素测定。

1. 绒毛膜促性腺激素

人绒毛膜促性腺激素是一种糖蛋白激素,由 α、β 亚单位组成,从妊娠 3～4 周由胎盘滋养细胞产生。受精卵着床(排卵后的第六天)后,受精卵滋养层形成时开始产生人绒毛膜促性腺激素,能促进黄体生长使其转化为妊娠黄体并维持妊娠。

2. 尿妊娠试验——免疫胶体金法

早孕女性因受精卵移行到子宫腔内着床形成胚胎,在发育过程中胎盘合体滋养层细胞产生大量的人绒毛膜促性腺激素,可通过血液循环而排到尿中。受精 7 日后可用尿试纸法检测尿液中人绒毛膜促性腺激素,协助诊断早孕或与妊娠有关的疾病。该方法由于应用广泛,方法较成熟,检测迅速、灵敏度高,一般可达到 10～25 单位/升。也就是说,尿中如果人绒毛膜促性腺激素水平达到 10,就可能检测出来。而清晨第一次尿的人绒毛膜促性腺激素水平最高,可接近血清的水平,因此检测清晨的尿阳性率最高。

方法的局限性:①由于是定性的方法只是给出阳性、阴性的结果,而不能给出准确的数值。因此在用于判断其他疾病方面,采用定量检测血清人绒毛膜促性腺激素来代替。②检测者可能是取随机尿液检测,就有可能在妊娠早期出现假阴性的结果。③与人绒毛膜促性腺激素有相同或相适片断的激素可能会与尿试纸条上的抗体结合而造成假阳性,如黄体生成素(LH)、某些前列腺素、某些激素类避孕药。

3. 早孕试纸

(1)早孕试纸的使用方法:月经过期当天即可检测,或在同房后 7～10 天进行检测。收集尿液(第一次晨尿为佳),插入试纸条,5 分钟内观察结果,10 分钟后结果无效,液面不可超过 MAX 线。

(2)检测结果的判断

①阳性:试纸条上端和下端均有色带出现,表示怀孕。

②阴性:在试纸条上端出现一条紫红色带而下端无色带出现,表示未怀孕。

③无效:无色带出现,说明试纸条已失效。

注意,在近期有过妊娠的情况下其检测结果不准。因为在终止妊娠后(分

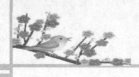

娩后、自然流产和人工流产后)的较长一段时间内,人绒毛膜促性腺激素可以持续阳性。

4. 血清检测绒毛膜促性腺激素(HCG)

正常妊娠在受精后7~10天开始可在血清中检测出人绒毛膜促性腺激素,受精后2日~1周时血清中的人绒毛膜促性腺激素水平就可达到5~50单位/升,最初3周内人绒毛膜促性腺激素分泌量增加较快,约1.7天增加1倍;第4~10周每2~3天增加1倍,动态观察血人绒毛膜促性腺激素水平,2天至少应增加66%以上。孕5周时血人绒毛膜促性腺激素达1 000单位/升以上,孕8~10周达高峰,为50 000~100 000单位/升,随后下降持续低分泌直至分娩。

测定人绒毛膜促性腺激素用于诊断妊娠及与妊娠有关的疾病,异位妊娠人绒毛膜促性腺激素增高缓慢或不增高。异位妊娠血 β-人绒毛膜促性腺激素水平低、倍增时间延长为3~8天,平均7天,每48小时的增值在66%以下。B超宫内未发现孕囊的患者,血 β-人绒毛膜促性腺激素值增加危险性更大,血 β-人绒毛膜促性腺激素增值在66%以下者,异位妊娠可能性最大,机会比是24.8;血 β-人绒毛膜促性腺激素增值在66%以上者,患异位妊娠的机会比是2.6。

(三)早期妊娠的超声诊断

1. 早期妊娠的B超检查

此法是将回声信号以光点的形式显示出来,回声强则光点亮,回声弱则光点暗。由于扫查连续,可以由点、线而扫描出脏器的形态、结构。

(1)超声诊断具有安全性:超声诊断即利用反作用的超声进行的诊断,超声诊断的平均功率多在0.01瓦/平方厘米以下,当超声的强度在0.1瓦/平方厘米以下时,对人体的作用是无害的,不引起明显的生物效应。

(2)B型超声显像的价值:B型超声显像的主要价值是这种检查对身体安全、无损伤、没有禁忌证,操作简便、迅速获得结果,费用相对低廉,对内脏软组织病变诊断灵敏度特别高。妇产科B型超声显像,特别是实时扫描应用最为广泛,可检查卵泡是否成熟,成熟卵泡1.8~2.9厘米,平均2.4厘米。检查早期妊娠快速准确,孕5周时可在增大的子宫轮廓内见到妊娠囊(GS)光环,一般位于宫腔底部。

(3)阴道B超与腹部B超的区别:阴道B超较腹部B超提前1~2周诊断早孕。一般需要终止妊娠者,多采用阴道超声;而需要生育者,多在孕2个月时采

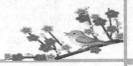

用腹部(膀胱积尿)超声检查。

（4）卵黄囊:卵黄囊为宫内妊娠的标志,卵黄囊清晰、大小正常,可推断胚胎发育良好。妊娠 5 周时卵黄囊直径约 4 毫米,很清晰,妊娠 10 周后萎缩。

（5）蜕膜内征:蜕膜内征(IDS),用于判断早早孕。最早用阴道探头探测,停经 29 天,在内膜内可出现直径 1～2 毫米的早期妊娠囊,一般在停经 31～35 天能清晰的显示。

妊娠囊内见到有节律的胎心搏动,可确诊为早期妊娠、活胎。未见到胎心,可能为胚胎发育延后(如受精延迟),也可能为胚胎停止发育。多个妊囊,可能为多胎妊娠。

（6）6～12 周胚胎大小

孕 6 周:子宫长 8 厘米×前后径 5 厘米,妊娠 6～7 周胚胎长 4 毫米,可见胚芽声像,并有原始心管搏动。

孕 7 周:胚胎呈豆芽状,胎心搏动明显。

孕 8 周:胚胎初具人形,可分辨出头和躯干。

孕 9 周:头、四肢、躯干清晰显示。妊娠 9～10 周可呈现胎盘的雏形。

孕 10 周:子宫长 11 厘米×7 厘米

孕 12 周:子宫长(12～13)厘米×8 厘米。

2. 超声多普勒法

超声多普勒法测听胎心 150～160 次/分钟,可确诊活胎。最早可出现在妊娠 7 周。

（四）黄体酮试验

疑为早孕者,可每日肌注黄体酮 20 毫克,连用 3～5 天,停药 2～7 天出现阴道出血,可以排除妊娠。如停药未出现出血,妊娠的可能性大。

一旦确定为早孕,应进行早孕体检。早孕的首次体检包括,询问家族史和本人病史、测量基础血压、称体重、听心肺、妇科检查,以及化验小便、肝功能等。孕 12 周应建立"孕产期保健卡",测算预产期。

二、妊娠反应及其处理

（一）早孕反应的原因与表现

早孕期常出现挑食、偏食、厌恶油腻、食欲减退、喜吃酸物、消化功能减退、

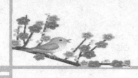
胃酸减少、流涎、恶心、呕吐、头晕、乏力、嗜睡、胸闷等现象,特别是在清晨或晚上更加明显,有的呕吐轻微,也有的很严重,称之为早孕反应或"妊娠反应"。这是孕妇"内环境"调节过程中出现的现象。有些孕妇对食物的喜好会完全发生变化,或莫名其妙地非常想吃某种东西,这些现象过一段时间会消失。

大部分女性的妊娠反应是从妊娠第4周开始,在7～8周迎来最痛苦的时期,11～12周后症状逐渐减轻。正常的早孕反应一般在孕12周左右会自行消失,一般对生活和工作影响不大,不需要特殊治疗。反应的时间、症状、程度因个体的差异而有所不同,有的孕妇完全没有经历过妊娠反应,但约80%的孕妇会体验到或轻或重的不适感觉。

妊娠期胎盘产生的各种激素,使母体各系统发生一系列适应性变化,孕妇血中绒毛膜促性腺激素水平上升,可导致饮食、睡眠行为的改变。早孕期胎儿作为异物,可引起部分孕妇,尤其是初孕妇在妊娠初期产生不同程度的不适应。孕妇在妊娠1～3个月内,胚胎组织细胞分化形成器官的旺盛期,孕妇特别敏感,嗅觉也特别灵。早孕呕吐的原因除了与绒毛膜促性腺激素增多、自主神经功能紊乱、胃酸分泌减少及胃排空延长有关外,与心理或心理类型有很大关系。Ringler认为妊娠早期的呕吐是一种心身反应。精神过度紧张、神经系统功能不稳定的妇女,容易发生妊娠呕吐。消极的情绪在一定条件下可导致或加剧妊娠呕吐。

(二)与妊娠反应有关的心理行为

恶心、呕吐较严重的孕妇,对早孕反应亦感到恐惧,二者可互为因果。有12.77%的孕妇因曾有过剧吐而对早孕反应感到恐惧。妊娠反应严重者整日愁眉苦脸、度日如年、孤独、失望、悲观、情绪低沉,常因倦怠、易感疲劳、头晕而烦躁,易受暗示、易激惹、易哭、易怒、常发脾气、对事物过于敏感、易受伤害等;孕妇受体内激素变化的影响,早孕反应可导致心情郁闷、忧虑而又无法排遣,容易产生情绪波动、紧张等不良情绪。妊娠反应与孕妇的性格、神经类型、情绪有关。

妊娠剧吐者多情绪不稳定、神经过度紧张,但希望丈夫能注意到自己的性情变化,宽容、谅解其烦躁情绪和过分挑剔。如一点胃口也没有,很害怕进厨房,希望丈夫能主动为自己调剂饮食,减轻恶心呕吐。在早孕反应期间家人对孕妇关心和照顾可影响孕妇心理。此时家人的冷淡态度可在孕妇心灵留下创伤,可影响日后的家庭关系或夫妻感情。孕吐的治疗效果与周围环境、家庭、特别是丈夫的关怀程度有关。

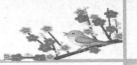

（三）一般反应的对症处理

孕早期恶心、呕吐、择食，消化液分泌减少，肠蠕动减慢，出现腹胀、便秘，唾液分泌增多等反应。给予易消化的流质饮食，可选取爱吃的食物少量多次进食，家属应尽量满足孕妇的要求，喜欢吃什么就让她吃什么，如酸、辣食物。想吃鸡汤、鱼汤，可以考虑满足其要求。要减轻妊娠呕吐的痛苦，孕妇应保持精神愉快、情绪稳定，注意休息，保证足够的睡眠时间。早孕反应稍重时，丈夫应进行安慰，给予心理治疗，解除思想顾虑。丈夫和孕妇应该为出生一个健康活泼、天资聪颖的后代而竭尽全力，将早孕反应看做一种正常生理现象，以消除紧张、恐惧的心理。孕初期胎儿体积尚小，需要的营养量不多，食物中应含有高蛋白、丰富的糖类和维生素，且容易消化吸收，如面包、饼干、土豆、米饭等。避免有刺激性气味和过于油腻的食物，避免吃得过饱，饭后卧床休息20～30分钟。生姜可抑制孕妇恶心呕吐，澳大利亚阿德莱德大学产科和妇科的研究者进行了一项试验，证实在妊娠早期使用生姜与使用维生素 B_6 一样，可以减轻其恶心、干呕和呕吐的发生。

早孕反应后，应改变偏食的习惯。音乐可改善心脏及周身微循环的供血情况，从而达到调节内分泌的效果，使各器官的功能处于正常状态。

（四）妊娠剧吐的处理

1. 妊娠剧吐的定义

妊娠6周左右，偶有少数孕妇妊娠反应严重，呈持续性呕吐，甚至不能进食进水，称之为妊娠剧吐。主要是由孕期孕激素增高使胃肠道平滑肌收缩减慢所致。食物在孕妇胃部停留的时间延长，对于某些食物的气味、味道会引起恶心，一旦有微量有害物质，则"一吐为快"。

2. 妊娠剧吐的分类

妊娠剧吐分为轻症和重症两种，轻症者可有反复呕吐、厌食、挑食、软弱无力的症状，有时伴有失眠和便秘，但体温、脉搏正常，体重减轻不明显。重症者呕吐频繁，可呕出胆汁和血，不能进食、进水，全身乏力、明显消瘦，小便少并有酮体出现，伴有脱水和电解质紊乱等症状。脱水会引起血液浓缩导致脱水性尿量减少，尿中可出现蛋白、管型。由于不能进食，体内储存的脂肪氧化供给人体热能，但脂肪氧化不完全会使血和尿中酮体增加，出现酸中毒。此外，饥饿和脱水会使肾功能受到损害，会引起脉搏增快、体温升高，肝功能受损，出现黄疸，以

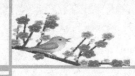

及视网膜出血、意识模糊、昏睡等。孕妇由于妊娠反应严重,身体疲劳不适,情绪也不稳定,易出现抑郁。由于饮食不调,致使孕期热能和营养素供给不足,可发生缺铁性贫血、精神不振、皮肤干燥、抵抗力减弱等。

3. 妊娠剧吐的治疗

重症妊娠呕吐者,当尿液检查发现酮体为阳性时,即应住院治疗,并采用静脉输液疗法,以补充水分、营养,纠正脱水和酸中毒,维持水电解质平衡。经上述治疗后,一般2~3天病情可迅速好转,呕吐停止、尿量增加,尿酮体由阳性转为阴性,食欲、精神好转。此时可给予少量流食,并逐渐增加进食量。对治疗后病情无改善,特别是体温持续超过38℃,心率超过每分钟120次,或出现黄疸者,应考虑终止妊娠。

4. 妊娠剧吐的饮食安排

孕妇要消除恐惧紧张心理,做到心情舒畅;饮食以清淡可口为宜,适当改变饮食时间,量少多餐,多吃含维生素、无机盐丰富的食物。有些妇女妊娠期爱吃酸味食物,这是由于酸味能够刺激胃液分泌,增进食欲,提高消化酶的活力,促进胃肠蠕动,有利于食物的消化吸收。

从营养学角度出发,孕妇喜吃酸味食物,还能满足母体与胎儿营养的需要。一般孕妇怀孕2~3个月后,胎儿骨骼开始形成。构成骨骼的主要成分是钙,但要使钙盐沉积下来形成骨质,还必须有酸性物质参加,以帮助胎儿骨骼的生长发育。

铁是孕妇和胎儿制造血红蛋白所必需的原料,妊娠期间容易产生缺铁性贫血,因铁元素只有从3价转变成2价后,才能在胃肠道被吸收,而这种转变只有在酸性环境下才能完成,孕妇吃酸味食物还有利于纠正或防止妊娠贫血。酸味食物一般多含维生素C,其对胎儿形成细胞基质、产生结缔组织、对心血管的生长发育和造血系统的健全都有着重要的作用。因此,孕妇吃些酸味食品,可以为自身和胎儿提供较多的维生素C,既能改善妇女怀孕后胃肠道不适的症状,减少恶心、呕吐,也能增进食欲,增加营养。

需要注意的是,人工腌制的酸菜、醋制品,有些营养成分基本遭到破坏,而且有些腌制食品易产生致癌物亚硝酸盐等,食后对母体、胎儿健康均不利。山楂片虽然酸甜可口,但会加速子宫收缩,甚至引起流产,故孕妇不可多吃。孕妇最好多选择营养丰富的西红柿、杨梅、石榴、樱桃、葡萄、橘子、苹果等新鲜的菜果。同时可选用食疗方,减轻妊娠呕吐,保持妊娠期精神的愉快、营养的充足。

（李增庆）

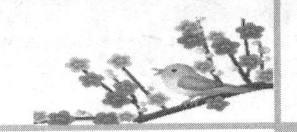

第6章

孕早期营养

孕妇除维持自身的生理需要和营养素平衡,还要满足胎儿生长发育的需要。胎儿所需的营养成分,是由母亲血液循环通过胎盘提供的,即胎盘是胎儿自母体汲取营养素的主要通路,胎盘具有五大功能,气体交换、供应营养、排泄废物、防御及内分泌作用。孕妇需要摄取各种营养素和热能以供子宫内不断生长发育的胎儿、胎儿附属物、子宫、胎盘容量及血液量增加的需要,还需储备养料为分娩时产妇体力消耗和产后失血,为产褥期乳汁的分泌、哺乳做准备。

一、孕早期需补充叶酸

1. 叶酸的作用

叶酸是一种水溶性B族维生素,是蛋白质及核酸嘧啶和嘌呤合成的必需因子,血红蛋白、红细胞、白细胞快速增生,氨基酸代谢,大脑中长链脂肪酸如DNA的代谢等都需要它参与,在人体内具有不可或缺的作用。人体在不同年龄、不同生理状态下对叶酸的需要量不同;任何能引起细胞增殖加快的生理或病理改变,都会使机体对叶酸的需要量增加。

叶酸的补充应持续到妊娠第三个月末。

2. 孕早期补充叶酸的意义

(1)可以预防神经管畸形等出生缺陷。在妊娠最初数周内,叶酸是胎儿中枢神经系统发育所必需的,妊娠4周左右是神经管形成时期,孕早期如果叶酸、维生素A、B族维生素和锌的缺乏或利用障碍,可干扰神经管的封闭过程,影响胎儿神经系统的正常发育,导致胎儿神经管闭合不全,引起神经管缺损与神经管缺陷畸形,包括无脑儿、脊柱裂等,或导致胎儿出生后的生长发育障碍和智力发育障碍。补充叶酸可使胎儿患神经管畸形的危险减少 $50\% \sim 70\%$。

(2)减少自然流产发生率。

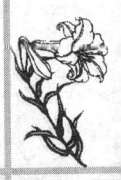

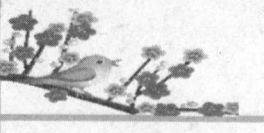

（3）减轻妊娠反应。

（4）促进胎儿的生长发育和造血因子作用。减少宫内发育迟缓的发生率。

（5）纠正孕妇贫血。叶酸是维生素B复合体之一，有促进骨髓中幼细胞成熟的作用，如果缺少叶酸可导致红细胞的异常，未成熟细胞的增加和贫血，以及白细胞减少。

（6）预防兔唇。

日本脊椎畸形婴儿的出生率在过去27年间增加了2倍，是由于妊娠初期形成神经和脑的管状组织未能正常发育所致。这与缺少细胞分裂和成熟所必需的叶酸有关。

北京医科大学妇儿保健中心对我国南、北方10个市、县婚前育龄妇女体内叶酸水平的调查结果表明，我国约有30％的育龄妇女体内叶酸缺乏，北方农村妇女更为严重，其缺乏率高达54.9％。我国育龄妇女在怀孕前就有相当一部分人叶酸缺乏，因而孕妇叶酸和锌的缺乏非常普遍。根据流行病学调查资料，我国神经管畸形发病率较高，尤其是北方，发病率平均为3.2‰～3.8‰，农村某些地区可达7‰以上，这种状况可以通过叶酸补充剂的方法得到纠正和改善。

3. 叶酸的膳食来源

叶酸膳食中的来源主要是新鲜的深绿色多叶蔬菜如莴苣、菠菜、龙须菜、花椰菜、油菜、小白菜、扁豆、豆荚；胡萝卜、西红柿、蘑菇；新鲜水果如橘子、草莓、樱桃、香蕉、柠檬、桃、李子、杏、杨梅、海棠、酸枣、山楂、石榴、葡萄、猕猴桃、梨、胡桃等；动物肝脏、肾脏、禽肉及蛋黄，酵母、豆类、坚果类食品黄豆、豆制品、核桃、腰果、栗子、杏仁、松子等；谷物类如大麦、米糠、小麦胚芽、糙米等。此外，要改变烹制习惯，尽可能减少叶酸流失。

4. 叶酸的需要量

叶酸的需要量为一日0.1～0.2毫克，人体内叶酸总量5～6毫克，但人体不能合成叶酸，只能从食物中摄取，加以消化吸收。叶酸通过胎盘转运，胎盘组织与子宫的不断增长，叶酸的需求量越来越大，如不能补充，会使叶酸水平降低。孕妇每天需补充600～800微克叶酸才能满足胎儿生长需求和自身需要。含叶酸的食物很多，但由于叶酸遇光、遇热就不稳定，容易失去活性，所以人体真正能从食物中获得的叶酸并不多。蔬菜贮藏2～3天后叶酸损失50％～70％；煲汤等烹饪方法会使食物中的叶酸损失50％～95％；盐水浸泡过的蔬菜，叶酸的成分也会损失很大。

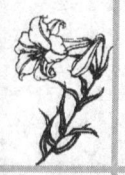

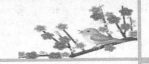

5. 补叶酸的注意事项

（1）长期过量服用叶酸会掩盖维生素 B_{12} 缺乏的症状，干扰锌代谢，引起孕妇锌缺乏，锌一旦摄入不足，就会影响胎儿的发育，产生不可逆的神经损害。

（2）在医生的指导下服用叶酸制剂。

（3）如果曾经生下过神经管缺陷婴儿的女性，再次怀孕时最好到医院检查，并遵医嘱增加每日的叶酸服用量，直至孕 12 周。

二、孕期营养补充的种类

根据现代营养学观点，多种营养素的补充比单一补充更科学合理，叶酸、锌、维生素 C、维生素 B_{12}、维生素 B_6 在人体的许多代谢过程中都有相互作用，多种营养素的补充除了可以预防先天畸形外，还可以提高新生儿的身体素质，促进大脑发育，增强智力。

素食者可引起孕期维生素 B_{12}、叶酸缺乏，导致胎盘功能不全、妊娠高血压综合征、早产，以及先天性畸形发生率升高。

（一）糖类与热能

热能的主要来源是糖类（占 60％～70％），其次来源于膳食中的蛋白质（占12％～14％）、脂肪（占 20％～25％）。为适应胚胎的发育和妊娠期生理的变化，孕妇对热能和大多数营养素的需要均高于非孕妇，总热能比非孕期约高 35％。非孕妇在一般劳动下每日热能约需 9 623 千焦（2 300 千卡），孕妇约需 11 715 千焦（2 800 千卡）。为避免酮症酸中毒，即使妊娠反应严重，每日摄入糖类也应不低于 150～200 克。孕妇对谷类的需要量，平均每日 400～450 克。整个妊娠期热能需要量增加，尤其以孕后期需要更多，平均每日应增加 836 千焦（200 千卡）。

（二）蛋白质

孕期营养不足，尤其是蛋白质缺乏时，胎盘的正常代谢会受到影响，造成胎盘细胞数目减少、重量下降，以及功能障碍，导致自然流产、死胎、早产、妊娠合并症，以及低体重儿的出生，影响胎儿体格、智力发育或导致不同程度的器官畸形。蛋白质不足除影响胎儿体格发育外，尚可影响胎儿中枢神经系统的发育和功能，影响大脑细胞的数量。人类脑细胞发育最旺盛时期为妊娠 3 个月至出生

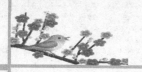

后1年左右,是胎儿大脑皮质初步形成和胎儿各脏器形成的阶段,脑组织生长速度最快的这段时期对营养不良敏感,这种影响有时是不可逆的、终身性的,充足的营养是保证优生的重要条件之一。

如果孕妇饮食中的热能及蛋白质不足或缺乏,胎儿将夺取母亲维持本身代谢所需的营养,造成母体贫血、缺钙,发生妊娠高血压综合征的危险性增加。一般妇女平均每天需蛋白质约60克,妊娠期需要的蛋白质量相应增加,孕末期更需贮藏一定量的蛋白质,以备产后乳汁分泌,如果膳食中蛋白质供应不足,易使孕妇体力衰弱。

每天应给孕妇适量的蛋白质,不仅要保证蛋白质数量供给充足,还要保证1/3以上动物性和豆类等优质蛋白质,以保证氨基酸摄入量达到平衡。鸡、鱼、瘦肉、动物肝脏含有高质量动物蛋白,特别是乳类含有丰富的蛋白质,且含有磷、钙及各种维生素,最容易消化吸收和利用;豆类及其制品含有大量易于消化的植物蛋白。但动物性蛋白质来源可能脂肪含量高,尽量选择瘦肉,多吃新鲜蛋,不要吃未煮熟的或生的蛋,因其可能含有病原微生物,导致疾病。

(三)维生素

维生素是一类复杂的有机化合物,是维持身体健康、促进生长发育和调节生理功能必需的营养素,主要需食物提供,分为水溶性(B族维生素、维生素C)和脂溶性维生素(维生素A、维生素D、维生素E、维生素K)两大类。妊娠期维生素的供给需要相应增加,如母体摄入不足或供给缺乏,易发生维生素缺乏症,引起相应的疾患,甚至导致胎儿畸形或出生缺陷。

1. 维生素A

维生素A具有多种生理功能,对视力、生长、上皮组织及骨的发育、精子的生成和胎儿的发育都是必需的。维生素A和胡萝卜素属脂溶性维生素,在胡萝卜、甘薯及黄玉米中含量较多,乳及乳制品、动物肝、肾及蛋中亦含较丰富的维生素A,深绿色蔬菜、倭瓜、花茎甘蓝、杏、南瓜及西红柿中也含有。因此,临床上维生素A缺乏症并不多见。

维生素A及胡萝卜素都能够顺利地通过胎盘屏障,孕妇维生素A的需要量较非孕妇增加25%,妊娠早期母血中维生素A浓度下降。维生素A的活性用视黄醇当量表示,我国推荐每日膳食中维生素A的供给量,孕妇视黄醇当量为1000微克,比非孕妇女多200微克。若孕妇体内缺乏维生素A,胎儿有致畸

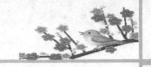

（如唇裂、腭裂、小头畸形等）的可能。

在妊娠早期大量使用维生素 A 不仅对母体不利，还会影响胎儿的生长发育。动物实验证明，在怀孕 5～20 天之间过量使用维生素 A，胚胎按无脑、眼缺陷、腭裂、脊柱裂、肢体缺陷的顺序依次出现畸形，孕妇服用维生素 A 过量可致胎儿泌尿道畸形、骨骼发育异常或先天性白内障。

2. 维生素 D

维生素 D 主要是 D_2（钙化醇）和 D_3（胆钙醇），其主要生理功能是促进钙、磷在肠道吸收，促使骨骼硬化。我国推荐孕妇每日膳食中维生素 D 的供给量为 10 微克，比非孕妇女 5 微克多 1 倍。鱼肝油中维生素 D 含量最多，肝、蛋黄、鱼类含量也较多；若孕妇缺乏维生素 D 可致胎儿低血钙，影响胎儿骨骼发育。

过量维生素 D 可致使胎儿或新生儿血钙过高，导致主动脉、肾脏动脉狭窄、主动脉发育不全，智力发育迟缓及高血压。孕早期过量的钙摄入可导致胎盘钙化，引起胎儿宫内发育受限。

3. B 族维生素

维生素 B_1、维生素 B_2、叶酸的供给量，我国推荐孕妇每日膳食中分别为 1.8 毫克、1.8 毫克 、0.8 毫克，均比非孕妇女需要量增多。尤其是叶酸，特别需在妊娠前 3 个月期间补充，妊娠前 3 个月最好口服叶酸 5 毫克，每日 1 次。

4. 维生素 C

维生素 C 为形成骨骼、牙齿、结缔组织及一切非上皮组织间黏结物所必需，能增加胎儿抵御感染的能力，帮助铁质的吸收。我国推荐孕妇每日膳食中维生素 C 的供给量为 80 毫克，比非孕妇女多 20 毫克。新鲜的水果和蔬菜中含有维生素 C，长期贮藏及烹调会失去大量的维生素 C，建议多吃水果和新鲜蔬菜。过量服用维生素 C 不仅影响胚胎发育，而且胎儿出生后易引起坏血病。

除维生素 A、维生素 D、维生素 E、维生素 K 四种脂溶性维生素可在体内贮存外，水溶性维生素 C、维生素 B_1、维生素 B_2、维生素 B_6、维生素 B_{12}、叶酸、烟酸、生物素等均不能在体内大量贮存，需要每日提供。

（四）钙和微量元素

人体内有 60 多种微量元素，但其重量不足人体的 0.01％，微量元素铜、锌、铁、锰、镍等对胚胎的发育有重要意义，缺乏或过多均会导致缺陷。孕妇对无机盐和微量元素需要增多，锌、铜、铁、碘、铬、硒、钴、锰和钼等微量元素有代谢紊

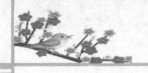

乱或缺乏时,可影响优生,以及导致某些妇产科疾病的发生,甚至导致生物体多系统功能的紊乱。

人体中微量元素的含量与地壳或次生环境中元素的含量,具有明显的相关性。微量元素过多或缺乏均导致出生缺陷,微量元素缺乏时,核酸合成能力下降,使神经管及其他组织细胞分裂时间延长,神经细胞数目减少,以及随之而来的形态发育异常。

孕妇对无机盐和微量元素需要增多,随着妊娠时间延长,所有微量元素降低;其中对孕妇自身和胎儿生长发育影响较大的有以下几种。

1. 钙

妊娠8周左右,胎儿骨骼和牙齿开始发育,将需要两倍于正常时的钙质摄取量,胎儿骨骼及其他组织生长的需钙量,随着胎儿的发育逐步增加。正常健康妇女体内平均含钙120克,在整个妊娠期间需储留35～45克钙。钙质除供给胎儿牙齿、骨骼发育外,孕妇尚需储存部分钙,孕妇每天平均需钙1.5克。

2. 铁

胎儿出生后需要的铁质在体内预先贮藏,身体需要铁质制造携氧的血红蛋白。孕妇缺铁性贫血易导致早产、胎膜早破、胎儿患缺铁性贫血,缺铁与胎儿在宫内生长迟缓有关。由于锌、铁的相互使用,使低锌贫血的孕妇在给铁剂治疗时未能得到预期的疗效,铁还是人体健美红润肤色的物质基础,缺铁引起缺铁性贫血,使皮肤苍白干燥、毛发脱落、精神萎靡不振。

3. 锌

锌参与核酸与蛋白质合成,为金属酶与生长激素组成成分,对氧化代谢、DNA和RNA合成、免疫功能及膜的稳定有重要作用,对胎儿生长发育很重要。孕早期缺锌可致胎儿先天性心脏病、尿道下裂、先天性色盲、唇裂、中枢神经系统缺陷(无脑儿、神经管缺损)等。眼睛视觉部位含锌更多高达40%。锌含量高的食品有鱼、肉、肝、蛋等动物性食物,次之有水果、蔬菜。高谷类膳食由于植酸盐和纤维素与之结合成不溶性化合物,降低吸收,应避免酗酒或其他因素引起的锌吸收受阻。

4. 铜

铜缺乏时,影响胎儿器官分化和生长发育,铜含量过低的孕妇,应适当给予补充。铜含量高的食物有肝、坚果类果实、豆类、海产类产品及绿叶蔬菜、水果。有畸胎、死胎史的妇女与健康妇女相比,前者血清锌低、铜值高,铜/锌比值较正

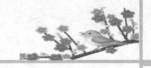

常高 1.8 倍。

5. 碘

妊娠期甲状腺活动增加,碘的需要量亦稍有增加。母体妊娠期碘的摄入量不足或缺乏,易患地方性甲状腺肿(克汀病),导致胎儿生长发育受限,大脑细胞分化发育落后,出现先天性呆小症,表现为痴呆、聋哑、身材矮小、智力低下、听力差。先天性碘缺乏病多流行于山区,严重的地方一般伴有地方性克汀病,孕妇流产、早产较多。孕妇每天需碘量增加,最好食用加碘盐。

6. 磷

正常健康妇女体内含磷量平均约 630 克,妊娠期增加需要量约 22 克,胎儿骨骼及神经的形成都需要磷,其需要量亦随胎儿成长而逐渐增加。

7. 钠和钾

妊娠期钠和钾的需要量各为 22 克和 12 克,一般食物中都含有。但要注意孕期不宜多吃过咸的食物,避免因为钠的储留,而引起过多的水潴留。

8. 锰

锰缺乏可以导致出生缺陷,如先天性不可逆性共济失调、骨骼异常,产前、产时软骨生长不良,骨骼生长不成比例。维持正常脑功能需要锰,但要适量。

综上所述,维生素和无机盐对调节机体的代谢有重要作用,妊娠时这些营养物质的需要有所增加,从而保证胎儿生长的需要和维持母体良好的营养状况。丰富和均衡的饮食无疑是大多数微量营养物质的最好来源。在孕妇营养不足的情况下,应适当补充铁、钙、叶酸、维生素 B_1 和 B_6。目前尚无证据表明在营养状况良好的人群中,预防性地补充上述以外的无机盐和维生素有何益处。

三、孕早期的合理膳食

为获得健康聪明的后代,孕期给予合理的营养、平衡膳食调配和烹调方法,满足孕妇所必需的热能和各种营养素。早孕期胎儿需要的营养并不多,不主张大量服用维生素或钙剂等药丸,叶酸按医生指导服用,所需营养应由各种食物提供。必须培养良好的饮食习惯,不挑食,不偏食,多种食物营养成分有互补作用,避免营养失衡。

1. 饮食应多样化

为保证胎儿营养供给,孕妇妊娠期饮食应多样化,做好饮食调理,加强孕期

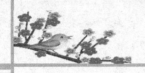

营养,使多种食物营养成分起互补作用。为避免营养失衡,食不宜精,粗细搭配以杂为好,杂合面、小米等粗粮含维生素和蛋白质都比大米、白面为高。少吃含糖、含盐及加工过的食物,如罐头、包装饮料等,因其中含有防腐剂等化学物质。

2. 饮食不宜过饱

孕早期除饮食不宜过饱外,而且油腻不宜过多,应多吃新鲜的、营养丰富且易于消化的食物。

3. 忌辛辣、刺激性食物

忌浓茶、酒、咖喱、辣椒、苏打水等,茶叶中含有鞣质,它能与铁结合,影响铁在肠内的吸收,诱发或加重缺铁性贫血。调味不宜过浓或过咸,盐多了会促使体内潴水,容易引起水肿。不宜饮含咖啡因的饮料,由于妊娠期清除能力降低,饮料中的咖啡因在母体中积蓄,通过胎盘吸收,导致小儿体质虚弱、发育迟缓、胎儿体重减轻。因此,妊娠期要改变饮茶、饮咖啡的习惯。

4. 补充富含纤维素的食物

饮食中纤维素应该占较大比例,纤维素有助于防止便秘的发生。水果和蔬菜是纤维素的重要来源。

5. 保证饮水

在怀孕期间多饮水,有助于皮肤和肺部的排泄及调节体温。每日应喝1 500～2 000毫升水,早晨空腹饮一瓶矿泉水,下午饮一杯牛奶;晚上喝一碗汤。

有报道,孩子的口味是在母胎培养出来的,孕妇需要两个人的营养量,常进食大量高糖高脂的垃圾食物,胎儿就会染上这种饮食习惯,日后变成肥胖儿童。为孩子长远的健康着想,孕妇要注意培养健康的饮食习惯,科学安排饮食结构。

四、孕妇食物宜忌

1. 孕妇禁吃的食物

(1)马齿苋:马齿苋是一种中药,可以用来做菜;但它会增强子宫的收缩,容易造成孕妇流产。

(2)甲鱼:甲鱼不但含有丰富的蛋白质,还具有通血、活血的作用,可散淤块、抑制肿瘤生长。孕妇不能吃甲鱼,因其易造成流产或胎儿生长不全。

2. 孕妇宜少吃的食物

(1)薏苡仁:薏苡仁具利水滑胎的作用,造成催产。孕妇吃太多的薏苡仁,

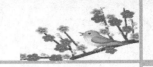

会造成羊水流出,对胎儿不利。

(2)螃蟹:螃蟹性寒凉,具活血化瘀的作用,如果吃得太多,很容易造成流产;螃蟹脚所具的活血化瘀效果更强烈。

(3)杏仁及杏仁茶:杏仁含有氢氰酸,吃太多会导致中毒现象。

(4)黑木耳和青木瓜:有很好的活血作用,对心脏病、动脉栓塞的患者相当有益,也具化瘀效果。孕妇不要一次吃很多,以免产生不良反应。

(5)山楂:具有活血化瘀、促进子宫收缩的作用,吃太多会增加流产的几率。

(6)羊奶和肉桂:羊奶和肉桂的性(燥)热,孕妇吃多了会造成胎动不安。

(7)玉米须:刺激增强免疫作用,导致母体排斥胚胎,影响着床。

(8)竹笋:破肝气,孕妇要少吃。

(9)韭菜:韭菜含挥发油,具有兴奋子宫、增加子宫收缩的作用,食用太多会增加早产或流产的机会。产妇在哺乳时吃太多韭菜,会造成奶量减少。

3. 饮食配伍冲突

牛奶与糖混合加热可以生成果糖赖氨酸类有毒物质。

4. 健康食品

世界卫生组织经过3年的研究和"评选"发布了一张榜单,揭示出的6种最健康食品和10大垃圾食品。世界卫生组织对人们日常饮食中涉及的各种食品进行了分析和研究,评出了最佳蔬菜、最佳水果、最佳肉食、最佳汤食、最佳护脑食品等健康食品。

(1)最佳蔬菜:"最佳蔬菜"13种,红薯含有丰富的纤维、钾、铁和维生素 B_6,能防止衰老、预防动脉硬化、抗癌。日常饮食讲究酸碱搭配,健康人 pH 值要达到 7.3 左右,我们平日吃的肉类是酸性食品,应和碱性食物搭配吃,卷心菜、芹菜、胡萝卜、芦笋、花椰菜、茄子、甜菜、荠菜、苤蓝、金针菇、雪里红、大白菜等就是碱性食物。

(2)最佳水果:木瓜维生素 C 远远多于橘子,有助于消化体内难以吸收的肉类,防止胃溃疡。草莓让肤色红润,减轻腹泻、固齿龈、清新口腔、滋润咽喉。草莓叶片和根还可用来泡茶。此外,还有橘子、柑子、猕猴桃、芒果、杏、柿子、西瓜。

(3)最佳肉食:荤菜虽然脂肪含量比较大,却是日常饮食中不可或缺的食物,能给身体均衡营养。最佳肉食为鹅肉、鸭肉和鸡肉,鹅肉和鸭肉的化学结构很接近橄榄油,对心脏有好处。鸡肉是公认的"蛋白质的最佳来源"。鸡汤为最优质的汤,特别是母鸡汤,而且冬春季有防治感冒、支气管炎的作用。

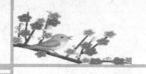

（4）最佳护脑食品：菠菜、韭菜、南瓜、葱、花椰菜、菜椒、豌豆、番茄、胡萝卜、小青菜、蒜苗、芹菜、核桃、花生、开心果、腰果、松子、杏仁、大豆等壳类零食都有补脑作用。还有高蛋白、维生素 A、维生素 C 和含钙、碘、铁丰富的食物；动物肝、肾，牛奶，豆浆，新鲜水果。

（5）其他：如 B 族维生素和叶酸有助胎儿神经生长，可从维生素营养品或食物中摄取。乌骨鸡含丰富的锌、铜、蛋白质，比一般肉鸡的营养成分还高。百合有抗过敏功效，降低胎儿过敏率。山药具高营养，可健脾，增强抵抗力，使胎儿健康。栗子具补肾安胎的作用。珍珠粉含丰富的钙质和营养，但不能吃过量，以免导致结石。

5. 垃圾食品

世界卫生组织"通缉"的十大垃圾食品为油炸食品、腌制食品、加工肉食、饼干、碳酸饮料、方便食品、罐头、果脯、冷冻甜品及烧烤食品。垃圾食品前三名是油炸食品、腌制食品和加工类的肉食品。饼干（食用香精和色素过多）、方便面（含盐量很高，吃多了易得高血压，损害肾脏）、碳酸饮料有添加剂，对人的肝脏有影响。膨化食品有高糖、高脂肪、高热能、高味精含量，吃多了破坏营养均衡，有饱胀感，影响正常吃饭。

食物烧烤后有害健康，肉直接在高温下进行烧烤，被分解的脂肪滴在炭火上，再与肉里蛋白质结合，产生的苯并芘具有强致癌性和致突变性。吃一只烤鸡腿就等同于吸 60 支烟的毒性，常吃烧烤的女性，患乳腺癌的危险性要比不爱吃烧烤食品的女性高 2 倍。

三类食品垃圾：罐头、果脯和冰淇淋。加工过的罐头，破坏了食物本身的维生素，蛋白质变性，营养成分含量非常低，热能多；果脯里有三大致癌物质之一的亚硝酸盐；冰淇淋、雪糕里奶油极易引起肥胖，含糖量高还影响正餐。

6. 助眠食物

要有良好的睡眠环境和睡眠习惯，饮食与睡眠也有着重要的关系，经过研究发现，以下 10 种食物可帮助人们尽快进入梦乡，大枣、苹果、荔枝、莲子、核桃、蜂蜜、莴笋、牛奶、桑葚、小米。

（李增庆）

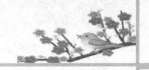

第7章

孕期用药

一、胎儿各期发育特点与药物致畸

1. 孕卵期(胚胎发生期)

为受精后的前2周,卵裂至原条形成期间。此期某些致畸因子可干扰胚泡的植入或引起胚胎的死亡。动物实验证明,多数致畸因子在此期作用于胚胎,一般不会引起畸形。此时的胚体细胞仍是全能分化细胞,当致畸因子的剂量较大时,会引起胚胎死亡;当致畸因子的剂量较小时,只有少数细胞死亡。致畸的少数细胞可得到其他全能细胞的代偿,致畸因子对胚胎的作用是全或无的。因而不会出现致畸现象。

2. 胚胎期(器官形成期)

受精后3～8周是胚胎器官发生的重要阶段,人体的几乎所有器官均在此期形成,要经历细胞增殖、迁移、分化和细胞生理性死亡等重要过程。对致畸作用的感受性最强,最易受药物和外界环境的影响而产生形态上的异常,发生各种类型的先天畸形。各类先天畸形的发生与器官系统分化的顺序有关,因而各器官受到致畸因子的作用而发生畸形的敏感期也不同。第3周,胚胎有头尾之分、神经系统、心准备开始发育;第4周,眼、四肢发育;第5周,头和脊柱骨骼、肌肉前体发育;第6周,耳、牙齿发育;第7周,腭发育;第8周,外生殖器发育。

3. 胎儿期

胎儿期主要是器官的生长期,对致畸因子敏感性迅速下降,但是小脑和大脑皮质,以及泌尿生殖系统还在继续分化,因此这些结构仍然保持着对致畸因子作用的敏感性。例如,孕龄9～27周胎儿的器官已经分化并继续发育,药物的毒性作用主要是引起胎儿的发育异常,如胎儿宫内生长受限、大脑神经系统发育异常。怀孕28周至妊娠晚期,药物对胎儿损害的特征是可引起毒性作用,尤其是有些药

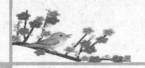

物与胆红素竞争血浆蛋白的结合点,导致新生儿黄疸,甚至核黄疸。

二、影响药物进入胚胎或胎儿体内的因素

1. 药物的理化性质

药物的扩散常数取决于药物的结构、相对分子质量、药物的解离常数和脂溶性,一般而言分子量低于 600 的物质如地高辛易扩散至胎盘,脂溶性大的物质较易透过胎盘屏障。由弱酸弱碱所组成的盐类药物,在体液环境中的解离度、血浆中的游离药物浓度各有差异,非解离和高脂溶性药物则更易扩散而易于透过胎盘,弱酸性药物如肝素和琥珀酰胆碱在生理性 pH 环境中解离度高,透过胎盘较缓慢。

2. 药物与蛋白结合率

此为影响药物穿透的重要因素之一。许多药物的蛋白结合率母体远远大于胎儿,但妊娠期血浆蛋白的浓度降低 15％～30％,而游离药物浓度升高,人体和动物研究表明,妊娠期水杨酸、磺胺异噁唑、苯妥因钠和地西泮与血浆蛋白结合率显著降低。

3. 给药方式

短时间用药、静脉给药、舌下给药或直肠给药可使母体血药浓度在较短时间内很快上升,穿透胎盘屏障的危险就越大。而口服或肌内注射给药,药物进入母体的同时随即被母体血液循环稀释,因此母体血药浓度上升缓慢。在一般情况下,孕妇短期使用药物以口服或肌内注射给药为主对胎儿的影响更小一些。

4. 母体的 pH 值

一般而言,胎儿血液的 pH 值稍低于母体 0.1～0.15,因此碱性药物在胎儿血液中的浓度往往稍高于母体。由于母体、胎儿体中的 pH 值的不同,可导致药物总浓度分配上的差异。

5. 母体肝肾功能状况

当母体肝肾功能低下时,药物的代谢排泄速度减慢,使更多的药物进入胎儿体内,如母体患有肾病综合征或肾小球肾炎等低蛋白血症,蛋白结合率低,可导致非结合的药物胎盘渗透增加。母体的胎盘血流量可受分娩期子宫收缩、羊水流失、催产药物及其他影响血管口径药物使用的影响。此外,母体的高氧血症、低氧血症、毒血症、糖尿病均影响胎盘药物的转运。

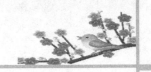

6. 胎盘的渗透性

药物胎盘扩散速度与有效扩散面积成正比,与胎盘厚度成反比。随着胎龄增长,胎盘表面积增大,绒毛膜变薄有利于药物通过。几乎所有的药物均可通过胎盘进入胎儿体内。

三、孕期用药原则与分类

某些药物可导致胎儿出生缺陷(先天畸形),以及低出生体重儿、早产或孕妇流产,还有不少药物孕妇服用后对胎儿是否安全尚无定论,加之世界上每年有数百种新药面世,开展药物对孕妇和胎儿是否有不良反应或影响的研究、调查是很有必要的。对已服或误服药物的有关情况了解越详尽,越有助于分析判断其风险概率。

1. 致畸药物分类

美国食品和药品管理局(FDA)根据药物对胎儿可能产生的危害和不良影响的程度,将药物分为 A、B、C、D、X 5 个级别。A 级对孕妇安全,对胚胎、胎儿无害;B 级对孕妇比较安全,对胚胎、胎儿基本无害;C 级仅在动物实验证明对胎儿致畸或可杀死胚胎,未在人类研究证实;D 级对胎儿危害有确切证据,但治疗孕妇疾病的效益明显超过危害;X 级可使胎儿异常,妊娠期禁止使用(表2)。

表2 孕期用药原则与分类

类别	实验结果	药物所占比例(%)
A	对胎儿无害,人体对照实验未发现胎儿损害风险	<0.7
B	在动物实验中未显示有胚胎毒性,无人类资料	19
C	在动物实验中显示有胚胎毒性,无人体对照研究资料	66
D	对人类胎儿有不良影响	7
X	禁用	7

2. 孕期用药原则

妊娠期间孕妇要谨慎用药,须考虑药物是否通过胎盘屏障进入胎盘而影响胎儿,孕妇服用的药物能通过胎盘进入胎儿体内,也能从胎儿再回到母体,对其致畸性尚无定论者应慎用。妊娠晚期用药可导致各系统功能的变化,影响胎儿、儿童、青春期的身体健康和智力发育。在怀孕过程中发生疾病仍需合理地、

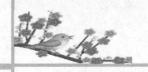

积极地用药治疗,否则病情发展也会影响孕妇和胎儿的健康。妊娠期用药必须按如下原则:

(1)生育年龄有受孕可能的妇女用药时需注意月经是否过期:孕妇在就诊时应告诉医生是否怀孕和(或)妊娠期(几周),以免忽略用药。

(2)可用可不用的药尽量不用:尤其在妊娠15~60天内应特别慎重。发热时可用酒精擦浴等物理降温方法,也可静脉滴注糖盐水来促进降温,不一定要使用退热药。妊娠期前3个月以不用C、D、X级药物为好;确需用药时,可选用A、B级药物。

(3)尽量避免使用新药:由于新药没有经过大量的临床验证,有很多毒副作用还没有被发现,要尽量避免使用新药。

(4)用药必须权衡利弊:虽有些药物可能对胎儿有不良影响,但可治疗危及孕妇健康或生命的疾病,权衡利弊后仍需给药。如果疾病危及孕妇健康,甚至生命,则应及时用药,因为药物致畸的发生率约为5%~6%。

(5)在医生指导下用药:孕妇用药必须在医生指导下使用,选用对胎儿危害较少的药物。用药必须有明确的指征,并对治疗孕妇疾病有益,不宜滥用药物。

(6)严格掌握用药剂量和用药时间:孕妇用药实际为母儿两人同时用药,应清楚了解孕周,严格掌握剂量及持续时间,合理用药、及时停药。分娩时用药须考虑对新生儿的影响。

(7)选毒副作用小的药物:当两种以上药有同样疗效时,应选用对胎儿危害较小的一种药物。

(8)有急、慢性疾病的患者应在孕前治疗:待治愈后在医生指导下妊娠。

3. 妊娠期禁用或慎用的中药

(1)药性方面:①大热药,附子、肉桂。②大寒药,重楼、漏芦、牛黄、锦灯笼、射干、牡丹皮。③有毒药,雄黄、砒石、水银、乌头、天雄、野葛、天南星。

(2)功能方面:①祛瘀破血药,水蛭、斑蝥、地不容、三棱、干漆、桃仁、牛膝、红花、穿山甲、姜黄、乳香、没药、土鳖虫、血竭。②攻下药,大黄、番泻叶、芦荟、芒硝。③峻下逐水药,牵牛子、甘遂、芫花、商陆、巴豆。④通利除湿药,滑石、木通、通草、瞿麦、虎杖、冬葵子、雷公藤、伸筋草。⑤破气通窍药,枳实、麝香、冰片。

(3)对胎儿的影响

①有堕胎作用的中药:牛膝、水蛭、三棱、麝香、冰片、大黄、大戟。有催生作用的中药:白芷、蒺藜子、皂荚、柞木皮、黄麻根、乳香、柑橘瓤、胡麻、代赭石、禹

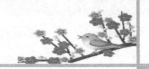

余粮、赤石脂、石蟹。有滑胎作用的中药:牵牛子、黄蜀葵、蜀黍根、赤小豆、酸浆子、木通、通草、预知子、水松、海带、滑石、蓖麻仁等。

②具有胚胎毒性作用的中药:巴豆、半夏、水银、虻虫、蜈蚣、麝香、肉桂、京大戟、巴豆、瞿麦、木通、地不容、硇砂、蟹爪、槐角、阿魏、蒲黄、大黄、大戟,可引起胚胎死亡、功能不全或晚期死胎。

③有抗早孕、终止妊娠、引产作用的中药:莪术、水蛭、槐角、麝香、温郁金、穿心莲、甘遂、川牛膝。

④影响胎儿发育的中药:枳壳、没药、蒲黄、五灵脂、大黄、牡丹皮、益母草。

⑤有兴奋子宫作用的中药:牛膝、芫花、益母草、当归、重楼排草、九里香、贯众、红花、泽兰、枳实、远志、五味子、地龙、羊角拗、红毛七、麦角、龟版、海龙、续断、断血流、薯莨、小蓟、常山、榧子、瞿麦、臭草、雪莲、薄荷、辛夷、巴拉圭菊、白花丹、白鲜皮、吴茱萸、扶桑花、枸骨叶、乌梅。

⑥有肯定致畸作用的中药:蒲黄、水蛭、半夏、甘遂、猪苓、茵陈、石菖蒲、水菖蒲、青蒿、土荆芥、桂皮、花椒、八角、细辛、天花粉、安宫牛黄丸。有潜在致畸作用:百合、苦参、杏仁、桃仁、郁李仁、芥菜。有致突变作用的中药,昆明山海棠、狼毒、山慈姑、羌活、内蒙古黄芪、杜仲、熟地黄、洋金花、板蓝根、马兜铃酸、马兜铃酸 A、喜树、桂枝。

四、各类药物的药理毒性对胎儿的影响

目前,关于妊娠期及哺乳期用药的安全性,国内暂没有完善的、系统化、标准的试验、临床研究主要是参考美国食品和药品管理局(FDA)的药物安全性分级。现列出部分常用美国食品和药品管理局分级如下:

1. 抗生素类

青霉素类及大部分头孢菌素抗生素都被列入美国食品和药物管理局分类的B类,在妊娠期使用较为安全。鉴于妊娠期间这类药对孕妇肝肾功能存在一定的损害,有肝肾功能异常的孕妇应选择性使用。红霉素类药物极少通过胎盘进入胎儿体内,一般认为红霉素类药物不致畸形,对后代未发现有不良影响,但红霉素酯化物无味红霉素的肝毒性很大,孕妇应禁止使用。美国食品和药物管理局将磺胺嘧啶列为 B 类,未发现有致畸作用,但它与胆红素竞争蛋白结合部位,可致新生儿黄疸、胆红素脑病和高胆红素血症,因此妊娠晚期,特别是临产期不应使用本品。

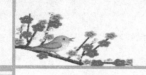
常用喹诺酮类药物有诺氟沙星、环丙沙星、氧氟沙星、左氧氟沙星、依诺沙星、洛美沙星和司巴沙星,美国食品和药品管理局分类为 C 类,大剂量时有弱的致突变作用,动物研究还可引起未成年动物负重关节组织中软骨的病变,因此孕期不建议使用。氨基糖苷类对胎儿的影响主要是对第八对脑神经的毒性和肾毒性,除庆大霉素美国食品和药品管理局分类为 C 类外,其他均属于 D 类。动物实验显示,孕早期用四环素有胚胎毒作用,在妊娠中、晚期造成胎儿牙釉质发育不全,棕色色素沉着后牙齿黄染,因此孕期禁止使用四环素类。

美国食品和药品管理局认定,抗真菌药物制霉菌素和克霉唑栓均属妊娠期 B 类药物。制霉菌素对各种真菌,如白色念珠菌、新型隐球菌及阴道滴虫有效,可口服或局部用药。主要用于白色念珠菌感染,如消化道念珠菌、鹅口疮、念珠菌性阴道炎及外阴炎等,尚未见对孕妇及胎儿有害的报道。克霉唑为广谱抗真菌药,对白色念珠菌的作用比制霉菌素好,主要供外用治疗孕妇念珠菌性阴道炎。此药能从阴道少量吸收,在血中很快被破坏,血中浓度很低,无需考虑对胎儿的影响。甲硝唑对滴虫及厌氧菌感染有良好的治疗效果,容易透过胎盘进入胎儿体内,乳汁也有微量药物泌出,实验研究发现对啮齿类动物有致癌作用,对细菌有致突变作用。一般不主张在早期妊娠应用,较多文献认为甲硝唑可以在孕中晚期安全使用。抗病毒类药物,如阿昔洛韦、更昔洛韦、金刚烷胺和干扰素等美国食品和药品管理局分类为 C 类。就产科临床而言,真正需要应用抗病毒治疗的孕妇并不多,妊娠期应用抗病毒药物的临床经验很少。由于大多数的抗病毒药作用于细胞的核糖核酸和 DNA,对宿主细胞均有毒性,因此孕妇应用抗病毒药(尤其是全身应用时)需十分谨慎。

2. 激素类药物

抗甲状腺药物主要有丙硫氧嘧啶、甲巯咪唑和卡比马唑。其中以丙硫氧嘧啶通过胎盘和乳汁的浓度最低,因此可以作为孕产妇治疗甲亢的首选药物。左甲状腺素为妊娠危险性的 A 类,它是甲状腺粉左旋异构体,半衰期长,作用稳定,极少通过胎盘,一般认为对胎儿的甲状腺功能无影响,应为治疗甲状腺功能低下的首选药物。积极进行甲状腺素替代治疗,维持母体的游离三碘甲状腺原氨酸、游离甲状腺素处于正常水平,对胎儿早期脑发育十分重要。雌激素、孕激素、雄激素及避孕药均为 D 类药,可以造成女胎生殖道异常(如阴道腺癌),妊娠早期可致脑积水、脑脊膜膨出及内脏畸形,以及雄性胎儿雌性化、雌性胎儿雄性化、其他重要器官畸形(心血管、眼、耳、唐氏综合征),故此类药孕期应禁止使用。

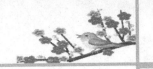

3. 神经精神系统药物

溴隐亭(溴麦角隐亭)被美国食品和药品管理局划分为 B 类。目前认为如妊娠期病情需要应用该药治疗,对胎儿尚属安全。在应用本品治疗不孕症时,如在用药过程中已确诊妊娠,则应立即终止治疗。氯丙嗪(冬眠灵)美国食品和药物管理局划分为 C 类。本品容易通过胎盘。动物实验发现,本品对啮齿类动物的胎仔有胚胎毒作用,另外本品在胎仔眼球的色素上皮中有选择性的积聚。在人类尚无妊娠期妇女长期大剂量使用本品致胎儿发生视网膜病的报道,但应警惕对胎儿可能产生的这种潜在的不良影响。碳酸锂美国食品和药品管理局划分为 D 类,是预防和治疗双相障碍的惟一特异性有效药物,一般需连续应用 2～3 周以上方收到治疗效果。同时对重型抑郁症也有一定的效果,双相障碍一般在 20～30 岁时开始发病,以女性多见。因此,在孕妇中经常会应用此药。苯妥英钠为二苯乙内酰脲的钠盐,美国食品和药品管理局划分为 D 类;同族药物有甲芬妥英、乙苯妥英钠等,美国食品和药品管理局均划分为 C 类。该类药主要用于治疗癫痫。越来越多的资料表明,癫痫妇女妊娠期间服用苯妥英类抗癫痫药物后,其子代发生先天性畸形的危险度明显增加。

4. 自主神经类药物

拟胆碱药美国食品和药品管理局均划分为 C 类,其中乙酰胆碱、新斯的明在动物实验中有致畸胎或杀胎作用,妊娠期慎用。此类药还包括,吡斯的明、安贝氯铵(美斯的明)、依酚氯铵(腾喜龙)。毛果芸香碱和毒扁豆碱在妊娠早期使用可致胎儿以骨骼系统为主的多种畸形,妊娠早期忌用。抗胆碱类药物包括阿托品、颠茄、东莨菪碱,美国食品和药品管理局均划分为 C 类,均可通过胎盘,进入胎儿循环,导致胎心率增快,正常胎心率波动减少,胎心率减缓、减少等。肾上腺素、去氧肾上腺素、间羟胺、异丙肾上腺素,美国食品和药品管理局均划分为 C 类;去甲肾上腺素美国食品和药品管理局划分为 D 类。动物实验证实,此类药物在妊娠期使用有致畸胎作用,在妊娠的全过程中对胎心及孕妇的安全性均有影响。

5. 解热镇痛抗炎药

解热镇痛药阿司匹林等水杨酸类药被美国食品和药品管理局划分为 C 类,吸收后易进入胎盘组织,可引起胎儿软骨、肺、肾及角膜的损害;妊娠早期用药可致胎儿心脏畸形、血管畸形、肾缺陷、尿道下裂、唇腭裂等;妊娠后期用药偶可引起新生儿肺动脉高压,甚至死亡,亦可能与妊娠期药物吸收率高有关;临产期

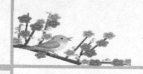

用药可抑制胎儿及新生儿的血小板功能，造成新生儿内脏出血；长期用药可抑制母体雌激素的排出，使产程延长，且可增加死胎的发生率。目前认为，如小剂量应用对胎儿无致畸作用。对乙酰氨基酚（醋氨酚、扑热息痛），美国食品和药品管理局划分为 C 类，可致胎儿及新生儿肝损害、肾损伤、肾衰竭、先天性白内障及羊水过多症等，大剂量应用可引起红细胞破坏，加速母亲产生严重贫血，孕妇忌用或慎用。吲哚美辛美国食品和药品管理局划分为 B 类，在产科临床主要用于治疗早产和羊水过多。有文献报道，长时间、大剂量应用吲哚美辛，或者在孕 34 周后，胎儿超过 2 000 克后使用本品，可以导致胎儿动脉导管早闭、新生儿原发性肺动脉高压、胎儿肾功能受损等，因此为安全起见，目前仅在孕 32 周以前又不宜使用其他药物时，才考虑短期使用本品。

6. 消化系统类

妊娠呕吐是最常见的妊娠期消化系统症状之一，妊娠期应用适量维生素 B_6 是较安全的，但是它对妊娠呕吐的作用尚不肯定。通过上述措施均不能改善的严重呕吐，在征得孕妇的同意后，临床上可选用对孕妇及胎儿影响较小的药物，如美克洛嗪、赛克利嗪、甲氧氯普胺和昂丹司琼是目前止呕药中致畸危险较低的药物，美国食品和药品管理局均认定为 B 类药物。妊娠期发生胃食管反流、"烧心感"或具有胃炎的孕妇在征得医生的意见后可以使用药物进行治疗，一线药物首选抗酸药及硫糖铝，H_2 受体阻滞药（如雷尼替丁、西咪替丁），或促胃动力药（甲氧氯普胺、西沙比利）可作为第二线药物用于症状稍重的患者（应尽量避免使用尼扎替丁），至于质子泵抑制药（如奥美拉唑），除非严重的胃食管反流病人或作为麻醉前用药，否则一般不推荐在妊娠期应用。

7. 降压药物类

一般认为妊娠轻度高血压患者不必常规应用降压药，若舒张压持续在 14.6 千帕（110 毫米汞柱）以上时，应给予适当降压治疗。如出现蛋白尿、水肿等妊娠高血压综合征症状时，更应积极治疗。目前，在产科应用比较普遍的降压药为硝苯地平，美国食品和药物管理局分类为 C 类。硝苯地平为二氢吡啶类钙通道阻滞药，可松弛血管平滑肌，扩张冠状动脉和周围小动脉，降低血压。拉贝洛尔美国食品和药品管理局分类为 C 类，拉贝洛尔除有 β 受体阻滞作用外，尚兼有 α 受体阻滞作用。本品目前较广泛用于治疗妊娠期及产后高血压，其降血压效果比较温和。拉贝洛尔能通过胎盘，脐血平均药物浓度为母血药物浓度的 40%～80%。目前尚无关于应用本品致胎儿畸形的报道，但一般认为在妊娠中、晚期应用本品治

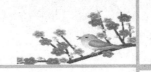

疗重症妊娠高血压综合征是安全、有效的。血管紧张素转化酶抑制药中较具代表性的药物为卡托普利,美国食品和药品管理局分类为 D 类,卡托普利的作用机制是使血管紧张素Ⅰ不能转化成血管紧张素Ⅱ,从而达到降血压的目的,并有抑制醛固酮系统的作用。动物实验发现,本品有杀胚胎作用并可增加胎仔死亡率。硝普钠美国食品和药品管理局分类为 C 类,为强效、速效的血管扩张药,除用于高血压危象外,还可用于治疗急性左心衰竭和急性肺水肿。硝普钠能通过胎盘,有导致胎儿氰化物中毒之虞,故仅少数重度妊娠高血压综合征患者因分娩期或产后血压过高,其他降压药物应用无效时才考虑使用硝普钠。

8. 抗凝药物类

主要应用于产科的疾病,如死胎综合征、重度妊娠高血压综合征、胎盘早期剥离、羊水栓塞,或感染性流产败血症,产前、产后出血性休克等原因所诱发的弥散性血管内凝血(DIC)。肝素的分子量较大,一般不能通过胎盘,故对胎儿无不良影响,目前尚无因应用肝素而致胎儿畸形的报道。但有资料显示,肝素可能由于螯合钙的作用,可间接地引起胚胎及胎儿钙离子缺乏,也有文献报道孕妇长期应用肝素可发生骨质疏松,为 C 类药物。肝素的毒性虽低,但用量较难掌握,过量可引起自发性出血,包括黏膜、伤口、关节和脑出血,因此应定期进行监测调控。阿司匹林又名乙酰水杨酸,美国食品和药品管理局划分为 C 类。阿司匹林在产科应用不但可预防血栓栓塞性疾病,而且可用于预防妊娠高血压综合征,用于治疗抗磷脂综合征。吲哚美辛(称消炎痛)美国食品和药品管理局划分为 B 类,尽管吲哚美辛有抑制血小板聚集的作用,但临床较少使用本品来预防血栓栓塞性疾病。阿司匹林和吲哚美辛的使用见解热镇痛抗炎药。

9. 降糖药物类

妊娠期糖尿病不但使孕妇的流产、早产、羊水过多、妊娠期高血压疾病等诸多并发症和不良后果增加,对胎儿也产生一系列近、远期的影响,如胎儿畸形、巨大儿、流产、早产等。因此,孕期糖尿病的控制极为重要。胰岛素是大分子蛋白,不通过胎盘,是治疗妊娠期糖尿病的 B 类药物。但是,过量使用也可致低血糖,造成流产、早产、死胎。建议妊娠期应用人工基因重组胰岛素,以避免动物胰岛素结合抗体的产生。另外,既往认为口服降糖药具有胎儿致畸的危险,但是近期研究发现,部分二代口服类降糖药不会导致胎儿畸形。二甲双胍属于美国食品和药品管理局 B 类药物,研究并未发现其对胎儿或胚胎发育有任何致畸作用,但是晚孕期应用二甲双胍可增加子痫前期发生率和围生期死亡率,因此

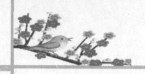

一旦确定妊娠应及时停用,在必要时与胰岛素合用,以避免因大剂量应用二甲双胍导致乳酸酸中毒的发生。另外,虽然美国食品和药品管理局还没有正式批准格列本脲可用于孕妇,但是,国外许多研究并没有发现明显的胎儿致畸作用,部分学者已将该药用于妊娠期。

10. 利尿类药物

孕期使用呋塞米可造成胎儿尿量增加,可致水、电解质不平衡,长期用药可致胎儿宫内生长受限(IUGR),为 C 类药物。氢氯噻嗪在孕 3 个月以后使用可导致胎儿骨髓抑制、血小板减少、水及电解质紊乱、溶血性贫血、新生儿黄疸、低血糖、出血,降低胎盘灌注致胎儿缺血缺氧,为 D 类药物。而螺内酯长期使用可降低胎盘灌注致胎儿缺血缺氧,为 C 类药物。

11. 抗肿瘤类药

几乎都是 D 类药,以甲氨蝶呤(MTX)为例,在 20 世纪 40 年代末期,人们就认识到,在白血病合并妊娠应用甲氨蝶呤可以发生绒毛坏死而导致流产,所以在 50 年代初 Hertz 等萌发了用甲氨蝶呤治疗绒毛膜癌的想法而获得成功,时至今日甲氨蝶呤已广泛用于治疗与滋养细胞有关的疾病,如异位妊娠、胎盘植入等;其他抗肿瘤药物如顺铂、5 氟尿嘧啶等亦纷纷加入这个行列。所以,抗肿瘤药在妊娠期禁用。

(李 武)

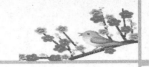

第8章

妊娠早期保健

精子与卵细胞结合形成受精卵开始，孕卵在宫腔着床，直至胎儿发育成熟后，胎儿及其附属物从宫腔内排出，是胚胎和胎儿在母体内发育成长的过程，称为妊娠期或孕期。

孕期一般为280天左右(即40孕周)，临床上将妊娠全过程分为三个阶段：早期妊娠(孕早期)从末次月经开始到妊娠12周末；中期妊娠(孕中期)从妊娠第13周到妊娠27周末；晚期妊娠(孕晚期)从妊娠第28周到分娩。

一、妊娠早期生理和心理特点

卵子受精在体内发育成熟为胎儿的整个妊娠期，是一个极其复杂的生理调整过程，同时也是母体发生适应性生理变化的时期。孕妇在胎盘所分泌的蛋白类激素和甾体类激素(大量雌激素、孕激素和胎盘生乳素)的影响下，其合成代谢和分解代谢活动明显增强，合成代谢大于分解代谢。为了满足胎儿生长发育的需要，妊娠期母体循环系统、消化系统、泌尿系统、内分泌系统等全身各系统均发生增生性的变化。而胎盘排出后，胎盘所分泌的激素在体内急剧减少并消失，由妊娠所引起的变化，在产后6周内逐渐恢复至孕前水平。

妊娠包括三期：桑葚胚期、胚胎期、胎儿期。妊娠早期是受精卵植入、胚胎各组织器官发生形成时期，此期对外界环境的不良刺激影响极为敏感，是胎儿致畸的敏感期和高发期，所以孕早期的保健尤为重要。

1. 妊娠早期生理变化

(1)生殖系统

①子宫：子宫体在非孕时体积为(7～8)厘米×(4～5)厘米×(2～3)厘米，容积约5毫升，重量为50～70克，子宫壁厚约1厘米。孕早期由于受内分泌激素的刺激，子宫呈球形或椭圆形且不对称增大，受精卵着床处突出。孕早期子

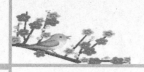
宫血流量为50毫升/分钟，主要供应子宫肌层和蜕膜。

宫颈充血及组织水肿，外观肥大，着色变软。

②卵巢：受精卵植入24小时后，合体滋养细胞即可分泌人绒毛膜促性腺激素，刺激月经黄体成为妊娠黄体并产生大量的雌激素和孕激素，于妊娠6～7周前对维持妊娠起重要作用。孕10周以后，黄体功能被胎盘取代。妊娠黄体体积较大，有时可占卵巢的一半，切面呈菜花样，色淡黄或金黄，中心有腔，内含少量淡黄色液体。

③阴道：妊娠时受雌、孕激素的影响，黏膜充血水肿变软，外观呈紫蓝色；分泌物增加。

④外阴：皮肤增厚，大小阴唇着色。

⑤乳房：乳腺在妊娠期变化明显，受垂体催乳激素、胎盘生乳素、雌激素、孕激素、生长激素及胰岛素的影响，以及孕8～10周后由于胎儿、胎盘系统亦产生大量雌激素、孕激素和人胎盘催乳素，使乳腺进一步生长发育。此时乳头变大着色，乳晕的色泽普遍加深变黑，乳头表面有细小的陷窝，是乳管口的末端；乳晕范围内的皮肤含有丰富的皮脂腺、汗腺及神经末梢纤维。乳腺管和腺泡增生，脂肪沉积，乳房于孕早期开始增大。

在妊娠3个月末，乳腺小叶增大、增多，末端乳管增生、分支繁多，有新生萌芽性小管，常见此小管侵入周围间质中，管胞内充满增生的细胞。乳管上皮细胞增生甚为活跃，呈小椭圆形，常见核分裂相，细胞拥挤闭塞管腔，管周围间质中可见幼稚纤维组织增生，且有游走细胞浸润。

（2）循环系统：心脏容量及心搏出量增加，外周血流量增加，以利于母体代谢；血浆总容量可增加40%～50%，而红细胞仅增加20%，血液相对稀释，血红蛋白浓度及红细胞数相对下降，出现生理性贫血。

①心脏：随妊娠进展，心脏向左、向上、向前移位，心尖左移，心音增强。

②心容量：从妊娠早期至妊娠末期约增加10%。

③心率：从孕8～10周开始心率增快，每分钟增加10～15次。

④心排出量：从孕8～10周开始心排血量渐渐增加，由于胎盘形成动静脉短路、血液稀释、血管扩张等因素，导致血压偏低。

⑤血压：妊娠早期血压偏低。

（3）血液系统

①血容量：从孕6～8周开始增加。

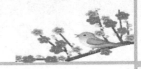

②红细胞：由于血浆增加较红细胞增加相对为多，致血液稀释。

③白细胞：从孕7～8周开始增加，主要为中性粒细胞增多。

④凝血因子：妊娠期血液处于高凝状态。血小板计数无改变，凝血因子Ⅱ、Ⅶ、Ⅷ、Ⅸ、Ⅹ增加，纤维蛋白原增加50%，仅凝血因子Ⅺ、Ⅻ、ⅩⅢ减少。

⑤血浆蛋白：由于血液稀释，血浆蛋白从妊娠早期开始降低。

（4）呼吸系统

①胸廓改变：肋膈角增宽，肋骨向外扩展，胸廓横径及前后径加宽，周径加大。

②肺功能变化：肺活量无明显变化；通气量每分钟约增加40%，主要是潮气量约增加30%；残气量约减少30%；肺泡换气约增加65%；上呼吸道黏膜增厚，充血水肿，局部抵抗力降低，易发生感染。

（5）消化系统

①口腔：在大量雌激素的作用下，牙龈肥厚，易发生牙龈炎，牙龈出血；牙齿易松动及出现龋齿。

②胃肠道：可出现早孕反应。

（6）内分泌系统

①垂体：腺垂体增大，促性腺激素分泌下降，妊娠期间卵巢无排卵，故无月经。孕7周开始垂体催乳激素（PRL）分泌增加，从非孕时的15微克/升上升为足月时150微克/升；催乳激素与雌激素、孕激素、胰岛素及生长激素协同促进乳腺的发育，为产后泌乳作准备。促甲状腺激素（TSH）、促肾上腺皮质激素（ACTH）、促黑素细胞刺激素（MSH）、生长激素（GH）增加，黑色素分泌增加，使面颊部、乳晕、腹白线、外阴等处色素沉着。

②甲状腺：在促甲状腺激素作用下，甲状腺中度增大，血清甲状腺素孕8周开始分泌增加，但游离甲状腺素未增加，孕妇基础代谢率增高。

③甲状旁腺：妊娠早期甲状旁腺素水平降低。

④肾上腺皮质：皮质醇分泌增加；醛固酮分泌增加。

（7）泌尿系统：肾血流量增加，肾脏负担加重，排泄代谢废物增多，尿中可出现葡萄糖、氨基酸。

（8）新陈代谢的变化：基础代谢率在妊娠早期稍下降。胰岛素分泌增加。

（9）免疫系统：免疫是机体识别"自己"，排除"异己（非己）"过程中所产生的生物学效应的总和，正常情况下是维持内环境稳定的一种生理性防御功能。免疫的类型可分为以下几种。

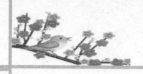

①非特异性免疫:是个体在长期种系发育和进化过程中逐渐形成的防御功能,经遗传而获得,并非针对特定抗原,属天然免疫。其特点为先天具有,无特异性,无记忆性,作用快而弱。非特异性免疫中的胎盘屏障或血胎屏障由母体、子宫内膜的基膜、胎盘的内膜构成,母体血液与子体血液循环不相同,母体中有害、有毒的物质不能进入子体。妊娠3个月内血胎屏障发育不完善,母体感染风疹病毒易损害血胎屏障,引起胎儿畸形。

②特异性免疫:又称获得性免疫或适应性免疫。特异性免疫是个体发育过程中接触特定抗原而产生的,仅针对该特定抗原而发生反应。特点为后天获得,有特异性,有记忆性,作用慢而强。

2. 孕早期心理行为特点

妊娠期是妇女一生中的特殊时期,妊娠使妇女社会角色发生改变,可出现某些心理健康问题。如何适应"角色"的转变,在胚胎形成的孕早期心理最难适应,妇女在妊娠期的心理行为,因所处的妊娠阶段、环境及个性特征而异。

(1)情绪波动:女性在妊娠确诊后,立即意识到自己已经承担了一种与以往截然不同的社会角色,这种负担可引起女性情绪的波动。盼望生育的女性欣喜、羞涩,自信心增强,为妊娠自豪、骄傲和幸福。不准备近期要孩子的女性既烦恼又欣喜;如果因这种意外怀孕而仓促结婚,双方思想准备不足,可出现争吵、埋怨、怨恨情绪,使孕妇在孕期处于一种极为不利的心理环境中,损伤身心健康。

(2)被动依赖感:早孕妇女变得对自己更加关心和需要得到更多的关怀和照顾。除生理上的需要,如由妊娠反应导致的进食过少、身体疲乏外,可能是胎儿的生长、发育成为母亲自我体验的一部分。对自我的关注和对丈夫、家人的依赖性增强,与母亲为孩子生长提供更多的关怀和能量需要的潜意识有关。这种依赖心理的满足,主要从丈夫那里获得,对丈夫给予的爱抚充满了渴望,可能与孕激素的增加有关。

(3)情绪不稳定与内心平衡失调:早孕为"不易耐受期",早孕妇女可有情绪不稳定、在短时内心情忽好忽坏、易激动、为一点小事气恼、哭泣,有的则发展为歇斯底里等较严重的情绪改变,但持续时间较短、预后较好。

(4)紧张、忧郁:据报道,部分孕妇在妊娠全过程均有忧郁情绪,孕妇感到紧张,担心胎儿是否健康、有无能力做一个合格的母亲;如曾患过感冒、接触过放射线、经济拮据、婚姻不理想、夫妻不和、遭到感情挫折则加剧这种紧张情绪。

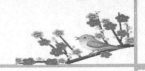

资料表明,妊娠早期的抑郁与首次妊娠时丈夫对孕妇冷漠,夫妻关系紧张,早孕恶心,呕吐明显,有痛经及经前烦躁史,自我意识强等有关。自我意识是朝向外界,以及外界事物与自己的关系;与拥有理想自我,而现实自我常落后于理想自我,感到人生矛盾太多,内心感到痛苦和茫然,担忧孩子生后情况等有关。

(5)期待与满意:大多数妇女对妊娠的态度是积极和乐观的,孕产期孕妇有受尊重与安全的要求,盼望胎儿顺利成长。国内外资料表明,能获得合理要求的孕妇比否定者更能适应妊娠分娩带来的身体和心理的不适。

3. 孕妇心理对胎儿的影响

现代医学证明,神经系统功能失调可引起肾上腺皮质激素分泌增多,该激素具有阻止胚胎某些组织联合的作用。而孕4～8周正是胚胎颌面部组织联合的时期,故孕3个月内孕妇情绪恶劣,如烦躁不安、恐惧、焦虑、悲伤、痛苦等,易引起胎儿先天性唇腭裂畸形。

二、妊娠早期保健措施

1. 定期做产前检查

孕妇从妊娠早期按时接受产前保健检查及指导,进行孕早期的健康教育,孕12周应建立"孕期保健卡",测算预产期。

(1)及早确诊宫内早孕并建立早孕卡:①详细问诊。了解本人病史、有无异常孕产史、家族史、既往史,进行必要的遗传咨询。②症状。停经、早孕反应、尿频。③检查与体征。乳房的变化,测量基础血压、称体重、听心肺。④辅助化验检查。妊娠试验、超声检查(B超显像法、超声多普勒法)、尿蛋白、肝肾功能检查、血糖筛查,了解孕妇以往健康状况筛查高危因素。如需产前诊断,可进行母血甲胎球蛋白(AFP)的测定。特别是有流产史的早孕妇女,孕8周做B超检查,了解是否宫内妊娠,于早期排除宫外孕。⑤必要时盆腔检查,了解软产道及盆腔内生殖器有无异常。

(2)定期进行产前检查:本期末应到指定医院办理围产保健手册以便今后定期进行产前检查。妊娠早期(2个月前)在腹部还不能摸到子宫的底部,妊娠3个月末,可在耻骨联合上缘摸到一个半圆形的隆起。

2. 心理调适

孕妇孕早期需要得到家人特别是丈夫的理解,丈夫应尊重和关心、体贴妻

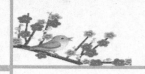

子,注意自己的言行,避免孕妇受到精神刺激,给妻子以更多的温情与关怀,使妻子保持心情舒畅。丈夫要主动分担家务,创造良好的家庭氛围,让妻子在舒适、和睦、宽松的环境中愉快地渡过妊娠期。孕妇不看淫秽凶杀读物、影片,多看美丽的景色、图片,多听悦耳轻快的音乐,切忌激动和生气,保持愉快的心情。

3. 情绪与先天性生理缺陷

(1)唇、腭裂:某些胎儿先天性的生理缺陷,与孕妇孕早期情绪有关,如唇、腭裂,妊娠7～10周是胎儿上、下颌骨发育的时期,若孕妇情绪变化、过度紧张焦虑不安时,交感神经兴奋就会占优势,由神经系统控制的内分泌腺会分泌出各种不同种类和数量的激素,肾上腺皮质会分泌更多的肾上腺激素,可阻碍胎儿上颌骨的融合,导致胎儿唇裂或腭裂等畸形发生。

(2)中枢神经系统发育异常:孕早期正是胎儿中枢神经系统生长发育的关键时期,妊娠第4周末胚胎就形成了原始脑泡,脑细胞增殖迅速,最易受到致畸因素的影响。

孕妇处于心境不佳、过分的精神压力、情绪忧郁、紧张,使肾上腺激素分泌增加,促使血管收缩、痉挛,可致胎儿脑血管收缩,供血减少,影响中枢神经系统发育。

(3)早产或胎儿体质下降:长期忧郁的孕妇,由于食欲减退,血液中营养成分不足,常会导致早产或胎儿体质下降。而孕妇紧张、焦虑,其子女长大后也会情绪不稳。

(4)情绪与流产、剧吐:孕妇的负性情绪与心理可能成为流产、妊娠剧吐、妊娠高血压综合征等的触发因素。

4. 注意妊娠早期出血

女性在妊娠后月经停止,除了妊娠初期的月经样出血(着床期出血)和分娩前的"见红"外,阴道一般不出血。妊娠初期的月经样出血,与距最后一次月经1个月左右时的出血大致相同,少量的出血会持续2～3天。颈管息肉、阴道糜烂等与妊娠无直接关系的疾病或性交时阴道受伤也会导致出血。出血淋漓不断有可能是流产的先兆,出血量大则有可能是难免流产。出血是异常的征兆,需立即接受诊断。

5. 严禁吸烟与饮酒

孕妇吸烟危害性大,不仅影响自身的健康,而且影响胎儿的生长和发育,尼古丁的毒性最大,它可以通过胎盘直接进入胎儿体内;烟碱引起血管痉挛,子宫

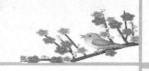

血流量减少,造成胎盘的血流障碍、胎盘损害,使胚胎发育缓慢,导致胎儿缺氧、流产。由于胎儿的肝脏解毒能力差,烟雾对胎儿的肝脏也有损害。孕妇吸烟使出生小于胎龄儿、低体重儿、婴儿猝死综合征、患先天性心脏病的危险度增加;所生小儿身材矮小,体弱多病,甚至导致儿童心理、行为障碍等远期的不良反应。妊娠期戒烟或减少吸烟,都能不同程度的降低其所带来的危险性。胎儿的大脑受到烟中有毒物质的毒害,会使智力发育迟缓,甚至死亡。据统计,每天吸烟10支左右的孕妇,发生畸形儿的危险就增加10%;吸烟超过30支,则畸形儿发生率可增加到90%。吸烟作为可以修正的个体行为,可以通过避免和戒除达到防治目的,不仅要使妊娠期妇女禁烟、戒烟,还要使孕妇远离吸烟环境。

孕妇大量饮酒不仅能引起慢性酒精中毒性肝炎、肝硬化,还会造成子女智力低下。酗酒的妇女所生婴儿畸形危险性比不饮酒妇女高两倍,为了孩子的健康,孕妇不要饮酒。

6. 药物对胎儿的影响

服药时间发生在孕28天以内(自末次月经算起),称为安全期,若无任何流产迹象,表明药物未对胚胎造成影响,可以继续妊娠。孕29天至8周内为高敏期,胚胎对于药物的影响最为敏感,致畸药物可导致胎儿畸形。孕8周至孕4~5个月称为中敏期,是胎儿各器官进一步发育成熟时期,药物的毒副作用较敏感。孕5个月以上称低敏期,此时胎儿各器官基本已经发育,对药物的敏感性较低,用药后不常出现明显畸形。但可出现程度不一的发育异常或局限性损害,服药仍须十分慎重,生病用药要遵医嘱,不擅自服药。

7. 避免接触有毒物质

较强的放射线、农药、苯、甲醛、铅、喷漆、有机溶剂、电池、皮革加工、劣质的建筑材料等造成的环境污染,影响胎儿的发育,应避免接触。

医疗照射是指一切类型的电离辐射用于诊断、治疗的目的时,受检者或病人所受的照射。原则上所有的孕妇在妊娠30周之前,一律应用超声检查代替产科X线照相。如孕妇在不知情的情况下行医疗照射,其终止妊娠指征是:当胚胎或胎儿在妊娠最初4个月中受照剂量超过10拉德(rad)时,可适当考虑做人工流产;当胎儿受照剂量为5~10拉德时,没有其他原因,一般不考虑中止妊娠;胎儿受照剂量在5拉德以下时,不需做人工流产。目前文献中比较一致的报道,医疗照射如胸透、牙科照相、胃肠系统透视及钡灌肠、脊柱照相、乳房X线拍片等,常规条件下,胎儿平均受照剂量小于1拉德,波动范围在5拉德以下。

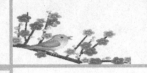

B超是最常见的产前检查手段,使用超声检查,可以检测胎儿的发育和胎儿有无异常,孕中期后彩超检查是很重要的,孕妇接受超声检查是安全的。

从事对胎儿有害职业的女性,最好在孕早期,以及4~5个月内暂时离开工作岗位。

三、孕期生活指导

1. 睡眠

每日生活起居要有规律、劳逸结合,避免过劳,保证充足睡眠时间,宜早睡早起。大多数孕妇在早孕期间嗜睡,最好让她有充足的睡眠。

2. 住

居室环境宜应整洁、安静,要尽量避开有毒物质,并防止噪声,脱离噪声强烈的场所。有报道证明,噪声可使孕妇流产及胎儿畸形。室内通风,使空气新鲜,孕妇摄氧充足对胎儿体内的氧化新陈代谢、生长发育有好处。夏季不要长时间地使用电风扇,在有空调的屋子里不要呆得太久。

3. 个人卫生

注意清洁卫生,以淋浴为主;适当多晒太阳。不能洗桑拿蒸汽浴。

4. 行

丈夫应鼓励妻子多进行有益于身心健康的活动。孕妇应尽量少出入人多的公共场所,不去闹市区和危险区,减少感染机会。

5. 衣着

孕早期特别注意避免感冒,根据早晚气温变化适当更衣。

6. 孕妇要改变饮茶、饮咖啡的习惯

茶叶中含有鞣酸,它能与铁结合,影响铁在肠内的吸收,诱发或加重缺铁性贫血。不宜饮含咖啡因的饮料,咖啡因在体内很容易通过胎盘的吸收进入胎儿体内,危及胎儿的大脑、心脏等器官,还会影响胎儿骨骼的成长,出现手指、脚趾畸形。由于妊娠期清除能力降低,饮料中的咖啡因在母体中积蓄,还可导致小儿体质虚弱,动作发育迟缓、胎儿体重减轻。

7. 最好不使用化妆品

妊娠期由于内分泌功能改变,孕妇面部会出现色素斑,为了增加面部美观,部分孕妇常用一些化妆品打扮自己。但绝大部分化妆品都是由化学物质制成

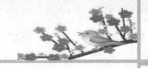

的,化妆品里也有雌激素,这种高剂量的雌激素化妆品,经过皮肤吸收可能会影响胎儿的发育。妊娠期皮肤尤为敏感,如果使用过多的化妆品会刺激皮肤引起过敏反应,化妆品中的有害物质通过母体皮肤吸收后还会间接危害胎儿。指甲油中的邻苯二甲酸酯含量最高,可通过女性呼吸系统和皮肤进入体内,危害到未来所生育的男婴的生殖系统。孕妇涂口红后,有些有害物质就会吸附在嘴唇上并随唾液和呼吸进入体内,使胎儿受害。染发剂、化学冷烫精不仅易使母体产生变态反应,而且还会影响胎儿的正常生长发育。

8. 性生活需慎重

妊娠期的性生活问题比月经期的性生活问题要复杂一些,因为妊娠期要比月经期时间来得长,而且性生活可能带来的危险也大得多。在妊娠期应谨慎或节制过性生活,有流产倾向、习惯性流产史及早产史者,怀孕后更应注意节制房事。妊娠的头3个月最好禁房事,因为性兴奋会引起子宫收缩,容易造成流产、早产。

9. 孕妇的工作或劳动

避免暴露在污染的工作环境,应遵循"调轻不调重"、"调干不调湿"、"调近不调远"的原则,工作时间适当缩减;家务事丈夫要适当多承担一些。

四、预防接种与妊娠

孕期接种灭活的病毒、细菌疫苗,目前尚无确切证据表明对胎儿有何风险。对于活病毒疫苗或菌苗,原则上3个月内可能妊娠的妇女不应接种。血清制品有引起过敏反应的危险,需谨慎应用,免疫球蛋白的应用一般无禁忌。

1. 妊娠期可以应用的疫苗

绝大多数为灭活疫苗,被美国食品和药品管理局划分为C类。孕期接种以下疫苗,未发现有导致胎儿畸形或其他不良后果的证据。

(1)用于紧急接种的疫苗:若不接种孕妇有可能发生危及生命的紧急情况,应给予接种。①狂犬疫苗。②破伤风类毒素。常需同时注射免疫球蛋白。③脊髓灰质炎疫苗,为口服减毒活疫苗,但孕妇接种后未发现胎儿畸形或其他不良后果。在密切接触脊髓灰质炎并具高发病风险时可以应用。

(2)不需紧急接种的疫苗

①流感病毒疫苗:目前认为,处于流感高危状态的孕妇(有严重慢性疾病,

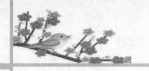

机体免疫力差,处于流感季节等),若处于妊娠中、晚期,可接种流感灭活疫苗。

②乙肝病毒疫苗:孕妇属于乙肝感染高风险者,孕期可以接种。若孕妇明显接触乙肝病毒,则应于接触后24小时内启用乙型肝炎免疫球蛋白。

③其他疫苗:呼吸道合胞病毒疫苗。

(3)一般不需孕期接种的疫苗:甲肝疫苗,伤寒、副伤寒菌苗。

2. 妊娠期禁用的疫苗

(1)风疹疫苗:属于减毒活疫苗,被美国食品和药品管理局定为 C 类。原则上,妊娠是接种风疹疫苗的禁忌证。接种风疹疫苗 3 个月内应严格避孕。有报道指出孕期风疹疫苗可发生胎儿短肢畸形、新生儿先天性白内障等。但美国疾病预防控制中心(CDC)随访了妊娠前和妊娠后 3 个月内接种过风疹疫苗的 683名风疹易感孕妇,未发现先天性风疹综合征(CRS)或胎儿异常的证据。美国疾病预防控制中心认为,从理论上讲,妇女在孕前 1 周到孕后 4 周内接种该疫苗,胎儿发生先天性风疹综合征的风险性不高。接种后 3 个月内怀孕者,不必常规终止妊娠。若孕妇急切盼孕,可在充分告知和自愿的前提下继续妊娠,同时动态检测血清病毒抗体滴度,若持续存在并高滴度,或行 B 超等检查有胎儿畸形可能时,才终止妊娠。

(2)流行性腮腺炎疫苗:属于减毒活疫苗,美国食品和药品管理局的 C 类。接触后接种或应用免疫球蛋白无保护、预防作用,且有孕中期接种后胎盘检出疫苗病毒的报道,因此孕期不应接种流行性腮腺炎疫苗。接种 3 个月内应严格避孕。若孕期误种,处理同风疹疫苗。

(李增庆)

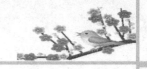

第9章

产前检查与产前诊断

一、产前检查的内容及意义

产前检查是保障母子健康的最好办法,妊娠从受孕到胎儿出生的 280 天左右时间里,孕妇和胎儿均有可能发生一些异常变化,影响母子的身体健康和生命安全。而孕妇和胎儿的一些异常变化,只有通过产前检查才能被发现。

1. 产前检查的时间

产前检查时间应以确诊早孕时开始定期检查,可于妊娠 20 周左右开始,每 3～4 周检查 1 次,妊娠 7 个月后每 2 周查 1 次,最后 1 个月每周查 1 次。发现问题应及时处理并酌情增加复查次数。如无异常应分别于 20、24、28、32、36、37、38、39、40 周共检查 9 次,如果错过 1～2 次,没有多大关系,但定期检查会更安全。

2. 产前检查的内容

(1)首次检查内容

①病史:询问包括年龄、职业(是否接触有毒物质)、末次月经日期、推算预产期、月经史、胎次(妊娠次数,包括本次妊娠)、产次(妊娠 28 周以上自阴道分娩的次数)、本次妊娠经过情况(早孕反应发生时间及程度;有无头痛、头晕、眼花、恶心、呕吐、心慌、气短、下肢水肿及阴道流血,有无孕前、孕期用药等)、过去的孕产史(有无流产、难产、产伤及剖宫产、产后出血史、产褥感染史,胎儿大小及存活情况、有否宫内死胎或胎儿畸形史)。既往健康状况(有无心、肺、肝、肾等疾病史,如心脏病、高血压病史、是否感染病毒、用药史、是否做过手术等),作为对本次妊娠及分娩处理的参考。夫妇双方的家族史和遗传病史。

②全身检查:对孕妇进行全面的体检,如体重、血压、心脏、肺呼吸道等,检测血压作为基础血压,并可申请生育指标。对产妇总体情况进行检查,如身高、体重、发育、生命体征等。注意体态及营养发育情况,有无水肿,检查心、肺、肝、

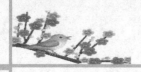

脾及乳房发育状况。必要时查血、血型等。

③妇科检查：了解软产道及盆腔内生殖器官有无异常，宫颈及分泌物情况，常规做滴虫、真菌检验。骨盆内外测量了解骨盆类型及径线，初步估计胎儿分娩方式。发现异常时应积极处理。

④常规化验：尿常规（注意尿糖）、血常规、血糖、血型及 Rh 因子（可早期发现母儿血型不合）、肝功能及甲、乙、丙肝及梅毒血清试验。对有遗传病家族史或分娩史者，行绒毛培养或抽取羊水（孕中期）进行染色体核型分析，以降低先天性缺陷及遗传病儿的出生。

（2）复诊检查内容：每次产前检查都要听诊心、肺，测量血压、体重、宫高、腹围及胎方位、胎心率、有无水肿，血、尿常规化验等。检查胎位和胎儿的生长情况，胎动开始时间等。如有特殊情况再做其他检查。

（3）产科检查：包括检查宫底高度、胎位、听胎心音及测量骨盆等四个方面。

检查子宫大小是否与妊娠月份相符。较月份大者，应考虑有无多胎或羊水过多可能；较月份小者，应考虑是否孕周推算错误，或系胎儿生长受限及羊水过少，需进一步检查。各妊娠月宫底的大致高度：

3 个月末——脐耻联连中点

5 个月末——平脐

7 个月末——脐与剑突间连线中点

9 个月末——近剑突下

足月——剑突下三横指（先露部分入盆，宫底可稍下降）

（4）怀孕后期检查：指初诊到分娩前的检查。通常是例行检查，一般所需时间较短，包括测体重、量血压、验尿、检查胎位和胎儿的生长情况，如有特殊情况再做其他检查。

3. 推算预产期

预产期按末次月经的第一天计算，月份减 3，日数加 7，月份小于 3 的加 9，日数仍加 7，即为预产期。例如：末次月经为 2008 年 10 月 5 日，预产期将为 2009 年 7 月 12 日；又如末次月经为 2009 年 3 月 1 日，则预产期将为 2009 年 12 月 8 日。

如孕妇记不清末次月经或系哺乳期怀孕，可根据早孕反应开始时间、胎动始觉时间及子宫底的高度等，大致作出估计。

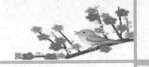

4. B超检查

孕 20 周时一定要做 B 超,核对胎儿大小与孕周是否相符,如有脑积水、无脑儿、脊椎裂等畸形儿也可早发现、早处理。孕 32～34 周做 B 超进一步观察胎儿宫内发育情况,有否宫内生长受限,孕 37 周至临产前再做一次 B 超,确切了解胎方位、胎先露、胎盘及羊水情况,有否脐带缠绕胎体,并能查清颅骨及脊椎形态,测量胎头双顶径及股骨长度,推测胎龄。这是适时分娩和选择分娩方式的重要依据。

二、胎产式、胎先露及胎方位

1. 胎产式

胎儿体长轴与母体的长轴间的关系称胎产式。两轴平行者为纵产式,头在下者为头位,最常见;臀在下者为臀位,较少见;母儿两长轴垂直者为横产式,两长轴交叉成锐角者称斜产式,胎儿横卧或斜卧于骨盆入口以上者较少见(多属暂时性)。

2. 胎先露

分娩时,胎儿最先进入骨盆入口的部分叫"先露部"。头位的先露部可因胎头俯屈良好、俯屈不良及仰伸等不同情况,分为顶先露、额先露及面先露等,其中以顶先露最常见,额及面先露少见。臀位的先露部为臀,因胎儿下肢屈曲程度的不同可分为盘腿臀先露、伸腿臀先露,以及足或膝先露等。横位的先露部为肩,又称肩先露。

3. 胎方位

(1)胎方位分类:胎儿先露部的指示点与母体骨盆的关系称胎方位,简称胎位。人为地将母体骨盆腔分为左前、右前、左后、右后、左横及右横六个部分。顶先露以枕骨为指示点,额及面先露以前囟及颏、臀先露以骶骨、肩先露则以肩胛骨为指示点。每种胎先露有六种胎方位,横位则为四种。以顶先露为例,当枕骨位于母体骨盆腔的左前方时,称为"枕左前",位于右前方时为"枕右前",这两种方位最为常见。其他较少见的为枕左后、枕右后、枕左横及枕右横。横位有肩左前、肩右前、肩左后及肩右后四种方位。分娩时枕前位旋转 45°,成枕正前娩出;枕后位须旋转 135°,成枕正前娩出。

(2)胎方位检查法:检查子宫大小,胎先露及胎方位,先露部是否衔接。腹部触诊可分四步手法进行:

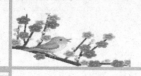

第一步，检查者面对孕妇头部，两手置于子宫底部，检查子宫底高度，根据其高度估计胎儿大小与妊娠月份是否相符，同时分辨在子宫底部是胎头抑或是胎臀。

第二步，检查者仍面对孕妇头部，两手各放于子宫一侧，交替向下按压进行检查，判断胎背及胎儿四肢的位置，如胎儿的四肢有活动，则诊断更易明确。胎背方向与先露部指示点有一定关系，从胎背可以间接判定胎方位。

第三步，检查者将右手拇指和其他四指分开，置于骨盆入口上方握住胎先露，向上下、左右推动，了解先露部的性质及入盆情况，倘先露浮动者为未入盆。

第四步，检查者面对孕妇足端，两手置于先露部两侧，向下深压，进一步确定先露及其入盆程度，如遇胎先露已衔接，头、臀难以鉴别时，可做肛查，协助诊断。

若为横位，则腹部横宽，宫底较妊娠相应月份为低，胎头位于腹部的一侧，胎臀在另一侧，耻骨联合上区空虚。如检查后胎位不清者，可用B超确定。

4. 胎心音

妊娠4～5个月左右在脐下正中线附近开始听到心音，以后随胎儿的增长及胎位的不同，胎心音的部位也有所改变。因胎心音多自胎背传出，在胎背近肩胛处听得最清楚，故头位的胎头可在下腹两侧听取，臀位胎头可在上腹两侧听取。横侧位可在脐上或脐下腹中线处听取；正常胎心率为120～160次/分钟，过快、过慢或不规律均表示胎儿有窒息的可能。

胎心应与子宫动脉及胎盘杂音相区别。子宫动脉杂音是血流通过扩张的子宫动脉时所产生的吹风样低音响，胎盘杂音是血流通过胎盘时所产生，二者的快慢与母体脉搏一致。胎盘杂音范围较子宫动脉杂音的范围大。

三、测量骨盆

女性骨盆是产道的重要组成部分，是胎儿经阴道娩出的必经之路，其大小、形状直接影响到分娩。因此，对其构造和特点应有较清楚的了解。

1. 骨盆的组成

(1)骨盆的构成：骨盆是由骶骨、尾骨和两块髋骨（由髂骨、坐骨及耻骨融合而成）所组成（图11）。骶骨与髂骨和骶骨与尾骨间，均有坚强韧带支持联结，形成关节，一般不能活动，妊娠后在激素的影响下，韧带稍许松弛，各关节因而略有松动，对分娩有利。

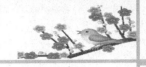

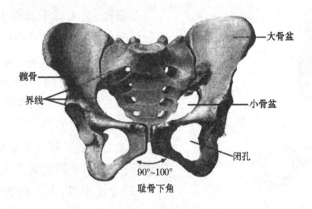

图11　女性骨盆

两侧髂耻线及骶岬上缘的连线形成骨盆"骨盆界线"。该界线将骨盆分成上下二部,上为大骨盆或称假骨盆,下为小骨盆或真骨盆(简称骨盆)。大骨盆能支持妊娠时增大的子宫,但与分娩无关。临床上可通过观察大骨盆的形状和测量某些径线等,间接了解真骨盆的情况。

(2)骨盆的关节

①耻骨联合:两耻骨间有纤维软骨连接。

②骶髂关节:位于骶骨与髂骨间,有宽厚的骶髂韧带连接。

③骶尾关节:活动性较大,分娩时可后移2厘米,使骨盆出口径线增大。

(3)骨盆特点

①骨盆四壁:耻骨联合短而宽,耻骨弓角度较大,骶岬突出较小,坐骨棘平伏,骨盆腔呈圆筒形。

②骨盆入口:近乎圆形或椭圆形。

③骨盆出口:出口及坐骨结节间距宽大。

2. 骨盆腔

骨盆腔为一前短后长的弯曲圆柱形管道,为便于了解分娩时胎儿在产道中的行经过程,现将骨盆的形状,按以下三个平面分别叙述(图12),由上至下为入口平面、中平面、出口平面。

(1)入口平面:为大小骨盆的交界面(即盆腔的入口),呈横椭圆形。径线如下:

①前后径:为耻骨联合上缘至骶岬前缘中点距离,又称骶耻内径,平均长约11厘米。

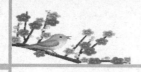

②横径：是入口平面最大径线，为两髂耻线间的最宽距离，平均约 13 厘米。

③斜径：左右各一条，为一侧骶髂关节至对侧髂耻隆突间的距离，长约 12.5 厘米。从左骶髂关节至右髂耻隆突者为左斜径，反之为右斜径。

临床上以前后径最为重要，扁平骨盆的前后径较小，将影响胎儿头入盆。

(2)骨盆中段：中上段为骨盆腔的最宽大部分，近似圆形，其前方为耻骨联合后方的中点，两侧相当于髋臼中心，后缘

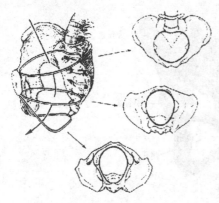

图 12　女性骨盆腔三个平面示意图

位于第二、三骶椎之间。下段为骨盆的最小平面（所谓的中平面）系耻骨联合下缘、坐骨棘至骶骨下端的平面，呈前后径长的椭圆形。前后径约 11.5 厘米，横径（坐骨棘间径）长约 10 厘米。

(3)出口平面：由两个以坐骨结节间径为其共同底线的三角平面组成。前三角的顶为耻骨联合下缘，两侧边为耻骨降支，后三角的顶为尾骨尖，两侧边为骶骨结节韧带。坐骨结节间径，即出口横径，平均长 9 厘米。耻骨联合下缘至尾骨尖间距离为其前后径，平均长 9.5 厘米。分娩时尾骨尖可向后移 1.5～2 厘米，使前后径伸长至 11～11.5 厘米。两侧耻骨降支在耻骨联合下方形成一接近直角的耻骨弓。由耻骨联合下缘至坐骨结节间径的中点称"前矢状径"，平均长 6 厘米；骶尾关节至坐骨结节间径的中点称"后矢状径"，平均长 9 厘米。临床上单纯出口平面狭窄少见，多同时伴有骨盆中平面狭窄。

3. 骨盆底

骨盆底由三层肌肉和筋膜组成，它封闭骨盆出口，并承载和支持盆腔内的器官。

(1)外层：为会阴浅筋膜与肌肉组成，包括会阴浅横肌、球海绵体肌、坐骨海绵体肌和肛门外括约肌，均会合于阴道处口与肛门之间，形成会阴中心腱。

(2)中层：为尿生殖膈，覆盖在耻骨弓及两坐骨结节间所形成的骨盆出口前部的三角平面上，包括会阴深横肌及尿道括约肌。

(3)内层：称为盆膈，由提肛肌、盆筋膜组成，为尿道、阴道、直肠所贯穿。

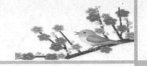

四、胎儿发育成熟度检查与监护

1. 胎儿发育及其成熟度检查项目

胎儿发育及其成熟度检查目的是产前判断胎儿是否成熟,能否适应产后生活。包括:①正确判断孕周(胎龄)。②宫底高度、腹围。③超声测胎头双顶径。④超声见三度胎盘,形成明显胎盘小叶,提示胎儿成熟。⑤羊水卵磷脂/鞘磷脂比值大于2,提示胎儿肺脏成熟。⑥羊水肌酐≥2毫克%,提示肾脏成熟。⑦羊水胆红素值判断肝脏成熟。⑧羊水中脂肪率≥15%提示皮肤成熟。5～8项检查一般仅用于对早产儿能否适应宫外生活进行评价。

以下检查仅用于怀疑发育异常的胎儿(如家族有遗传病史):羊水甲胎蛋白,羊膜腔造影,胎儿镜,染色体分析,早期绒毛活检。这些都是有一定损伤的检查。

2. 自我监护

妊娠早期(妊娠满12周以前)提倡早检查。凡平素月经规律的有性生活的妇女,一旦停经7～10天就应该去医院做尿绒毛膜促性腺激素测定及B超检查,以确定是否妊娠并早期与宫外孕、葡萄胎等鉴别。出现腹坠、阴道出血等先兆流产症状也不宜盲目保胎,只有通过B超和血、尿绒毛膜促性腺激素测定等证实为正常妊娠,不是葡萄胎或稽留流产,再行保胎治疗。B超检查于孕6周即可在宫腔内显示胎囊大小,孕8周时可见胎芽及胎心搏动。孕10～12周时用多普勒胎心仪可听到胎心。

早孕检查还应询问孕妇病史及家族病史,做全身及生殖器官的检查,尤其注意有无慢性高血压、心脏病、肾病、糖尿病、贫血、传染病等,并进一步了解其严重程度,制订孕期保健与治疗计划,对不适于妊娠者尽早终止妊娠。怀孕早期对平时月经史和末次月经的日期记忆犹新,妇科检查子宫大小也比较准确,由此推算预产期就比较可靠。有了这些记录,日后胎儿发育过大或过小就容易查对。生过畸形胎儿及有遗传病史者在孕8～11周可取绒毛查染色体进行产前诊断,胎儿有否畸形于孕早期在宫内即可确诊,以便筛选。

妊娠中晚期,凡高龄孕妇(>35岁)有遗传病家族史的、有过先天性畸形或遗传病患儿分娩史及原因不明的习惯性流产、早产、宫内死胎的夫妇,孕期(特别是孕早期)有胎儿致畸因素接触者,妊娠期羊水过多者,夫妇之一为染色体平

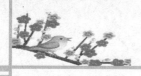
衡易位或嵌合体者,为达到优生的目的,都应做产前诊断及优生咨询。产前诊断除 B 超和取绒毛方法外,在孕 16~20 周还可进行羊膜腔穿刺,测定羊水内的甲胎蛋白,可诊断开放性神经管畸形和先天性肾病、先天性食管闭锁等其他胎儿畸形。近年来研究发现,羊水甲胎蛋白含量过低时可有 21-三体及其他孕期并发症。

自我监护应注意以下内容:

(1)自数胎动:一般孕妇自妊娠 4 个多月开始自觉胎动。从妊娠 7 个月至临产前,在医生指导下,孕妇应坚持自数胎动进行自我监护。具体做法是:每日早、午、晚自己各数胎动 1 次(如做不到每日 3 次,至少也要每日 1 次),每次 1 小时,3 次相加总数乘 4 即为 12 小时胎动数,若持续在 30 次或每小时不低于 4 次,反映宫内胎儿情况良好。若 12 小时胎动数少于 20 次或每小时低于 3 次,多数胎儿有宫内缺氧,应及时去医院做胎心监护并采取吸氧等治疗措施或尽快终止妊娠。

(2)积极防治妊娠高血压综合征:孕妇血压正常时不应超过 18.7/12.0 千帕(140/90 毫米汞柱),如在妊娠期首次出现血压升高,并于产后 12 周恢复正常,尿蛋白(-),方可确诊为妊娠期高血压疾病。可住院也可在家休息及治疗。如妊娠 20 周后血压≥18.7/12.0 千帕(140/90 毫米汞柱),24 小时尿蛋白总量≥300 毫克或尿蛋白(+),即为妊娠期高血压轻度子痫前期,要认真对待,经常左侧卧位,多休息及药物治疗。若病情进一步加重,血压≥21.3/14.7 千帕(160/110 毫米汞柱);24 小时尿蛋白总量≥2.0 克,尿蛋白(++),出现头晕、眼花者,为重度子痫前期,必须住院治疗,以免发生子痫。

(3)重视妊娠晚期阴道出血或流水:妊娠满 28 周至不满 37 足周,孕妇若出现阴道少量出血并伴有阵阵腹坠是早产先兆,应住院治疗,左侧卧位卧床休息,尽量防止早产。因早产儿成活率低,即使存活亦多有神经智力发育缺陷。若有高血压或妊娠高血压综合征,或有外伤及性交后突然腹痛不缓解,胎动异常活跃或突然消失,伴有少量阴道出血,则有胎盘早剥可能;若无明显诱因而反复出现无痛性阴道出血,则有前置胎盘可能;若性交后出现阴道流水,则有早破水可能,都应及时去医院诊治,稍有延误都将危及母婴安全。为预防早产、早破水和产前感染,妊娠晚期禁忌性交。

(4)避免过期妊娠:如预产期准确,妊娠 42 周为过期妊娠,因胎盘功能衰退、供血供氧减少,易发生胎儿宫内缺氧窒息,宫内死胎及围生儿死亡率显著增

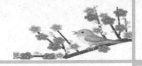

加,且难产、产伤儿率增多,因此如到41周仍无产兆要住院引产,争取在42周前结束分娩,千万不应盲目等待。

五、产前诊断

产前诊断是在遗传咨询的基础上,主要通过遗传学检测和影像学检查,对高风险胎儿进行明确诊断,通过对患胎的选择性流产达到胎儿选择的目的,从而降低出生缺陷率,提高优生质量和人口素质。

1. 产前诊断适应证

孕妇年龄达35岁或以上;孕早、中期血清筛查阳性的孕妇;夫妇一方为染色体病患者,或曾妊娠、生育过染色体病患儿的孕妇;夫妇一方为先天性神经管缺陷患者,或曾妊娠、生育过该病患儿的孕妇;有不明原因自然流产史、畸胎史、死胎或死产史的孕妇;怀有严重单基因遗传病高风险胎儿的孕妇;有异常胎儿超声波检查结果者(含羊水过多者);夫妇一方有致畸物质接触史;疑为宫内感染的胎儿。有以下情况的孕妇需要做产前诊断:近亲结婚者;分娩过染色体病患儿的孕妇;多次自然流产或死产的孕妇。通过对胎儿进行特异性检查,以判断胎儿是否患有先天性或遗传性疾病。

2. 21-三体综合征和神经管缺陷产前筛查

(1)筛查后高危人群的处理原则

①应将筛查结果及时通知高危孕妇,并由医疗保健机构的遗传咨询人员进行解释和给予相应的医学建议。

②对21-三体综合征高危胎儿的染色体核型分析和对神经管畸形高危胎儿的超声诊断,应在经批准开展产前诊断的医疗保健机构进行。

③对筛查出的高危病例,在未做出明确诊断前,不得随意为孕妇做终止妊娠的处理。

④对筛查对象进行跟踪观察,直至胎儿出生,并将观察结果记录。

(2)产前诊断程序:产前筛查及产前诊断工作流程图可供参考(图13)。

3. 胎儿染色体核型分析

(1)产前诊断适应证

①35岁以上的高龄孕妇。

②产前筛查后的高危人群。

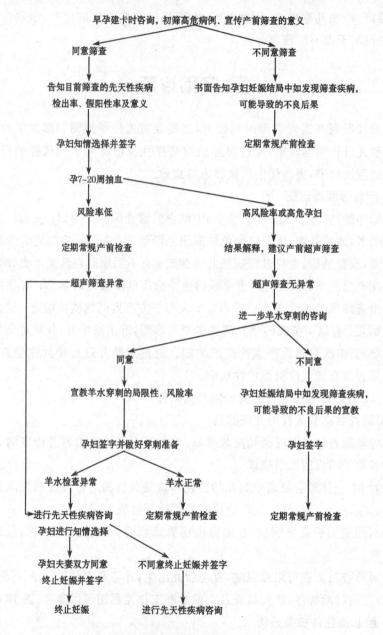

图13 产前筛查及产前诊断工作流程图

③曾生育过染色体病患儿的孕妇。

④产前检查怀疑胎儿患染色体病的孕妇。

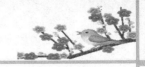

⑤夫妇一方为染色体异常携带者。

⑥孕妇可能为某种 X 连锁遗传病基因携带者。

⑦曾有不良孕产史者或特殊致畸因子接触史者。

(2)产前诊断时间

①早孕绒毛采样检查宜在孕 8～11 周进行。

②羊水穿刺检查宜在孕 16～21 周进行,最好 16～18 周。

③脐血管穿刺检查宜在孕 18～24 周进行。

4. 产前诊断的取材方法

产前诊断方法依据取材和检查手段的不同,一般分为两大类,即创伤性方法和非创伤性方法。前者主要包括羊膜腔穿刺、绒毛取样、脐血取样、胎儿镜和胚胎活检等;后者包括超声波检查、母体外周血清标志物测定和胎儿细胞检测等。目前,产前诊断中仍以创伤性方法为主,以羊膜腔穿刺和绒毛取样两种最常用。

取材时具有以下风险:①胎儿一过性心动过缓。②0.1％～0.9％的比例发生早产或胎儿宫内死亡。③取脐血后脐带胎盘渗血。④取羊水后极少见的羊膜腔内感染。

5. 常见咨询问题

(1)产前诊断结果的准确性如何?产前诊断因受各种实验条件的影响,一般有 1％左右的误诊率。取样时如因母体细胞的污染,会严重影响诊断结果的准确性。如胎儿亲权关系出现疑义时,诊断结果不符合遗传规律。

(2)绒毛取样、羊膜穿刺术及脐带穿刺术三种手术引发流产的危险性哪种更大? 在 B 超导引下,手术的安全性大大增加,但仍有一定的引发流产的风险。绒毛取样的流产风险大约是 0.6％,羊膜穿刺约为 0.5％,脐带穿刺的风险与羊膜穿刺相近。

(3)羊水穿刺可用做哪些检查?采集羊水后,通过羊水细胞培养进行核型分析或荧光原位杂交(FISH)检查,以诊断染色体病患胎;或进行基因突变分析,对某些基因病进行诊断。还可进行羊水的直接生化测定(如甲胎蛋白、乙酰胆碱酯酶等)或对培养的羊水细胞酶活性的测定,检出先天性开放性神经管缺陷或遗传性酶病。

(周紫琼)

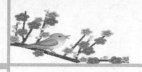

第10章

自然流产

一、自然流产与胚胎停育

1. 自然流产

妊娠不足28周、胎儿体重不足1 000克、不具备独立的生存能力终止妊娠者称流产。在妊娠12周前流产,称为早期流产;在妊娠12～20周期间流产,称为中期流产。在妊娠20周～28周为晚期流产。自然流产占所有妊娠的10％～15％,70％以上自然流产发生于妊娠第2～3个月,多数为早期流产。后期流产则多是因为营养或外界作用导致的,如子宫肌瘤、以前有过流产史等。

2. 胚胎停育

胚胎停育指胚胎发育到某个阶段,出现死亡而停止继续发育。胚胎停育不是一种疾病的名称,是很多种疾病的一种共同表现。它与自然流产区别在于,自然流产有阴道出血或腹痛、下坠等先兆症状,胚胎停育可比喻为"小生命悄然离去,而不与妈妈告辞,妈妈也不知情";等到孕妇再次做检查时,却看不到胎心搏动,才宣布它的死讯,让母亲"措手不及、悲痛万分"。

3. 自然流产与胚胎停育是"自然选择"的结果

自然流产与胚胎停育是胎儿的自我淘汰,对于需要养育后代的父母虽是一场灾难,但从优生优育学的角度看,却并不是一件坏事。

第一次怀孕出现自然流产或胚胎停育,如果未找到病因,以后再盲目怀孕、保胎,可出现第二次自然流产与胚胎停育,而多次流产对身体损害很大。因此应找出自然流产与停育的原因,避免以后再次出现自然流产与胚胎停育。盲目保胎后虽然有少数胚胎能"幸运"地发育为成熟胎儿并正常分娩,但畸形儿或低能儿的比率也会大大增加。

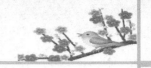

二、自然流产与胚胎停育的原因

造成自然流产与胚胎停育（或胎儿停止发育）的原因很多，有时并非每例病人都能找出确切的原因，有以下的因素可引起胚胎停育与自然流产。

1. 遗传性因素

精子或卵子畸形导致孕卵异常是胚胎停育、早期流产的主要原因。在妊娠头两个月的流产中，约有 80% 是由于精子和卵子发育异常或存在缺陷，孕卵或胚胎发育到一定程度而终止发育。有时在流产的排出物中，见不到原始的胚胎组织，已流产妊娠产物仅为一空孕囊或已退化的胚胎。

早期自然流产染色体异常的胚胎占 50%～60%，多为染色体数目异常，其次为染色体结构异常。数目异常有三体、三倍体、四倍体及 X 单体等；结构异常有染色体断裂、倒置、缺失和易位。染色体异常的胚胎多数结局为流产，极少数可能继续发育成胎儿，但出生后也会发生某些功能异常或合并畸形。

2. 女性内分泌性功能失调

如果前列腺素增多会引起子宫肌肉的频繁收缩，也会导致流产。例如，甲状腺功能降低，可使细胞氧化能力障碍，进而影响胚胎的生长发育而流产。而甲状腺功能亢进，由于甲状腺激素分泌过多，抑制垂体分泌促性腺激素，容易引起流产、早产。受精卵在孕激素作用下，才能在子宫着床生长发育成胎儿，黄体功能不良，导致孕激素分泌不足，可引起分泌期子宫内膜发育不良，而致孕卵不易着床。当体内孕激素不足时，子宫蜕膜发育不良，影响受精卵的发育而发生流产。糖尿病合并妊娠，血糖未控制，孕早期因高血糖刺激，可引起自然流产。

3. 感染因素

（1）生殖道细菌上行性感染：孕妇患子宫内膜炎或淋病，以及衣原体引起的阴道炎、宫颈糜烂可上行感染，导致宫腔内感染，使胚胎停育。

（2）孕妇全身性感染：母体感染风疹病毒、单纯疱疹病毒、巨细胞病毒等微小病毒及弓形虫感染，对母体不会产生影响，孕妇感染后没有任何症状，但对胎儿的影响则是致命的。细菌毒素或病毒通过胎盘进入胎儿血循环，使胎儿死亡而发生流产或胚胎停育。

4. 免疫性因素

胎儿有一半来自于父亲，妊娠犹如同种异体移植，胚胎与母体间存在复杂

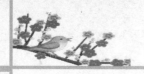

而特殊的免疫学关系。为了防止母体对宫内的胚胎或胎儿进行排斥,正常怀孕以后女性的免疫相对低下,使胚胎不被排斥。如果妊娠后机体的免疫不能发生适应性的改变,母儿双方免疫不适应,则可引起母体对胚胎的排斥而致胚胎发育停止、流产。有关免疫因素主要有父方的组织相容性抗原、胎儿特异抗原、血型抗原、母体细胞免疫调节失调、孕期母体封闭抗体不足及母体抗父方淋巴细胞的细胞毒抗体不足等。免疫性不孕与下列抗体有关。

(1)抗子宫内膜抗体:抗子宫内膜抗体是一种以子宫内膜为靶细胞并引起一系列免疫病理反应的自身抗体。它可以和子宫内膜中的抗原结合,发生抗原抗体反应,激活补体系统,使子宫内膜腺体功能受损,导致营养胚胎的糖原分泌不足,干扰和妨碍受精卵的着床和胚囊的发育,造成不孕及早期流产。

(2)抗磷脂抗体:抗凝脂综合征(Aps)由抗磷脂抗体(ApA)引起,是导致习惯性流产的主要免疫因素。

(3)抗甲状腺抗体:抗甲状腺抗体阳性者反复流产的发生率为17%。这些妇女并无明显的甲状腺疾病,发生流产的原因与内分泌异常无明显关系。这种抗体引起自然流产的机制尚不清楚,可能与抗甲状腺抗体在胎盘局部与胎盘产生的甲状腺素样蛋白结合,而干扰正常妊娠有关。

(4)抗透明带抗体:卵透明带(Zp)是围绕在卵细胞外的一层透明的非细胞膜性物质。抗透明带抗体与透明带结合能干扰卵子与卵泡细胞间的信号交流、卵泡和卵子的闭锁导致排卵障碍进而不孕。抗透明带抗体可诱发反复自然流产的免疫学机制是:透明带自身抗体可引起母胎免疫识别过度,主要为自身免疫异常,增加了母体对胎儿-胎盘的免疫损伤作用,加速了对胚胎的免疫排斥反应。透明带抗体对含透明带的孕卵产生直接损伤作用,使孕卵即使着床也因前期的损伤作用而不能正常发育。

(5)抗精子抗体:精液对于女性属同种异体抗原,当精子进入女性生殖道后,由于精浆中存在一些免疫抑制因子和酶、女性生殖道某些蛋白成分包裹精子的保护作用,在正常情况下一般不会引起免疫反应而产生抗精子抗体。但当多种致病菌、沙眼衣原体和某些病毒等感染生殖道,损伤生殖道黏膜,或自身免疫功能紊乱时,免疫活性细胞有机会接触精子,刺激女方免疫系统,产生循环或生殖道局部的抗精子抗体。

抗精子抗体引起胚胎停育与不孕的作用机制有:①精子输送障碍。抗精子抗体抑制精子获能、顶体反应,使其在阴道内不能活动或丧失穿透宫颈黏液的

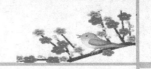

能力。②受精障碍。抗精子抗体阻碍精子接触和穿过透明带；促进巨噬细胞和白细胞杀伤和吞噬精子,阻断精卵结合。③影响受精卵。抗精子抗体可引起补体介导的受精卵的溶解,损害胚泡植入及前期胚胎发育引起早期流产等过程,从而阻断受精和终止早期胚胎发育而引起免疫性不孕不育。

(6)抗卵巢抗体:抗卵巢抗体是一种位于卵巢颗粒细胞、卵母细胞、黄体细胞和间质细胞内的自身抗体。该抗体的产生原因尚不是很清楚,在感染、创伤、反复穿刺取卵或促排卵药物的作用下,造成大量卵巢抗原释放,刺激机体产生抗卵巢抗体。抗卵巢抗体可能通过阻碍卵母细胞成熟,使卵母细胞数量减少,影响胚胎细胞分裂;透明带的异常改变影响卵子的排出、精子的穿入和胚胎的着床;颗粒细胞变性坏死、内卵泡膜细胞和黄体细胞内固醇类物质代谢障碍,影响雌、孕激素的产生,降低卵巢的生殖内分泌功能,造成孕卵种植和着床失败。

5. 生殖道解剖结构异常

生殖道解剖结构异常占 $12\%\sim15\%$,子宫畸形如双子宫、双角子宫、单角子宫、鞍状子宫、纵隔子宫、子宫发育不良或宫腔形态异常,限制宫腔扩张,影响胎儿发育空间,导致胚胎着床部位、胎盘脐带异常。

6. 生殖器官疾病

内膜损伤或宫腔粘连:多次人流导致内膜萎缩,女方子宫内膜不够厚,供给胚胎的营养不足或胎盘萎缩。盆腔肿瘤尤其是子宫黏膜下肌瘤、子宫腺肌病等均可影响胎儿的生长发育而导致流产。宫颈功能不全:子宫内口松弛或宫颈重度裂伤易因膜早破而发生晚期流产。

7. 饮食营养因素

孕妇因饮食量减少而导致营养不足,胚胎容易因营养物质缺乏而停育。若妊娠最初 3 个月摄入锌不足,胎儿处于低锌状态,可导致胎儿生长受限(FGR)、流产、先天畸形、胎死宫内。如果一天饮用 $5\sim6$ 杯咖啡,在大剂量摄取咖啡因的情况下,可能引起不孕。

由于微量元素相互影响,具有协同与拮抗作用,临床应用需慎重;无机锌、铁在肠道有竞争抑制作用,而有机锌、铁在肠道易吸收,因此孕妇应以饮食摄入锌为主。锌、铜含量过低的孕妇,应适当给予补充。

8. 孕妇全身性疾病

严重心、肺、肾疾病,甲状腺功能亢进、甲状腺功能减退,以及流感、伤寒、急性肝炎、肺炎等急性传染病,细菌毒素或病毒通过胎盘进入胎儿血液中,使胎儿

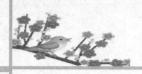

中毒感染而死亡。高热可促进子宫收缩而引起流产。孕妇患有重度贫血、心力衰竭、慢性肾炎和高血压等慢性病,可因胎盘梗塞导致胎盘缺血,胎儿缺氧而致流产。如孕妇患严重的糖尿病,血糖没有得到有效的控制,高血糖将会影响胚胎的正常发育,导致胎儿畸形和胚胎发育停止。

9. 心理因素

紧张、压力会导致机体内分泌的失衡,对胚胎、胎儿发育不利,孕妇的负性情绪、心理可能成为流产的触发因素。孕妇的情绪受到重大刺激,过度悲伤、惊吓、恐惧及情绪过分激动,可引起孕妇体内环境失调,促使子宫收缩引起流产。

10. 环境因素

环境污染对孕妇的影响也比较大,孕妇接触有毒化学物质、放射线、高温等都会使胚胎染色体发生异常,汞、铅、酒精中毒均可引起流产。孕妇最好注意远离各种辐射,如看电视最好距离 2 米以外等。

11. 外伤

孕妇的腹部受到外力的撞击、挤压,以及孕妇跌倒或参加重体力劳动、剧烈体育运动,可刺激子宫收缩而引起流产。腹部手术如阑尾炎或卵巢囊肿手术均可引起子宫收缩而发生流产。此外,过度性生活也可导致流产,据统计,10％～18％的孕妇发生流产是由于性生活不当所造成。

12. 母儿血型不合

孕妇过去曾接受过输血,或在妊娠过程中产生和血型不合的致凝因子,使胎儿的体内细胞发生凝集和溶血,从而引起流产。母儿血型不合有两种类型,ABO 血型不合一般是母亲血型为 O 型,父亲血型为 A、B 或 AB 型。ABO 溶血病多见于第一胎。另一种是 Rh 血型不合:当母亲血型为 Rh 阴性,父亲的血型为 Rh 阳性时,分娩可使母亲对胎儿的血液产生抗体,第一胎胎儿发病的可能性较小,分娩的次数越多,发病率越高。这类血型不合病情重,常发生流产、死产、严重的新生儿溶血性黄疸等。

三、自然流产与胚胎停育后的检查

曾经有过胚胎停育和自然流产史的女性,在下次怀孕前应进行全面的检查,明确自然流产与胚胎停育的原因。进行针对性治疗,方能正常怀孕,以避免重蹈覆辙。

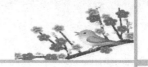

1. 男方精液

精子活动力差、畸形率高,有缺陷的精子和卵子结合,可发生停育。有菌精症的要治疗彻底后再使妻子受孕。

2. 宫腔镜取胚

已经确诊停育,还没有做人工流产者,可行宫腔镜取胚。术前查阴道超声、血常规、术中看胚胎状况,宫腔情况,胚胎着床位置等;术后查胚胎染色体,取出的胎儿要送病理进行检测,明确胚胎停育的具体原因。

3. 内分泌检查

月经后 3～5 天查内分泌(激素六项)和抗胚胎抗体,抗子宫内膜、抗磷脂抗体、抗甲状腺抗体等检查。

4. 扩宫试验

宫口松弛(宫颈内口功能不健全)的妇女在怀孕后随着妊娠月份增大,胎囊重量超过宫颈管的承受能力时,颈管扩张,胎囊鼓出并破水,胎儿及胎盘相继排出,表现为习惯性晚期自然流产和反复早产。多是因为先天发育不良,部分人与分娩裂伤有关。扩宫试验,是诊断宫颈内口松弛的最可靠诊断技术。在非经非孕期,用 8 号扩宫棒,依次递减,试扩宫口。正常标准:5 号扩宫棒不能自由通过宫颈内口。

5. 其他检查

(1)月经干净 3～5 天做子宫输卵管造影,或月经干净 3～5 天做宫腔镜检查。

(2)阴道四维彩超。

(3)阴道分泌物查衣原体、支原体、淋球菌。

(4)病毒四项。

四、自然流产的症状及防治措施

按临床经过将流产分为习惯性流产、先兆流产、难免流产、完全流产、不全流产、稽留流产、感染流产 7 种。

1. 自然流产的先兆

3 个月内自然流产的先兆:少量不规则出血;下腹部反复阵痛,且伴有腰酸痛或腹部紧张、下坠感;随之出血量逐渐增多,有时孕卵会和血块一起排出体外。如有组织块排出要带到医院检查,以区别排出的妊娠物是否完整,再决定

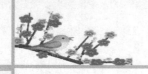

是否需要刮宫。

晚期自然流产的先兆：每周体重增长不足一磅，显示胎儿发育缓慢；第20周仍无胎动，或者胎动情况突然改变；母亲第六感觉非常不安，第六感觉并非全部是过敏症。

2. 先兆流产

先兆流产特点是，停经后出现少量的阴道出血，少于月经量，无血块，伴有下腹轻微胀痛或无腹痛，早孕反应仍存在。妇科检查子宫颈口未开大，未破膜，子宫大小与停经月份相等，尿妊娠试验阳性。如果胚胎正常，可使用保胎药治疗，口服维生素E，每次10~20毫克，每日3次；地屈孕酮10~20毫克，每日2~3次，用到出血停止后1周左右再停药。还可选用具有固肾安胎作用的中药。腰痛多为先兆流产征兆，孕2月最容易发生先兆流产和自然流产，应避免用力的动作（运动和劳动）。

3. 稽留流产

胚胎停育后即诊断为稽留流产，即无阴道出血和腹痛，可是阴道检查及B超检查子宫比妊娠月份小，子宫内未见胚胎。

4. 习惯性流产

重复性流产通称习惯性流产，指自然流产连续3次或3次以上者。临床研究显示，连续3次流产，再次妊娠时流产率高达25%~30%，而连续5次自然流产后，再次妊娠时流产率达50%~60%。每次流产往往发生在同一个妊娠月（即胎龄）。导致习惯性流产主要有以下几个因素：

（1）遗传因素：染色体异常是引起复发性自然流产的常见病因。

（2）免疫因素：目前常见的可检测的免疫异常，包括母体封闭抗体缺乏、血清中存在某些自身抗体、血型不合、抗精子抗体阳性等。

（3）内分泌因素：多发性自然流产20%~25%是由于内分泌异常引起的。

中医学认为，妊娠后阴道少量出血，伴腰痛，小腹坠痛，两腿酸软，小便次数多，夜尿多，甚至失禁者，多因肾虚所致；在妊娠初期，出现阴道少量出血，伴有腰腹胀痛或坠痛，精神萎靡不振，面色㿠白水肿，心悸气短者，多因气血虚弱所致。

5. 自然流产的预防

（1）发生流产后半年以内要避孕，待半年以后再次怀孕，可减少流产的发生。

（2）夫妇双方同时接受染色体的遗传学检查。

（3）做血型鉴定包括Rh血型系统。

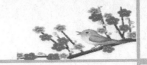

（4）有子宫内口松弛者，可做内口缝扎术。

（5）流产先兆发生时应卧床休息，禁忌性生活，用黄体酮、维生素E及中药等治疗。针对黄体功能不全治疗的药物使用时间要超过上次流产的妊娠期限（如上次是在孕3个月流产，则治疗时间不能短于妊娠3个月），如出血多要随时就诊。

（6）有甲状腺功能低下，要保持甲状腺功能正常后再怀孕，孕期也要服用抗甲状腺功能低下的药物。

（7）注意休息，曾有过自然流产和习惯性流产的孕妇应禁止同房，尤其是在上次流产的妊娠期内。

（8）避免接触有毒物质和放射性物质的照射。电脑工作每周净工作时间要少于20小时。

（9）流产后要休息4周，不宜进行体育运动。

（10）充足的锌对胎儿器官的早期发育很重要，有助于防止流产及早产。

6. 先兆流产与习惯性流产的治疗

先兆流产和习惯性流产有使用保胎药的指征，保胎药的主要成分是孕激素。孕激素对妊娠起着重要的作用，如果妊娠期孕激素不足，会造成流产和其他不良后果。在使用保胎药的同时，应注意卧床休息，减少妇科检查，禁止性生活，以便提高疗效。在开始保胎治疗前，要进行B超及其他辅助检查，以明确胚胎或胎儿是否存活，如果胚胎已经死亡，仍盲目保胎，将造成不必要的损害。对黄体功能不足者，如有受孕可能，自基础体温上升的第3天起给予黄体酮治疗，妊娠后持续用药到妊娠第9周至第10周。

（李增庆　古　衍　冯卫彤）

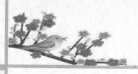

第11章

妊娠中期保健

一、妊娠中期生理和心理变化

中期妊娠(孕中期)从妊娠第13周到妊娠27周末。

1. 妊娠中期生理变化

(1)生殖系统

①子宫:孕中期12周后,增大的子宫渐均匀对称,并超出盆腔,可在耻骨联合上方触及。子宫肌壁厚度非孕时约1厘米,至妊娠中期逐渐增厚达2.0～2.5厘米,子宫肌细胞的增大主要是肥大、延长。子宫峡部为宫体与宫颈之间最狭窄部位,非孕时长0.8～1厘米,妊娠后变软,妊娠12周后逐渐伸展、拉长、变薄,扩展成子宫腔的一部分。

②阴道:黏膜变软,充血水肿呈紫蓝色;皱襞增多,伸展性增加;分泌物增多。

③外阴:皮肤增厚,阴唇着色,大阴唇血管增多及组织变软,伸展性增加。

④乳房:继续增大,充血明显;发胀或刺痛;乳头增大变黑;乳晕着色,乳晕上的皮脂腺肥大形成散在的结节状小隆起,为蒙氏结节。乳晕区的许多圆形突起是乳晕腺的位置,其分泌物起润滑作用。在乳头近开口处有2～3个皮脂腺,妊娠中期增大最明显,分泌皮脂为婴儿吸奶做准备,在哺乳期间起到保护乳头的作用。增生的末端乳管融合成较大的乳腺小叶;管腔扩张成为腺泡,上皮呈立方形细胞,细胞内可出现脂肪小滴,管周围纤维组织疏松可见淋巴细胞浸润,可见皮下静脉曲张,有时皮肤出现白纹、乳头增大。

(2)循环系统:心脏随妊娠进展向左、向上、向前移位,心尖左移、心音增强。心脏容量及心排血量增加;妊娠中期血压偏低,外周血流量增加。

(3)血液系统

①血容量增加:血浆总容量增加40%～50%,而红细胞仅增加20%,血液

相对稀释,血红蛋白浓度下降,出现生理性贫血。

②红细胞:妊娠期骨髓不断产生红细胞,网织红细胞轻度增多。由于血液稀释,红细胞计数约为 $3.6×10^{12}$/升(非孕妇女约为 $4.2×10^{12}$/升),血红蛋白值约为 110 克/升(非孕妇女约为 130 克/升),血细胞比容从未孕时 $0.38\sim0.47$ 降至 $0.31\sim0.34$。

③白细胞:白细胞从妊娠 $7\sim8$ 周开始轻度增加,主要为中性粒细胞增多,而单核细胞和嗜酸粒细胞几乎无改变。

④血浆蛋白:由于血液稀释,血浆蛋白至妊娠中期为 $60\sim65$ 克/升,主要是白蛋白减少,约为 35 克/升。

(4)消化系统

①口腔:在大量雌激素的作用下,牙龈肥厚,易发生牙龈炎,牙龈出血;牙齿易松动及出现龋齿。

②胃肠道:可出现痔疮。

③肝脏:维持其良好功能;解毒排废功能有所下降。

(5)内分泌系统:妊娠中期甲状旁腺素水平逐渐升高,可以提供足够的钙运输给胎儿,母血钙水平降低。雌激素也可阻止甲状旁腺对钙的吸收,刺激甲状旁腺素分泌增加。

妊娠期胰岛功能亢进,胰腺 B 细胞分泌亢进,维持体内糖代谢,胰岛素分泌从孕中期开始增加,分娩前达高峰,因此妊娠妇女有高胰岛素血症。但是胎儿的葡萄糖需要量增加,因胎儿能量的主要来源是通过胎盘从母体获取葡萄糖,导致母体糖代谢变化。

如增加的胰岛素不能满足机体的需要,可使无糖尿病者发生妊娠期糖尿病、隐性糖尿病呈显性或原有糖尿病患者病情加重。

(6)泌尿系统:肾脏排泄代谢废物增多,尿中可出现葡萄糖、氨基酸。

(7)新陈代谢的变化:基础代谢率于妊娠中期逐渐增加,胰岛素分泌增加。

(8)体重:从 13 周起平均每周增加 $0.22\sim0.45$ 千克。

2. 妊娠中期心理变化

妊娠期、分娩期、产褥期是妇女一生中的特殊时期,由于躯体状况及环境变化,会出现不同程度的心理行为问题,为生理、心理与精神疾病的高危时期。

孕中期妇女对妊娠导致的生理与心理变化能逐渐适应,孕妇的心理、情绪趋于稳定、平静,无特殊感受,抵御各种不良刺激的能力增强。当胎心、胎动出

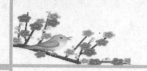

现后,为小生命在腹中躁动感兴奋、安慰和幸福,并渴望胎儿尽快成长,此期孕妇的情绪大多是乐观、高涨的,食欲较旺盛,精力也显得充沛。良好的家庭氛围,尤其是丈夫的关怀,对稳定孕妇的心理尤为重要。据报道,有贫血倾向的孕妇,可出现夜寐不安、多梦;与丈夫或公婆不和,可引起情绪波动或为经济担忧。

二、妊娠中期的营养需要

随着妊娠进展,孕中、晚期对钙、铁、维生素 B_{12} 及叶酸、各种维生素、无机盐等营养吸收能力增强,营养需要量大增。血浆营养素水平除维生素 E 外,血糖、氨基酸、钙、铁、维生素 C、维生素 B_{12}、维生素 B_6、叶酸及生物素等均比非孕期降低,因此应增加孕妇营养。

1. 增加铁、钙、碘的补充

(1)铁:为适应红细胞增加和胎儿生长及孕妇各器官生理变化的需要,应在妊娠中、晚期开始补充铁剂,以防血红蛋白值过分降低。我国营养学会建议,孕妇每日膳食中铁的供给量为 28 毫克,比非孕妇女增多 10 毫克。饮食中的铁早期吸收 10%、中期 25%、晚期 30%~40%。孕妇饮食不当、结构不好可导致缺铁性贫血,引起早产、流产、胎膜早破、出生时的体重低、胎儿患缺铁性贫血,缺铁与胎儿在宫内生长受限有关,须额外补充铁。如很难从膳食中得到补充,可自孕 4~5 个月开始口服硫酸亚铁 0.3 克,或富马酸亚铁 0.2 克,每日 1 次。

(2)钙:中、晚孕期需增加钙的摄入,以保证孕妇骨骼的发育,不致因满足胎儿对钙的需要而被大量消耗。提供钙质方式有两种,即饮食和自身钙质储存。饮食能满足胎儿和母体所需时,将不会动用母体骨骼和牙齿中的钙质。当孕妇钙的摄入量不足或吸收不好,胎儿所需的钙量将从孕妇体内吸取,孕妇骨骼中的钙质便会分解,以补充血钙的不足满足胎儿需求,进一步缺钙可能会给胎儿带来严重的后果,引致胎儿出生后患先天性佝偻病(占佝偻病的 1/3),骨骼发育不良、鸡胸、O形腿。由于钙离子与骨骼肌的兴奋性密切相关,孕妇血钙过低会引起小腿肌肉痉挛,大多发生在夜间。严重者可发生骨质软化症,骨质软化症是孕妇体内缺乏钙、磷及代谢发生障碍的恶果,表现为贫血消瘦、动作缓慢、体力疲惫,常因骨盆变形发生难产、胎儿受损或死亡。我国营养学会建议自孕 16 周起,每日摄入钙 1 000毫克,于孕晚期增至 1 500 毫克,以服用枸橼酸钙为佳,牛奶及奶制品中含有较多的钙且容易被吸收,建议孕妇多饮用牛奶和奶制品。

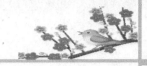

（3）碘：孕中、晚期每日碘供给量约为175微克，若膳食中碘的供给量不足，可发生单纯性甲状腺肿。我国营养学会推荐孕妇每日膳食中碘的供给量为175微克，比非孕妇女多25微克，提倡在整个孕期食用含碘食盐。

2. 适时补充微量元素锌和铜

在孕10～24周内，胎儿大脑锥体细胞生长发育速度最快，为胎儿大脑细胞的剧增期，胎儿要从母亲体内获取大量的多种氨基酸，利用这些氨基酸合成胎儿大脑细胞的核蛋白时所需的一些微量元素，如铜、锌。

（1）锌：妊娠中、晚期胎儿对锌的需要增加50倍，妊娠期锌的总需要量增至375毫克，每日饮食中应摄入锌20毫克。由于微量元素相互影响，具有协同与拮抗作用，临床应用需慎重；无机锌、铁在肠道有竞争抑制作用，而有机锌、铁在肠道易被吸收，从天然食物中取得身体所需要的锌比较安全，因此孕妇应以饮食摄入锌为主。食物中最丰富的锌元素来源是猪瘦肉、牛瘦肉、羊瘦肉、鱼肉及蚝肉等。植物性食物则以硬壳果类如核桃仁等含锌元素丰富。

（2）铜：有学者报道，过期妊娠者血清铜、锌均低，可导致流产、早产、胎膜早破、胎盘功能不良、不孕症、贫血，低铜孕妇应适当补充铜。

3. 补充维生素

维生素参与机体重要的生理过程，是生命活动不可缺少的物质。

（1）维生素A：缺乏维生素A（胡萝卜素）与维生素D，出生后免疫功能低下，应适当补充维生素A。慢性维生素A过多表现为皮肤干燥、粗糙、脱发、唇干裂、皮肤瘙痒；其他表现有口舌疼痛、杵状指、骨质肥厚、眼球震颤、指甲易碎、高钙血症、肝脾大、颅内压升高或低热等。

（2）维生素D：孕妇应多晒太阳，让紫外线穿透皮肤表面作用于皮下的胆固醇，使它发生一系列变化后，成为具有抗佝偻病和帮助钙质吸收的维生素D。维生素D可促进胎儿骨骼发育，预防骨质软化症和胎儿先天性佝偻病。

（3）叶酸：叶酸水平低下的母亲生的婴儿体内叶酸贮备少，出生后由于身体迅速生长很快被耗尽，造成婴儿体内叶酸缺乏。孕妇叶酸供给不足易发生流产、胎盘早剥、妊娠高血压综合征、先兆子痫、巨幼红细胞性贫血、孕晚期阴道出血；胎儿易发生宫内生长受限、早产和低出生体重。

4. 妊娠中期营养原则

妊娠中期早孕反应已停止，胎儿生长发育加快，孕妇食欲增强，体内开始贮备蛋白质，但缺铁性贫血及缺钙现象渐增多，对膳食中蛋白质、铁、钙等多种营

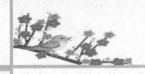

养素的需要量增加。妊娠中期开始应适当增加含钙、铁的食物，充分供应维生素 A 和维生素 C 及钙质，妊娠期总共储留蛋白质约 1 千克，应从孕中期开始，每日摄入量增加 15 克，后期增加 25 克。极轻体力劳动的孕妇，妊娠 4 个月后，每日蛋白质供应量为 80 克，妊娠 7 个月后为 90 克。妊娠近 5 个月的孕妇，每天膳食中必须保证钙 1.2 克，铁 1.5 毫克，维生素 A 3 300 国际单位（IU），胡萝卜素 6 毫克，维生素 C 100 毫克。

此时食物的品种宜多样，黄豆芽含有丰富的维生素 C，花生、花生酱、芝麻酱等含有大量的 B 族维生素、铁及钙等，多吃瘦肉、猪肝、豆类、蛋黄等含有多量铁的食物，多食用虾皮、紫菜、海带等含钙丰富的海产品，但少吃高糖和高脂肪食品。

妊娠期间应避免发生腹泻，腹泻不仅损失营养素，且因肠蠕动亢进而刺激子宫，可成为流产的起因，应尽量食用新鲜的易消化的食物。同时为防止便秘，应食用含纤维多的蔬菜、水果。

三、妊娠中期监测与家庭自我监护

妊娠期是一个特殊时期，监测与自我监护是非常必要的，可及时发现异常情况，及时处理。

1. 孕妇宫高腹围曲线监测

（1）测量宫高：宫高为耻骨联合上缘中点至宫底最高处的弧形长度。测量时应排空膀胱，平卧床上。孕 20～42 周宫高平均每周增加 0.7 厘米。

腹部观察子宫高度有耻骨上缘、脐及胸骨剑突三个标志。妊娠 4 个月时子宫底可上升到耻骨和肚脐之间；妊娠 5 个月时可在肚脐下面两指宽处摸到宫底；妊娠 6 个月时在脐部水平；妊娠 7 个月时到脐上三指宽处。

（2）测量腹围：孕 20～42 周，腹围平均每周增加 0.51 厘米。孕 20～26 周，每周增加 0.33 厘米。

2. 正常胎动

胎动是妊娠 18～20 周，孕妇开始自我感受到胎儿在子宫内的活动。妇女怀孕后 5 周，胎儿已初具人形，6 周长出肢体和脊柱，18 周时胎儿就长到 12 厘米，开始伸腰踢腿地运动了。胎动是胎儿生命力的一种表现形式，可以反映胎儿发育的状况。随着妊娠天数的增加，胎动次数越来越多，胎动 28～32 周可达

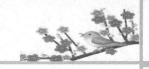

到高峰,38周后又逐渐减少。每个胎儿运动的次数相差较大,晚上胎动最多,正常胎动每12小时30次,每12小时胎动低于20次或高于40次为异常。

3. 定期进行产前检查、B型超声检查

在孕期正确使用对胎儿无损伤的B型超声监测羊水及双顶径(BPD),尽早发现异常,积极预防及及早处理妊娠高血压综合征(PIH),减少围生儿病死率,能完全顺利地经过妊娠、分娩。孕中期需要在18~22周之间再做一次B超,这是为了查看胎儿的生长发育情况,以了解胎儿的大小、活动情况、心跳、羊水量、胎盘位置、器官发育情况等。确定是否有先天缺陷,并检查一下胎盘和脐带。

4. 产前诊断与产前咨询

B型超声检查作为产前诊断项目,应在妊娠16周以后,此时胎儿各主要脏器已能清晰显示,能观察到胎儿体表及脏器有无畸形,观察胎儿颅骨是否完整。产前咨询可进行孕中期血甲胎蛋白筛查,无脑儿较敏感,超声波检查可助诊断,羊水胆碱酯酶升高也为较可靠诊断指标。

如需进行产前诊断,中孕期的孕17~25周是超声诊断胎儿宫内出生缺陷的黄金时期,如宫内膈疝修补术,尿道阻塞尿液引流术等需中期施行。

传统的B超机所成图像为二维平面图,而先进的高档B超机——实时四维彩超,不但可以拍摄极为细致的立体、连动的影像,更可以精确筛查腹中胎儿所患的唇腭裂等非常细小的畸形,以及神经管畸形、肢体畸形、心脏畸形等疾病,用于对胎儿进行先天性缺陷和遗传性疾病的诊断与筛查。一旦发现上述疾病,医生就会将胎儿病情及利害关系详尽告知孕妇,再经孕妇夫妻双方决定胎儿的去留:同意或不同意终止妊娠都要最终签字认可。

5. 重视畸形及宫内感染的筛查、处理

孕期要注意卫生保健,防止病毒感染,预防流感、风疹、带状疱疹、单纯疱疹等病毒的感染,这些病毒对胎儿危害最大,可通过胎盘侵害胎儿,导致胎儿生长迟缓、智力缺陷、各种畸形。

四、妊娠中期保健措施

从孕中期开始预防妊娠晚期并发症,保护孕妇与胎儿的健康,保障胎儿发育良好,直至足月分娩。我国古代医家十分重视孕妇的起居、七情六欲。《史记》中记载:"太伍有娠,目不视恶性色,耳不听淫声,口不出恶言。"

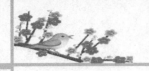

孕产妇的负性心理行为可导致不良妊娠结局,影响孕妇及胎儿身心健康。产前应加强孕期身心保健知识的健康教育,并给予适当心理咨询,为孕妇提供合乎心理卫生的良好环境。为防止孕产妇出现各种异常心理行为问题,应从孕早期开始加强对孕产妇的心理保健。

1. 加强孕期心理保健

(1)孕妇应当保持积极的心理状态:优生优育不仅要选择良好的受孕时机和条件,而且要创造良好的妊娠心理、社会环境,排除不良的精神刺激,解除妊娠顾虑,注意孕妇心理状态,帮助其进行有益的身心活动。

(2)不良精神刺激对妊娠结局的影响:孕期不良精神刺激是先天畸形的一个病因。由于怀孕是妇女一生中重要的生命事件,怀孕本身会对孕妇产生一些不良的情绪反应,如紧张、焦虑和烦躁不安、抑郁等。孕妇在孕期遭受不良的精神刺激时,由于自主神经系统的应激反应会加重情绪的强烈反应和心理的剧烈波动,同时机体的内分泌和免疫功能也发生相应的改变,从而影响胎儿生活的内环境和胎儿的正常发育而出现不良的妊娠结局。

2. 胎教

孕妇在思维和联想时产生的神经递质,也能传入胎儿脑部,给胎儿脑神经细胞的发育一个相似的递质环境。胎儿在 5～6 个月时,已开始有了听觉功能。利用有益的音乐旋律,对胎儿进行周期性刺激,促进大脑锥体细胞和它们的树突数量的充分增长,促使突触联系增多,大脑神经网络更丰富,可增加胎儿未来的智商。音乐的频响范围严格控制在 500～1 500 赫兹之间,节奏平和(禁止变换节奏),力度不大,速度稍缓,没有切分音、没有不和谐的音程和不和谐的和弦。每一首乐曲所占时间约在 12 分钟以内,避免造成胎儿听觉神经和大脑疲劳。

3. 保持适宜的体重

孕妇体重改变最为明显,妊娠期体重增加 10～12.5 千克。孕中期体重增加以 0.35 千克/周为宜。孕妇摄取适量的热能,保持适宜的体重,过与不及均有弊。体重增加超过平均增重的 50%,则发展为妊娠高血压综合征的机会增加;增重过少又使早产儿发生率增加。孕 4、5、6 三个月中每月增加的体重不超过 1.5 千克。

4. 食品要多样化

不论母亲的营养状态如何,胎儿总是不断地从母体摄取各种营养素,以满足生长发育的需要。如果母体不能及时从饮食中补充蛋白质、维生素、无机盐,

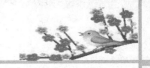

就可能动用自己体内的肌肉、骨骼等组织的营养,可发生妊娠期贫血、甲状腺肿大、骨质疏松等疾病及体重锐减等现象;而胎儿则有早产、死胎等危险,而且其智力发育也会受到影响。

5. 先天性畸形筛查

胎儿先天性畸形筛查的最佳时间是孕中期的 17～25 周。超声波检查在胎儿畸形产前筛查中占重要地位。超声波图像可以检查出许多胎儿先天畸形和一些罕见的胎儿畸形。高分辨超声波图像可进一步提供胎儿解剖学信息。可以认为超声波检查是筛查先天性畸形的主要手段之一。

6. 睡眠

休息对孕妇虽然很重要,但孕中期以后不要过分贪图安逸,活动太少,卧床多对胎儿发育和分娩都是不利的。

7. 行

孕妇不要做一些冒险的动作,如骑车、打闹、久站、久蹲、走滑路和夜路等。不要穿高跟鞋和硬底鞋,增大的子宫会压迫腹腔静脉,造成双下肢水肿,此时宜穿稍大的软底鞋。

8. 节制性生活

妊娠中期原则上可以过性生活,但也应当有所节制。由于母体腹部的隆起,常使双方不能满意,注意选择合适的体位,以让女性更舒适且腹部不承受挤压。有些妇女此时性高潮和消退期反而比非孕期延长,这是正常的现象,不会引起早产,妊娠中期性交以侧位、背位和女仰卧男跪或站位较合适,这些体位可减少对孕妇腹部的压力。

五、乳房保健

乳房有 15～20 个乳腺,每一个乳腺都开口于乳头。乳腺是由腺泡和乳腺导管组成,腺泡分泌乳汁,乳腺导管向外输送乳汁。在乳腺之间还有许多结缔组织和脂肪,乳房表面被皮肤覆盖着。正常乳头为圆柱状,凸出在乳房表面,乳头表皮不平,有小结节,很容易积存污垢。

1. 促进乳腺发育,养护乳房皮肤

怀孕后,乳房腺泡和乳腺导管大量增生,结缔组织充血。孕 4 个月时,乳头分泌少量黄色黏液,乳晕皮脂腺也增加了分泌。这时,积极促进乳腺发育,养护

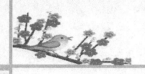

乳房皮肤,是分娩后能够顺利为宝宝进行哺乳的第一步。

促进乳腺发育的做法:

(1)从怀孕4～5个月起经常用温热肥皂水擦洗乳晕和乳头皮肤,并将皮肤皱褶处擦洗干净。这样,不仅可以保持乳房卫生,还会使皮肤逐渐变得坚实耐磨,日后经得起宝宝吸吮。

(2)洗浴后正确按摩乳房。每次清洗乳晕和乳头后,用热毛巾敷盖乳房并用手轻轻地按住;将乳房擦净后撒一些爽身粉,并用涂有爽身粉的手指从乳房四周由内向外轻轻按摩;用手指指腹在乳房周围以画圈方式轻轻按摩;轻轻按住乳房并从四周向乳头方向轻轻按摩;拇指和食指压住乳晕边缘,再用两指轻轻挤压。

(3)睡眠时注意采取适宜睡姿,最好取侧卧位或仰卧位。俯卧位容易使乳房受到挤压,使血液循环不通畅,不能保证促使乳腺发育的激素运送,从而影响乳腺发育。

(4)乳房较小的孕妇,孕期切不可使用丰乳霜;乳房较大的孕妇,也绝不可以使用减肥霜。这两种用品中都含有一定的性激素,随意使用会影响乳腺的正常发育。

乳房出现异常时,如异样疼痛和外形改变,应该及时看医生。切不可自己无把握地乱治,导致乳腺发育受到很大影响。

2. 悉心呵护,促进乳头皮肤坚韧结实

未经过吸吮的乳头皮肤较为脆弱,常常容易在分娩后让宝宝吮破。乳头皮肤一旦破损,在宝宝吸吮时将会非常疼痛,以致不得不中断哺乳。如果未及时恰当处理,容易引发乳腺炎或乳腺脓肿,导致母乳喂养失败。因此,孕期进行乳头护理对分娩后顺利进行母乳喂养非常重要。

经常用干燥柔软的小毛巾轻轻擦拭乳头皮肤,这种刺激可增加乳头表皮的坚韧性,避免在宝宝吸吮时破损。

洗澡后,先在乳头上涂油脂,然后用拇指和食指轻轻抚摩乳头及其周围皮肤。

如果乳头上有硬痂样的东西,不要生硬去掉。可在入睡前在乳头上覆盖一块长约10厘米、涂满油脂的四方纱布。然后,在第二天早晨起床后再把硬痂样东西擦掉。

孕妇注意不留长指甲,以防做乳头按摩时损伤皮肤,引起不必要的感染。

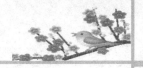

3. 积极矫正凹陷或扁平的乳头

如果孕妇乳头扁平或内陷，会影响日后哺乳，孕期内必须及早进行矫正、护理。怀孕 6 个月后，孕妇每天要用小毛巾擦洗乳头 1 次，擦洗时用力均匀、柔和，勿伤皮肤。经常擦洗可使乳头皮肤坚韧，喂奶时不易破裂。乳房按摩可改善局部血液循环，促进乳腺发育。乳头平坦或凹陷者应在孕期进行纠正。

（1）伸展乳头法：将两拇指相对地放在乳头左右两侧，缓缓下压并由乳头向两侧拉开，牵拉乳晕皮肤及皮下组织，使乳头向外突出，重复多次。随后将两拇指分别放在乳头上下侧，由乳头向上下纵形拉开。每日 2 次，每次 5 分钟。

（2）牵拉乳头法：用一手托住乳房，另一手的拇指和中、食指抓住乳头向外牵拉，每日 2 次，每次重复 10～20 次。

（3）佩戴特殊乳罩：为一扁圆形，当中有孔的类似杯盖的小罩，直径 5～6 厘米，高约 2 厘米，扣在乳房上盖住乳晕，乳头从中露出，施以恒定、柔和的压力使内陷的乳头外翻。

（4）用针筒抽吸乳头：取两个 10 毫升的针筒，用橡皮管连接，卸去一个针筒的针栓，将此针筒套住乳头，回抽另一个针筒的针栓，吸出凹陷的乳头。

六、创造和谐的家庭氛围

1. 为孕妇创造和谐家庭气氛的重要性

孕妇的整个妊娠过程，绝大多数的时间是在家庭中度过的，家庭气氛和谐与否对胎儿的生长发育影响很大。和谐的家庭气氛是造就身心健康后代的基础，在和睦相处的氛围中。孕妇得到的是温馨的心理感受，胎儿也能在如此良好的环境中获得最佳熏陶，从而促进身心的健康发育。要创造好的家庭氛围，夫妻双方的修养都有必要加强，夫妻之间要互敬、互爱、互勉、互慰、互谅、互让。经常交流感情，彼此相敬如宾，尤其是丈夫更要积极热忱的为妻子及腹内的孩子服好务，不断地给孕妇的精神与饮食上输入营养，给正在孕育着的这株"秧苗"以阳光雨露，扮演好未来父亲的荣耀角色，使妻子觉得称心，胎儿也感到惬意。在如此和谐的家庭氛围中生活，对母儿的身心健康均大有裨益。

一个温馨的家庭可以使孕妇心情舒畅、心境平和、情绪稳定，对胎儿身体和心理的健康成长，以至于未来性格的发育都会起到积极的和良好的作用。

丈夫应该比平时更多地关心妻子，分担她的忧虑。常陪妻子散散步，陪妻

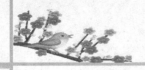

子做孕妇操。共同学习孕育宝宝的知识。为了妻子和胎儿的健康丈夫要做更多的厨房工作。为妻子烹调出更可口的美味佳肴。

2. 夫妻间要互敬互爱

一个温馨的家庭环境,对于调节孕妇的精神情绪,增强施以胎教的信心,激起对未来生活的期盼等都大有裨益。

从有益于调节孕妇的精神情绪来说,置办必要的家庭设施当然重要,但关键是精神上的"投入",使夫妻生活更趋和谐。敬爱的周恩来总理和邓颖超同志根据几十年的生活实践,总结出了一首"八互歌",可以作为夫妻共创温馨家庭的准则。歌词是:一互敬,多协商。二互爱,情意长。三互信,莫乱想。四互勉,共向上。五互助,热心肠。六互让,不逞强。七互谅,心坦荡。八互慰,暖心房。合家欢,乐无疆。八互歌,切莫忘。努力做,认真想。携手进,路宽广。

"八互歌"高度概括了夫妻关系处理上双方应遵循的道德准则,同时也道出了怎样才能使夫妻和谐与家庭温馨的秘诀。夫妻间互敬互爱是共同创造温馨家庭的感情基础。男女之间缔结了婚姻关系后,应由婚前的感情相爱,转化为理智相爱。夫妻之间应互相尊敬,既要尊重对方的人格、工作与劳动,还要尊重对方的志趣和意愿,任何一方都不能盛气凌人,傲慢无礼。丈夫不要"大男子主义"十足,认为自己是一家之主,一切自己说了算,生儿育女是女人们的事,社会大舞台才是男人们的天地,这些传统的世俗观念非常错误,应彻底加以纠正;妻子也不要一心想慑服丈夫,动辄大发威风,使对方俯首帖耳,一切都凌驾于丈夫之上。只要夫妻之间做到相互尊敬,即使有点意见和分歧,也能开诚布公地妥善解决。

3. 夫妻间要互信互勉

夫妻间互助互让是共同创造温馨家庭的眷顾根本。男女之间由于生理特点不同,在不同的时期夫妻双方在家庭中就有不同的分工和义务。当小两口制订好受孕计划以后,诚然仍需相互帮助,但更主要的是男方要多帮助和尊让女方一些,使妻子心神怡悦地怀胎受孕。在妻子受孕初期,由于突然的生理改变,导致心理上也相应发生一些变化,易于烦躁,多善唠叨,这时丈夫要有君子大度,应更多地帮助尊让妻子,这是不容忽视的一点。

4. 夫妻间要互谅互慰

夫妻互谅互慰是共同创造温馨家庭的关键。在家庭生活中,夫妻之间相互体谅和抚慰,就可以密切夫妻之间的感情。比如在家务劳动中,适合丈夫去做

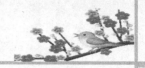

的事丈夫要主动承担,适合妻子做的活儿也应愉快地去干,只要双方都能主动承担应尽的职责,其家庭生活当然是温馨的。当妻子怀孕以后,平日经常干的家务活儿不能胜任了,丈夫应体谅妻子,主劲去承揽这些家务,并且还要多给妻子一点抚慰,这样才能使孕妇安全顺利的渡过妊娠期。所以,丈夫应当多体谅和抚慰怀有身孕的妻子。只要按照"八互歌"的要求,夫妻之间做到互敬、互爱、互信、互勉、互助、互让、互谅、互慰,其夫妻感情就一定能融洽,家庭环境也必然温馨,所怀胎孕的质量也肯定较高。

5. 妻子应该理解丈夫

妊娠期的妻子也应该理解丈夫,丈夫既为将要当上爸爸,成为一个真正的男人而喜悦,同时也为担负起丈夫和父亲的责任而惶惑。加之妻子身体的不适、性情的改变、感情的转移,使丈夫会感到无所适从,焦虑不安。因此,妻子也要像"八互歌"中所讲的那样去做,给丈夫以一定的关怀和理解,与丈夫一道为共同创造温馨家庭而努力。

（李增庆　郑秀华）

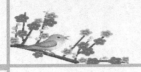

第12章

妊娠晚期保健

一、妊娠晚期生理变化特征

晚期妊娠(孕晚期)是从妊娠第28周直到分娩。

1. 生殖系统

(1)子宫

①子宫体:子宫体的体积足月妊娠时为35厘米×22厘米×25厘米,且子宫呈不同程度右旋,与乙状结肠在盆腔左侧占据有关。子宫腔容量:非孕时为5毫升,足月妊娠时为5 000毫升或更多,增加约数千倍,主要是宫腔内压力增加致肌细胞伸长。子宫重量非孕时约70克,至妊娠足月约1 100克,增加近20倍,主要是子宫肌细胞肥大,其次也有少量肌细胞与结缔组织增生、血管的增多与增粗。子宫肌壁厚度至妊娠末期逐渐变薄,妊娠足月子宫壁厚度为1.0～1.5厘米。子宫增大以底部最为明显,宫底向上膨出,使输卵管、卵巢几乎在子宫的中段处与子宫相连。临产前有不规则的子宫收缩,使腹部胀满、发硬。这种收缩是稀发的、不规则的、不对称的。收缩时子宫内压力通常在5～25毫米汞柱,持续时间不足30秒钟,不引起痛感,也不使子宫扩张。如果间隔15分钟左右子宫有规律地收缩,那就是临产的先兆了。足月时子宫血流量为450～650毫升/分钟,其中5%供应肌层,10%～15%供应子宫蜕膜层,80%～85%供应胎盘。

②子宫下段:孕晚期子宫峡部扩展成宫腔一部分,称为子宫下段,妊娠末期子宫下段被逐渐拉长,临产后伸展至7～10厘米,构成软产道一部分。子宫下段为剖宫产切口的部位,从此处切开子宫壁,进入宫腔。

③子宫颈:子宫颈口及阴道变软,为分娩做好准备。接近临产时,宫颈管变短并出现轻度扩张。

(2)阴道:阴道肌层变肥厚、结缔组织变软,分娩时被动扩张成产道的一部分,有利于胎儿的娩出。

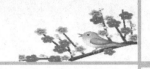

（3）外阴：孕晚期大阴唇内血管增多，结缔组织变软，伸展性增大，分娩时有利于胎儿娩出。由于增大子宫的压迫，盆腔及下腔静脉回流障碍，可有外阴及下肢静脉曲张，产后可自行消退。

（4）骨盆韧带：支撑骨盆的各个韧带变软，以准备适应胎儿下降及分娩。

（5）乳房：妊娠晚期，导管末端出现小腺泡；腺泡更行扩张；其内的分泌物逐渐增多，小叶间的纤维组织受压而减少，毛细血管逐渐增多，充血而扩张；全乳管系统继续增大，腺泡上皮排列整齐，矮立方形变为高柱状；常见分泌颗粒。某些腺泡高度扩张，腺泡细胞分化为含脂质的初乳细胞，犹如开始泌乳状态。胞浆面出现大小不一的脂肪小球、蛋白质、腺泡及小管表面有一层网状肌上皮细胞；具有收缩功能，对乳汁的排出具有十分重要的意义。妊娠末期挤压乳房，可有少量稀薄的黄色液体流出，称为初乳。

2. 循环系统

心脏容量及心排血量继续增加，心排血量在孕32～34周达高峰，至妊娠末期约增加10%。每次心排血量平均值约为80毫升，左侧卧位心排血量约增加30%。心率增快，每分钟增加10～15次，孕34～36周达高峰；妊娠晚期血压轻度升高，脉压稍增大。孕妇体位影响血压，仰卧位时下腔静脉受压，回心血量减少，心排血量减少，迷走神经兴奋，使血压下降，形成妊娠仰卧位低血压综合征。股静脉压随妊娠周数增加而增加，孕妇易发生下肢、外阴静脉曲张和痔。

3. 血液系统

（1）血容量增加：血浆总容量继续增加，孕32～34周达高峰，平均增加1 450毫升，其中血浆增加1 000毫升，红细胞容量增加约450毫升。孕晚期末血浆容量轻度下降，红细胞无明显改变，分娩时血红蛋白轻度上升。

（2）红细胞：妊娠期骨髓不断产生红细胞，网织红细胞继续增多，孕期储备铁约0.5克。

（3）白细胞：白细胞增加至妊娠30周达高峰，为（5～12）$\times 10^9$/升，有时可达15×10^9/升（非孕妇女为5～8 $\times 10^9$/升）。

（4）凝血因子：妊娠期血液处于高凝状态，血小板计数无改变，凝血因子Ⅱ、Ⅴ、Ⅶ、Ⅸ、Ⅹ增加，纤维蛋白原增加50%，仅凝血因子Ⅺ、Ⅷ减少。由于血液的高凝状态，产后胎盘剥离面血管内迅速形成血栓止血。

4. 呼吸系统

（1）胸廓改变：肋膈角增宽，肋骨向外扩展，胸廓横径及前后径加宽使周径

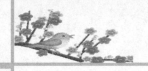

加大。

(2)肺功能变化:肺活量无明显变化,通气量每分钟约增加40%,主要是潮气量约增加30%,残气量约减少30%,肺泡换气约增加65%,上呼吸道黏膜增厚,充血水肿,局部抵抗力降低,易发生感染。孕晚期急剧膨大的子宫向上挤压内脏,可感到胸口憋闷、呼吸困难。

(3)鼻腔充血、鼻出血:孕期因血容量扩大致使鼻腔充血,导致呼吸困难、睡眠困难及恶心,常用抑制充血药及抗组胺药物。鼻腔充血偶尔伴发鼻出血,这种情况在冬天更严重,与室内温度高及空气干燥有关。可在临睡前,每个鼻孔内涂抹凡士林。

5. 内分泌系统

腺垂体增大1～2倍,垂体催乳激素(PRL)分泌增加,从非孕时的15微克/升,上升为足月时150微克/升。产后出血休克者,增生肥大的垂体缺血坏死,可导致sheehan综合征。肾上腺皮质分泌皮质醇增加,醛固酮分泌下降。血钙水平降低。

6. 泌尿系统

膀胱、直肠受增大子宫的压迫,可产生尿频、便秘。尿频在孕早期及晚期最明显,孕妇夜间侧卧时肾功能最好,有时睡眠中每隔几小时要醒来排尿。有人会出现腿部水肿现象。

7. 新陈代谢的变化

基础代谢率在妊娠晚期增高15%～20%。

8. 消化系统

孕妇胃肠道改变使之能有效的吸收食物,胃内酸性分泌物增多,可致烧心感觉,可用抗酸药物或在医生指导下用药。在夜间睡觉时抬高整个床头(不仅是孕妇的头)至少要抬高7～8厘米,可以用砖或其他适当的东西垫在床架下。习惯性便秘不要应用缓泻药,每天应多喝水或牛奶,多吃高纤维食物,如粗粮及新鲜水果,以便减少便秘。在孕晚期由于组织疏松(包括血管)及循环血量增加,常出现痔疮。这些情况几乎不需要外科手术治疗,一般可在分娩后消退,也可冷敷。临产前2周,胎头入盆后,子宫底位置的下降,使胃、胸部的憋闷感减轻。

9. 体重

随着孕周增加,妊娠晚期体重逐渐增加,妊娠足月时体重约增加12.5千克。妊娠晚期孕妇重心向前移,为保持身体平衡,孕妇头部与肩部应向后仰,腰

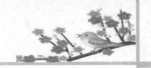

部向前挺，形成典型孕妇姿势。

二、妊娠晚期心理特征

妊娠晚期为过度负荷期，由于胎儿成长迅速，孕妇腹部膨大、身体笨重，导致行动不便、活动受限，心理负担加重，或对分娩有不同程度的恐惧心理，易心烦、紧张、害怕、焦虑、精神压力较大，情绪紧张能阻断胎盘和子宫的供血。

妊娠期由于母亲剧烈而持续的紧张情绪，引起胎儿较频繁活动，所分娩的新生儿比正常婴儿产后适应的难度大些。这种婴儿往往由于过多的活动或太挑食、呕吐、腹泻和哭闹，在体重上趋向比一般的婴儿轻。

各器官负荷增大，病理情况逐渐增多，出现情绪不稳定，甚至心理冲突及精神压力。能得到周围人的关怀、照顾的孕妇，情绪乐观、积极；相反，工作紧张、条件差、人际关系不良的环境，孕妇得不到照顾、情绪低下、心理压力大，可促进高危妊娠的发生；出现高危妊娠后又加重其心理负担，形成恶性循环，使情绪更加恶化。

由于一对夫妇只能生育一个孩子，部分孕妇孕晚期对胎儿的性别特别关注，婴儿性别是一个社会问题，对孕产妇的心理健康仍有很大冲击。一份全国城乡四万余个人问卷调查结果表明，城市中37.17%和农村中41.60%的生女孩的女性受歧视。它深刻的表明，"重男轻女"的封建残余思想仍在部分家庭中存在。

三、妊娠晚期的营养需要

1. 合理补充微量元素

孕妇微量元素缺乏导致晚期妊娠高血压综合征、过期妊娠、分娩无力、子宫出血；胎儿、新生儿微量元素缺乏，可导致死产、早产、先天畸形、胎儿宫内生长受限（低体重儿）。早产儿微量元素含量低；新生儿最初几天微量元素含量高，以后2～3个月下降，新生儿酶系统和激素调节不成熟，对微量元素需要显著。

（1）锌：晚期妊娠锌摄入不足，使胎儿处于低锌状态，可导致胎儿生长受限（FGR）、流产、胎儿窘迫或早产、新生儿生活力弱、胎死宫内等。母体缺锌可引起某些产科并发症，如习惯性流产、感染、出血、组织损伤、宫缩乏力、产程延长、难产率高等。若血锌低于7.7（正常值7.7～23.0），为胎儿在宫内缺锌的危险

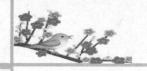

指标,需迅速补锌。

(2)铜:当体内的锌、铜达到正平衡时,妊娠正常、分娩顺利、新生儿生长正常。锌、铜缺乏时,可出现异常妊娠及分娩并发症,影响胎儿器官分化和生长发育。

2. 补充维生素

(1)维生素A:妊娠晚期母血中维生素A浓度上升,临产时降低,产后又重新上升。成人维生素A中毒剂量是一次服用150万国际单位,维生素A急性中毒症状包括倦睡、头痛、呕吐、视盘水肿等,婴幼儿则有前囟膨出。

(2)维生素D:缺乏维生素D会导致骨头松软、佝偻、驼背等。缺乏维生素D的人群免疫能力较差,受到感染后,机体恢复所需的周期也会比较长。维生素D的缺乏与自体免疫系统紊乱、免疫能力低下有关,降低机体恢复能力,更可能诱发自体免疫性疾病,如糖尿病和甲状腺疾病。在实验中发现,当为患1型糖尿病的老鼠注射维生素D后,它们抵抗糖尿病的能力会增强。要注意正确的饮食方式,大马哈鱼、金枪鱼及牛奶等,都是补充维生素D的"良药"。

(3)维生素K:妊娠最后数周,应当补充维生素K,以预防新生儿出血。

3. 妊娠晚期营养原则

孕晚期胎儿需要大量营养,如营养不足则严重影响胎儿出生体重,但营养过量或失衡则导致巨大儿、羊水过多及难产等问题。热能摄入不足或过多摄入对孕妇均无益处,有些孕妇少吃东西,怕吃多了胎儿长得过大,结果导致胎儿体重不足;但进食量过多,母体肥胖、增加身体负担,胎儿过大导致分娩困难。妊娠7个月开始,孕妇每日储留钙20~30毫克,8个月以后每日应增至260~360毫克,后期为1 500毫克。钙质的来源包括牛奶、酸乳酪,以及多叶的绿色蔬菜。奶制品的脂肪含量高,选择低脂肪的脱脂奶。孕晚期由于胎儿快速增长,子宫增大,孕妇常感不适或易有饱胀感,应少食多餐。妊娠晚期易出现水肿,应限制盐多的食物。高血压者少吃蛋黄及无鳞的鱼类(带鱼、鳗鱼、鳝),多吃鲜蘑菇及低脂、低蛋白食物。

四、妊娠晚期监测与家庭自我监护

1. 孕妇子宫底高度腹围曲线监测

(1)测量宫高:触摸测量宫底高度时,孕妇要排空膀胱,平卧床上。妊娠8个月时宫底在脐和剑突之间;妊娠9个月时可达剑突部,妊娠10个月时,胎头

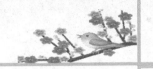

已降入骨盆内,宫底下降,孕妇感到稍舒服。如果宫底按月上升达到上述高度,一般来说胎儿大小是正常的。孕 34 周前宫高每周增加 0.94 厘米。孕 35～38 周前每周增加 0.66 厘米。孕 38 周后几乎不增加。

(2)测量腹围:孕 27～28 周每周增加 0.80 厘米,孕 38 周以后不增加。

2. 丈夫会听胎心音

听胎心音可间接观察胎儿在子宫内生活得是否正常,特别对有妊娠高血压、高血压合并妊娠、妊娠合并肾病及胎盘功能不全、胎儿生长受限的孕妇,用这种方法判定胎儿的情况是比较可靠的。正常胎心音 120～160 次/分钟,丈夫可将耳朵直接贴在孕妇的腹壁上,便可听到如钟表样的"嗒嗒"声。每日听 2～3 次、1～2 分钟/次,并记录下来以便比较;也可到医院租用或购买"优贝贝",监测胎心更为科学。胎心异常时可做波动试验,改变体位,走动数分钟,仍有异常应去医院就诊。

3. 胎动监测

监测胎动是监测胎盘功能最简单、有效的方法。胎动计数是孕妇自我监护的一种方法,它反映胎儿在宫内的情况。计数的方法是孕妇取坐位或卧位,每日早、中、晚在固定的时间内各数 1 小时,3 个小时的胎动数相加乘 4,就是 12 小时的胎动数。如果胎动过少,往往是胎盘功能不良,以致胎儿在宫内窘迫。如低于 10 次/12 小时,表示胎儿在宫内缺氧,进一步发展可出现窒息接近死亡,应立即去医院抢救。胎动过频也说明胎儿在宫内缺氧,常见原因有脐带扭转、脐带绕颈、隐性脐带脱垂、胎盘早期剥离、严重胎盘退行性病变、子宫破裂、胎儿畸形、严重生长受限、水肿、严重贫血等。如果胎动消失,胎心音可在短期内消失,也可能持续 12～24 小时。胎动减少致胎动消失,往往可经历数日或 1 周左右。因此,如果立即去医院采取有效措施,有可能抢救胎儿存活。如果以前胎动良好,孕妇突然感到胎动减少、不活跃,甚至消失,即使胎心音正常有力,仍然是一种报警信号,必须进一步检查。

为了预测胎儿在宫内的安危,孕妇要重视胎动计数。应接受常规产前检查,丈夫应参加监护与护理。80% 的不活动胎儿出生后需要抢救复苏,这表明胎儿在子宫内早已受损,部分胎儿预后不良。

4. 定期进行产前检查,发现异常情况及早就诊

孕晚期加强血压、蛋白尿的测定,及时发现可能存在的妊娠高血压综合征、注意防止早产和胎儿生长受限。对存在若干危险因素的初产妇,必须进行内科

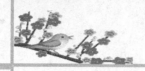

疾病检查,如高血压、血栓形成的趋势和有无肾病变、肝功能异常等。妊娠32～34周胎位不正的孕妇,可实行人工外转胎位法将胎位转正。妊娠期自我监护非常必要,及时发现问题及时处理。要警惕以下危险信号,一旦发生,无论昼夜,都必须及早到医院就诊:①任何阴道出血。②严重或持续头痛。③视物模糊。④腹痛。⑤脸或手指肿胀。⑥持续呕吐。⑦寒战或高热。⑧排尿困难。⑨阴道排液过多。⑩胎动的强度和频率明显改变。

5. 胎心监护

胎心电子监护是妊娠晚期或临产前,通过监测胎心率的变化,评估胎儿在子宫内的氧合状态、神经系统的反应性、胎儿心脏对于胎儿活动的反应情况、胎儿的储备能力。一般采用胎心电子监护仪,通过胎心监护能及时发现胎儿宫内窘迫。一旦发现胎心异常,可先吸氧,提高脑组织对氧的利用,如果能得到改善,可继续妊娠,等待分娩。如胎儿宫内缺氧不能改善,则需及时处理、尽早分娩,缩短胎儿宫内缺氧的时间,减低新生儿窒息的发生。

6. 妊娠期沙眼衣原体感染筛查

衣原体感染的高危因素为多个性伴侣、新的性伙伴、社会地位低、年龄小、曾有口服避孕药史。有高危因素的孕妇,沙眼衣原体(CT)检查应作为孕晚期必查项目。因沙眼衣原体感染导致的宫颈管炎,可上行性感染引起羊膜绒毛膜炎、胎膜早破、早产、低体重儿、围生儿死亡等;分娩时能经产道感染新生儿,产后可导致新生儿眼结膜炎及沙眼衣原体肺炎。

五、妊娠晚期保健措施

唐代昝殷著《产宝》、宋代朱端章《卫生家室产科务要章》等书中讲到,孕妇不宜过饱,油腻不宜过多。图安逸、少活动、多卧床对胎儿发育和分娩都是不利的。宋代陈自明所著《妇人良方大全》中说,孕妇应该"阴阳平衡,气质完备"。

孕28～36周,应每2周产检一次,孕36周以后每周产检一次,其保健有两个特点:一是监测胎儿发育是否与孕周同步;二是妊娠合并症与并发症的防治。

1. 加强孕产期心理保健

妇女在妊娠分娩过程中经受着生理与心理的变化,孕妇有不同的心理反应。积极处理孕产妇的各种危险因素,尽可能消除不良的躯体和精神刺激,稳定孕产妇的情绪,使孕妇以良好的心理状态进入分娩期,提高产妇的心理素质,

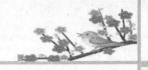

减少异常心理行为的产生。家属的关心,亲友、同事、社会的支持和帮助关怀,互敬互爱的夫妻关系,保持乐观情绪,创造良好的母体内环境,善于进行自我心理调节以取得心身平衡。了解孕产妇及家庭对生男孩或生女孩的需求程度,并对孕妇及时做好这方面的安慰和疏导,教育产妇正确对待男女婴儿。

2. 孕妇应该多晒太阳

比利时鲁汶大学的博士马修说:"大量事实证明,要确保孕妇和她们的孩子能够获得足够的维生素 D,适当晒晒太阳便很有作用,但过度暴晒太阳则对身体不利,还可能导致皮肤癌。"在阳光的照射下,身体会产生维生素 D,可以降低孩子患各种疾病的风险,比如糖尿病和甲状腺疾病。居住在北方城市的孕妇,常常因为晒太阳少而缺乏维生素 D。

3. 保持适宜的体重

孕期 7、8、9 三个月每月新增体重应限制在 2 千克以内,体重过大会增加孕妇患妊娠高血压的危险,产生胎儿潜伏性的肥胖症,因为胎儿的脂肪细胞过度增加。孕妇分娩后只能减轻 5.5～6 千克,胎儿 3.5 千克,胎盘、羊水、失血约 2 千克,因此孕期要预防肥胖。

孕妇由于腹部皮肤膨胀而使腹部肌肉拉紧,导致皮肤的弹力纤维断裂而出现裂纹称为妊娠纹。预防妊娠纹首先要控制饮食,不要太胖;其次保持皮肤的柔软性,冷霜按摩腹部。

4. 食品要多样化

孕妇每天的主食 400～500 克,肉食 100 克,牛奶和豆浆适量,鸡蛋 1～2 个;平时多吃蔬菜、水果等。要避免孕妇偏食或过多进食脂肪和糖,孕妇过瘦或过胖对胎儿都不利。营养差的孕妇,所生的婴儿过小,先天不足;营养过度的孕妇,所生的婴儿过大,易造成难产,而孕妇本人也有发生妊娠高血压综合征的可能,因此饮食要恰到好处。妊娠近 5 个月的孕妇,每天膳食中必须保证钙 1.2 克,铁 1.5 毫克,维生素 A 3 300 国际单位(IU),胡萝卜素 6 毫克,维生素 C 100 毫克。

5. 合理安排工作与锻炼

随着妊娠月份的增加,母体的负担将日益加大,为保护孕妇及胎儿健康,不宜在正常工作日外延长工作时间,而且在工作期间也应当安排一定的休息时间,避免加班加点,减轻孕妇工作、学习、生活负担,保证充足休息时间。

孕妇每天应有适当的室外活动(散步),呼吸新鲜空气,孕妇游泳、产前操是

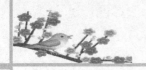

有益的,不仅安全,有利于提高身体素质与分娩,也有利于产后的形体恢复。不爱动的孕妇一般难产率较高。

6. 节制性生活

妊娠晚期、特别是临产前3周必须禁止房事,性生活可能导致子宫收缩,引起早产、胎膜早破,以及产后感染。有早产史者还应戴上安全套,避免精液与子宫黏膜接触,防止子宫强烈收缩,妊娠期间女性阴道内分泌物的酸碱度有变化,抵抗力下降,容易引起宫腔感染。

7. 衣着

孕晚期由于孕妇体形逐渐增大,衣裤要适当宽松合体、舒适柔软,为了胎儿的正常发育,孕妇的裤带不可紧束;要想乳房发育良好,不宜束胸。内衣内裤一定要选吸汗力强、通风好的布料。工作或站立时应避免穿过膝长袜,它可阻止下肢血液回流,导致腿部及脚部水肿。鞋也要舒适,以适应孕期脚部出现的轻微肿胀,而且要有助于防止跌倒。

8. 不宜久坐

不良环境和久坐不动的工作方式对孕妇的伤害较大,长时间坐着工作、活动少,压迫影响盆腔血液循环,使子宫血液循环不畅,损害胎儿健康。

9. 警惕静脉曲张

睡眠时以左侧卧位为最佳,左侧卧位可以改善子宫胎盘的血液循环并预防血压升高。卧床休息时期适当垫高腿部,帮助血液循环。感到腿部疲倦时,可用凉水擦腿;不要长时间原地站着不动或原地踩脚,每天定时按摩。

六、高危妊娠评分及筛查

做好孕前保健及指导可以减少许多高危妊娠和高危胎儿的发生。

1. 高危因素

分析那些转归不良的孕产妇及胎、婴儿时发现,在孕前或孕期,母婴多有某种并发症或某种致病因素,足以导致难产或损害,甚至危及母婴生命的现象存在,这些并发症或致病因素即为高危因素,高危因素包括生物、社会、生理或生活方式的不良因素。高危因素不是固定不变的,高危因素的种类及频率,各地有所不同,每个地方都可将当地的高危因素进行流行病学调查,通过卫生统计,筛查出某种高危因素在当地的影响大小及重要程度。

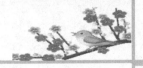

我国农村常见的高危因素：①妊娠高血压综合征。②骨盆狭窄。③产前出血。④胎位不正。⑤早产(先兆早产)。⑥过期妊娠。⑦双胎妊娠。⑧异常产科史。⑨畸形儿史。⑩内科合并症。

2. 高危妊娠定义与范畴

在妊娠期具有某种病理因素或致病因素可能危害孕妇、胎儿或新生儿、或导致流产者，称为高危妊娠。高危妊娠几乎包括所有的病理产科，我国目前多将具有下列情况之一者称为高危妊娠：①孕妇年龄小于 18 岁或大于 35 岁。②身高在 145 厘米以下，体重在 85 千克以上。③有异常妊娠史。④各种妊娠并发症。⑤各种妊娠合并症。⑥可能发生分娩异常。⑦胎盘功能不全。⑧妊娠期接触大量放射线、化学性毒物或服用对胎儿有影响的药物。⑨患肿瘤或曾有手术史。凡具有高危妊娠因素的孕妇，称为高危孕妇。

3. 高危妊娠评分法

高危妊娠评分法是用以早期识别高危妊娠的发生与发展的一种方法，它有利于医务人员提高工作责任心，对高危孕妇及时进行预防和重点监护。一种好的高危妊娠评分法，必须具备下列条件：①目的性明确，应根据各地不同情况制订。②预测率高。③简便易行，经济节约，容易掌握，便于基层推广。④能提高医疗保健的质量与效果。在制订高危评分法以前，必须对高危妊娠进行流行病学调查分析。

4. 高危妊娠评分时间

评分时间：第 1 次，初诊(8～12 孕周)；第 2 次，28～37 孕周；第 3 次，38 孕周至入院。评分结论：高危分界线为总分 10 分。

5. 高危妊娠筛查

(1)高危妊娠的筛查方法

①群体筛查：将普查落实到早孕建卡上，使每个妇女在孕后都进行高危因素评分。

②选择性筛选：有选择性地对某些地域、人群或高危因素重点地区进行筛查，制订出指标或截止点，但应有依据。

③多相筛选：以不同的方法对多个高危因素进行筛查。

(2)筛查方法选择：常用筛查实验方法必须简单实用，能筛选出部分疾病。

(3)筛选时间

①初诊时通过交谈询问病史及做体检，建立登记卡(册)进行筛查，并做有

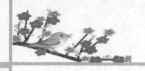
关的筛选试验。

②重复多次的定期孕期检查,每次均应注意再筛选评分。

③妊娠最后4周时,每隔1～2周应复查筛选评分。

④临产开始应做产时高危因素评分。

⑤新生儿筛选评分。

6. 高危妊娠的处理原则及管理

(1)高危妊娠的处理原则:①整体考虑。②针对不同病因进行治疗。③注意一般治疗。④防治早产。⑤产时处理 。⑥加强产科与儿科合作。

(2)高危妊娠的管理:①通过广泛宣传,提高对早孕检查和建卡重要性的认识,及早筛查出高危妊娠。②定期做好孕期检查,每次均进行高危妊娠评分并做好记录。评分≥10表示高度危险;5分为中度危险,0分表示无危险或轻度危险。③高危孕妇应优先重点监护,由有条件的县级以上医疗保健单位进行监护及住院分娩。④中危孕妇由有条件的区(乡)级医疗卫生机构负责;低危孕妇可由当地妇幼保健人员负责监护处理。⑤做好将高危向中、低危的转化工作。⑥定期产后访视,积极防治产后并发症。⑦早期发现和识别高危新生儿,并进行重点监护。⑧做好计划生育知识与技术指导。

(李增庆　姚琼华)

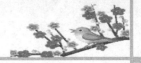

第13章

孕期逐月保健

一、孕2个月保健

孕1个月指妊娠1～4周,1～2周为生殖细胞期,3～4周受精卵在输卵管内运行,并卵裂,然后在子宫内着床。孕1个月属于正常的月经前期,孕妇还没有发现自己妊娠,孕1个月保健参见孕前期保健。下面介绍孕2个月的保健。

1. 胎儿的成长

(1)孕5周胚胎生长发育:胚胎大约长0.6厘米,大小像"苹果子"一样,外观很像个"小海马"。前两个孕月的胚胎期是人体各器官分化发育的时期,许多导致畸形的因素都非常活跃,多数人的先天畸形都发生在胚胎期,在第4～5周,心脏、血管系统对致畸因素最敏感。

(2)孕6周胚胎生长发育:6周胚胎细胞迅速分裂,初级肾和心脏的雏形已发育,心脏开始划分心室,并有规律的跳动及供血。神经管开始连接大脑和脊髓,原肠也开始发育。胚胎的上面和下面开始长出肢体的幼芽,这是将来胎儿的手臂和腿。将形成嘴巴的下部,有一些小皱痕,将发育成脖子和下颌。面部的基本器官已经开始成形,已经能清晰地看到鼻孔、眼睛的雏形。

(3)孕7周胚胎生长发育:第7周的胚胎像一颗豆子,大约有12毫米长,有一个与身体不成比例的大头。胚胎面部器官十分明显,眼睛就像一个明显的黑点,鼻孔大开着,耳朵有些凹陷。手和脚像小短桨一样。胚胎的心脏已经划分成左心房和右心室,开始有规律的跳动,每分钟约跳150次。

(4)孕8周胚胎生长发育:第8周的胚胎大约有20毫米长,像颗葡萄。胚胎的器官已经开始有明显的特征,大脑皮质开始出现,手指和脚趾间看上去有少量的蹼状物。胚胎像跳动的豆子一样开始有运动。因为骨髓还没有成形,肝脏生产大量的红细胞,直到骨髓成形后去接管肝脏的工作。眼睛已经开始发育。

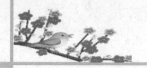

胚胎的器官特征明显,各个不同的器官开始发育,复杂的器官如牙和腭开始发育,耳朵继续成形,皮肤像纸一样薄,血管清晰可见。

两个月胎儿身长已达2~3厘米,头部和身体、五官清晰可见,所有器官的原基已初步形成,全身覆盖着一层薄薄的皮肤,手与脚的纹理也能看出。妊娠2个月时,胎儿的精气在母体的胞宫内生成,必须谨慎护理,不要随便惊动。

2. 孕2个月起居生活要求

(1)孕2月的音乐胎教:妊娠第二个月胎儿的听觉器官已经开始发育,神经系统也已初步形成,孕早期可听轻松愉快、诙谐有趣、优美动听的音乐,每天放1~2次,每次放5~10分钟。这不仅可以激发孕母愉快的情绪,也可以对胎儿的听觉给以适应性的刺激作用。

(2)孕2个月的运动指导

①散步:孕早期最适宜散步,是增强孕妇和胎儿健康的有效运动方式。最好选择在绿树成荫、花草茂盛、空气清新、尘土和噪声都比较少、氧气浓度高的地方散步,有利于呼吸新鲜空气,可以提高孕妇的神经系统和心、肺功能,促进全身血液循环,增强新陈代谢和肌肉活动。

②坐的练习:孕期尽量坐在有靠背的椅子,这样可以减轻上半身对盆腔的压力。坐之前,两脚并拢,把左脚向后挪一点,然后轻轻地坐在椅垫的中部。坐稳后,再向后挪动臀部将后背靠在椅子上,深呼吸,使脊背伸展放松。

③脚部运动:活动踝骨和脚尖儿的关节。由于胎儿的发育,孕妇体重日益增加,增加脚部的负担,因此必须每日做脚部运动。

(3)注意事项

①洗衣要用肥皂,不宜用洗衣粉;洗碗要选用不含有害物质的洗洁精。

②切生肉后一定要洗手后再炒菜,吃涮羊肉等一定要把肉涮透,以防生肉中的弓形体感染胎儿。

③冬天淘米、洗菜不要将手直接浸入冷水中,寒冷刺激有诱发流产的危险。没有热水器的家庭要买几副胶皮手套。

3. 孕2个月记事

妊娠日记是孕妇本人或家人把孕妇在妊娠期间所发生的与孕期保健有关的事情记录下来。记妊娠日记可以帮助孕妇掌握孕期活动及变化,帮助医务人员了解孕妇在妊娠期间的生理及病理状态,为及时处理异常情况提供依据,可以减少因记忆错误而造成病史叙述不当及医务人员处理失误。

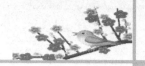

二、孕3个月保健

妊娠第三个月为孕9～12周。

1. 孕3个月胎儿的成长

(1)孕9周胎儿:9周的胚胎称为"胎儿",身长大约有25毫米。手部从手腕稍微有些弯曲,双脚开始摆脱蹼状的外表,眼帘开始覆盖住眼睛。

(2)孕10周胎儿:10周末胎儿的身长达到40毫米,体重大约10克,从形状和大小都像一个扁豆荚。胎儿的眼皮开始黏合在一起,直到27周以后才能完全睁开。手腕已经成形,脚踝开始发育完成,手指和脚趾清晰可见,手臂变长、肘部变得更加弯曲。胎儿的生殖器开始发育,但B超还分辨不清性别。

(3)孕11周胎儿:孕11周胎儿身长已经达到45～63毫米,体重达到14克,胎儿开始做吸吮、吞咽和踢腿动作,手指甲和绒毛状的头发开始出现。维持生命的器官,如肝脏、肾、肠、大脑,以及呼吸器官开始工作。能够清晰地看到胎儿脊柱的轮廓,脊神经开始生长。

(4)孕12周胎儿:早孕期在本周结束,胎儿已初具人形,大脑体积占整个身体的一半左右。身长约9厘米,体重约20克,手指和脚趾已经完全分开,一部分骨骼开始变得坚硬,并出现关节雏形,从牙胚到趾甲。发生流产的机会相应的减小了,胎儿关键器官发育将在两周内完成。孕3个月胎儿开始活动,吞吐羊水、眯眼、握小拳头、咂拇指、伸展四肢等。

2. 孕3个月母体的变化

孕11周末子宫增大如拳头大小,孕妇下腹部外观隆起不明显。增大的子宫压迫周围组织,压迫膀胱底部会引起排尿频繁,孕妇会感到下腹部压迫感。随着妊娠天数的增加,早孕反应症状开始减轻。阴道内的乳白色分泌物——白带明显增多;乳房进一步增大、胀痛;乳晕、乳头出现色素沉着。容易发生便秘、腹泻等症状。

妊娠12周左右,子宫超出盆腔进入腹腔,对膀胱压力减轻,尿频现象好转。腹部从肚脐到耻骨会出现一条垂直的黑色的妊娠线,脸上可能会出现黄褐色的妊娠斑,分娩结束后就会逐渐变淡或消失。胎盘已经很成熟,可以产生大部分重要的激素。

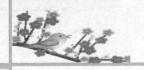

3. 孕3个月的养胎、护胎

怀孕最初3个月是胎儿对致畸因素非常敏感的时期，孕妇无论是在精神、饮食、工作、生活等各个方面均应特别谨慎，谨防各种病毒和化学毒物的侵害，避免不良因素影响。

避免做剧烈活动，避免身体受强烈震动和颠簸。不要长途出行，孕早期容易发生流产。不可长时间骑单车，尤其是在不平坦道路上，这样易使盆腔充血而导致流产。

每天应及时地补充水分，最好每天能喝到8大杯水，平均每2小时1次。早饭前先喝一大杯凉白开水，可以促进胃肠的蠕动，方便排便，防止痔疮。切忌口渴后才喝水，口渴说明体内水分已经失衡，脑细胞脱水已经到了一定程度。不要喝久沸的开水，因为水反复沸腾后，水中的亚硝酸银、亚硝酸根离子，以及砷等有害物的浓度会相对增加。饮用后血液中的低铁血红蛋白结合成不能携带氧的高铁血红蛋白，从而引起血液中毒。

在体内大量雌激素的影响下，从本月起口腔出现一些变化，如牙龈充血、水肿，以及牙龈乳头肥大增生，触之极易出血，医学上称此为妊娠牙龈炎。孕妇要坚持早、晚认真刷牙漱口，防止细菌在口腔内繁殖。

4. 孕3个月的胎教

妊娠期孕妇经常抚摸腹内的胎儿可以激发胎儿运动的积极性，并且可以感觉到胎儿腹内活动而发回给母亲的信号。

(1)抚摸方法：孕妇平躺在床上，全身尽量放松，在腹部松弛的情况下，用1个手指轻轻按一下胎儿再抬起，此时胎儿会立即有轻微胎动以示反应；有时则要过一阵子，甚至做了几天后才有反应。

(2)抚摸时间：以早晨和晚上做为宜，每次时间不要太长，5～10分钟即可。

(3)注意事项：最初抚摸胎儿，由于胎儿的月份还小，一般不容易感觉出胎儿所发回的信号，而随着胎儿月份的增长与妊娠的逐步体会，渐渐地就会发觉，每当抚摸腹内的小家伙以后，他就会用小手来推或用小脚来踹母亲的腹部。如果开始轻轻按一下时，如胎儿"不高兴"，他会用力挣脱或蹬腿反射，这时就应马上停下来。过几天后，胎儿对母亲的手法适应了，再从头试做，此时当母亲的手一按，胎儿就主动迎合做出反应。

5. 孕3个月记事

是否已经做过初诊检查，如果已经做过初诊检查是否按照医嘱安排自己的

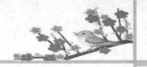

行为。怀孕1～3个月内有无异常情况。

三、孕4个月保健

妊娠第四个月指第13～16孕周。

1. 胎儿的发育

孕4个月时,胎儿所有器官,包括胎儿的眼、耳、鼻都已完全形成,对能量和蛋白质的需求大大增加。胎儿的生殖器官已经形成,用B超可以分辨出胎儿的性别。性别检查只用于判断某些通过性别遗传的疾病检测。胎儿的骨骼细胞发育加快,肢体慢慢变长,逐渐出现钙盐的沉积,骨骼变硬。

(1)孕13周胎儿生长发育:胎儿体重比上周稍有增加。眼睛在头的额部更为突出,两眼之间的距离拉近了,肝脏开始制造胆汁,肾脏开始向膀胱分泌尿液。胎儿的神经元迅速地增多,神经突触形成,胎儿的条件反射能力加强,手指开始能与手掌握紧,脚趾与脚底也可以弯曲,眼睑仍然紧紧地闭合。

(2)孕14周胎儿生长发育:胎儿手指上已经出现独一无二的指纹印。

(3)孕15周胎儿生长发育:胎儿的生长速度很快,远远地超过了前几周。现在胎儿薄薄的皮肤上覆盖了一层细细的绒毛,全身看上去就像披着一层薄绒毯,这层绒毛通常出生时就会消失。眉毛、头发也开始生长,头发的纹理密度和颜色在出生后都会有所改变。胎儿在子宫里开始做许多动作,握紧拳头、眯着眼睛斜视、皱眉头、做鬼脸,也开始会吸吮自己的拇指。这些动作会促进胎儿大脑的成发育。

(4)孕16周胎儿生长发育:胎儿开始打嗝了,这是胎儿呼吸的先兆。胎儿的气管充斥的不是空气,而是流动的液体。胎儿的体重约100克,身长约16厘米,差不多有母亲的手掌那么大。胎儿腿的长度超过了胳膊,手指甲完整地形成了,指关节也开始运动。脊柱形成,肝、肾及其他消化腺已开始发挥作用。

2. 母体的变化及特点

早孕反应消失,孕早期的疲劳、恶心,以及尿频都已减少。孕妇的体重已经增加了2 000～4 500克,子宫增大、腹部隆起,看上去已是明显的孕妇模样。

孕妇必须摄取充足的钙,并补充促进骨骼生长的维生素D帮助钙的吸收,维生素D比平常的需要量多出4倍。孕妇所需钙量如果达到每日所需标准,则对孕妇骨骼和牙齿坚固性均有好处。

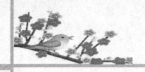

3. 孕 4 个月营养

第四个月是胎儿长牙根的时期,孕妇要多吃含钙的食物。为了配合胎儿骨骼发育的需要,孕妇应当多吃鸡蛋、胡萝卜、菠菜、海带,多喝牛奶、骨头汤,或将小鱼油炸后连肉带骨一起吃掉。可食用红糖,红糖中钙的含量比同量的白糖多2 倍,铁质比白糖多 1 倍,有益气、补中、化食和健脾暖胃等作用。少吃含盐多的食品,盐分吸收太多,会在后期引起水肿和妊娠高血压综合征。节制冷饮。预防便秘,应多吃粗粮及粗纤维果菜,多饮水、多活动。还可以饮些酸牛奶和蜂蜜以润肠通便。切不可滥用泻药,因为有可能引起子宫收缩而导致流产、早产。

4. 孕 4 个月的养胎、护胎

胎儿活动的幅度与力量越来越大,通过对胎儿的抚摸,沟通了母儿之间的信息,并且也交流了感情,从而激发了胎儿运动的积极性,可以促进出生后动作的发展。4 个月胎儿对声音已相当敏感,其声音来自母体内大血管的搏动,节律与心脏跳动相同。还有规律的肠蠕动声音。每天进行两次听觉训练,每次 3～5分钟,欣赏的音乐作品应柔和平缓、优美动听。

5. 孕妇保健操

孕期体操不仅对孕妇的健康有益,而且还利于顺产。晚上睡觉前、做家务的间隙等,都可以锻炼。做孕期体操注意事项:①开始时不要勉强自己,做操次数可依身体状况而定,以后可逐日增加运动量。②做完一遍体操后如果感到累,就应该适当减少运动量。运动适量的感觉为:身体微微发热,略有睡意。③肚子发胀、生病等身体不舒服的时候,可酌减体操的种类、次数、强度等。④早晨不要做操,沐浴后可以。孕期体操的做法如下。

(1)脚腕运动:孕妇要使自己的脚腕关节变得柔韧有力,有助于消除妊娠后期的脚部水肿。方法:①仰卧。②左右摇摆脚腕 10 次。③左右转动脚腕 10 次。④前后活动脚腕,充分伸展、收缩跟腱 10 次。

(2)腿部运动

①把一条腿搭在另一条腿上,然后放下来,重复 10 次,每抬 1 次高度增加一些,然后换另一条腿,重复 10 次。

②两腿交叉向内侧夹紧、紧闭肛门,抬高阴道,然后放松。重复 10 次后,把下面的腿搭到上面的腿上,再重复 10 次。

(3)腹肌运动:锻炼支持子宫的腹部肌肉。

①单腿屈曲、伸展,左、右各 10 次。

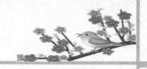

②双膝屈曲,单腿上抬、放下,左、右各 10 次。

(4)骨盆的运动:放松骨盆的关节与肌肉,使其柔韧,利于顺产。

①单膝屈曲,膝盖慢慢向外侧放下,左、右各 10 次。

②双膝屈曲,左右摇摆至床面,慢慢放松,左、右各 10 次。

(5)盘腿运动:放松耻骨联合与股关节,伸展骨盆底肌肉群。这样胎儿可顺利通过产道。

①笔直坐好,双脚合十,用手拉向身体,双膝上下活动,宛如蝴蝶振翅。做 10 次。

②同一姿势,吸气伸直脊背,呼气身体稍向前倾。10 次。

(6)猫姿:这是振动骨盆的运动,可以缓解腰痛,还可以锻炼腹部肌肉,更好地支持子宫。

①趴下,手与双膝分开。

②边吸气边拱起背部,头部弯向两臂中间,直至看到肚脐。

③边呼气边恢复到①的姿势,边吸气边前抬上身。

④边呼气边后撤身体,直至趴下。①～④重复 10 次。

(7)吹蜡式运动:锻炼腹肌。产后可恢复松弛的腹肌。仰卧,屈起双膝,将手指立于离嘴 30 厘米处。把手指视为蜡烛,做用力呼气吹熄烛焰动作。

(8)电梯式运动:练习收缩阴道肌肉。与活动骨盆底肌肉群同要领收缩臀部、阴道肌肉,如电梯般上抬腰部。从"1 楼"到"5 楼"分 5 层上抬,在"5 楼"处保持 2～3 秒钟后,边呼气边分 5 层放下腰部。

6. 预防孕期感染及牙齿保健

孕期妇女牙龈肥大、充血,所以孕妇牙床容易出血,好发龋齿。胎儿牙齿是隐藏起来的,待到出生后 7～10 个月才开始出牙。孕妇喜欢吃甜食或酸性食物,易使蛀牙严重。每日早、晚各刷牙 1 次,以维持良好口腔卫生,对防蛀牙,保证牙齿健康大有益处。

7. 孕妇服装

当怀孕进入 4 个月时,孕妇的腹部明显地鼓起,应该穿上腹部宽松的孕妇服,衣料选用轻软、透气、吸湿性好的真丝、纯棉织品为佳,不宜用化纤类织品。内衣要选择通气性、吸湿性好的纯棉织品,高腰、可把整个腹部包裹的孕妇内裤,每天换洗。具体的长度与厚度还要依气温及个人舒适度而定。同时,孕妇阴道分泌物增多,宜选择透气性好,吸水性强及触感柔和的纯棉质面料,对皮肤

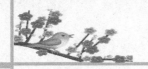

无刺激,不会引发皮疹和痒疹。腹部束带应该宽松,要有弹性,不易松落,到孕后期也不觉得勒。现有两种适合孕妇的内裤:

(1)覆盖式内裤:能够保护孕妇的腹部,裤腰覆盖肚脐以上部分,有保暖效果;松紧可自行调整,随怀孕的不同阶段体型自由伸缩变化。

(2)产妇专用生理裤:采用舒适的柔性棉,并具有高弹性,不紧绷;分固定式和下方可开口的活动式两种,便于产前检查和产褥期、生理期等特殊时期穿着。

8. 孕4个月记事

一是自我感觉,如挺好、比孕早期好、仍然很难受;二是饮食情况;三是运动和娱乐方式,如孕妇操、散步、旅游、玩牌、看电影、看书等;四是胎动情况,感觉到了吗? 有、没有,如果有,何时有,何种感觉像肠蠕动、窜气、肚子动一下;五是医生检查结果,正常、异常、需要注意的问题;六是孕妇心情寄语。

四、孕5个月保健

妊娠第五个月是指第17～20孕周。

1. 胎儿的成长特点

胎儿5个月时,肝脏开始造血,全身开始长毛,头发、指甲长出来。胎儿的运动神经和感觉神经已开始发育,出现肌肉的细微活动。胎动活跃,心跳也更加有力,感知功能明显提高,对外界传入刺激信号的接受能力大大提高。

(1)孕17周胎儿发育:胎儿在今后3周内,将经历一个飞速增长的过程,重量和身长都将增加两倍以上。胎儿变得非常顽皮,拥有了第一个玩具——脐带,特别喜欢用手拉或抓住脐带,有时他抓得特别紧,紧到只能有少量的氧气输送。胎儿的肺不断地吸入和呼出羊水。

(2)孕18周胎儿发育:胎儿骨骼几乎全部是类似橡胶似的软骨,以后会变得越来越硬,可以保护骨骼的物质"髓磷脂"开始慢慢地裹在脊髓上。

(3)孕19周胎儿生长发育:胎儿胸脯不时地鼓起来、陷下去,这是胎儿呼吸的表现,在胎儿的口腔里流动的是羊水而不是空气。

(4)孕20周胎儿生长发育:胎儿的身长25厘米,体重大约300克。胎儿开始能吞咽羊水,而且肾脏已能够制造尿液,头发也在迅速地生长。感觉器官开始按区域迅速发育,神经元分成各个不同的感官,味觉、嗅觉、听觉、视觉和触觉开始在大脑的专门区域里发育,神经元数量的增长开始减慢,但是神经元之间

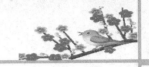

的相互联通开始增多。

2. 孕 5 个月母体的变化

孕妇下腹部的隆起开始明显。子宫渐渐变大,如幼儿头大小,子宫高度为15～18厘米(脐下一横指)。子宫在不断地长大,身体的重心也在发生变化,可能感到行动有些不方便了。由于皮下脂肪增加孕妇会显得体态丰盈。

17～20周之间,孕妇可以感到明显的胎动。如果已经有过怀孕史,会感到胎动的时间比以前提前。有时腹部一侧有轻微的触痛,因为子宫在增大,子宫两边的韧带和骨盆也在变化以适应胎儿的成长。20周末时,经腹壁能触及胎儿肢体及有浮球感的胎头(宫内羊水致浮动感)。

有些孕妇出现鼻塞、鼻黏膜充血和出血,与孕期内分泌变化有关,这时孕妇切忌自己滥用滴鼻液和抗过敏药物。如果发生严重的鼻出血,应考虑是否发生妊娠高血压综合征。由于乳腺管、腺泡发育,乳房会变得丰满,乳头着色加深。现在是胎教的最佳时期,胎儿可以听到各种声音。

注意事项:① 定期产前检查,每 4 周检查 1 次。② 节制性生活。③ 避免过度劳累,动静结合。④预防贫血,做贫血检查,以便及早发现,及时纠正。

发生腿抽筋、腰腿酸痛、骨关节痛、水肿等现象,这些都是由于缺钙所致,严重者甚至会转变为高血压、难产、骨质疏松、软骨症、骨盆畸形、牙齿松动、产后乳汁不足等病,主要是因孕妇血液中缺钙造成的,应适当补充钙和维生素 D。有条件的话,在家中备体重计,每周称 1 次。怀孕中期每周体重增加不超过 500 克。

3. 孕 5 个月胎教方法

胎儿最喜欢听中低频调的声音,爸爸的说话声正好适合,孕妇与丈夫每天能坚持与子宫内的胎儿讲话,能够唤起胎儿的热情,帮助胎儿智力的发育。

可增加和胎儿做游戏、给胎儿讲故事等内容。母亲或父亲与胎儿做游戏,是利用父母的手掌轻轻拍击胎儿以诱引胎儿用手推或用脚踢的回击,国外有学者称这种游戏叫"踢肚游戏"。做这种游戏需要经过一段时间的抚摸胎儿训练。其具体游戏方法是:当胎儿发育至 15 周以后,已具备了四肢运动的能力,先轻轻抚摸腹部,与胎儿沟通一下信息,当胎儿用小手或小脚给以"回敬"时,则轻轻拍打被踢或被推的部位,然后等待胎儿再一次踢打母亲的腹部。一般等 1～2分钟后胎儿会再踢,这时再轻拍几下,接着停下来。如果你拍的位置变了,胎儿会向你改变的位置再踢,须注意改拍位置离原胎动的位置不要太远,游戏时间也不宜过长,一般每次 10 分钟左右即可。有人观察了做这种胎儿游戏的 150

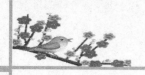
名孕妇,结果她们所生下来的孩子,在听、说和使用语言技巧方面都获得了高分,并且出生后坐、立、行学得比一般孩子快些。这表明做胎儿游戏既可提高孩子的健康灵敏程度,还有利于孩子智力的发育。

当胎儿长到5~6个月时,听觉器官的发育已基本成熟,并与神经系统反射建立起了联系。胎儿不仅具有听的能力,而且还能对听到的声音作出不同的反应。应先取一个乳名,当胎儿出生后再去呼唤,婴儿回忆起这熟悉的呼唤以后,可产生一种特殊的安全感。即便是在烦躁哭闹的时候,叫一下宝宝的乳名也会安静下来。

4. 服装要适宜胎儿成长

怀孕期的服装要适应这一时期的特殊需要,随着怀孕月份的增加,孕妇体形改变,行动变得笨拙,服装最好以舒适、宽大、洁净为原则。可选择色调明快、柔和甜美的图案,简单易穿脱的孕妇服装式样,经济实惠的做法是,利用原有的旧衣服改制,也可以穿用朋友的孕期服装。如果有条件的话,在孕妇服装专卖店为自己选择一件漂亮的孕妇服。

冬季,孕妇的着装应注意不要让腹部和腰腿受寒,衣着要轻而暖,最好选用保暖性能好的毛料。短款的风衣便于行动,是比较好的选择,而且下摆宽大的短风衣看上去还非常浪漫。长大衣穿起来非常笨拙,活动时腿脚施展不开,在孕期穿着不太适宜。夏季,酷暑令孕妇难以忍受,应选用易穿脱、易清洗、吸湿性能好的服装和布料,最好是纯棉服装。

5. 运动要适度,睡眠要充足

美国妇产科学会鼓励孕妇进行定期的体育活动,以提高孕妇的身体素质,利于胎儿的生长发育。孕妇患痔疮者多,这是由于胎儿压迫下腔静脉,影响了血液回流等原因所致,体育活动可促进血液循环,大大减少孕妇痔疮的发病率。

6. 孕5个月记事

胎教情况、胎教方式,丈夫是否参加胎教、孕妇心情寄语。

五、孕6个月保健

妊娠第六个月是指第21~24孕周。

1. 孕6个月胎儿成长加速

(1)孕21周胎儿生长发育:胎儿变得滑溜溜的,身上覆盖了一层白色的、滑

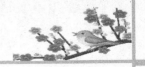

腻的胎脂，保护胎儿的皮肤，以免在羊水的长期浸泡下受到损害。出生时身上都还残留着白色的胎脂。

（2）孕22周胎儿生长发育：胎儿的眉毛和眼睑已经清晰可辨，10个小手指上也已长出了娇嫩的指甲。胎儿可以听到外界的一些音响。

（3）孕23周胎儿生长发育：23周的胎儿看起来已经很像一个微型宝宝了，由于皮下脂肪尚未产生，这时胎儿的皮肤是红红的，而且皱巴巴的，样子像个小老头。皮肤的皱褶是给皮下脂肪的生长留有余地。嘴唇、眉毛和眼睫毛已各就各位，清晰可见，视网膜也已形成，具备了微弱的视觉。胎儿的胰腺及激素的分泌也正在稳定的发育过程中。此时在胎儿的牙龈下面，恒牙的牙胚也开始发育了，这时的胎动次数有所增加，并更加明显。骨骼已经长得很结实，但还没有皮下脂肪，所以很瘦。胎儿在充足的羊水中能够自由地移动身体的位置，甚至可以大头朝下"拿大顶"。

（4）孕24周胎儿生长发育：24周时的胎儿大约已有700多克，身长约30厘米。听力已经形成，一些大的噪声胎儿也能听到，比如吸尘器发出的声音、开得很大的音响声、邻家装修时的电钻声，都会使胎儿躁动不安。实验证明，妊娠6个月的胎儿已具备了记忆、听力和学习的能力，胎儿更喜欢优美抒情的古典音乐。给胎儿播放节奏强烈的现代音乐时，胎动会增加且幅度增大，而当播放轻柔舒缓的音乐时，胎儿很快变得安静下来了。

胎儿大脑已比较发达，还能很快地对外界刺激作出反应，渐渐形成了胎儿的个性特征，胎儿的肌肉、皮下脂肪形成，胎动的频度更高。胎儿的呼吸系统也正在发育，并不断地吞咽羊水。

2. 孕6个月母体的变化

妊娠6个月的孕妇腹部增大，前凸明显，子宫高度为18～24厘米（约平脐高或脐上一指）。日益增大的子宫压迫孕妇的肺部，而且随着子宫的增大，这种状况也更加明显。子宫增大压迫盆腔静脉会使孕妇下肢静脉血液回流不畅，可引起双腿水肿，足背及内、外踝部水肿尤多见，下午和晚上水肿加重，晨起减轻。由于子宫挤压胃肠，影响胃肠排空，孕妇可能常感饱胀，便秘，所以饮食宜每次少量，多次进餐。此期孕妇心率增快，每分钟增加10～15次；乳腺发达，乳房进一步增大，且可挤出淡淡的初乳。孕妇的肚子接近典型孕妇的体形，体重在稳定增加，大约每周增重250克左右。

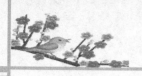

3. 孕6个月的养胎、护胎

可以选择一些有趣的儿童名著,绘声绘色地朗读给胎儿听,最好是反复地讲同样的一个或几个故事,也可以给他听一些优美抒情的音乐。专家研究发现,经过这种训练的宝宝,在出生后会对他熟悉的这些故事或音乐有明显反应,会使他吃奶时胃口大开,情绪饱满,也会使他从哭闹之中很快平静下来。增强胎儿运动训练,提高运动功能,或者教胎儿学知识等。这一时期正是胎教任务最重的时期,年轻的夫妇应有明确的"人父"、"人母"意识,提高自我修养,不失时机地进行胎儿教育。

孕期体操只有每天坚持才会有效果,所以日常生活中一定要勤锻炼。例如,晚上睡觉前、做家务的间隙等,都可以锻炼。孕期体操是依据孕期身体的变化而编排的运动疗法,其目的主要是:健康度过孕期及顺利分娩。

加强母爱:在整个妊娠期内,孕妇倾注博大的母爱,仔细捕捉来自胎儿的每一信息,以一颗充满母爱的心,浇灌萌芽中的生命,这是最起码的胎教基础。

母爱对胎儿来说是独一无二的,得到母爱是最幸福的事。孕妇在怀孕的中、后期,要仔细体察胎儿发给的信号,关注胎儿的生长,及时锻炼身体,摄入足够营养,避免不良刺激,将伟大的母爱付诸于实际行动。

在美国加利福尼亚州就成立了一所胎儿大学,只要怀孕5个月以上的妇女即可入学,在具有丰富经验的教员指导下,孕妇用扩音器对胎儿讲话,同时用手在腹部做各种示范动作,与胎儿做游戏,教一些常用的词汇等。经过如此训练学习的胎儿出生时可懂得大约15个词汇和其中的意思,并能对这些词汇作出反应。这表明了胎儿期也是能"学习"的。我国还没有专门进行胎儿教育的机构,孕妇可以自我摸索教胎儿学习。只要孕妇能保持着旺盛的求知欲,胎儿也必将受到积极的影响,而促进大脑智力的发育。

4. 孕妇须知

(1)妊娠水肿的食疗方

方1:鲤鱼片100克入麦片粥内烫熟,加食盐、味精、葱、姜末各少许。

方2:赤小豆30克与麦片30克同煮粥,加饴糖1匙。

方3:冬瓜250克煎汤,日服2次。

(2)选好床垫有利睡眠:顺利翻身先选床垫,一般家庭用的床垫多由各种弹簧制作,富有弹性,但在睡眠时会使承受人体主要重量的腰部下沉,使腰部肌肉处于受压的紧张状态。怀孕后胎儿逐渐长大,腹内压力也随之增大,更加压于

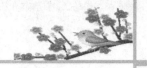

腰肌,使腰肌更加紧张和得不到稳妥的支撑,久而久之腰肌会发生疼痛和劳损。另外,床铺得过软也不好翻身,所以孕妇最好不睡过于柔软的床垫,而应该选用加强型的床垫,使床具备一定的硬度。

(3)正确对待妊娠纹:正常健康女性的腹部一般是光滑、柔嫩且富有弹性。这是腹壁各层组织都很完整健康的表现。妊娠纹的发生原因可能是怀孕期间内分泌的改变,这时肾上腺皮质分泌的激素增加,它抑制了纤维母细胞的功能,使构成弹力纤维的成分——弹力纤维蛋白分解、变性,弹力纤维就容易断裂。加上怀孕时增大的子宫撑的力量,腹部等处皮肤的弹力纤维就更容易断裂,破坏了正常皮肤的完整性。

对策:孕期进行适当的锻炼,增加皮肤对牵拉的抗力。对局部皮肤使用祛纹油进行适当的按摩,促进局部血液循环,增加皮下弹力纤维的弹性。怀孕中避免体重增加过快或过多,体重的增长控制在 12 千克左右。如能坚持孕期适宜的皮肤护理,分娩后就比较容易恢复。

六、孕7个月保健

妊娠第七个月是指第25～28孕周。

1.胎儿的成长特点

(1)孕 25 周胎儿生长发育:胎儿体重稳定增加,皮肤很薄而且有不少皱纹,几乎没有皮下脂肪,全身覆盖着一层细细的绒毛,样子像个小老头,但身体比例已较为匀称。胎儿在妈妈的子宫中已经占据了相当多的空间,开始充满整个子宫。胎儿舌头上的味蕾正在形成,也有偏好甜食的特点。胎儿大脑细胞迅速增殖分化,体积增大,这标志着胎儿的大脑发育将进入一个高峰期。

(2)孕 26 周胎儿生长发育:现在胎儿的体重在 800 克左右,坐高约为 22 厘米。皮下脂肪并不多,胎儿显得瘦瘦的。开始有了呼吸动作,胎儿的肺部尚未发育完全。研究发现,胎儿的大脑对触摸已经有了反应,而且视觉也有了发展,他的眼睛已能够睁开。胎儿的眼睛对光的明暗开始敏感,如果用一个打开的手电筒照射孕妇的腹部,胎儿就会自动把头转向光亮的来处,这说明胎儿视觉神经的功能已经在起作用了。

(3)孕 27 周胎儿生长发育:27 周的胎儿体重 900 克左右,身长大约已达到 35 厘米,坐高大约为 25 厘米。很多胎儿此时已经长出了头发,眼睛也已可以睁开。如果是男孩,他的睾丸尚未降下来,如果是女孩则已经可以看到突起的小阴唇。

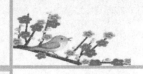

这时胎儿的听觉神经系统也已发育完全,对外界声音刺激的反应也更为明显。

这时胎儿的气管和肺部还未发育成熟,胎儿在羊水中的呼吸动作仍在继续,对他将来真正能在空气中呼吸是一个很好的锻炼。胎儿眼睑打开已经有眼睫毛。胎儿的大脑、感觉系统显著发达。

(4)孕28周胎儿生长发育:胎儿几乎已经快占满整个子宫空间。身长35厘米,体重1 000克左右。眼睛既能睁开也能闭上,而且已形成了自己的睡眠周期,甚至会把自己的大拇指或其他手指放到嘴里去吸吮。尽管胎儿的肺叶尚未发育完全,但是如果这个时候早产,在借助一些医疗设备的前提下,胎儿已经可以呼吸。胎儿从28周左右开始就会做梦了,胎儿大脑活动在这时是非常活跃的,大脑皮质表面开始出现一些特有的沟回,脑组织快速增殖。

胎儿发育到第7个月时,皮肤皱纹逐渐张开,皮肤表层皮脂腺分泌物增多,形成胎儿皮脂。眼睑重新张开,外耳道开通,视网膜分化完成,大脑出现裂和回。此期胎儿的神经系统已相当发达,如呼吸、吞咽、体温调节等重要的中枢已发育完备。胎儿会喘气、会咂手指头,并且还能做360°的大转身。如果在这时出生,只要护理得好,大部分孩子能够存活下来。

2. 孕7个月母体的变化

妊娠7个月的孕妇腹部隆起明显,宫底上升到脐上1~2横指,子宫高度为24~26厘米,身体为保持平衡略向后仰,腰部易疲劳而疼痛。由于胎盘的增大、胎儿的成长和羊水的增多,使孕妇的体重迅速增加,每周可增加500克;同时增大的子宫对盆腔压迫加重,使下半身静脉回流受阻程度加重,可出现痔疮。

此期间孕妇活动量一般都很少,胃肠蠕动缓慢,因此便秘现象增多,腿肚子抽筋、头晕、眼花症状在此期时有发生。由于激素影响,孕妇的骨骼关节松弛,步履较以前笨重。

妊娠7个月是容易发生早产的时候,过于激烈的运动是早产的原因。孕妇血容量增加,心脏负荷加重,有时会引起心跳加快,孕妇应注意动作缓慢些。

3. 孕妇须知

学会腹式呼吸,可以将充足的氧气输送给胎儿。正确的姿势是:背后靠一小靠垫把膝盖伸直全身放松,把手轻轻放在肚子上。然后开始做腹式呼吸,用鼻子吸气直到肚子膨胀起来;呼气时把嘴缩小慢慢地、有力地坚持到最后将身体内的空气全部呼出,注意呼气的时候要比吸气的时候用力慢慢地呼。

避免拿重东西、向高处伸手、突然站起来等动作。为了防止便秘应每天早

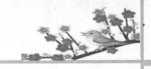

晨喝牛奶和水,多吃水果及含纤维多的食物。

4. 孕7个月营养

多吃核桃、芝麻、花生之类的健脑食品,为胎儿大脑发育提供充足的营养。妊娠7个月时常出现肢体水肿。因此,首先要少吃盐;其次要选富含B族维生素、维生素C、维生素E的食物,增加食欲,促进消化,有助于利尿和改善代谢的作用;多吃水果,少吃或不吃不易消化的、油炸的、易胀气的食物(如白薯、土豆等)。

食谱举例:春笋兔肉

原料:鲜兔肉500克,葱段、姜各20克,净春笋500克,酱油20克,豆瓣、水豆粉各50克,肉汤1000毫升,味精1克,精盐2克,花生油60克。

做法:①将兔肉洗净,切成3厘米见方的块,春笋切滚刀块。②旺火烧锅,放花生油烧至六成熟,下兔肉块炒干水分,再下豆瓣同炒,至油呈红色时下酱油、精盐、葱、姜、肉汤一起焖,30分钟后加入春笋;待兔肉焖至软烂时放味精、浇水豆粉,收浓汁起锅即可。

特点:色红油亮,肉酥味美。

5. 孕7个月音乐胎教、能力训练

胎儿能感受到胎外音乐节奏的旋律,孕妇可以从美妙的音乐中感到自己在追求美、创造美。胎教音乐要具有科学性、知识性和艺术性。孕妇在听音乐,实际上胎儿也在"欣赏"。多听音乐对胎儿右脑的艺术细胞发育是有利的。婴幼儿更早地接受音乐教育,更早地开发和利用右脑有利于孩子的成长。出生后继续在音乐气氛中学习和生活,会对孩子智力的发育程度带来更大的益处。音乐胎教中应该注意的是,音乐的音量不宜过大,也不宜将录音机、收音机直接放在孕妇的肚皮上,以免损害胎儿的耳膜,造成胎儿失聪 。

选择幼儿图书的内容给胎儿讲故事。母亲在给胎儿讲故事时,一定要注意把感情倾注在故事的情节之中,通过语气声调的变化,将喜怒哀乐通过富有感情的声调传递给胎儿,使胎儿受到感染。单调和毫无生气的声音是不能唤起胎儿的感受性的。

6. 运动

(1)孕妇操:做孕妇操能够防止由于体重增加引起腰腿痛,能够帮助放松腰部、骨盆部肌肉,为胎儿出生时顺利分娩做好准备。

(2)游泳:游泳运动可以增强腹部的韧带力量和锻炼骨盆关节,还可以增加肺活量,避免在妊娠中期或后期患心脏和血管方面的疾病。游泳运动借助水浮

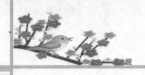

力,轻松愉快地改善血液循环,可以减少分娩过程引起的腰痛、痔疮、静脉曲张等症状,还可以自然地调整胎儿臀位,是一项帮助孕妇顺利分娩的运动。

孕妇游泳要注意水温,一般要求在29℃～31℃之间,否则水温低于28℃会刺激子宫收缩,易引起早产;水温高于32℃容易疲劳。游泳时间最好在上午10时到下午2时之间。

以下几种情况禁止孕妇游泳:身孕未满4个月;有过流产、早产史;阴道出血、腹痛者;高血压、心脏病者。

7. 妊娠7个月的养胎、护胎

要做到"劳身摇肢,无使定止,动作屈伸,以运血气,居处必燥,饮食避寒"。(《千金方·徐之才逐月养胎方》)就是要求孕妇宜适当活动,使肢体得到锻炼,通过屈伸的动作使血运行流畅,居住的场所也宜干燥一些,饮食上要尽量避免寒凉的食物。

8. 孕后期自己职业形象的保持

怀孕期间工作会受到一定程度的影响,在怀孕后期会出现怀孕疲劳、心不在焉、做白日梦等情况,也许期待自己能够精力充沛地工作。如果同事问及情况并提供帮助,可以与那些已经有了孩子的女同事交流一下自己的感受,大家可能会给你最好的鼓励和帮助。如果想继续做一个职业女性,不要太多地去抱怨或与同事谈论怀孕。

怀孕后期更应该注意自己的着装,穿上一身得体的孕妇装会把形象衬托得更利落。这时还应注意皮肤的变化。由于孕期体内激素水平的变化,怀孕后会出现妊娠斑。要注意多吃富含维生素C的食物,多准备一些苹果、草莓等水果,随时补充。还要保证充足的睡眠,以确保皮肤得到充分的休息。虽然怀孕是一件艰苦的事情,但更是创造幸福的一个美丽过程,希望每一个孕妇都心情愉快地渡过这个时期。

七、孕8个月保健

妊娠第八个月是指第29～32孕周。

1. 孕8个月胎儿发育特点

(1)孕29周胎儿生长发育:胎儿体重大约有1 300多克,坐高为26～27厘米,如果加上腿长,身长大约已有36厘米了。这时胎儿的皮下脂肪已初步形

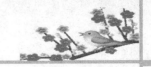

成,看上去比原来显得胖一些了。手指甲也已很清晰。此时如果有光亮透过妈妈子宫壁照射进来,胎儿就会睁开眼睛并把头转向光源,这说明胎儿的视觉发育已相当完善。大多数胎儿最后都会因头部较重,而自然头朝下就位的。如果需要纠正的话,产前体检时医生会给予适当指导的。胎儿越长越大,在母体内的活动空间相对会越来越小,胎动也会逐渐减弱,但现在胎儿还是比较好动的。

(2)孕30周胎儿生长发育:胎儿现在重1 500克左右,从头到脚长约37厘米。男孩的睾丸这时正在从肾脏附近的腹腔,沿腹股沟向阴囊下降的过程中,女孩的阴蒂已凸显出来,但并未被小阴唇所覆盖,那要等到出生前的最后几周。胎儿头部还在增大,而且这时大脑发育非常迅速。大脑和神经系统已发达到了一定程度。皮下脂肪继续增长。胎儿的骨骼、肌肉和肺部发育正日趋成熟。

(3)孕31周胎儿生长发育:胎儿的肺部和消化系统已基本发育完成,身长增长减慢而体重迅速增加。此周胎儿的眼睛时开时闭,大概已经能够看到子宫里的景象,也能辨别明暗,甚至能跟踪光源。如果你用一个小手电照射腹部,胎儿会转过头来追随这个光亮,甚至可能会伸出小手来触摸。孕妇在明亮的光线下袒露腹部,可以刺激胎儿的视觉发育。

现在胎儿周围大约有850毫升的羊水,但随着胎儿的增大,在子宫内的活动空间越来越小了,胎动也有所减少。胎儿已接近成熟,即使到了母体外也可以生存了。出现了一块块的小肌肉,双腿又蹬又蹦,胎动比原来强。听觉系统发育完成。到第31孕周时可以看到胎儿大脑的脑电波。此时胎儿的意识活动开始萌芽。胎儿的头部慢慢向子宫下方移动做出生的准备。胎儿的身长为38~39厘米,体重1 600克。

(4)孕32周胎儿生长发育:躯体和四肢还在继续长大,最终要长得与头部比例相称。胎儿现在的体重为1 700克左右,身长39~40厘米。全身的皮下脂肪更加丰富,皱纹减少。胎儿动得次数比原来少了,动作也减弱了,再也不会像原来那样翻筋斗了。别担心,只要还能感觉得到胎儿在蠕动,就说明胎儿状况很好。这是因为胎儿身体长大了许多,妈妈子宫内的空间已经快被占满了,手脚活动不开了。胎儿还要继续长大,而且在出生前至少还要长1 000克左右呢!

胎儿的各个器官继续发育完善,肺和胃肠功能已接近成熟,已具备呼吸能力,能分泌消化液。胎儿喝进的羊水,经膀胱排泄在羊水中,这是在为出生以后的排尿功能进行锻炼。

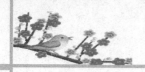

2. 孕 8 个月母体的变化特点

孕妇子宫的宫底上升到胸与脐之间,宫底高度为 26～32 厘米。子宫不断增大使腹壁绷紧,腹部出现浅红色或暗紫色的妊娠纹,有的乳房及大腿部也可以出现这种现象。有的孕妇体内黑色素分泌增多,面部可出现妊娠斑,同时乳头周围、下腹部、外阴部皮肤颜色也逐渐发黑。下肢水肿者增多,有的孕妇出现妊娠高血压综合征、贫血、眼花、静脉曲张、呼吸困难、胃部不适、痔疮、便秘、抽筋等,如出现这些症状孕妇要及时就医诊治,坚持每 2 周到医院检查 1 次。

孕晚期胎儿的营养需求达到了最高峰,要摄入大量的蛋白质、维生素 C、叶酸、B 族维生素、铁和钙质。每天大约需要 200 毫克的钙用于胎儿的骨骼发育。

子宫底已上升到了横膈膜处,呼吸困难,吃下食物后也总是觉得胃里不舒服。体重增加了 1 300～1 800 克。

腹部搽液体维生素 E 或油脂以增加腹部皮肤的弹性减少妊娠纹的出现。妊娠第八个月时,为缓和腹部的紧张和防止失眠,可将小枕头或椅垫放在背部凹处,自然能使身体感到舒适。

3. 妊娠 8 个月的养胎、护胎

到了妊娠第八个月,胎儿的主要器官都已经发育完毕,身长可达 45 厘米,皮下脂肪增多,体态日渐丰满,已临近怀孕的晚期,孕妇的身子也显得有些笨重。此时的胎儿对各种外界刺激信息已有了比较灵敏的反应,对教育的接受能力进一步增强,要抓住有利时机,强化对胎儿的教育。这时孕妇还需要注意不断地活动肢体,做一些力所能及的家务劳动,为胎儿的顺利降生做些准备工作。

4. 孕晚期的心理保健

进入孕晚期以后,孕妇子宫已经极度胀大,各器官、系统的负担也接近高峰。因而,孕妇心理上的压力也是比较重的。由于体型变化和运动不便,许多孕妇会产生一种兴奋与紧张的矛盾心理,从而导致情绪不稳定、精神压抑等心理问题,甚至会因心理作用而自感全身无力,即使一切情况正常,也不愿活动。临近预产期,孕妇对分娩的恐惧、焦虑或不安会加重。有些孕妇对临产时如何应付,如有临产先兆后会不会来不及到医院等过于担心,因而稍有"风吹草动"就赶到医院,甚至在尚未临产,无任何异常的情况下,缠住产科医生要求提前住院。

提早入院等待时间太长也不一定就好。首先,医疗设置的配备是有限的,如果每个孕妇都提前入院,医院不可能像家中那样舒适、安静和方便;其次,孕妇入院后较长时间不临产,会有一种紧迫感,尤其看到后入院者已经分娩,对她

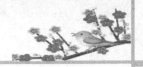

也是一种刺激。;再次,产科病房内的每一件事都可能影响住院者的情绪,这种影响有时候并不十分有利。所以,孕妇应稳定情绪,保持心绪的平和,安心等待分娩时刻的到来。不是医生建议提前住院的孕妇,不要提前入院等待。

5. 合理的饮食预防肥胖

妊娠8个月的孕妇,在饮食安排上应采取少吃多餐的方式进行。应以优质蛋白质、无机盐和维生素多的食品为主。特别应摄入一定量的钙,在摄入含钙高的食物时,应注意补充维生素 D。维生素 D 可以促进钙的吸收。在使用维生素 D 制剂时不要过量,以免中毒。含维生素 D 的食品有动物肝脏、鱼肝油、禽蛋等。

由于在妊娠前 7 个月里,胎儿吸收了孕妇体内的许多营养,孕妇体内的各种营养素可以说都处在最低点,吃些西瓜是大有好处的。因为西瓜中含有胡萝卜素、维生素 B_1、维生素 C、糖、铁等大量营养素,可以补充孕妇体内的这种损耗,满足体内胎儿的需要。同时,西瓜还可以利尿消肿,降低血压,这对于保护孕妇的身体也是有益的。

孕妇从西瓜中还可以摄取少量的铁,对纠正贫血,也算不无小补。西瓜含糖较多,可以补充能量并保护肝脏。特别是分娩时精神紧张等,吃西瓜也可以补充水分、蛋白质、无机盐、维生素。西瓜还有一个神奇的功效,可以增加乳汁的分泌。西瓜对孕妇来说是不可缺少的佳品,孕妇应注意在孕期尤其是第七、八两个月多吃西瓜。

6. 产前不适症状的缓解对策

本月比较突出的不适症状有:双脚或者膝关节以下水肿,上腹部饱满感,胃部烧灼感,呼吸粗重,痔疮加重。缓解对策:避免长时间站立,休息时将双腿抬高,晚间睡觉可以把双脚垫高,对缓解水肿有帮助。每餐不要吃得过多,七分饱即可,每天 4～5 餐,如果条件不允许,也可以两餐之间吃些零食。饮食上在注意营养均衡的同时,多吃些开胃、纤维含量高、容易消化的食物。这些都有助缓解胃部不适感,防止痔疮。

八、孕 9 个月保健

妊娠第九个月是指第 33～36 孕周。

1. 胎儿的成长特点

(1)孕 33 周胎儿生长发育:胎儿体重大约已有 2 000 克了,身长约为 43 厘

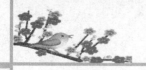

米。妈妈子宫里的空间已显得很拥挤,胎儿的活动余地也小多了。这时胎儿皮下脂肪已较前大为增加,皱纹减少,身体开始变得圆润。胎儿的呼吸系统、消化系统发育已近成熟。

胎儿已长出了一头胎发,也有的头发稀少,前者并不意味着将来宝宝头发就一定浓密,后者也不意味着将来宝宝头发就一定稀疏。胎儿的指甲已长到指尖,但一般不会超过指尖。

男孩的睾丸已经从腹腔降入了阴囊,但是也有的胎儿的 1 个或 2 个睾丸在出生当天才降入阴囊。女孩的大阴唇已明显隆起,左右紧贴,这说明胎儿的生殖器官发育也已近成熟。

(2)孕 34 周胎儿生长发育:胎儿现在体重约 2 300 克,坐高约 30 厘米。此时胎儿应该已经为分娩做好了准备,将身体转为头位,即头朝下的姿势,头部已经进入骨盆。

胎位是否正常直接关系到是否能正常分娩。如果胎儿是臀位(即臀部向下)或是有其他姿势的胎位不正,医生都会采取措施进行纠正。胎儿的头骨现在还很柔软,而且每块头骨之间还留有空间,这是为了在分娩时使胎儿的头部能够顺利通过狭窄的产道。但是,现在身体其他部分的骨骼已经变得结实起来。

(3)孕 35 周胎儿生长发育:胎儿越长越胖,变得圆滚滚的、皮肤有光泽。胎儿的皮下脂肪将在他出生后起到调节体温的作用。用孩子的语气与胎儿说话,不要觉得可笑,事实上,试验证明细而高的音调更能引起胎儿的注意。

绝大多数的胎儿如果在此时出生都能够成活,尽管胎儿的中枢神经系统尚未完全发育成熟,肺部发育已基本完成,存活的可能性为 99%。

(4)孕 36 周胎儿生长发育:36 周的胎儿大约已有 2 500 克重,身长约 45 厘米。这周胎儿的指甲又长长了,可能会超过指尖。两个肾脏已发育完全,肝脏也已能够处理一些代谢废物。胎儿在腹中活动时,他的手肘、小脚丫和头部可能会清楚地在母体的腹部突现出来,这是因为此时的子宫壁和腹壁已变得很薄了,因此会有更多的光亮透射进子宫,这会使胎儿逐步建立起自己每日的活动周期。子宫内的羊水比例减少,胎儿所占的体积增加,胎儿已是当初胎芽体积的 1 000 倍。医生已经可以通过 B 超或触诊估计出胎儿的体重,但这并不是最后结果,最后 4 周内胎儿体重可能还会增加不少。

2. 孕 9 个月母体的变化特点

体重大约以每周 250 克的速度增加,主要是因为胎儿在出生前的最后 7~8

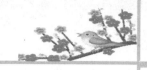

周内体重猛增,这段时间胎儿增加的体重大约是此前共增体重的一半还要多。

相当多的孕妇此时会觉得腹坠腰酸,骨盆后部附近的肌肉和韧带变得麻木,甚至有一种牵拉式的疼痛,使行动变得更为艰难。下楼梯和洗澡时一定要注意安全,防止滑倒。同时,做家务时也一定要注意动作轻缓,不要过猛,更不能做有危险的动作。

而母体体重的增加也已达到最高峰,已增重 11~13 千克。肚脐已变得又大又突出。孕妇的腹部高度隆起,宫底从胸下二横指处,上升到心窝下面一点,宫底高度为 29.8~34.5 厘米,挤压胃肠现象加重,且使膈肌上移,心脏向左上方移位。心脏和双肺受到挤压,加之血容量增加到最高峰,故心脏负荷加大,心跳、呼吸增快,气喘、胃胀、食欲减退、便秘,此时胎头开始逐渐下降入盆腔,挤压膀胱,引起尿频。

孕妇身体较笨重,行动不灵活,易疲倦,要注意休息,饮食应少量多次。过量饮食会增加身体负荷,容易出现高血压、糖尿病等症状。坚持每 2 周做孕期检查 1 次,从 36 周始每周检查 1 次,有异常时更应及时检查。

妊娠到了第九个月宫底高达 30 厘米左右。

3. 顺利安度三伏天

民谚云:"孕妇过三伏,腹中揣火炉。"孕妇要安度暑气灼人的三伏盛夏,应从以下方面注意保健。

(1)清静养神:孕妇在精神、心理等方面,应息其怒,静其心,安其神,使神经系统处于宁静状态。在日常生活中要养成心平气和的习惯,切不可烦躁激动。

(2)孕妇的生活要有规律:午饭后,适当午睡,以养精蓄锐,使机体处于最佳状态。晚上,不可贪凉而卧,睡于露天、走廊、窗前等处,更不可迎风而卧或久吹风扇,以免外邪侵袭,诱发疾病。

(3)防暑避湿:孕妇外出时要戴草帽或打晴雨伞,以遮挡阳光直接照射。孕妇的衣着宜宽大凉爽,出汗多时,湿衣汗衫要勤换勤洗,以防暑湿并袭,身生疮疥。为防中暑,孕妇的居室应通风透凉,身边和家中应备有一定的清热解暑药,如人丹、十滴水、清凉油等。还可常饮绿豆汤、酸梅汤、消暑茶等。

(4)调摄饮食:三伏天孕妇的消化功能差,饮食应有规律,定时定量。以温软易消化、清淡富营养为宜,适当多吃些新鲜蔬菜、瓜果及鱼、虾、瘦肉、豆制品等,还可经常吃些藕粉、莲子粥、薏苡仁粥、薄荷粥等,少吃油条、烤饼、肥肉等厚味之物,以防生湿、生热。忌食生冷食物,如冷饮、冷菜等,以免损伤脾胃。三伏

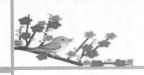

天食物易腐败变质，必须注意饮食、饮水卫生，严防"病从口入"。

4. 孕晚期睡眠困难的对策

随着胎龄的增加，胎儿体积变大，孕妇腹部逐渐隆起，睡眠时就难以找到一个合适的姿势。孕妇难以睡眠的原因除腹部增大外，还有如下因素：①尿频。由于怀孕，孕妇的肾脏负担增加，比孕前多过滤30％～50％的血液，所以尿液也就多了起来。另外，随着胎儿的生长，孕妇的子宫变大，对膀胱的压力也会增大。综合上述因素，小便次数增多。加之胎儿夜间活动频繁的话，不可避免的会影响孕妇的睡眠。② 腿抽筋、后背痛。这些不适都是由于身体负担过重所致。③ 心率加快。孕期由于心脏需要泵出更多的血液，子宫需要供血，所以心脏的工作量加大，心率自然也就加快。④ 呼吸短促。由于子宫的不断增长，占有的空间越来越大，对隔膜的压力增大，导致呼吸困难。另外，还因为体内需氧量的增加，促使孕妇不得不加快呼吸。⑤ 胃灼热及便秘。大多数孕妇由于胃食管反流而感觉胃灼热。在孕期，消化系统工作效率低，吃进去的食物在胃和肠中滞留时间长，因而引起便秘。⑥ 孕期梦多。很多孕妇反映她们的梦境非常逼真，而且有时还做噩梦。⑦ 精神压力大。不少孕妇担心胎儿是否健康、有无畸形等。

左侧卧位，将膝盖弯曲，胎儿的重量就不会压到负责将血液自腿和脚向心脏汇流的大静脉上，从而减少心脏负担。这是因为肝脏在腹部的右侧，左侧卧位使子宫远离肝脏。左右侧交替，可缓解背部的压力。在孕7～9个月时，孕妇很难做到仰卧睡眠。这是因为胎儿的重量会压到孕妇的大静脉，阻止了血液从腿和脚流向心脏，使孕妇从睡梦中醒来。医生会建议你借助于枕头保持侧卧位睡眠。有的孕妇发现，将枕头放在腹部下方或夹在两腿中间比较舒服。将摞起来的枕头或叠起来的被子或毛毯垫在背后也会减轻腹部的压力。

轻松入眠的有关建议：① 尽量避免饮用含咖啡因的饮料，如汽水、咖啡、茶。② 临睡前不要喝过多的水或汤，有的孕妇发现早饭和午饭多吃点，晚饭少吃，有利于睡眠。③ 养成有规律的睡眠习惯。晚上在同一时间睡眠，早晨在同一时间起床。不要躺在床上干家务，除了睡觉和休闲看书躺在床上以外，其余时间尽量不要留恋床铺。④睡觉前不要做剧烈运动，应该放松一下神经，如泡15分钟的温水澡，喝一杯热的、不含咖啡因的饮料（如加了蜂蜜的牛奶等）。⑤ 如果由于腿抽筋使你从睡梦中醒来，请用力将脚蹬到墙上或下床站立片刻，这会有助于缓解抽筋。当然还要保证膳食中有足够的钙。⑥ 参加瑜伽学习班，学习一些心情放松的办法。⑦ 如果恐惧和焦虑使你不能入睡，就要考虑参加分娩学习班

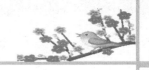

或新父母学习班。

九、孕10个月保健

妊娠第十个月是指第37～40孕周。

1. 胎儿的成长指标

(1)孕37周胎儿生长发育:这周末胎儿就可以称为足月儿了(38～40周的新生儿都称为足月儿),这意味着,胎儿随时可能降临人间,母子很快就要见面了!

胎儿重量与身长在胎儿之间的差别还是比较大的,从B超推算出来的胎儿体重,比仅从母腹大小判断的胎儿体重要准确一些,但有时医生的判断与最终胎儿的实际体重相差也较多。

(2)孕38周胎儿生长发育:胎儿头发已长得较长较多,有1～3厘米长,如果父母中某一方头发是自来卷的话,胎儿也很可能是个小卷毛头。有的胎儿的头发又黑又多,有的胎儿头发就有些发黄,除了营养因素外,遗传也是重要原因之一。

胎儿身上原来覆盖着的一层细细的绒毛和大部分白色的胎脂逐渐脱落、消失,胎儿的皮肤变得光滑。这些物质及其他分泌物也被胎儿随着羊水一起吞进肚子里,贮存在肠道中,变成黑色的胎便,在出生后的1～2天内排出体外。

(3)孕39周胎儿生长发育:胎儿体重约3 000克,身长50厘米。现在体重在3 500克以上的新生儿也很常见,甚至4 000克以上的巨大儿也增多了,与营养状况的改善有很大关系。一般情况下男孩比女孩的平均体重略重一些。胎儿脂肪储备将会有助于出生后的体温调节。肺部是最后一个成熟的器官,在出生后才能建立起正常的呼吸模式。胎儿的头部已固定在骨盆中,逐渐向下运动。

(4)孕40周胎儿生长发育:大多数的胎儿都将在这1周诞生,但真正能准确地在预产期出生的婴儿只有5%,提前2周或推迟2周都是正常的。但如果推迟2周后还没有临产迹象,那就需要采取催产等措施尽快生下胎儿,否则胎儿过熟也会有危险。胎儿所处的羊水环境也有所变化,原来的羊水是清澈透明的,现在由于胎儿身体表面绒毛和胎脂的脱落及其他分泌物的产生,羊水变得有些浑浊,呈乳白色。胎盘的功能也从此逐渐退化,直到胎儿娩出即完成使命。

2. 孕10个月母体变化特点

随着胎头的入盆,子宫底下降,对心脏、肺、胃的挤压减轻,胃胀缓解,食欲

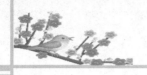

增加,但对直肠和膀胱的压迫加重,尿频、便秘、腰腿痛等症状更明显,阴道分泌物增多有利于润滑产道。因胎儿大,羊水相对变少,腹壁紧绷而发硬,有无规律的宫缩。

胎儿在母腹中的位置在不断下降,不规则宫缩频率增加。要注意保持身体清洁,充分休息,迎接随时可能来临的分娩。初产妇的胎儿入盆时间早,经产妇的胎儿入盆时间会较晚一些,有的胎儿在产妇分娩前才会入盆。

医生会在每周一次的体检中检查胎儿是否已经入盆,估计何时入盆,胎位是否正常且是否已经固定等。如果此时胎位尚不正常,那么胎儿自动转为头位的机会就很少了,如果医生也无法纠正,很可能会建议采取剖宫产。应该适当活动,密切关注身体变化,即临产征兆的出现,随时做好入院准备。

3. 孕 10 个月的营养

主食及动物脂肪不宜摄入过多、少吃多餐,因为摄入过多的脂肪会产生巨大儿,造成分娩困难。足够的营养不仅可以供给宝宝生长发育的需要,还可以满足自身子宫和乳房的增大、血容量增多,以及其他内脏器官变化所需求的"额外"负担。如果营养不足,不仅所生的婴儿常常比较小,而且孕妇自身也容易发生贫血、骨质软化等营养不良症,会直接影响临产时正常的子宫收缩,导致难产。

4. 日常生活应当注意的事项

(1)以左侧卧位为好:妊娠晚期增大的子宫逐渐占据大部分的腹腔与盆腔,此时的子宫一般呈轻度右旋状态,左侧卧位对恢复子宫的旋转位置,减少对下腔静脉的压迫,减少对子宫血管的牵拉或扭曲有利,并可缓解子宫供血不足。

仰卧的不利因素:仰卧时胎儿重心较高,增大的子宫会对脊柱产生压迫,孕妇会感到躯体压迫所引起的不适。仰卧压迫子宫后方的下腔静脉,使回流心脏血液减少,影响大脑的血液和氧气供应不足,孕妇会出现头晕、胸闷、面色苍白、恶心呕吐等情形。子宫后方的腹主动脉将受到压迫,影响子宫的供血,以及胎儿的营养,同时可能影响肾脏的血液供应,血流减慢,使尿量也随之减少。孕妇身体内的钠盐和新陈代谢产生的有毒物质不能及时排出,可引起妊娠高血压综合征。其肾脏血液的供应也会有所不足,会引起血管紧张素含量的增高,促使血管加强收缩。左侧卧位有利于血液循环,防止胎儿窒息,减少母体胸闷、头晕、恶心、呕吐、血压下降等不适现象发生。

(2)孕期 B 超检查:可监测羊水量、胎盘位置、胎盘成熟度及胎儿有无畸形,了解胎儿发育与孕周是否相符,最后一次 B 超检查将为确定分娩的方式提供可

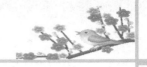

靠的依据。

（3）从怀孕第37周开始，每周要做1次胎心监护：借助仪器记录下瞬间的胎儿心率的变化，这是了解胎动、宫缩时胎心反应的依据，同时可以推测出宫内胎儿有无缺氧。如果有合并症或并发症，最好从怀孕第28～30周开始做胎心监护。

（4）确认胎位：是临产前很重要的一项检查，是确定自然分娩还是手术助产的重要依据。尿常规化验的目的是检查尿中的糖和蛋白质的含量。准妈妈应在饭后2个小时接受尿常规检验。

5. 孕10个月记事

记录是否有腹部偶尔发硬、不规律腹痛、腰痛、腰酸及分泌物增多、胎动较以前少等。这些感觉预示距离正式分娩的日子不会太远了。

6. 新生儿物品准备

在新生儿出生前，就应开始做些必要的准备了。

（1）衣着和被褥：可根据新生儿的出生季节准备。如在冬季出生，除准备贴身穿的小棉毛衣裤外，还要准备小棉外衣。衣服应力求穿脱方便、质地柔软、吸水性强及穿着较为舒适。此外，要准备小棉被褥，最好用新棉花制作，因保暖性好。

夏季比较简单，有单薄的内衣裤和小毛巾被或单包被就可以了。春秋季可选择棉绒布内衣裤及夹被或绒毯。一般内衣要准备2套，以便换洗。衣着被褥不要存放在有樟脑球的衣柜中。在新生儿出生前几天，应将内衣裤清洗一遍，并把准备好的衣着被褥晒一晒，再给新生儿穿用。

（2）尿布及尿垫：尿布可用柔软、吸水性强的旧棉织品制作，如旧被单、棉毛衣裤等，颜色宜淡，以便观察大小便的颜色。尿布要准备40块左右，以备勤换洗。最好用棉质的长方形尿布，满月后再用一次性纸尿布。为了防止尿液污湿被褥，可制作5～6个小尿垫，垫于尿布下。根据季节，制作棉垫或布垫。塑料布、橡皮布透气性差，不主张给新生儿使用。

（3）新生儿洗澡的用具：新生儿清洗用品要求个人专用，婴儿洗澡盆、大小毛巾数块、婴儿皂、爽身粉等，大毛巾用于包裹洗完澡的婴儿，小毛巾用于婴儿洗澡。要多准备几条毛巾，以便在擦嘴、洗脸、洗澡、洗屁股时分别使用。冬季为加强保暖还应准备浴帐。为清洗方便，要准备两个小盆，洗脸和洗屁股分开使用。

（4）其他用品：体温表、热水袋也是新生儿需要使用的物品，应在新生儿出

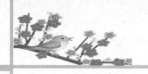
生前准备好,以防需要使用时措手不及。宝宝的贴身衣服最好是纯棉的,买3个月婴儿穿的衣服;4~6件棉质内衣:前开口的衣服,或者领口宽大些;4~6件棉质弹性连衣裤:要买前面开口的;4双袜子和毛线鞋:夏天可用棉线织品,冬天则用毛线织品。衣服的后背和腋下不要有扣子,没有领子的衣服较好。

分娩前准备工作:预产期越来越近,最好提前为入院分娩做一些物质准备,如换洗的内衣、内裤,加长加宽的卫生巾或加药的卫生巾。还要准备一些鸡蛋、红糖、巧克力(分娩时吃)、水果汁、蜂蜜、葡萄糖。另带一些食品,以备饥饿时食用。脸盆及洗漱用具,如毛巾、牙刷、牙膏、茶杯、梳子等。大毛巾用来抹拭分娩过程中的汗水,小毛巾用来抹拭喂哺婴儿时溢出的乳汁。

许多医院为婴儿配备了衣服、被褥和尿垫,最好到计划分娩的医院打听清楚,以免重复。住院期间,宝宝需要被褥1~2套,针织衬衣2~4件,睡袍2件,小方巾、小毛巾各2条,脸盆1个,爽身粉1瓶及婴儿奶具、一次性尿垫等。

去医院时,还需带住院押金、孕期检查记录本、身份证。住院物品放在一起,随时都可以拿起去医院。等待分娩时,要注意每天清洁会阴,尽可能全身沐浴1次。

(张揆一 郑秀华)

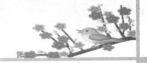

第14章

高龄初产妇保健

一、高龄初产妇概况

1985年国际妇产科协会规定,年龄在35岁以上的初产妇,或年龄在35岁以上的女性首次分娩,称为高龄初产妇;孕妇年龄在35岁以上列为高危妊娠。

1. 高龄初产妇的年龄界线

早在20世纪50年代末,西方发达国家高龄初产妇即增多,引起产科医师的重视。例如,德国马德堡妇产科医院,曾分别调查过1959～1979年20年间,高龄初产妇的妊娠期、分娩期与产褥期状况。德国马德堡妇产科医院曾调查了3个3年组(即3年为1组)9个年度的高龄初产妇分娩情况。在调查的年份里,其总分娩数为23 524人,32岁和32岁以上生第一个孩子的妇女353人,占总分娩数的1.5%。受检高龄初产妇的平均年龄34.8±2.4岁。在社会史调查中发现1/6受检妇女未婚,15%为家庭主妇。但是,高龄初产妇所占的比例从每个组来看,在逐步下降,特别是40岁以上的高龄初产妇逐年下降。353例受检妇女虽然都是初产妇,其中79.3%是初次怀孕。国际上认为,高龄初产妇的边缘年龄,应根据地理和社会条件来决定,各国鉴定女性生育高龄的标准不尽相同:法国为37岁,而日本女性30岁已经到了生育忍耐的上限。

2. 我国城市中高龄初产妇增多

我国有几千年的早婚(女性最早可11～12岁结婚)、早育的习俗,人们习惯于"早生贵子"和多子多孙多福的传统。虽然新中国成立后将法定婚姻年龄确定,早婚习俗初步得以纠正,但在20世纪70年代末期以前,仍然沿袭结婚与生育间隔短、婚后一年或二年即分娩孩子的生育模式。即使20世纪八九十年代,部分中国知识女性将生育年龄推迟,但绝大多数人仍然在30岁以前完成分娩任务。因此,根据中国的国情,为了早期预防与治疗,将32岁的初产妇年龄界

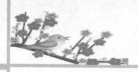

线,定为广义高龄初产。

20世纪90年代初以来,随着社会经济高速发展,社会竞争渐趋激烈,较多女性(白领阶层居多)由于追求高职高薪,导致工作、生活压力大,"先立业后成家"的观念往往使她们自觉地选择了晚婚、晚育,将结婚和生育后代的时间推迟,由此导致"高龄初产妇"这一群体数量增多。

1990年初,北京人民医院就诊的高龄产妇为2%,而目前高龄初产妇占孕产妇的6%～7%。到20世纪90年代末,高龄初产妇在经济发达地区的大城市如雨后春笋般地增加,如北京大学医院产科,曾对30岁以上的产妇进行过统计,发现2001年100个产妇中,30岁以上的有44个,比5年前增加1倍。据报道,2001年我国35岁以上的高龄初产妇约占2.45%,中国《新闻周刊》曾访问了北京、上海的几家主要妇产医院或妇幼保健部门,均反映近年来孕妇生育年龄普遍推迟,高龄产妇的比例上升较明显。上海2003年公布的统计数据中,黄浦、卢湾、徐汇等城区女性的初育年龄大都在29岁以上。初次生育的高龄产妇,她们大都属于事业发展比较好的职业女性。

社会价值的多元化不断引导着人们的生活取向,她们趁年轻的时候努力工作,以及充分地享受生活;一晃到35岁,当事业有成准备生孩子时,却已跨入了高龄产妇的行列。近年来,各医院产科接收的高龄产妇越来越多,贵州省人民医院产科,每月至少有100名孕妇前来预约分娩,其中35岁以上的高龄初产妇占一半;而过去产妇多数是24～29岁的最佳生育年龄前来预约的。

女性平均初育年龄的推迟,对降低我国人口生育率有很大影响。从某种程度上来说,这是城市化转型期的人口新问题;城市化不仅转变了人们的生活方式和就业方式,也转变了他们的生育观念。

二、导致高龄初产妇增加的因素

1. 身体因素

造成高龄初产的生理原因有原发不孕、习惯性流产、子宫畸形、子宫内膜异位症、子宫肌瘤等,高龄初产妇有流产史者占26.76%,其中自然流产占78.52%,各种原因流产及其他疾病也是造成高龄初产的原因。因围产医学的进步,使不孕、自然流产等妇科疾病得到有效的治疗,使高龄初产妇逐年升高。

2. 社会因素

(1)职业升迁与生育的矛盾:部分30岁左右的女性高层管理者认为,当今社

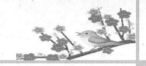

会生存压力大,要想立足并取得成功,就必须全力以赴。30~35岁恰巧是职业生涯再上一个台阶的关键时刻,此时生孩子无异于在"跑道"上摔跤,隐形机会成本的丧失无可估量,有可能导致事业的中断或意味着前期的努力将付诸东流。

某网站曾经做过一个调查,1 300多位妈妈中,有77.27%的人重返工作岗位有困难,近1/5的人将被别人替代,超过1/3的人将无法全力投入工作。生孩子后还有一系列的育儿问题,要花费时间和精力。北京市社会心理研究所曾经做过一个生育观念调查,当个人事业发展与生育孩子发生矛盾时,56.4%的人选择事业,40.4%的人选择孩子,学历越高的群体,越倾向于选择事业;职位越做越高,生孩子越来越难。

(2)追求高学历,延迟结婚、生育:除了事业、孩子的两难抉择外,社会竞争加剧,人们对学历的要求越来越高,使得女性不得不攀爬学历天梯,或者借此缓解就业压力,这也是促使女性超龄生育的一个重要原因。国家放宽了可以在上学期间结婚的规定,但因为户籍、准生证等诸多麻烦的手续,很多高校都规定了在读硕士、博士时不得生育,否则将以退学处理。可以结婚不可以生孩子,使得一些即使有此念头的高知分子打消了生孩子的想法,不得已的抉择,使她们拖到高龄才解决生育问题。

(3)为提高物质生活水平,完成了购房和买车的投资,再考虑生育:处在社会转型期,生活压力大,承受了改革的代价,赶上福利分房末班车的人毕竟是少数;养孩子代价不菲,孩子、房子和车子,只能够优先选择一个,先做物质积累几乎是高龄初产妇们的共识,"没有孩子的人生是不完美的,但是没有条件生孩子的人生更是不完美的"。因此,花费很多年致力于提高物质水平,做足了经济的预备,完成了房产和车的投资,再考虑生育问题是大有人在。

(4)拒绝生育的"丁克一族"反悔:据统计,2004年厦门市妇幼保健医院的高龄初产妇人数,占总体门诊所登记孕妇的20%,在以往这个比例一般少于10%。在女性知识分子特别是部分白领中,工作、事业及个人的生活质量往往都排在十分重要的位置,她们中的很多人崇尚单身贵族或两人世界的生活,婚后拒绝生育,这种家庭被称为"丁克家庭"。"丁克一族"反悔是导致高龄产妇增加的成因之一。

三、高龄初产妇在产科学上的特殊性

高龄初产妇在产科学上具有特殊的地位,孕妇年龄因素对妊娠结局的影响

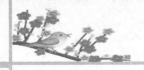

越来越引起产科学界及社会的高度重视,对高龄初产妇妊娠、分娩、产褥结局,分娩方式和新生儿状况的研究,有助于采取相应的防治措施,提高妇幼人群的健康水平。

1. 高龄初产妇的妊娠合并症、并发症明显增加

大量的临床研究表明,高龄初产妇的妊娠合并症、并发症明显增加,如妊娠高血压综合征、胎儿宫内发育迟缓、早产、妊娠期糖尿病等并发症的发病率升高。

高龄初产妇与妊娠高血压综合征同时出现,围生儿病死率大大升高,Kmslo报道为40%,国内围生儿病死率为16.1%。另外,高龄初产妇伴发妊娠高血压综合征,其流产、母亲死亡、新生儿死亡及新生儿先天性畸形的发生率增高。

许多研究结果表明,高龄初产妇妊娠高血压综合征发生率高于非高龄初产妇,约为正常对照组的3倍;高龄初产妇中,约33.1%并发妊娠高血压综合征;不同年龄组的妊娠高血压综合征发生率随年龄而增加,这结果与 KesBler 等的研究结果相一致。孕期发生的负性生活事件较多,刺激强度较大,易导致中晚期妊娠发生妊娠高血压综合征,以致胎儿宫内生长发育迟缓,死胎、死产的发生率及围生儿死亡率也随之升高。但德国报道,重症晚期妊娠高血压综合征的病例由 1959～1961 年的 42.6%,下降至 1977～1979 年的 19.7%。这一下降归因于在最后一年高龄初产妇妊娠期处理得到改善。

2. 高龄初产妇易患糖尿病

(1)肥胖:进入中年前后,孕妇易发生肥胖,肥胖本身就是构成糖尿病的独立危险因素和诱因,肥胖时脂肪细胞膜和肌肉细胞膜上胰岛素受体数目减少,对胰岛素的亲和能力降低,体细胞对胰岛素的敏感性下降,导致糖的利用障碍,使血糖升高而出现糖尿病。

体重指数(BMI)＝体重(千克)/[身高(米)]^2

BMI 在 18.5～25 之间为正常;BMI＜18.5 为慢性营养不良;BMI≥25 为超重或肥胖。

(2)随年龄增长机体糖耐量有所减低:高龄初产妇属经济收入高、生活富裕人群;生活节奏加快、应激增多;而享受增多,体力活动减少。农民和矿工的糖尿病发病率明显低于城市居民,推测可能与城市人口参与体力活动较少有关。体力活动增加可以减轻或防止肥胖,从而增加胰岛素的敏感性,使血糖能被利用,而不出现糖尿病。相反,若体力活动减少,就容易导致肥胖,而降低组织细胞对胰岛素的敏感性,血糖利用受阻,就可导致糖尿病。因此孕妇年龄越大,妊

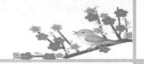

娠期糖尿病的发病率就越高。与25岁的孕妇相比,35岁以上的高龄孕妇的妊娠期糖尿病发病率要高出前者5.2倍,40岁以上则高出8.2倍。高龄初产妇容易引起妊娠糖尿病等合并症。高龄初产妇妊娠期并发糖尿病,导致发生妊娠高血压综合征、羊水过多、母体感染;胎儿易出现流产、发育差、死产、巨大儿(出生体重>4 500克);新生儿易发生窒息、损伤、低血糖、低血钙、酸中毒昏迷,致突然死亡。因此,高龄孕妇必须在妊娠期间定期检查空腹及餐后血糖,以早期发现和治疗糖尿病,确保母婴健康及生命安全。

3. 高龄初产妇的难产比例上升

高龄初产妇阴道和子宫颈弹性减弱,或心理紧张致子宫收缩功能异常、胎位不正等,难产率升高,如剖宫产率、阴道手术产率比年轻孕妇高。高龄孕妇属于高危妊娠,无论在孕期、分娩期、产褥期,面临的困难和问题将大大多于年轻的孕产妇,应列为高危检查人群。应指导她们正确对待在妊娠期、分娩期、产褥期即将面临的困难,安全、顺利地完成抚育下一代的任务。

4. 高龄初产妇生缺陷儿机会增多

我国是出生缺陷、残疾高发国家,出生时即可发现的先天畸形儿每年达20万～30万人,再加上出生数月乃至数年后才显现出来的缺陷,每年先天残疾儿出生数高达80万～120万人,占出生人口总数的4%～6%。除引起过早夭折外,新生儿出生缺陷还给家庭、社会带来沉重的经济负担。每年,我国仅由神经管畸形带来的直接经济损失就超过了2亿元,先天愚型的治疗费用超过20亿元,先天性心脏病的治疗费用更高达120亿元。

年龄大于35岁的妇女由于受孕后细胞的纺锤丝老化,生殖细胞分裂易出现异常,导致分娩畸形儿比率增加。据统计,其中出生于白领家庭的缺陷儿占很大比例,社会"精英"人群承受着远比普通人更多的精神压力,"先立业后成家"的观念往往又让他们自觉地选择了晚婚、晚育,造成精子、卵子质量下降,甚至造成基因突变或染色体异常,导致各类缺陷儿(如唐氏综合征儿)出生。

年轻孕妇700人中才有1个畸形儿,而高龄妈妈中200多人中就会有1个畸形儿,40岁以后生孩子畸形比率更高,60人中就有1个。资料表明,40岁以上女性所生的孩子更容易患白血病,头胎孩子免疫系统差,发生几率更高。其他一些先天性疾病,如先天性心血管畸形、唇裂等,发病率也比年轻妈妈明显增加。

5. 高龄初产妇应克服不利因素,充分利用有利因素

高龄妊娠有一定的弊端,这或许会使很多人感到不安,但是高龄妊娠也有

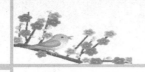

其有利的一面。高龄初产妇大多有稳定的工作,优越的社会环境,宽裕的经济条件,充分的心理准备。对于晚育的夫妇而言,使得他们在为社会作出贡献的同时,有足够的时间和精力,投入到繁衍和养育后代的艰辛家务劳动中。年龄大者思维分析能力较强,容易理解和执行医生的忠告。母亲的社会经历和丰富的生活知识在教育子女的过程中发挥着不可替代的作用。高龄初产妇一般接受过高等教育,具有较高学历,学习能力强、知识面广,有利于育儿;虽然过度宠爱子女不好,但优裕的家庭环境却是哺育子女过程中不可或缺的条件。高龄夫妇共同克服高龄妊娠过程中的种种困难,会使相互间的感情更加深厚,更加和谐。虽然高龄妊娠确实存在着很多不利因素,但是只要认真做好孕产期的保健,是完全有可能克服的,晚育夫妇不要有畏惧心理,应放松心情,充满孕育健康婴儿的信心。

6. 保健对策

孕早期常规检查空腹血糖,早期发现妊娠合并糖尿病;孕期感冒要及时治疗,以防心肌炎的发生;高龄孕妇流产率高,对阴道出血更要格外注意,疑有妊娠异常应立即就诊。孕中、晚期加强血压、蛋白尿的测定,及时发现可能存在的妊娠高血压综合征,注意防止早产和胎儿生长受限。高龄初孕妇要加强道德修养、放松情绪、避免紧张心理,心胸宽广、学会制怒,切忌暴躁恐惧、忧郁愁闷,通过充足有益的休息,尽快恢复由于早期妊娠不适而被破坏的心理平衡,共同创造有利于优孕、优生的生活条件和客观环境。

高龄孕妇入院后,首先要了解其一般情况,她们大多数经历了许多人生磨难,有的为事业所迫迟迟未能生育,有的因患某些疾病不得不推迟受孕,有的是原发或继发不孕者,经多方治疗才得以妊娠。对这些情况,医务人员要做到心中有数;其次要了解她们的精神状态及对分娩过程的认识,针对不同的孕妇给予相应的心理护理。

四、高龄初产妇与剖宫产

剖宫产是未通过正常产道分娩,而使用手术切开腹壁和子宫娩出胎儿的方法。在欧美发达国家,剖宫产比例在 $10\%\sim15\%$,高龄产妇和生育功能性缺陷是剖宫产主要原因。欧美国家医院一般不主张剖宫产,在高福利和全民免费医疗的瑞典,剖宫产现象寥寥无几,它只限于特殊情况的技术需要。产妇及其家属普遍认为自然分娩是一个幸福而完美母亲所必须接受的挑战与考验,有利增

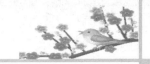

强母婴日后的感情。

1. 高龄初产妇剖宫产增多的原因

高龄初产妇的阴道助产率明显降低,剖宫产率逐年增加。有报道剖宫产组35岁以上比例高于年轻孕妇,与国外的报道相符,剖宫产率随着年龄的增加明显增高。自上世纪80年代以后,高龄初产妇的剖宫产率有较大的升高,达到分娩总数的30%~50%,甚至高达90.16%,是同期分娩产妇剖宫产率的2倍多,由于剖宫产本身带来的风险及手术后远期并发症,给产妇增加了危险。高龄初产妇剖宫产率升高的原因:

(1)生理原因:年龄增长使骨盆和韧带变硬功能退化,骨盆关节不易扩张;软产道组织弹性减弱,子宫收缩力也相应减弱,使产程延长,容易发生难产;高龄初产妇妊娠并发症的增加也是剖宫产率上升的原因。

(2)社会因素:剖宫产率的升高还受社会因素的影响,高龄初产妇因胎儿珍贵、受生理条件限制和心理因素影响,为确保胎儿安全,家属及产妇本人大多要求以剖宫产终止妊娠。阴道助产安全性比剖宫产低,因为阴道助产无论是使用产钳还是胎头吸引器,对母儿的损伤均较大。同时对产科医师的技术水平要求极高,医师也不愿承担风险,无疑减少了孕妇经阴道分娩的机会,降低了阴道助产率,因此年龄大的产妇更倾向于剖宫产。

(3)心理因素:高龄产妇由于年龄的缘故,其身体各部位适应能力及灵活性都较差。她们顾虑重重,比一般的孕妇更希望知道自己能否顺利分娩、分娩痛苦的大小、胎儿是否正常及产后是否会大出血等。因年龄较大、怀孕较难,胎儿特别珍贵,有一定文化的夫妻会经常看有关书籍,但对实际的分娩过程并不完全了解;一旦出现异常,就会大惊失色,惟恐胎儿受影响,迫不及待地要求剖宫产结束分娩。

2. 高龄初产不应作为剖宫产指征

分娩方式的选择对妊娠结局有重要的意义。据报道,高龄初产妇组与对照组之间,当得到良好的护理,而无心理紧张者,无论产程时间、产程中的异常情况、分娩异常的发生率,差异均无显著性。那些经阴道分娩的高龄初产妇的产程进展、异常分娩发生率、分娩期并发症低,新生儿及分娩结局良好,与对照组差异不大,说明高龄初产妇阴道分娩并未增加危险性。在现代产科条件下,尽管35岁以上产妇会遇到合并症多、分娩时产程延长等,在无明显产科剖宫产手术指征或合并症、并发症,分娩三要素彼此相适应的情况下,对分娩有正确的认

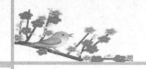

识及充分的信心,加强分娩监护及合理选择阴道试产,多能经阴道分娩,结局与非高龄产妇同样良好,临床上不乏高年初产妇顺利自然分娩的例子。因此,高龄初产不应作为剖宫产指征,应加强产前监护及健康教育,提高高龄初产妇产前对分娩知识认知,不主张盲目地做选择性剖宫产手术。只要条件允许,高龄初产妇也可经阴道分娩。

3. 高龄初产妇剖宫产的指征

高龄初产妇因其本身具备高危因素,对有合并症、并发症等的高龄初产妇,适时剖宫产可以降低孕产妇及新生儿异常。紧张恐惧或有妊娠合并症、并发症者,可适当放宽选择性剖宫产指征。对决定经阴道分娩者,应严密观察产程,及时发现难产征兆,防止产程延长、产后出血等并发症的发生,必要时行急症剖宫产术。据报道,国外剖宫产率达 30%,国内某些医院剖宫产率占 72.11%,其中以高龄初产、珍贵儿为指征施剖宫产者占 36.72%。因此,医院对高龄初产妇适当放宽剖宫产指征,适时采取选择性剖宫产结束分娩,以避免孕产妇及围生儿的死亡。最多的剖宫产指征是产力异常(占 6.8%),其他的适应证是:紧急的宫内窒息 4.2%,胎膜早破 3.1%,相对头盆不称 2.3%。如遇以下的情况时,要考虑剖宫产。

(1)骨盆狭窄胎儿不能通过自然产道、子宫肌瘤和卵巢肿瘤阻碍胎儿娩出。

(2)前置胎盘遮盖了产道,如果从阴道分娩,可引起大出血。

(3)胎儿窘迫、滞产,胎儿情况不佳、有危险,需要尽快娩出胎儿。

如产程稍长不能忍受阵痛,有不少的人就叫喊要尽快做剖宫产分娩,也许她们认为剖宫产是轻松的。其实不然,虽然由于近代医术的进步,麻醉和抗生素技术的提高,使剖宫产的危险减少,但是比起正常分娩来,麻醉会对胎儿产生影响,比起平时的手术也较困难,出血量比正常产多得多。由于麻药对胎儿的影响,剖宫产儿与自然分娩儿相比较,不如正常分娩儿安全。但是不得不采用该手术时,还是必须做。高龄初产妇合并有原发不孕、习惯性流产史、臀位,以及妇产科和内科合并症者,应放松剖宫产的手术指征,但应注意剖宫产并发症的防治。为了降低围生儿死亡率,应主张采用选择性剖宫产;剖宫产时应注意对子宫及双侧卵巢及盆腔的探查,产后应及时做产后检查。

总之剖宫产只能限于产妇和胎儿病理因素的补救手术。

4. 高龄初产妇术前护理

高龄初产妇由于超过了最佳生育年龄及本身的生理特点,剖宫产率明显上

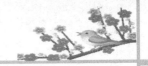

升,同时伴随诸多心理问题。由于无生育经验和手术基本知识,98％以上高龄产妇都有不同程度的焦虑和紧张。她们担心手术带来一系列不良反应,对手术的效果与安全产生怀疑、担忧的矛盾心理,怕疼痛、怕麻醉意外,以及术后并发症和后遗症等,焦虑、紧张情绪达到高峰。畏惧手术,怕手术对胎儿有影响、担心腹中胎儿是否能安全出生。如果处理不当,势必影响手术的顺利进行及术后恢复差。

（李增庆）

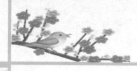

第15章

妊娠中晚期产科并发症

一、妊娠高血压疾病

妊娠期高血压疾病(HDCP)是妊娠期特有的疾病,包括妊娠期高血压、子痫前期、子痫、慢性高血压并发子痫前期、妊娠合并慢性高血压。妊娠高血压疾病指怀孕20周以后出现的高血压、蛋白尿及水肿等特征。据全国孕产妇死亡原因调查报道,威胁孕产妇生命安全的六大疾病,妊娠高血压综合征仅次于产科出血居第二位。

1. 病因

妊娠高血压综合征病因不明,滋养细胞对螺旋动脉的侵入不足,血管内皮功能障碍导致血管扩张因子和收缩因子失衡;胎盘小动脉平滑肌细胞增生,急性粥样硬化形成,导致动脉管腔狭窄,引起子宫、胎盘缺血缺氧,可促使妊娠高血压综合征发生。

2. 妊娠高血压病诱发因素

根据流行病学调查,其发生与气候变化有密切关系,在冬季及春季、秋冬交替时发病率最高;Jacobs在德国、澳大利亚和瑞士研究666例病人,提出此病与寒冷有关。

身材矮胖、贫血、营养不良、工作紧张或有高血压家族史的孕妇,其发病率较高。

3. 妊娠高血压病的发病预测

(1)病史:年龄>35岁,血管床老化,合并慢性高血压、肾病、糖尿病、既往妊娠高血压综合征史、肥胖、多胎妊娠等。

(2)体质指数(BMI):体质指数(BMI)=体重(千克)/[身高(米)]^2。体质指数如>24为异常。

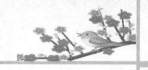

（3）平均动脉压（MAP）：MAP＝收缩压（S）＋2 舒张压（2D）/3，孕 20～24 周≥12 千帕（90 毫米汞柱），31.5％可能发展为妊娠高血压综合征。

（4）翻身试验：左侧卧，测左臂血压至平稳，翻身仰卧，再测血压，如舒张压上升 2.67 千帕（20 毫米汞柱）为阳性，符合率 93％。

（5）绒毛膜促性腺激素（β-HCG）升高：子痫前期患者血绒毛膜促性腺激素升高早于临床症状出现前数月，因此可以将血绒毛膜促性腺激素较正常妊娠的升高，作为预防治疗的指标。并早期应用大量维生素 C、维生素 E 等抗氧化剂、抗高血压、抗凝治疗进行预防；同时用血绒毛膜促性腺激素下降作为检测治疗的效果。

4. 临床表现

典型临床表现为妊娠 20 周后出现高血压、水肿、蛋白尿。

（1）妊娠期高血压：孕妇血压正常时不应超过 130/90 毫米汞柱或与基础血压相比不超过 30/15 毫米汞柱。本病多发于妊娠 20 周后，发病越早病情越重，发病初期表现为血压轻度升高，血压≥140/90 毫米汞柱，间隔时间≥6 小时可确诊。血压较基础血压增高 30/15 毫米汞柱，但未超过 140/90 毫米汞柱，则应严密观察。

如妊娠 28 周后血压≥140/90 毫米汞柱，并伴有轻度水肿，即为轻度妊娠高血压综合征。

（2）尿蛋白：留 24 小时尿做尿蛋白定量检查。

（3）水肿：水肿多由踝部开始，渐延至小腿、大腿，重者达外阴部及腹部，指压时有明显的凹陷，经休息也不消退。妊娠晚期体重增加每周不应超过 500 克，超过者多有水肿或隐性水肿。

（4）子痫前期诊断标准：妊娠 20 周后血压≥18.7/12.0 千帕（140/90 毫米汞柱），24 小时尿蛋白定量≥0.3 克。

（5）重度子痫前期诊断标准：是妊娠高血压综合征发展到全身系统病变阶段，胎盘功能不全启动系统血管痉挛、内皮细胞受损、局部缺血缺氧和血栓形成是可能的原因。如不及时治疗，病情可继续恶化，出现头痛、眼花、恶心及呕吐等症状，提示要发生抽搐，临床上称此为先兆子痫。主要指标为：①收缩压≥21.3 千帕（160 毫米汞柱），舒张压≥14.7 千帕（110 毫米汞柱），间隔 4 小时卧床。②24 小时尿蛋白定量≥2.0 克（尿蛋白定性＋＋或＋＋＋），间隔 4 小时 2 次。③少尿，＜500 毫升/24 小时。④血小板减少，乳酸脱氢酶升高。⑤肝功能

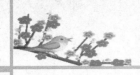

损害,丙氨酸转氨酶或天冬氨酸转氨酶升高。⑥持续的头痛或其他脑功能紊乱、视觉障碍。⑦肺水肿或发绀。⑧持续的上腹痛。⑨胎儿生长受限。

(6)子痫:如不采取紧急治疗将迅速出现全身抽搐及昏迷,称为子痫,是妊娠高血压的最严重阶段,易发生各种并发症,如脑出血、急性心力衰竭、胎盘早期剥离及急性肾功能衰竭,直接危及母子的生命,甚至导致母儿死亡。子痫发生在妊娠晚期或临产前,称为产前子痫,多见。发生在分娩过程为产时子痫、较少见。发生于产后为产后子痫。

(7)慢性高血压并发子痫前期:在妊娠前或妊娠 20 周前出现的高血压,产后 12 周高血压继续存在。一旦出现蛋白尿,可诊断慢性高血压并发子痫前期。

5. 预防

妊娠早期应常规进行妊娠高血压综合征预测,孕中晚期要加强血压、尿蛋白的检查。控制体重保持营养平衡和足够的休息、睡眠,从饮食及药物上保护血管内皮细胞,降低血管及神经肌肉的敏感性。孕晚期应采取左侧卧位,左侧卧位可改善肾脏及子宫胎盘的血流量。

6. 治疗

(1)治疗原则:治疗原则为解痉、镇静、降压、合理扩容及利尿,适时终止妊娠。妊娠中期测平均动脉压,如平均动脉压高于 12.0 千帕(90 毫米汞柱),可考虑及早住院治疗,早期发现轻度异常并予以治疗及纠正。中、重度妊娠高血压综合征或水肿明显者或出现头晕、眼花者必须住院治疗,以免发生子痫,以控制病情发展、减低妊娠高血压综合征对母儿的危害。

(2)子痫前期处理:解痉首选药物为硫酸镁。降血压:当舒张压≥14.0~14.7 千帕(105~110 毫米汞柱),可使用降压药。选择降压药注意,药物对胎儿无毒副作用,降压又不影响胎盘、胎儿血供,避免血压急剧下降过低,可用硝苯地平、肼苯哒嗪。合理扩容:严重的低蛋白血症、贫血者扩容,用人血白蛋白、血浆、全血等。利尿:甘露醇,禁用于心力衰竭及肺水肿。

(3)子痫的处理

①控制抽搐:硫酸镁、地西泮。

②血压过高:降压药。

③纠正缺氧和酸中毒:碳酸氢钠。

④终止妊娠:抽搐控制 2 小时可以考虑终止妊娠。

(4)终止妊娠的指标:①子痫前期孕妇经积极治疗 24~48 小时无明显好转。

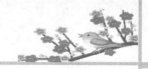

②子痫前期孕周已超过 34 周。③子痫前期孕龄不足 34 周,胎盘功能减退、胎儿已成熟。④子痫前期孕妇,孕龄不足 34 周,胎盘功能减退、胎儿未成熟,可用地塞米松促进肺成熟后终止妊娠。⑤抽搐控制 2 小时可以考虑终止妊娠。

(5)终止妊娠的方式

①剖宫产:适用于有产科指征,宫颈条件不成熟,不能在短时间内经阴道分娩、引产失败、胎盘功能明显减退或有胎儿宫内窘迫征象者。

②引产:适用于病情控制后,宫颈条件成熟、先行人工破膜、羊水清亮者。在引产过程中一旦出现头痛、头晕、眼花、恶心、呕吐等症状,病情加重,立即以剖宫产结束分娩。

产后子痫多发生在产后 24 小时至 10 日内,故在产后 10 日内,仍然要预防子痫再次发作。

7. 严重合并症及治疗

(1)重度子痫前期-子痫并发急性左心衰竭:指在重度子痫前期的基础上发生的、以心脏损害为特征的左心衰竭症候群。

①诊断标准:既往无慢性高血压和心脏病史,本次妊娠并发重度子痫前期-子痫,妊娠晚期、分娩期或产后 10 天内出现急性左心衰竭的临床表现,并能排除围生期心肌病。

②诱因:血压未得到有效控制、输液过多过快、贫血、低蛋白血症、上感、持续失眠、甲状腺功能亢进、糖尿病、尿少并体重骤增、麻醉时体位突然改变。

③临床表现:呼吸困难、端坐呼吸、肺底可闻及干性、湿性啰音、急性肺水肿。心率≥100 次/分钟,呼吸≥24 次/分钟。

④辅助检查:超声心动图示左心扩大或以左心扩大为主的全心扩大,部分伴有二尖瓣相对狭窄与关闭不全。

⑤治疗

●强效血管扩张药:硝普钠(乌拉地尔)25 毫克+5%葡萄糖 100 毫升静脉滴注。硝普钠 12.5 毫克+10%葡萄糖 10 毫升缓慢静脉注射。

●利尿药:呋塞米(速尿)20 毫克+10%葡萄糖 10 毫升缓慢静脉注射。

●强心药:毛花苷丙(西地兰)0.2 毫克+10%葡萄糖 10 毫升缓慢静脉注射。每隔 4 小时重复 1 次,24 小时用量≤1.2 毫克,维持 48～72 小时。

●其他:吸氧、糖皮质激素、抗生素等,输液量控制在 1 000 毫升。心力衰竭控制后 4～12 小时终止妊娠。

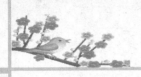
YUNCHANFUBAOJIANQUANSHU

(2)妊娠高血压疾病合并心包积液：心包积液与低蛋白血症有关,当白蛋白低于 25 克/升,即可出现全身水肿、浆膜腔积液。正常心包压力为 0.27～0.4 千帕,当心包积液不断增多时心排血量减少,出现心慌、气短,以及呼吸困难、端坐呼吸、心前区闷胀、乏力、烦躁、心动过速。

处理：穿刺放液、输入白蛋白或血浆、利尿、适时终止妊娠。

二、多胎妊娠的诊断和处理

一次妊娠同时有两个或两个以上的胎儿,称为多胎妊娠。多胎妊娠的妊娠期、分娩期并发症多,围生儿死亡率、新生儿死亡率高,故属高危妊娠。为改善妊娠结局,除早期确诊外,应加强孕期保健并重视分娩期处理。

1. 多胎妊娠的原因

(1)遗传因素：多胎妊娠有家庭性倾向,凡夫妇一方家庭中有分娩多胎者,多胎的发生率增加。单卵双胎与遗传无关。双卵双胎有明显遗传史,若妇女本身为双卵双胎之一,分娩双胎的概率比丈夫为双卵双胎之一者更高,提示母亲的基因型影响较父亲大。

(2)年龄及产次：年龄对单卵双胎发生率的影响不明显。Hauser 等发现单卵双胎发生率在 20 岁以下妇女为 3‰,＞40 岁者为 4.5‰。双卵双胎发生率随年龄的增长显著升高,在 15～19 岁年龄组仅 2.5‰,而 30～34 岁组上升至 11.5‰。产次增加,双胎发生率也增加,Chai 等(1988)报道,初产妇为 21.3‰,经产妇为 26‰。

(3)内源性促性腺激素：自发性双卵双胎的发生与体内促卵泡激素(FSH)水平较高有关。Mastin 等(1984)发现分娩双胎的妇女,其卵泡期早期血促卵泡激素水平明显高于分娩单胎者。妇女停服避孕药后 1 个月受孕,发生双卵双胎的比率升高,可能是脑垂体分泌促性腺激素增加,导致多个始基卵泡发育成熟的结果。

(4)促排卵药物的应用：多胎妊娠是药物诱发排卵的主要并发症。与个体反应差异、剂量过大有关。应用人类绝经期促性腺激素(HMG)治疗过程中易发生卵巢过度刺激,以致多发性排卵,发生双胎的机会将增加 20％～40％。

2. 多胎妊娠的临床表现

多胎妊娠时,早孕反应较重,持续时间较长。孕 10 周以后,子宫体积明显大于单胎妊娠,至孕 24 周后更增长迅速。孕晚期,由于过度增大的子宫推挤横

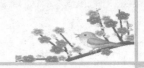

膈向上,使肺部受压及膈肌活动幅度减小,常有呼吸困难;由于过度增大的子宫压迫下腔静脉及盆腔,阻碍静脉回流,常致下肢及腹壁水肿,下肢及外阴阴道静脉曲张。此外,多胎妊娠期间并发症多,包括一般的与特殊的并发症。

3. 多胎妊娠的并发症

(1)一般并发症

①流产:双胎妊娠的自然流产率2～3倍于单胎妊娠。胎儿个数越多,流产危险性越大,与胚胎畸形、胎盘发育异常、胎盘血液循环障碍及宫腔容积相对狭小有关。

②胎儿畸形:双胎妊娠胎儿畸形率比单胎高2倍,单卵双胎畸形儿数又是双卵双胎的2倍。畸形率增高的原因尚不清楚,宫内压迫可致畸形足、先天性髋关节脱位等胎儿局部畸形,但与胎盘类型无关,亦无染色体异常增多的依据。

③胎儿宫内生长受限:30孕周以前,双胎胎儿的生长速度与单胎相似,此后即减慢。宫内生长受限的发生率为12％～34％,其程度随孕周的增长而加重,单卵双胎比双卵双胎更显著。

④贫血:由于血容量增多、铁的需要量大而摄入不足或吸收不良,妊娠后半期多有缺铁性贫血。孕期叶酸需要量增加而尿中排出量增多,若因食物中含量不足或胃肠吸收障碍而缺乏,易致巨幼红细胞性贫血。

⑤妊娠高血压综合征:发生率为单胎妊娠的3倍,症状出现早且重症居多,往往不易控制,子痫发病率亦高。

⑥羊水过多:5％～10％双胎妊娠发生羊水过多,发生率为单胎妊娠的10倍,尤其多见于单卵双胎,且常发生在其中的一个胎儿。

⑦前置胎盘:由于胎盘面积大,易扩展至子宫下段而覆盖子宫颈内口,形成前置胎盘,发生率比单胎高1倍。

⑧早产:由于子宫过度伸展,尤其胎儿个数多、并发羊水过多时,宫内压力过高,早产发生率高。多数早产为自然发生,或因胎膜早破后发生。据统计,双胎妊娠的平均妊娠期仅37周。

(2)特殊并发症

①双胎输血综合征:主要是单绒毛膜单卵双胎妊娠的严重并发症,由于两个胎儿的血液循环经胎盘吻合血管沟通,发生血液转输从而血流不均衡引起。

②双胎之一宫内死亡:多胎妊娠时,不但流产、早产比单胎多,发生胎儿宫内死亡亦多。有时,双胎之一死于宫内,另一胎儿却继续生长发育。

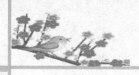

4. 多胎妊娠的诊断

根据病史、产科检查,多胎妊娠的诊断不难确立,有疑问时可借助于 B 型超声显像等辅助检查。

(1)病史:双方家庭中有多胎分娩史;此次受孕前接受促排卵药物治疗;早孕反应较重;进入孕中期后,体重增加多、下腹胀不适。

(2)产科检查:①子宫体积明显大于相应孕周。②触及≥3 个以上胎级;胎头较小,与子宫体积不成比例;胎儿肢体多,位在子宫腔内多处。③在子宫不同部位闻及频率相差 10 次/分钟以上的胎心音;或胎心率虽相差不多,但两个胎心音心之间相隔一无音区。

(3)辅助检查

①B 型超声检查:是目前确诊多胎妊娠的最主要方法。应用 B 型超声显像仪经腹检查,早在孕 6 周时,即可显示着床在宫内不同部位的胚囊个数,每个胚囊与周围蜕膜组成具有双环特征的液性光环。至孕 7 周末以后,胚芽内出现有节律搏动的原始心管。孕 12 周后,胎头显像,可测出各胎头的双顶径。随孕周的增长,诊断正确率可达 100%。故临床疑为多胎妊娠者,应继续随访,直至胎儿个数完全确定。

②多普勒超声检查:孕 12 周后,用多普勒胎心仪可听到频率不高的胎心音。

③血清甲胎蛋白测定:亦有助于多胎妊娠的诊断。双胎妊娠时,29.3%血清甲胎蛋白值明显升高;3 胎时,为 44.8%;≥4 胎,则达 80%。因此,筛查孕妇血清甲胎蛋白值有异常升高时,提示多胎可能,需进一步检查。

B 超诊断双胎妊娠的绒毛膜性,可依次采取下列步骤:第一,见两个胎盘,为双绒毛膜性;第二,若仅一个胎盘,决定每一胎儿的性别,异性为双绒毛膜妊娠;第三,如双胎性别相同,仔细扫查分隔膜,4 层肯定为双绒毛膜双羊膜,2 层为单绒毛膜双羊膜。妊娠进入中期后,通过系列 B 超监测,倘若发现:两个胎儿发育不一致,胎儿双顶径差>5 毫米或头围差>5 %、腹围差>20 毫米;羊水量有显著差异;一个胎儿出现水肿,即可作出慢性输血综合征的诊断。

5. 多胎妊娠的处理

(1)妊娠期处理

①孕期保健:确诊为多胎妊娠后,应根据孕妇营养状况,建议调整食谱,以增加热能、蛋白质、无机盐、维生素及必需脂肪酸的摄入为原则,并适当补充铁剂及叶酸。孕中期后,嘱多卧床休息,可增进子宫血流量而增加胎儿体重;可减

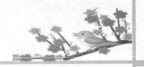

低子宫颈承受的宫内压力而减少早产发生率。加强产前检查,以利及早发现与及时治疗并发症,如贫血、妊娠高血压综合征等;系列监测胎儿生长发育情况及胎盘功能。双胎孕妇于35~36孕周住院,三胎及以上者妊娠的孕妇,孕中期即住院及卧床休息,选择性施行子宫颈环扎术;孕后期应用肾上腺皮质激素促胎肺成熟。

②双胎之一宫内死亡的处理:在当前广泛应用B超检查进行围产监护的情况下,结合临床表现,双胎之一宫内死亡的诊断并不困难。至于是否需要处理,则取决于确诊时间。如果胎儿之一在妊娠早期死亡,死胎可全部被吸收,不需采取措施。孕3个月以后死亡的胎儿,由于躯干尚未完全骨化,组织器官中的水分和羊水逐渐被吸收,可木乃伊化而残留在胎膜上;亦可被活胎压缩变平而成纸样胎儿,不需要采取措施。对于双胎之一在孕中期以后死亡的处理要点在于监护存活胎儿的继续生长发育情况、羊水量、胎盘功能,以及监测母体凝血功能,主要是血浆纤维蛋白原浓度、凝血酶原时间、凝血活酶时间、血小板计数与纤维蛋白降解产物量,并发妊娠高血压综合征者尤需注意。倘若另一胎儿继续生长发育良好,孕母血浆纤维蛋白原水平稳定,可以继续观察。在这过程中,一旦血浆纤维蛋白原水平降至2克/升(200毫克/分升)或估计胎儿出生后可存活,应适时引产,终止妊娠。临产后应备鲜血、纤维蛋白原以防产后出血。如果胎龄<34周,为提高胎儿成活率,可考虑应用小剂量肝素治疗。肝素可对抗凝血活酶,妨碍凝血酶原变为凝血酶;可对抗凝血酶的作用;并能阻止血小板凝集和破坏。由于分子较大,肝素不能通过胎盘,故应用于孕妇不会影响活胎的凝血功能。一般剂量100毫克/24小时,静脉滴注,用药期间以试管凝血时间指标监护,维持在20分钟左右。通常应用肝素24~28小时后,足以使血浆纤维蛋白原水平回升,尔后酌情减量,适时引产。

③B超在减胎中的作用:为避免高胎数多胎妊娠以提高妊娠成功率,国外不少学者主张在妊娠早期进行选择性减胎以减少发育中的胚胎个数,使多胎妊娠转变为双胎妊娠,既可达到生育目的,又可消除高胎数多胎妊娠的险象环生及不良预后。当前所采取的两种操作方法,均在B超检查引导下进行。

●经腹:选择贴近镜壁、占据宫腔最高位的胎囊,经腹穿刺,进入胎囊、胎儿胸腔或胎儿心脏,注射5%氯化钠(NaCl)3毫升或15%氯化钾(KCl)2毫升,使胚胎心脏停搏。

●经阴道:选择接近阴道探头的胎囊,经阴道穹隆穿刺子宫壁再进入胎囊、

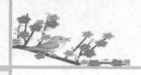

胎儿胸腔,注射15‰氯化钾2毫升;或将穿刺针通过导管与20毫升针筒连接,刺入胎囊后,使针尖贴近胚胎,尔后突然抽吸以导致胚胎心脏停搏。

多胎妊娠是否适宜在孕早期进行选择性减胎问题,仍然存在争议。有些学者认为意义不大,易致完全流产。

(2)分娩期处理

①分娩方式的选择:关于双胎的分娩方式,围绕分娩发动时的孕周及胎先露组合类型颇多争议。从孕龄角度言,目前认为<34周的双胎妊娠以经阴道分娩为宜。从胎先露组合类型考虑,目前普遍赞同:一是头-头位双胎,宜阴道分娩,两头碰撞阻碍分娩的可能性极小,除非并发脐带脱垂、前置胎盘、先兆子痫;或胎膜早破继发子宫收缩乏力,经相应处理不见好转,否则无剖宫产指征。二是胎儿横位为剖宫产指征。三是胎儿臀位,在无法保证经阴道分娩安全时,亦以剖宫产为妥。

关于头-臀或头-横位时,第一胎儿经阴道分娩后,非头位第二胎儿的分娩方式也存在争议。有人主张不论第二胎儿为臀位或横位,一律外倒转成头位。不过,一般认为仍以臀位分娩或内倒转后臀位抽出为上策。以往认为前次剖宫产后容许阴道分娩的准则为单胎、头位、子宫下段横切口,近年来的研究反映不符合上列标准则亦可获得母儿良好结局,提示选择适当,剖宫产后双胎妊娠可予试产。

至于多胎妊娠分娩方式,多数主张选择阴道分娩,由于分娩时易发生胎盘血流灌注不良及胎盘早期剥离等,应快速结束,仅在有产科并发症时施行剖宫产。

②阴道分娩三产程的处理:双胎妊娠决定经阴道分娩,临产后第一产程的处理,原则上与单胎妊娠无区别。若第一胎儿的胎膜自破并发脐带脱垂,应立即做内诊,用手上推胎先露,避免脐带受压,急行剖宫产。若宫缩乏力致产程延长,可使用常规剂量缩宫素静脉滴注加强宫缩,但效果不显者,宜改行剖宫产。

产程进展顺利,在第一胎儿即将出生之前,予以静脉输液,为输血做好准备。娩出第一胎儿不宜过速,以防发生胎盘早期剥离。第一胎儿娩出后,立即断脐,胎盘侧脐带断端必须夹紧,以防造成第二胎儿失血;立即做腹部检查,尽可能扶正第二胎儿使呈纵产式,以防由于宫内压力突然减低及宫腔容积仍然较大,活动范围大而转成横位。阴道检查明确胎产式及胎先露,肯定为头或臀先露后,适当压迫宫底部,密切监测胎心音,耐心等待。若5分钟后,仍无动静而宫缩减弱,在监测胎心的同时,予以人工破膜,或再予静脉滴注常规剂量缩宫

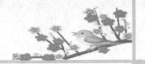

素,因过早干预,易使宫内压力降低过快及增加胎儿损伤。鉴于第一胎儿娩出后,子宫收缩使子宫胎盘血流量减少,可能影响宫内胎儿的血氧供给,以及有可能子宫颈缩复形成收缩环影响宫内胎儿娩出,宜争取在 20 分钟内结束分娩。如发现脐带脱垂或疑有胎盘早期剥离,应及时用产钳助产或行臀位牵引术娩出第二胎儿;如胎头高浮,为抢救胎儿,可行内倒转及臀牵引术。如第二胎儿为横位,可在宫缩间歇期试行外倒转使转成头位或臀位;如不成功,应立即破膜做内倒转及臀牵引术娩出之。在第二胎儿前肩娩出时,静脉推注麦角新碱 0.2 毫克(高血压者禁用),再用缩宫素加速滴注。第二个胎儿娩出后,上腹部放置沙袋(1 千克重)或用腹带紧裹腹部以防腹压突然下降引起休克。密切观察宫底高度及阴道流血情况,积极处理第三产程以防产后出血。胎盘娩出后,应仔细检查胎盘、胎膜是否完整,并根据胎盘、胎膜的组成情况,进一步判断为单卵或双卵双胎。产后 2 小时,产妇血压及心率平稳后,减轻沙袋重量;24 小时后撤去。≥三胎妊娠经阴道分娩的处理与双胎妊娠相仿。

③双胎两头交锁或碰撞的处理:双胎妊娠第一胎儿为臀先露、第二胎儿为头先露时应剖宫产。

双胎的两个胎儿均为头先露时,倘若胎儿较小而产妇骨盆宽大,有可能两个胎头同时入盆,互相碰撞而导致阻塞性难产。在分娩过程中,如子宫口已将开全而第一胎儿下降缓慢,应及早进行阴道检查。要是结合腹部检查证实第二胎头的最宽部分已低于耻骨联合,可经阴道、子宫颈伸指上推第二胎头让道,使第一胎头得以下降。

三、胎膜早破与早产

1. 胎膜早破——难产发出的信号

胎膜具有保持羊水及保护胎儿的功能。妊娠期胎膜在临产前自然破裂,羊水经阴道流出,称为胎膜早破,俗称早破水。正常情况下只有当宫缩真正开始,宫颈不断扩张,包裹在胎儿和羊水外面的胎膜才会在不断增加的压力下破裂,流出大量羊水,胎儿也将随之降生。胎膜早破发生于 13～37 周以前约占 1/3,发生于 37 周后占 2/3。

若性交后出现阴道流水,则有早破水可能。骨盆形态异常、胎儿巨大或发育畸形等难产因素,均可使胎先露不能入盆、不易衔接或衔接不良,在宫腔内压力急剧增高时；或多胎妊娠和羊水过多的情况下，胎膜长期处于紧张状态而使伸张性减弱，加上子宫内压升高时；由于胎儿先露部不能阻挡、缓冲宫腔内增加的压力，宫腔内压力通过头盆间的空隙中的羊水传递至宫颈处，如遇宫颈发育不良、功能不全或有陈旧性撕裂时，宫颈口便不能抵御宫腔内压，前羊水囊内的压力增加而使胎膜发生早破。

"早破水"后胎儿在12～24小时左右就会出生。阴道断断续续地有少量水流出，持续几天或更长时间，失去了完整的羊膜保护，阴道中的细菌会侵入子宫，受感染机会较多，给胎儿带来危险。脐带也容易脱垂，胎儿死亡率较高。

胎膜早破是威胁母婴健康的产科常见并发症，发生在未足月者为足月者的2.5～3.0倍。胎膜早破是由多种因素相互影响，最终导致胎膜张力及弹性回缩力下降，使胎膜变薄，不能抵御宫腔内增加的压力而发生。胎膜早破与难产和感染常互为因果，产道及胎儿异常既是胎膜早破的常见诱因，胎膜早破又可导致宫内感染及羊水减少，因此而发生宫缩乏力、胎儿宫内窘迫，致使难产和手术分娩几率增加，所以胎膜早破往往是难产的信号。

在胎膜突然破裂的瞬间，随着大量羊水流出，可发生脐带脱垂。脱垂的脐带受胎先露压迫，宫壁紧裹胎体，影响胎盘血液循环，可引起胎儿宫内缺氧，不得不以手术结束分娩。胎膜早破引起胎盘早剥、羊水栓塞、脐带脱垂、难产率和产后出血率增加，危害母儿安全，而早产是一个未成熟儿的最大威胁，感染是胎膜早破给母体造成的严重后果。因此，防止胎膜早破的发生至关重要。

一旦发生胎膜早破，孕妇应平躺，并立即上医院，在严密监护下由医务人员根据不同孕周制定处理原则：①胎膜早破发生在孕36周以后，因胎儿已经成熟，为预防感染，原则上应尽快终止妊娠，破膜后12～24小时仍不临产者应予以引产。②胎膜早破发生在28～35孕周，随孕周的增加，出生婴儿的病死率呈显著递减趋势，故提倡采取期待疗法，延长孕龄、促进肺成熟，一旦胎肺成熟，应尽早终止妊娠。③胎膜早破发生在28周前，由于胎龄过小，根据目前我国多数医疗单位的育儿水平，胎儿生存率依然很低，而且易发生难以处理的合并症，从优生角度看，应终止妊娠，不宜采取保守治疗。

2. 早产

早产指妊娠满28周而不满37孕周分娩者。

早产的先兆：妊娠28～37周之前出现阴道少量出血并伴有阵阵腹坠，疼痛间隔发生，浅血色分泌物或少量出血持续不断，出血量慢慢增多，每小时子宫收

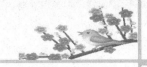

缩 4 次以上是早产先兆,应住院治疗,左侧卧位卧床休息,尽量防止早产。

若有高血压或妊娠高血压综合征,或有外伤及性交后突然腹痛不缓解,胎动异常活跃或突然消失,伴有少量阴道出血,则有胎盘早剥可能;若无明显诱因而反复出现无痛性阴道出血,则有低置胎盘可能;若性交后出现阴道流水,则有早破水可能,都应及时去医院诊治,稍有延误都将危及母婴(胎儿)。为预防早产、早破水和产前感染,妊娠晚期应禁忌性交。

早产儿成活率低,即使存活亦多有神经智力发育缺陷。

四、前置胎盘

胎盘的正常附着处在子宫体部的后壁、前壁或侧壁。如果胎盘附着于子宫下段或覆盖在子宫颈内口处,位置低于胎儿的先露部,称为前置胎盘。前置胎盘是妊娠晚期出血的主要原因之一,为妊娠期的严重并发症,如处理不当,能危及母儿生命安全。其发生率为 1:55～200,多见于经产妇,尤其是多产妇。

1. 前置胎盘病因

目前尚未明确。可能与以下因素有关:①子宫内膜不健全:产褥感染、多产、上环、多次刮宫、剖宫产等,引起子宫内膜炎,子宫内膜缺损,血液供应不足,为了摄取足够营养,胎盘代偿性扩大面积,伸展到子宫下段。②孕卵发育迟缓:在到达宫腔时滋养层尚未发育到能着床阶段,继续下移植入子宫下段。③胎盘面积过大,如多数妊娠盘常伸展到子宫下段,形成前置胎盘。

2. 前置胎盘分类

以胎盘边缘与子宫颈口的关系,将前置胎盘分为三种类型。

(1)完全性前置胎盘:或称中央性前置胎盘,子宫颈内口全部为胎盘组织所覆盖。

(2)部分性前置胎盘:部分性前置胎盘指子宫颈内口部分为胎盘组织所覆盖。

(3)边缘性前置胎盘:胎盘附着于子宫下段,边缘接近但不超过子宫颈内口。胎盘边缘与子宫颈内口的关系随着子宫颈管的消失和子宫颈口的逐渐扩大而改变,原则上以入院时两者的关系作为诊断各型前置胎盘的标准,这样有利于制订治疗方案。

3. 前置胎盘临床表现

无疼痛,有间断性出血;有时也会发生阵痛、大出血。胎盘的位置可在早期

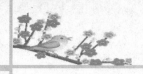
通过超声波诊断。妊娠晚期或临产时,发生无痛性反复阴道出血是前置胎盘的主要症状,偶有发生于妊娠 20 周者。出血是由于妊娠晚期或临产后子宫下段逐渐伸展,子宫颈管消失,子宫颈口扩张,而附着于子宫下段或子宫颈内口的胎盘不能相应的伸展,以致前置部分的胎盘自其附着处剥离,使血窦破裂而引起出血。出血多无诱因。

4. 前置胎盘诊断

(1)病史:妊娠晚期突然发生无痛性反复阴道出血,即可疑为前置胎盘,如出血早、量多,则完全性前置胎盘的可能性大。

(2)体征:根据失血量的不同,多次出血呈贫血貌,急性大量出血可发生休克,腹部检查与正常妊娠相同。失血量过多胎儿宫内缺氧,发生窘迫。严重者胎死宫内。临产者有阵发性宫缩,如在耻骨联合上方或两侧听到与母体脉搏一致的吹风样杂音,可考虑胎盘位于子宫下段的前面,如位于后面则听不到胎盘血流杂音。

(3)阴道检查:现采用 B 型超声检查,已很少做阴道检查。

(4)超声检查:B 型超声断层图像可清楚看到子宫壁、胎头、宫颈和胎盘位置,并根据胎盘边缘与子宫颈内口的关系可以进一步明确前置胎盘的类型。胎盘定位准确率达 95% 以上,并且可以重复检查,近年来国内外都已采用,基本取代了其他方法。

B 型超声诊断前置胎盘时须注意妊娠周数,在妊娠中期超声检查约有 30% 胎盘位置低,超过内口,随着妊娠进展,子宫下段形成,宫体上升,胎盘即随之上移。因此,如妊娠中期超声检查发现胎盘低置时,不要过早作前置胎盘的诊断,须结合临床考虑,如无出血症状,28 周前不作前置胎盘的诊断。

(5)产后检查胎盘及胎膜:对产前出血的病人,分娩时应仔细检查娩出的胎盘,以便核实诊断。前置部分的胎盘有陈旧血块附着,呈黑紫色,如这些改变在胎盘的边缘,而且胎膜破口处距胎盘边缘小于 7 厘米则为低置胎盘。

5. 前置胎盘鉴别诊断

妊娠晚期出血主要与胎盘早期剥离鉴别,其他原因发生的产前出血,如帆状胎盘血管前置而破裂、胎盘边缘血窦破裂及宫颈病变(息肉、糜烂、宫颈癌),结合病史通过阴道检查、超声检查及分娩后胎盘检查可以确诊。

6. 前置胎盘对母儿影响

(1)产后出血:分娩后由于子宫下段肌肉组织菲薄收缩力较差,附着于此处

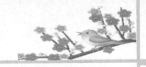

的胎盘剥离后血窦一时不易缩紧闭合,故常发生产后出血。

(2)植入性胎盘:胎盘绒毛因子宫蜕膜发育不良等原因可以植入子宫肌层,前置胎盘偶见并发植入性胎盘,胎盘植入于子宫下段肌层,使胎盘剥离不全而发生大出血。

(3)产褥感染:前置胎盘的胎盘剥离面接近宫颈外口,细菌易从阴道侵入胎盘剥离面,加上产妇贫血,体质虚弱,故易发生感染。

(4)早产及围产儿死亡率增高:前置胎盘出血大多发生于妊娠晚期,容易引起早产。前置胎盘围产儿的死亡率亦高,可因产妇休克,使胎儿发生宫内窘迫、严重缺氧而死于宫内,或因早产生活力差,出生后死亡。此外,在阴道操作过程或剖宫产娩出胎儿前,胎盘受到损伤,小叶发生撕裂,可使胎儿失血而致新生儿窒息。

7. 前置胎盘的预防

宣传推广避孕,搞好计划生育,防止多产,避免多次刮宫或宫腔感染,以免发生子宫内膜损伤或子宫内膜炎。加强产前检查及宣教,对妊娠期出血,无论出血量多少均须及时就医,以做到早期诊断,正确处理。

8. 前置胎盘处理

前置胎盘的治疗原则是控制出血、纠正贫血、预防感染,正确选择结束分娩的时间和方法。原则上以产妇安全为主,在母亲安全的前提下,尽量避免胎儿早产,以减少死亡率。

(1)期待疗法:妊娠 36 周前,胎儿体重小于 2 500 克,阴道出血量不多,孕妇全身情况好,胎儿存活者,可采取期待疗法。

①绝对卧床休息:可给地西泮等镇静药。

②抑制宫缩:用硫酸镁、硝苯地平等药抑制宫缩。

③纠正贫血:硫酸亚铁每次 0.3 克,口服,每日 3 次,必要时输血。

④防感染:抗生素预防感染。

⑤应用糖皮质激素:在医生的指导下,可用地塞米松 10 毫克,肌内注射或静脉注射,1 次/日,连续 3 天,促进胎肺成熟。

⑥严密观察病情:同时进行有关辅助检查,如 B 超检查、胎儿成熟度检查等,如大量出血、反复出血,或临产时酌情终止妊娠。

(2)终止妊娠:适于入院时大出血休克、前置胎盘期待疗法中又发生大出血休克,或近预产期反复出血,或临产后出血较多者。这些都需要采取积极措施

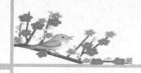

终止妊娠。

①剖宫产:可以迅速结束分娩,于短时间内娩出胎儿,可以缩短胎儿宫内缺氧的时间,增加胎儿成活机会,对母子较为安全。此种方式是处理前置胎盘的主要手段。术前应积极纠正休克,输液、输血补充血容量。术中注意选择子宫切口位置,尽可能避开胎盘。由于子宫下段的收缩力差,胎儿娩出后,胎盘未即娩出,须及时徒手剥离,同时注射麦角制剂增强子宫下段收缩及按摩子宫,减少产后出血量。如有胎盘植入须做子宫切除。

②阴道分娩:阴道分娩是利用胎先露部压迫胎盘达到止血目的,此法仅适用于边缘性前置胎盘而胎儿为头位。在临产后发生出血,但血量不多,产妇一般情况好,产程进展顺利,估计在短时间内可以结束分娩者。决定阴道分娩后,行手术破膜,破膜后胎头下降,压迫胎盘,达到止血,并可促进子宫收缩,加速分娩,此方法对经产妇的效果较好。如破膜后先露下降不理想,仍有出血,可采用头皮钳牵引,臀牵引、横位内倒转或剖宫产。

产褥期应注意纠正贫血,预防感染。

五、胎盘早剥

妊娠20周后或分娩期,正常位置的胎盘在胎儿娩出前,全部或部分自子宫壁剥离,称为胎盘早剥,是妊娠晚期胎儿死亡和孕妇早产的主要原因。

1. 临床表现

(1)轻型:以外出血为主,胎盘剥离面不超过胎盘面积的1/3。主要症状为少量阴道出血,子宫大小与妊娠月份相符合,胎位清楚,胎心率正常。

(2)重型:为内出血或混合出血,胎盘剥离面超过胎盘面积的1/3,伴有较大的胎盘后血肿。主要症状为突发的持续性腹痛,严重时有恶心、呕吐、出汗、面色苍白、脉搏细微、血压下降等休克症状。检查子宫硬如板状,压痛,子宫大于妊娠月份,胎位触摸不清,如胎盘剥离面超过1/2,由于缺氧胎儿死亡,胎心音消失。

2. 检查与诊断

(1)B型超声检查:帮助了解胎盘种植部位及早剥的程度,明确胎儿是否存活。

(2)实验室检查:主要了解贫血程度及凝血功能状况。

根据临床表现,结合辅助检查,可作出临床诊断。

3. 处理

(1)异常情况处理:若有高血压或妊娠高血压综合征,或有外伤及性交后突然

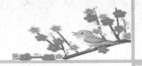

腹痛不缓解,胎动异常活跃或突然消失,伴有少量阴道出血,则有胎盘早剥可能,应及时就诊。

(2)纠正休克:立即面罩给氧,并快速输新鲜血。

(3)终止妊娠

①剖宫产:重型、短期内不能分娩者或为抢救胎儿或抢救孕妇的生命,均应立即手术。术中以缩宫素 20 单位静滴,缩宫素 20 单位子宫肌内注射止血。如子宫不收缩或有严重的子宫胎盘卒中、无法控制出血,应行子宫切除术,保全孕妇的生命,否则会因大出血导致产妇死亡。同时应快速输入新鲜血,促进凝血。

②阴道分娩:轻型孕妇一般情况好,宫口开大,估计能短时间分娩的,可考虑阴道分娩。

六、妊娠期宫颈功能不全

宫颈功能不全(CIC)是产科常见疾病,指中期妊娠以后,各种原因所导致的子宫颈松弛、扩张致宫颈开放,羊膜囊、羊水自宫颈处脱向阴道,受挤压或其他原因影响继而出现羊水早破、感染、流产的症状,一般多见于习惯性流产。

1. 诊断

经阴道 B 超检查,发现宫颈长度<0.2 厘米、宫颈管内径>0.6 厘米,可见羊膜囊嵌入颈管内,具备以上任何一项,即可诊断为宫颈功能不全。

2. 防治

避免无计划的怀孕导致流产引起对宫颈的损伤。孕期勤检查、遵医嘱、不做剧烈活动。感觉有异常时立即检查,需要保胎时严格按照医嘱保胎。宫颈环扎术可有效地延长孕期,有利于胎儿的生长发育。最佳宫颈环扎术时间是孕 16~22 周。适合试做宫颈环扎术保胎者应详细向医师咨询,但由于个体差异很大,该方法的效果并非都能达到保胎的目标,需要做好失败的心理准备以防无法接受失败事实。

七、过期妊娠与羊水量异常

1. 过期妊娠

平时月经规则,妊娠达到或超过 42 周尚未临产者,称为过期妊娠。妊娠末期孕激素过多,可使妊娠延期,造成过期妊娠。

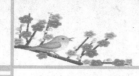

过期妊娠不仅给母亲造成产伤及痛苦,更重要的是使胎盘老化、功能衰退、供血供氧减少,胎儿供氧及养料不足,易发生胎儿宫内缺氧窒息,新生儿窒息、胎粪吸入综合征、宫内死胎及围生儿死亡率显著增加,且母体难产、产伤几率增多。

处理:避免妊娠过期,如预产期准确,到41周仍无产兆要住院,无胎儿窘迫、头盆不称可引产,争取在42周前结束分娩。如有胎盘功能不良、巨大儿、胎位异常、妊娠合并症、引产失败、头盆不称,应考虑行剖宫产。

2. 羊水过多

妊娠期羊水量超过2 000毫升称为羊水过多。羊水过多与胎儿畸形及妊娠合并症有关,其次与双胎、妊娠期糖尿病、胎儿水肿有关,有30%原因不明。

羊水过多使妊娠高血压发病、胎膜早破、早产风险增加;分娩期易致宫缩乏力、产程延长及产后出血。突然破膜使宫腔压力骤然降低可致胎盘早剥。胎儿并发胎位异常、脐带绕颈、脐带脱垂、宫内窘迫,围生儿死亡率增加。急性羊水过多常在妊娠20～24周发病,羊水突然增多;慢性羊水过多常在妊娠28～32周发病,羊水缓慢增多。

处理:孕晚期B超测定羊水平段:羊水最大池深度＞7厘米为标准,8～11厘米为轻度羊水过多,12～15厘米为中度羊水过多,≥16厘米为重度羊水过多。

一旦确诊羊水过多合并胎儿畸形,应及时采用人工破膜引产终止妊娠。破膜时采取高位破膜,让羊水缓慢流出,以免宫腔内压力突然降低引起胎盘早剥;腹部放置沙袋维持腹压,以防休克。宫腔压力降低后,可采用催产素静滴引产。

羊水过多但为正常胎儿,不足37周,尽可能延长孕周。自然临产后,应及时采用人工破膜,除与前述注意事项相同处理方法外,还应防止脐带脱垂。胎儿娩出后及时加用宫缩药,防止产后出血。

3. 羊水过少

妊娠晚期羊水少于300毫升称为羊水过少。与胎盘功能减退、羊膜发育不全、胎儿泌尿系统畸形、胎膜早破有关。羊水过少合并羊水混浊是胎儿宫内窘迫严重的表现,进一步可导致新生儿窘迫。羊水过少约1/3有畸形。

预防:孕晚期B超测定羊水平段,适当放宽羊水过少的诊断标准,提高羊水过少检出率、排除畸形及时剖宫产。

处理:确诊胎儿畸形或胎儿已经成熟、胎盘功能严重不良者,应立即终止妊娠。妊娠足月、胎儿正常合并胎盘功能不良、短时间不能从阴道分娩者,应剖宫产。

胎儿正常,胎肺不成熟,可行羊膜腔输液增加羊水,尽量维持妊娠足月。

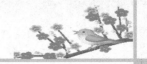

八、胎位不正与下肢静脉曲张

1. 胎位不正

胎位不正是指身体其他部位（如臀、脚、腿部，甚至手臂）朝下而言。在异常胎位中，臀先露（即臀部朝下）的比例最高。有些胎儿虽然也是头部朝下，但胎头由俯屈变为仰伸或枕骨在后方，广义上说也属于胎位不正。

在不同的怀孕周数胎位不正有不同的发生率，妊娠 5 个月时，约有 33 ％ 的胎儿是属于胎位不正的；而在 8 个月时，胎位不正的发生率下降至 8.8 ％；到 9 个月时，只有 5 ％左右的孕妇被诊断为胎位不正。

孕 7 个月前发现的胎位不正，只要加强观察即可，在妊娠 30 周前，胎儿相对子宫来说还小，而且母亲宫内羊水较多，胎儿有活动的余地，在怀孕 8 个月之前，胎位不正是颇为常见的现象。随着孕周的增加，多数胎位不正的胎儿会自动转位成胎头在下的正常胎位。9 个月（36 周）仍为胎位不正的，才确定诊断。

（1）引起胎位不正的原因：①羊水过多、经产妇腹壁松弛等，使胎儿在宫腔内的活动范围过大。②子宫畸形、胎儿畸形、多胎、羊水过少等，使胎儿在宫腔内的活动范围过小。③骨盆狭窄、前置胎盘、巨大胎儿等，使胎头衔接受阻。

（2）胎位不正的矫正：孕期胎位不正，不会对母儿带来不良影响，但它是造成难产的常见因素之一。若在妊娠 30～34 周还是胎位不正时，就需要矫正了。以最常见的臀位为例，介绍产科矫正方法。

①膝胸卧位操纠正法：孕妇排空膀胱，松解腰带，在硬板床上，孕妇将脸部贴近床面，膝着床，臀部举高，大腿与床垂直，胸部要尽量接近床面。保持这种姿势，每天早晚各 1 次，每次 15 分钟，连续做 1 周。注意如感到疲劳可停止，不可勉强。然后去医院复查。

②外转胎位术：如果在孕 32～34 周时，胎儿仍未转向，就要考虑为孕妇实行外转胎位术，让胎儿翻转，使孕妇能顺利分娩。具备羊水量适中、胎儿的背部在两侧、产妇体重适中，而且胎儿臀部并未进入骨盆深部等条件，才适宜施行外转术。进行人工外转胎位时，医生通常会给予孕妇以子宫放松的药物，然后由医生在 B 超监测下行外转胎位术。外转胎位术有一定的风险性，操作时会导致脐带缠绕或胎盘早剥。

③胎位不正的针刺治疗法：针刺至阴穴，治疗胎位不正，每日 1 次，每次

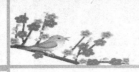

15～20分钟,5次为1个疗程。适用于妇科检查诊断为臀位、横位、斜位的孕妇。

④艾灸疗法:艾条在脚上的至阴穴(靠穴位2厘米处)每天灸2次,每次15分钟。

2. 下肢静脉曲张

下肢静脉曲张主要表现为下肢表浅静脉扩张、伸长和迂曲,像蚯蚓样伏于小腿或大腿部。妊娠期间盆腔静脉压力增高,加重了静脉血回流的阻力,使孕妇更容易发病。最早可出现在妊娠3～4个月时,但大多数在妊娠后期发病。病人一般无自觉症状,部分病人出现小腿酸胀乏力,长时间站立脚会出现水肿,下肢的轻微损伤会导致难治的慢性溃疡。小腿及大腿的静脉疼痛并且肿胀。

病人应注意体位,减少站立,勤换工作体位,避免长时间站立、下肢不活动,休息时抬高患侧肢体,病情严重者需要完全卧床休息至分娩,以防止曲张的静脉破溃。可用弹性绷带或绑腿缠下肢,也可用弹性袜带勒住小腿部或穿有弹性的长筒袜裹住整个腿部,能减轻静脉曲张的程度。如果同时有显著的外阴部静脉曲张,最好用弹性月经垫,分娩时要认真保护会阴,尽可能地避免裂伤,以减少出血。如果曲张静脉破裂引起出血,应抬高患侧肢体,压迫止血或缝扎破裂的静脉。下肢静脉曲张在妊娠期间一般无特殊治疗,分娩后大多数病人的静脉曲张消失或缩小,但再次妊娠时还会复发,而且一次比一次严重。

(李增庆 郑秀华 张揆一)

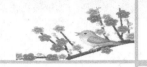

第16章

胎儿生长受限

胎儿生长受限(简称 FGR),以往称为胎儿宫内发育迟缓,是指孕 37 周后,胎儿出生体重小于 2 500 克;或低于同孕龄平均体重的两个标准差;或低于同孕龄正常体重的 10 百分位数。胎儿生长受限是围生期的重要并发症,发病率 2.75%~15.53%不等,围生儿死亡率为正常儿的 4~6 倍,不仅影响胎儿的发育,远期也影响儿童期及青春期的体能和智力发育。

一、胎儿生长受限的病因

胎儿生长受限的病因多而复杂,40%病因尚不明确。主要危险因素有:

1. 孕妇因素

最常见,占 50%~60%。

(1)营养因素:孕妇偏食、妊娠剧吐,摄入蛋白质、维生素及微量元素不足、血糖低等均可影响胎儿的发育。

(2)妊娠并发症与合并症:并发症如妊娠期高血压疾病、多胎妊娠、前置胎盘、胎盘早剥、过期妊娠、妊娠肝内胆汁淤积症等;合并症如心脏病、慢性高血压、肾炎、贫血等,均可使胎盘血流量减少,灌注下降。

(3)其他:孕妇年龄、地区、体重、子宫发育畸形、吸烟、酗酒、吸毒、宫内感染、母体接触放射线或有毒物质等也可影响胎儿的生长。

2. 胎儿因素

已有的大量研究证实,生长激素、胰岛素样生长因子、瘦素等调节胎儿生长的物质在脐血中水平的下降可能会影响胎儿内分泌和代谢,胎儿基因或染色体异常时也常伴有胎儿生长受限。

(1)胎盘因素:胎盘的各种病变导致子宫胎盘血流量减少、胎儿血供不足。

(2)脐带因素:脐带过长、过细、扭转、打结等可以减少子宫胎盘血流量。

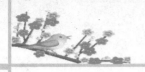
二、胎儿生长受限的类型

胎儿的发育分三个阶段。第一阶段是从妊娠开始至中期妊娠的早期,主要是细胞增殖,所有器官中的细胞数目均在增加;第二阶段,细胞数目和体积继续增长,包括细胞复制和器官生长;第三阶段为妊娠32周之后,主要是细胞体积迅速增大,脂肪沉积。发生于不同阶段的生长受限,其原因及特点也不同,分为3类。

1. 原发性胎儿生长受限

原发性胎儿生长受限的原因多发生于胎儿发育的第一阶段,在受孕时或在胚胎早期,抑制生长因素即发生作用,使胎儿生长、发育严重受限。其病因包括基因或染色体异常、病毒感染、接触放射性物质及其他有毒物质。胎儿或新生儿特点:因胎儿在体重、头围和身长三方面均小于该孕龄正常值,但比例相称。外表无营养不良表现,器官分化或成熟度与孕龄相符,但各器官的细胞数量均减少,脑重量轻;胎盘小,但组织无异常。胎儿无缺氧表现。胎儿出生缺陷发生率高,围生儿病死率高。产后新生儿多有脑神经发育障碍,伴小儿智力障碍。

2. 继发性胎儿生长受限

继发性胎儿生长受限多发生于胎儿发育的第二、三阶段,胎盘发育早期正常,至孕晚期才受到有害因素的影响,如合并妊娠高血压综合征、高血压、糖尿病、过期妊娠,致使胎盘功能不全。胎儿或新生儿特点:新生儿外表呈营养不良或过熟儿状态,发育不匀称,身长、头径与孕龄相符而体重偏低。胎儿常有宫内慢性缺氧及代谢障碍,各器官细胞数量正常,但细胞体积缩小,肝脏体积小。胎盘大小正常,但功能下降,伴有梗死、钙化、胎膜黄染等改变,使胎儿在分娩期间对缺氧的耐受力下降,导致新生儿脑神经受损。出生后新生儿躯体发育正常。

3. 混合型胎儿生长受限

混合型胎儿生长受限是上述两型的混合型,其原因可发生于胎儿发育的三个阶段,在整个妊娠期间均产生影响。有母儿双方的因素,多系缺乏重要生长因素如叶酸、氨基酸、微量元素,或有害药物的影响所致。胎儿或新生儿特点:新生儿身长、体重、头径均小于该孕龄正常值,外表有营养不良表现。各器官细胞数目减少,导致器官体积均缩小,肝脾严重受累,脑细胞数也明显减少。胎盘小,外观正常。胎儿少有宫内缺氧,但存在代谢不良。新生儿的生长与智力发育常常受到影响。

YUNCHANFUBAOJIANQUANSHU

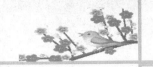

三、胎儿生长受限的诊断标准

1. 临床指标

测量宫高、腹围、体重,推测胎儿大小。

(1)宫高、腹围值连续3周测量均在第10百分位数以下者为筛选胎儿生长受限的指标,预测准确率达85%以上。

(2)计算胎儿发育指数,胎儿发育指数=宫高(厘米)-3×(月份+1),指数在-3~+3之间为正常,小于-3提示有胎儿生长受限的可能。

(3)孕晚期孕妇每周增加体重0.5千克,若体重增长停滞或增长缓慢时可能为胎儿生长受限。

2. 辅助检查

(1)B型超声测量:①测头围与腹围的比值(HC/AC)。胎儿头围在孕28周以后生长减慢,胎儿体重仍以原有速度增长,故只测头围不能准确反映胎儿生长发育的动态变化,应当同时测量胎儿腹围和头围。HC/AC比值小于正常同孕周平均值的第10百分位数,即应考虑有胎儿生长受限的可能。②测量胎儿双顶径(BPD)。胎儿双顶径每周平均增长,正常孕妇孕早期为3.6~4.0毫米,孕中期为2.4~2.8毫米,孕晚期为2.0毫米。若能每周连续测胎儿双顶径,观察其动态变化,发现每周增长<2.0毫米;或每3周增长<4.0毫米;或每4周增长<6.0毫米;于妊娠晚期双顶径值每周增长<1.7毫米,均应考虑有胎儿生长受限的可能。③羊水量与胎盘成熟度。多数胎儿生长受限出现羊水过少、胎盘老化的B型超声图像。④超声多普勒妊娠晚期脐动脉S/D比值≤3为正常值,脐血S/D比值升高时提示胎儿生长受限。⑤胎儿生物物理评分(BPS)可协助诊断。

(2)电子胎心监护:有利于判断胎儿宫内的状况,更有助于决定分娩时机及分娩方式。

四、胎儿大小的自我判断方法

门诊经常有孕妇说:"别人都说我的肚子很小,我的宝宝是不是小了?是生长受限吗?"其实,大多数的孕妇宝宝都不是,只是判断有误而已。

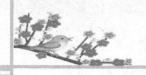
1. 准确计算胎龄避免错误

必须准确计算胎龄才能判断是否有胎儿生长受限。计算孕周的方法是:孕周=公历末次月经月份-3或+9,日期+7。

(1)末次月经日期不清时的计算:有些有纪念的日期如"5.1"、"元旦"、暑假等可帮助回忆。也可根据早孕反应如晨起呕吐的出现日期来推算,一般早孕反应出现在末次月经后6周即42天左右。还可根据胎动出现的时间来推算,一般胎动出现在末次月经后第16~18周。夫妻性生活的日期也可用来帮助计算受孕日期或末次月经。还可借助早期尿或血检查阳性的日期、早期一次或多次的B超报告等进行综合分析,应能得出较为准确的结果。

(2)月经周期不准时的计算:如果月经周期不准,按末次月经日期计算的预产期是不准确的。月经周期是指从上次月经开始到下次月经开始的间隔,如周期大于30天的,计算孕周时应减去比30多的天数。

2. 宫高测量误差出现的错误判断

宫高是指耻骨联合上缘中点至子宫底的高度,是判断胎儿大小的重要指标,宫高受羊水量的影响,结果具有局限性。由于没有很确定的公式,只需记住几个关键的时间就可以帮助判断了,如24周、28周、32周、36周以上,宫高分别为24厘米、26厘米、29厘米、33厘米以上。但有时测出的宫高有很大的误差,准确的应该测耻骨联合上缘中点至子宫最高点的距离。大多数医生是从腹中线测量宫高,由于子宫常有旋转或偏向一侧,结果往往偏小,误认为是胎儿生长受限。

腹围也是判断胎儿大小的指标之一,但因为受胖瘦的影响太大,不如宫高有意义,仅作为参考。

3. 胎儿大小简单计算、判断方法

(1)胎儿体重的简单计算方法:孕晚期胎儿体重=宫高×腹围+200(克),方法简单,但因为宫高或腹围受测量和胖瘦,或羊水量的影响常有误差。

(2)简单的判断方法:可根据B超的报告按每4周算1个月,从妊娠满20周(孕5月)起,孕24周(6月)、28周(7月)、32周(8月)、36周(9月)的胎儿双顶径(BPD)分别为5、6、7、8、9厘米,等于妊娠月份数;而股骨长(FL)分别为3、4、5、6、7,等于妊娠月份数减去2;估计体重(EFW)分别为650、1 000、1 700、2 500克,达到此标准就不会是胎儿生长受限(表3)。

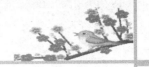

表3　孕周与胎儿体重

孕月	孕周	双顶径(厘米)	股骨长(厘米)	估计体重(克)
5	20	5	3	
6	24	6	4	650
7	28	7	5	1000
8	32	8	6	1700
9	≥36	9	7	2500

五、胎儿生长受限的处理

1. 定期做孕期检查

定期产前检查,做到早期发现。孕期注意讲究卫生,避免生殖道感染。注意营养,避免接触有害毒物、禁烟酒,孕期需在医生指导下用药。积极防治妊娠合并症及并发症,减少诱发因素。在孕22周时行B型超声监测胎儿各种径线,作为胎儿生长发育的基线,可用来判断是否存在胎儿生长受限和治疗效果。

若发现外因性不匀称型胎儿生长受限,可早诊断、早干预,减少后遗症的发生。治疗越早,效果越好,早于孕32周开始干预疗效佳,孕36周后疗效差。

孕期卧床休息,均衡膳食,吸氧、左侧卧位改善子宫胎盘血液循环。补充营养物质:口服复合氨基酸片,适量补充叶酸、维生素E、B族维生素、钙剂、铁剂、锌剂等。

最好住院治疗,可静脉滴注脂肪乳剂、10%葡萄糖500毫升加维生素C或能量合剂,每日1次,连用10日。

可用药物改善子宫胎盘血流,促进胎儿生长发育。例如,β-肾上腺素激动药能舒张血管、松弛子宫,改善子宫胎盘血流;硫酸镁能恢复胎盘正常的血流灌注;丹参能促进细胞代谢、改善微循环、降低毛细血管通透性,利于维持胎盘功能。

2. 全面分析合理确定终止妊娠时机

胎盘功能正常,孕妇无合并症及并发症,可以在密切监护下继续妊娠至足月,但不应超过预产期。

如治疗后胎儿生长受限毫无改善,电子胎心监护提示胎儿在宫内有缺氧表现,胎盘提前老化,胎儿停止生长3周以上;或在治疗中出现妊娠合并症、并发

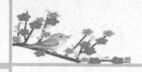

症的病情加重,继续妊娠将危害母婴健康或生命的,均应尽快终止妊娠。

3. 分娩方式选择

如经治疗,胎儿在宫内情况良好,胎盘功能正常,胎儿成熟,产道条件好,羊水量及胎位正常,可考虑阴道分娩。

生长受限的胎儿对缺氧的耐受力差,胎儿胎盘储备不足,难以耐受分娩过程中子宫收缩时的缺氧状态,多选择剖宫产。

如胎儿病情危重,阴道分娩有困难,对胎儿不利,应行剖宫产结束分娩。

如果胎儿难以存活,应予以引产,但如有其他伴随疾病不适合阴道分娩者,也应行剖宫产。

(孙国强)

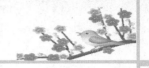

第17章

孕产妇口腔保健

口腔保健是孕产妇系统保健不可缺少的一个环节。早在20世纪20年代，国外学者就已认识到孕产妇口腔保健的重要性，近年来国内部分有条件的地区也开始关注并实施孕产妇的口腔保健。但是，由于我国长期以来口腔保健资源不足，口腔保健从未纳入孕妇系统保健，育龄妇女怀孕前后也很少主动就自身口腔健康及其对于胎儿发育的影响求助于医生，事实上造成了对保证孕产妇正常营养供应中最重要且患病率最高之一的器官——口腔健康的视而不见。

口腔科常见病大多是感染性疾病，感染对妊娠期安全及胚胎的正常发育威胁较大，是导致早产和低出生体重儿的重要原因。早产和低出生体重儿器官系统发育不完全，免疫力和抗病力低下，是新生儿死亡的三大原因之一。有文献报道，妊娠期牙周病患者分娩早产和低出生体重儿的几率是正常妊娠妇女的7～8倍。

整个牙列（包括乳牙列、恒牙列）的发育从胚胎第8周开始，一直持续到出生后10余年。因此，在此期间任何营养障碍及其他异常均可能导致牙齿发育异常，甚至由于婴幼儿出生后生长环境的变化都可以在牙面上找到记录（生长线）。因此，保障牙齿正常的生长发育不仅取决于出生后婴幼儿营养，还应包括妊娠期母亲的营养状况。

一、正常口腔应用解剖生理

1. 牙体组织

牙体组织由牙釉质、牙本质、牙骨质和牙髓组成（图14）。

（1）牙釉质：牙釉质覆盖在其解剖牙冠的表面，牙釉质是人体中最硬的组织，其无机成分占到96％～97％，主要成分是由钙、磷离子组成的羟基磷酸钙。当牙釉质发育完成后，其中无细胞及血液循环，但仍具有一定代谢活性，可与口

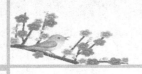

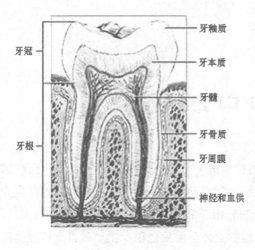

牙冠
牙根

牙釉质
牙本质
牙髓
牙骨质
牙周膜
神经和血供

图 14 牙体组织构成示意图

腔内唾液之间因酸蚀导致脱矿——再矿化而发生离子交换。

（2）牙本质：牙本质构成牙的主体，牙本质的硬度比牙釉质低，所含无机物成分与牙釉质相似，约占70%。牙本质最里层存有成牙本质细胞，可感应外界刺激并应对刺激形成一系列防御和修复性变化。

（3）牙骨质：牙骨质则覆盖在其牙根的表面。

（4）牙髓：牙中央有一空腔，称为牙髓腔，充满疏松结缔组织，牙髓的血管和神经经过狭窄的根尖孔与牙周组织相连。牙髓组织虽然位于牙髓腔内，却凭借成牙本质细胞突起与外界保持联系，对刺激发生反应。牙髓内神经受刺激后常见反应为痛觉，而不能区分冷、热、压力及化学变化等的不同感受。

2. 牙周组织

牙周组织由牙龈、牙周膜、牙骨质和牙槽骨组成。牙龈在牙颈部呈领圈状包绕，并深入相邻两牙之间，向根方移行与牙槽黏膜相接。牙龈与牙面之间形成的间隙，称为"龈沟"，临床健康龈沟深度小于3毫米，是一个重要的临床指标。

牙周膜又称牙周韧带，是围绕密布与牙根并连接牙根和牙槽骨的致密结缔组织，与牙龈的结缔组织相延续。牙周膜的最重要成分是由胶原纤维构成的主纤维，其一端埋入牙骨质，另一端埋入牙槽骨，将牙齿悬吊、固定在牙槽窝内。当牙齿受力时牙周韧带紧张，缓冲压力，从而保护根尖组织及牙槽骨。牙槽骨是牙周组织中，也是全身骨骼系统中改建和代谢最活跃的部分，其改建受到性激素等全身因素和炎症等局部因素的影响。

3. 黏膜组织

黏膜组织是指覆盖于口腔与外界相通的组织，前借唇红与皮肤相连，后与咽部黏膜相延续，通过开口于口腔黏膜的唾液腺导管将唾液排入口腔以保持口腔黏膜湿润。包括咀嚼黏膜（牙龈和硬腭黏膜）、舌背黏膜和被覆黏膜。口腔黏膜病是指发生在口腔黏膜及其软组织上的类型各异、种类众多的疾病总称，其内容包括主要发生在口腔黏膜上的疾病、同时发生于皮肤或单独发生于口腔黏

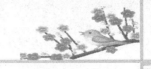

膜上的皮肤疾病、合并起源于外胚层和中胚层的某些疾病和全身性或系统性疾病的口腔表现。

4. 涎腺、颌骨及其他软组织

涎腺包括三对大唾液腺:腮腺、颌下腺和舌下腺,以及分布于口腔黏膜和黏膜下层的小黏液腺。颌骨包括上颌骨和下颌骨。胚胎第三周开始颌面部的发育,至第六、七周时,如果出现各种致畸因子影响将可能出现唇裂、腭裂及面裂。

二、妊娠期妇女口腔状况变化

妊娠期妇女中发现的牙齿或其他的口腔疾病,其中部分是由于妊娠期妇女的生理-病理系统变化在口腔的反应,如贫血孕妇的口腔黏膜苍白;有些则是由于妊娠期妇女激素水平的改变,直接或间接导致的非特异性口腔疾病。

1. 龋病相关因素改变

孕妇由于妊娠期的生理及其生活习惯的改变,口腔内与龋病相关的因素也发生了变化。

(1)由于雌激素、孕激素水平升高导致牙龈变得肿胀脆弱,易出血,孕妇为避免刺激出血而懈怠口腔卫生维护,使得菌斑堆积,致龋因素增强。

(2)由于孕妇饮食食谱,尤其是饮食方式的改变,诸如嗜甜食,少量多次进食等导致口腔内菌群发生某些变化,主要致龋菌如变形链球菌、乳酸杆菌等数量激增。

(3)部分孕妇晨起恶心、呕吐,以及进食高能量物质,尤其是部分妇女出现嗜酸食物癖好,导致口腔酸浓度增加和 pH 值降低。

2. 牙周病相关因素改变

(1)牙龈水肿:由于国人牙龈炎患病率普遍较高,牙龈血管多处于不同程度充血状态。妊娠期体内由于雌激素、孕激素的增加,更使得牙龈血管通透性增高,毛细血管内皮完整性受损,牙龈水肿,龈沟内渗出液增多,直至微循环淤滞;龈黏膜内前列腺素 E_2 生成增多,上皮角化和细胞再生能力下降,上皮屏障功能降低,细胞免疫受到抑制。上述原因使得牙龈对局部炎症刺激的反应性增强。

(2)广泛性牙齿动度增加:妊娠期妇女体内雌激素、孕激素通过刺激骨组织吸收和增生可影响骨组织的改建,也可能影响牙周韧带数量的改变,于是在妊娠后期(怀孕 8 个月左右)可能会出现广泛性牙齿动度增加。这种改变与严重

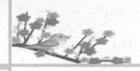

牙周病导致的牙周丧失不同,产后可以恢复。但是,在此期间如果不施加预防干预,此时牙周改变有可能成为牙周病的诱因。

三、妊娠期易患的口腔疾病

1. 贫血的口腔表现

主要表现在口腔黏膜苍白,以唇、舌、牙龈黏膜等部位表现较明显。妊娠期妇女口腔黏膜对外界刺激敏感,常有异物感、口干、舌灼痛等症状;有15％的患者出现舌炎的症状,表现为舌背部乳头消失,舌背呈光亮状,有时表现为舌面的小溃疡,可能伴有味觉迟钝;少部分患者口角皲裂或口角炎,严重者表现为口咽黏膜萎缩,吞咽困难。以上症状是贫血孕妇常见的口腔表现,主要是胎儿发育需要铁离子大增,导致的妊娠期妇女缺铁性贫血所致。口腔科医生的职责是如何首先在口腔发现该指征,及时与产科、内科医师会诊,提示其予以治疗。

2. 龋病

临床上经常可以观察到患龋病的孕妇,妊娠期不仅已有的龋病会加重,而且也容易发现新生的龋病,好像存在妊娠加速龋病发生、发展的趋势。实际上妊娠期龋病的发生、发展并非妊娠这一生理现象的直接结果,而是由于妊娠期龋病相关危险因素增强的原因,其病变过程及病理机制与非妊娠期无异。

3. 酸蚀

部分孕吐较严重的妊娠期妇女反流的胃酸造成口腔酸性环境,直接引起牙齿脱矿。由于解剖位置的原因,常常在孕吐严重或频率高、持续时间长的妊娠期妇女上牙腭侧面出现酸蚀,患者常因为牙本质暴露对热刺激敏感而就诊。

4. 妊娠性牙龈炎

牙龈炎是由革兰阴性厌氧菌引起的牙周炎症的一种,主要因牙面上牙石和菌斑堆积导致。由于我国牙龈炎患病率普遍较高,即使是在口腔卫生维持相对较好的妊娠期妇女口腔内也经常可以看到牙龈炎。这是由于妊娠期体内雌激素、孕激素的增加,强化原有的炎症程度所致。有研究显示,尽管妊娠期妇女与产后期妇女的菌斑指数相比无变化,但妊娠期妇女牙龈炎发生率及程度仍高于产后期妇女。文献报道妊娠性牙龈炎的患病率在30％～100％之间。水肿的牙龈导致龈袋加深,从怀孕13～16周开始,袋内的需氧菌和厌氧菌数量明显持续增加,直到妊娠期的后3个月。另外,增加的雌激素、孕激素由于可以替代萘醌——一种细菌生长因子,从而直接促进细菌生长。牙龈是女性激素的靶器官

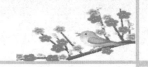

之一,妊娠6个月时体内孕酮水平可达平时的10倍,这强化了牙龈毛细血管扩张充血,炎症反应加重。

　　妊娠性牙龈炎最早出现在妊娠的第2个月,在其后的妊娠期内持续发展,到妊娠第8个月时达到高峰,随后开始缓解,分娩后2~3个月内绝大多数妊娠性牙龈炎可以恢复。刷牙时出血通常是最多见的孕妇就诊主诉。妊娠性牙龈炎以前牙区为重,龈缘和龈乳头呈鲜红色或暗红色,松软而光亮。一般无疼痛,严重时可在牙龈表面出现溃疡和假膜,有轻度疼痛。

5. 妊娠性龈瘤

　　妊娠性龈瘤并非真性肿瘤,其病理变化为化脓性肉芽肿,是牙龈对炎症刺激过度反应的结果。妊娠性龈瘤多发生在尖牙和前磨牙之间的唇侧龈缘和邻牙间隙,舌侧也可发生。发生率为1.8%~5%,通常出现在妊娠期中3个月。临床表现为无痛、外生性肿胀,直径一般不会超出2厘米,遇刷牙等刺激极易出血。少数患者由于龈瘤过大,超出咬合面而影响咀嚼、进食,或因为损伤出血较多而引起孕妇紧张焦虑(图15)。

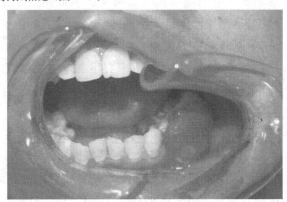

图15　妊娠性龈瘤

6. 妊娠期牙周炎

　　妊娠期妇女或由于妊娠性牙龈炎加重而发生牙周炎,也可能妊娠期前即存在牙周炎,二者均由牙菌斑中的微生物所引起的牙周组织的慢性感染性疾病,导致牙周组织的炎症、牙周袋形成,进行性附着丧失和牙槽骨吸收,出现牙齿不可逆性松动。与非妊娠期牙周炎基本病理变化相同。

7. 妊娠期口腔疾病的转归

　　(1)龋病及酸蚀:尽管诱发因素不同,但两者的结果都是酸蚀脱矿,继而形

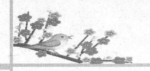

成牙体缺损。脱矿后的牙面粗糙,易于黏附菌斑,可在此基础上发生牙体缺损。若得到及时修复并进行积极预防,其转归与非妊娠期无异。但是,由于妊娠期妇女的谨慎和口腔科医生的顾忌,往往导致治疗延迟,在细菌的持续作用下,龋洞深达牙髓腔引起牙髓病变等急症。此时进行姑息治疗后,产后哺乳期妇女多会由于生活节奏改变而耽误继续治疗,最终导致失牙。

(2)妊娠期牙龈炎:由于妊娠期牙龈炎与女性激素水平关系密切,产后激素水平回复正常后,妊娠期牙龈炎多会于产后 2～3 个月恢复;若未经积极干预,控制菌斑,也可能加重导致牙周炎。

(3)妊娠性龈瘤:与妊娠期牙龈炎相似,但是若不仔细去除刺激物,产后亦不可能完全恢复,其肿胀压迫会直接导致牙槽骨的吸收。龈瘤切除后患区牙根部分暴露。

(4)妊娠期牙周炎:牙周病致病菌可刺激前列腺素、白介素,以及肿瘤坏死因子等炎症因子增加,这些正常生理性因子与分娩机制有关,因此推测妊娠性牙周病所致的炎症因子水平的增加也可能与早产和低体重儿存在相关性。有意思的是,在部分发生早产和低体重儿孕妇的羊水中分离的菌株不同于阴道中的菌株,却更接近于龈下菌斑中的菌株。因此有研究认为,至少 18％的早产和低体重儿与妊娠期妇女牙周病有关。另有研究发现,经过对患有牙周炎妊娠期妇女进行牙周治疗后,早产和低体重儿的发生率从 18.9％降到了 13.5％。

四、妊娠期妇女口腔疾病的治疗

近年来,欧美等发达国家部分地区已经开始了妊娠期口腔的系统护理,妊娠期妇女的口腔保健与治疗不是完全的禁区。相反,由于妊娠期妇女口腔疾病可能导致的妊娠期妇女精神压力,以及因感染扩散引起的菌血症和败血症都可能会影响正常的孕产过程,甚至危及母子生命安全。因此,在产科、内科等多学科协作条件下把握好治疗时机和原则,可以保障妊娠期母子安全。

1. 严格掌握孕妇所处的不同妊娠时期及其适用的口腔治疗原则

(1)因牙源性疾病引起的疼痛和感染性疾病,无论处于妊娠何期均要应急治疗,以减轻患者痛苦和焦虑,避免感染扩散引起其他妊娠合并症。

(2)无论妊娠各期,常规洁治术和菌斑控制均可进行。

(3)除急诊外,在妊娠期最初 3 个月避免一切择期手术处理。

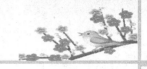

(4)妊娠期中间3个月和妊娠期后3个月的早期,是治疗孕妇进行性牙病和择期手术的最佳时期。

(5)除急诊外,在妊娠期后3个月的中后期,应尽量避免一切择期手术。

(6)妊娠中后期由于胎儿体积增大,孕妇仰卧于牙科椅上时,增大的子宫会压迫孕妇的下腔静脉,尤其是妊娠后期可能导致下腔静脉压迫综合征,所以对妊娠中后期妇女进行口腔治疗时应积极予以预防。具体做法是避免牙科椅过度后仰,让妊娠期患者治疗时朝左倾斜10°～15°或将其右侧臀部垫起10°～15°,并尽量缩短治疗时间。

2. 关于妊娠期 X 线摄片

与其他硬组织疾病一样,照 X 线片成为正确诊断和成功治疗牙齿疾病的基本保证。由于牙体牙髓治疗质量与控制感染和减少痛苦关系密切,所以拍摄牙科 X 线片成为较难回避的程序。如必须照 X 射线,可选择减少 X 线照射剂量的技术,如计算机放射照相术(CDR)可使患者接受较少辐射,拍摄一次整个口腔牙片系列,估计子宫接受的放射量不超过 0.01 微格雷,远远低于可能造成胚胎发育异常的最低限度。常规拍摄 1～4 张牙片,牙科放射对胚胎造成的损害可以忽略不计,其放射量指标推荐量对妊娠期妇女无须更改,妊娠期妇女允许接受辐射剂量的最大值为非妊娠期的 1/10,因而可以认为是安全的。但是,在妊娠期最初 3 个月内除非急诊必需,应避免照 X 线片,其他时间也应做好严密防护。

3. 妊娠期妇女常用的择期手术选择

妊娠期口腔疾病除了致病机制稍有差异,其病理过程与非妊娠期无异,除合并严重妊娠期并发症的孕妇外,常见的口腔科手术并非妊娠期妇女口腔病患者的绝对禁忌。但治疗时机和方案应该在产科、内科医师的支持下更加个性化。对于妊娠前已患有的口腔疾病在妊娠期急性发作,或者妊娠期内发生口腔急症,无论处于妊娠何期均应处理。但由于妊娠初 3 个月正值胎儿器官形成期,在此期间宜姑息处理,可在妊娠期中间 3 个月进行后续治疗。妊娠期发现的其他口腔疾病因可能在妊娠期间影响口腔咀嚼功能,也可在妊娠期进行择期治疗。

急性牙髓病、根尖周病开髓减压术后的牙体牙髓病的治疗、龋病的充填、牙列缺损的活动修复、根面刮治、生长过大而影响咀嚼的妊娠性龈瘤等疾病,均可在准确评估妊娠期孕妇全身状况条件下,在产科和内科医生协助下进行。

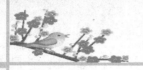

五、口腔科常用药物使用原则

由于大多数药物可以通过胎盘屏障影响胎儿发育,所以妊娠期口腔病患者应避免用药,尤其是妊娠初期3个月避免用药已经成为共识。

1. 口腔科用药的基本原则

(1)由于大多数口腔科手术都不是妊娠期的绝对禁忌证,因此口腔科感染的控制应首选局部手术处理而非药物。

(2)由于多数药物都可以通过胎盘影响胎儿,用药前医生应该予以患者及其家属充分的知情选择权。

(3)一旦决定用药,必须权衡选择药物的种类、药物对疾病的控制程度、胎儿暴露于所用药物的可能和程度、药物引起的母体及胎儿的风险、在保证安全前提下控制疾病的最佳剂量,以及对胎儿的远期影响等。

(4)充分评估妊娠期对药物药代动力学的影响。例如,由于血管舒张会增加了肝脏的代谢率和肾脏的清除率。另外,血容量的增加也引起服用药物分布的增大。由于妊娠期胃肠蠕动及排空变缓,加上心排血量、血容量、身体肥胖,以及肾小球滤过率的增加,未与蛋白及其他大分子结合的游离药物可以通过胎盘屏障;由于肾脏清除率的提高,血浆药物浓度因而相对较低。所以,常规剂量可能导致药效降低。

(5)具备必须的药理学知识。并非所有的药物都能轻易通过胎盘屏障,那些具有与蛋白及其他大分子结合能力的药物几乎不易通过胎盘屏障,因而具有安全性;而脂溶性药物、酸性药物,以及需通过肾脏清除的药物则易于通过胎盘屏障应慎用或禁用。

可按照美国食品和药物管理局制订的胎儿风险五类药物作为参考,对于妊娠期妇女应使用A类药物,谨慎使用B类药物,禁用C、D类药物。在使用前一定要咨询产科及内科医生,避免发生药物不良影响。

2. 麻醉药的使用

妊娠期妇女由于疼痛和紧张,孕妇体内肾上腺素水平会对胎儿发育造成影响。由于许多药物可以越过胎盘屏障,在选择局部麻醉药时应考虑其与血浆蛋白及其他大分子的结合能力,尽量减少对胎儿影响。在考虑使用任何麻醉药物以前除考虑可能的过敏因素之外,一定要与孕妇的产科医生和内科医生会诊,评估对

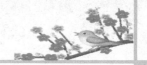

胚胎发育的影响。在妊娠期最初3个月内手术应避免使用氧化亚氮(笑气)。

局麻药物由于主要分布在局部组织而对胚胎影响较小,不应该绝对回避使用。利多卡因(FDA分类B)和丙胺卡因(FDA分类B)用作口腔科局麻用药被认为是安全的,可作为首选药物,但是不推荐大剂量使用丙胺卡因,因其可能生成高铁血红蛋白而造成胎儿缺氧。布比卡因(FDA分类C)、甲哌卡因(FDA分类C)和阿替卡因(FDA分类C)在口腔科使用中也未发现胎儿不良影响。其中阿替卡因与血浆结合能力强而且迅速降解被推荐。但甲哌卡因和阿替卡因,因动物实验不充分被归入C类。布比卡因被归入C类的原因则是因为在动物实验中超剂量使用可致胚胎死亡。

也有研究认为,普鲁卡因、甲哌卡因的血浆结合能力较低,均不推荐使用。尽管血管收缩剂被分为C类,为了强化麻醉效果,按推荐计量(1∶1 000 000肾上腺素)加入局麻药的血管收缩药使用可以减少局麻药物的吸收且未发现胚胎损害,但是注药前一定要回抽以免进入血管。

3. 抗生素的使用

某些口腔颌面部感染需要使用抗生素,使用前必须考虑到抗生素可透过胎盘屏障影响胎儿发育。经验的做法是尽量不使用非必要的抗生素,而应尽可能采用其他手段消除感染,比如说根管治疗术等。但感染对于孕妇妊娠期安全风险极大,因为菌血症、脓毒血症和败血症同样威胁胎儿的健康。青霉素(FDA分类B)因其主要影响细菌的细胞壁形成,人类细胞无细胞壁因而不会对胎儿有影响,对口腔致病菌群敏感,已成为妊娠期妇女口腔科临床最安全的首选抗菌药物,但使用前务必详细询问患者过敏史。头孢类抗生素(FDA分类B)其作用机制与青霉素相似。克林霉素(FDA分类B)尚未发现致畸证据,已被用于患有慢性风湿性心脏病孕妇的预防性用药。妊娠全过程均可以使用氯己定(洗必泰)作局部抗菌药预防龋病。对于妊娠期妇女口腔真菌感染可使用制霉菌素(FDA分类B)作为首选。

无味红霉素片(丙酸酯十二烷基硫酸酯盐)、四环素族药物、万古霉素、链霉素应禁用于孕妇。

4. 镇痛药

孕妇严重的疼痛可能强化焦虑情绪,引起平滑肌收缩,从而增加流产的风险,因此口腔疾病引起的孕期剧痛应得到控制和消除。应在合理选择口腔专业治疗的基础上,将镇痛药用作补充镇痛措施,应用最小治疗剂量,保持最短镇痛

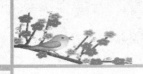

时间,将对胎儿可能造成的伤害程度减到最小。

任何非甾体类抗炎药物对胚胎都是不安全的。其机制主要是抑制前列腺素合成,这将导致一系列胎儿发育障碍。临床常用的布洛芬、酮洛芬的使用应根据妊娠时期的不同区别使用:在妊娠后3个月由于和阿司匹林相同的原因而被美国食品和药品管理局归入D类药物,禁止使用;而在妊娠前、中3个月可作为B类药物使用。如遇剧烈疼痛,经常规处理及镇痛药物无效者,联合使用短期强化麻醉药物也被认为是安全的,但长期使用对胚胎发育有害并有戒断症状。可短期使用的麻醉药物推荐羟考酮(FDA分类B)。临床常用的盐酸哌替啶(度冷丁)尽管也有报道短期使用安全,但因其属C类药物宜慎用。

六、妊娠期妇女口腔保健

1. 多学科医生合作

妊娠期保健计划和择期手术,以及急诊手术前,必须与产科医师、内科医师会诊,确定妊娠期妇女是否处于最佳时期。如果存在妊娠合并症,要充分估计实施口腔保健和治疗对该合并症是否存在影响、是否适合接受口腔保健或治疗、所用抗生素和镇痛药,以及麻醉药是否会影响胎儿发育等。对于特殊时期的口腔科急诊处理,应要求产科、内科医师椅旁协作,并应该将产科医师和内科医师的所有会诊意见记录在案。

2. 宣传、教育与沟通

放弃治疗根尖脓肿或仅用药物控制感染对胎儿造成的风险大于根管治疗本身带来的风险,口腔保健医师如能够使其彻底理解口腔疾病的致病机制及治疗结果,多数孕妇会接受口腔科医师推荐的保健和治疗方案。但治疗前仍应与妊娠期妇女及其家属签署知情同意书。

3. 妊娠期口腔保健程序

(1)计划怀孕前应进行一次系统口腔检查与保健:由于妊娠期口腔疾病并非妊娠特异性口腔疾病,只是由于妊娠负荷加大,增加了疾病易感性和症状反应程度,因此妊娠前的系统检查、治疗和保健能有效减轻和消除妊娠期口腔疾病。还可以通过建立妊娠期妇女口腔健康基线资料,制订妊娠期个性化口腔保健计划,最大限度地保证妊娠期安全。

(2)妊娠期口腔保健基本内容:因计划外妊娠或其他原因错过孕前系统检

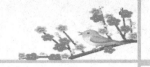

查者,在妊娠期至少应进行以下检查。

①妊娠期最初3个月进行两次常规口腔保健:初次口腔保健应在发现怀孕后立即进行,包括基线检查和收集既往病史资料,尤其是孕前近期的X线片资料。订立妊娠期个性化口腔保健计划,指导个人口腔保健,尤其是菌斑控制方法。可告知其妊娠期口腔疾病的发病机制及其治疗风险评估原则,创造保证实现妊娠期口腔保健计划的基本条件。孕吐者可开始局部使用氟化物防治酸蚀造成的牙体损伤。复诊时着重检查孕妇对口腔健康指导的依从性,如果发现忽略则应再次予以强化;其次要观察记录由于激素水平改变引起的口腔组织学变化,并拟订需要择期手术的治疗方案。

②妊娠期中3个月进行一次常规口腔保健:妊娠期中3个月是进行适当择期手术的最佳时期;继续观察由于激素水平改变引起的口腔组织学变化,酌情调整口腔保健方案。

③妊娠期末3个月应进行一次常规口腔保健:最后一次进行口腔保健主要是进行预防性处理并维护口腔卫生,处置时间和内容应尽可能简短。对口腔内修复体完好程度进行一次检查,确认其固位良好,以免在分娩过程中由于使用全麻或插管时发生脱落而导致意外。如有活动修复体,应提醒孕妇在临产时取出。此时也是进行新生儿口腔保健教育的开始。

4. 妊娠期自我口腔保健技术

(1)菌斑控制:认识菌斑与龋病、牙周疾病的关系,鼓励孕妇使用含氟牙膏坚持正确刷牙,每天至少2次。传授牙线等菌斑控制工具的使用方法,每天使用1次,并使她们通过复诊检查,体会到菌斑控制对预防、控制龋病,牙周疾病的现实效果。如果需要可以考虑使用氯己定等化学抗菌方法。

(2)饮食习惯:由于妊娠期孕妇食谱发生较大变化,应要求孕妇理解龋病的四联因素,建立合理食谱,养成进食后漱口或刷牙的习惯。建议孕吐的妇女不要在呕吐后马上刷牙,因为此时牙表面釉质较脆弱,立即刷牙会导致表面釉质机械磨耗;可在口腔科医生指导下使用中性的氟水漱口。

(3)营养支持:全面、合理、充足的营养不仅保证母子健康,对于牙齿发育同样重要。应要求妊娠期妇女理解平衡饮食对牙齿发育的影响,建议控制糖及酸性食物等的摄入,增加钙质的补充,树立正确的营养观念。妊娠期牙体内钙的代谢与骨组织不同,妊娠期母体骨组织内的钙质因可以与血液进行交换而流失,但牙体内的钙质不会流失。所以,妊娠期患龋倾向并非牙体内钙流失进血

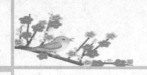
液,而是菌斑控制不利导致龋病和牙周病失牙。儿童牙齿发育缺陷与胎儿期母体钙摄入有关,儿童牙齿萌出后补钙对于已经出现发育缺陷的牙齿无益。

5. 关于氟的补充

氟元素具有促进牙齿再矿化、增强牙齿抗龋能力,以及抑菌作用,部分国家还氟化水源,对于降低龋患率确实取得巨大成效。对于妊娠期妇女是否需要系统补充氟、是否对改善母子抗龋能力有益尚无定论。在氟化水源的美国,不论是美国儿科医师协会(AAP),还是美国儿童牙科医师协会(AAPD)均不主张为妊娠期妇女系统补充氟,但对于特需者建议局部加氟。

6. 产后妇女口腔保健与婴幼儿口腔健康

产后妇女的口腔保健包括自身和婴幼儿口腔保健两部分,主要有以下几个方面。

(1)彻底治疗妊娠期妇女发生及遗留的口腔疾病:监控因激素水平改变引起的口腔组织生理和病理变化的转归。

妊娠期口腔病理状况是妇女一生中口腔疾病的一次集中暴发,由于哺乳期负荷增加,极易使产妇忽略自身口腔健康。单纯因妊娠期激素水平改变导致的口腔改变,可在产后逐渐消退,但是如果在此基础上加重感染导致的严重牙周病则不可自愈,需要进行规范的牙周治疗以终止疾病发展。

(2)婴儿早期床边检查:筛查婴幼儿口腔先天畸形及指导识别口腔常见病变,防止意外。

①唇、腭裂及面裂:唇、腭、面裂是指由于胎儿在发育过程中受到致畸因素的影响而使各胚突的正常发育和融合受到阻挠所发生的各种相应畸形,会导致婴幼儿早期的喂养困难,并容易发生意外。唇、腭裂及面裂的治疗时机和原则直接影响预后,均应予以相应指导。

②诞生牙、新生牙及"马牙":诞生牙是指婴儿出生时口腔里已有的牙齿。新生牙是指出生后1个月内萌出的牙齿。这两种情形都属于牙齿早萌,除牙齿萌出时间超前于正常牙齿萌出外,其牙根发育通常尚不足根长的1/2,甚至可能完全"漂浮"于牙龈内,与牙槽骨没有任何连接,因而极易松动。为了避免影响吮吸或自行脱落吸入呼吸道,应及时拔出。

"马牙"是指新生儿口腔牙龈或上腭出现的隆起,是上皮细胞堆积或腺分泌物稽留所形成的,属正常的生理现象,数周后可自行消失,对患儿无影响。不能针挑,否则易引发感染,甚至引起新生儿败血症。

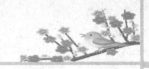

（3）基于母亲龋病活跃程度，预测孩子龋病活跃性并设计保健计划：妊娠期妇女龋病可以直接影响孩子乳牙列患龋情况。有研究采用0.05％氟化钠溶液和0.12％的洗必泰，从妊娠6个月时开始交替漱口直到分娩，不仅明显减少了孕妇口腔内变形链球菌的数量，而且也将变形链球菌在婴儿口腔内的定植时间延缓了4个月。

婴儿口腔内的变形链球菌主要来源于家庭成员，尤其是母亲。母亲口腔内很低水平的变形链球菌就足以传播到婴儿口腔，这一过程主要发生在婴幼儿乳牙列期。因此，可以基于母亲龋病活跃性指标，预测婴幼儿龋病活跃性，制定婴幼儿口腔保健计划。

婴幼儿6个月左右开始乳牙萌出，据国内报道，龋病最早出现的时间是出生后8个月。因此，当婴幼儿6个月左右就应该开始第一次口腔保健检查。避免高糖饮食，而且每次进食后都应该用海绵或柔软的纱布蘸着清洁水擦拭婴幼儿的牙床和腭部，以清除黏附的食物残渣。婴幼儿早期龋多为"猖獗龋"，累及几乎所有上前牙，主要与奶瓶使用不当有关。奶瓶内除了装水和奶外，应避免含蔗糖饮料。而且不要让婴幼儿含着奶嘴入睡，到1岁时应停止包括安慰奶嘴在内的奶瓶喂养方式。

当婴幼儿第一颗牙萌出后就是"刷牙"的开始。家长在每次进食后用海绵或柔软的纱布蘸着清洁水擦拭婴幼儿的牙面。随着孩子成长可以选择指套牙刷等其他工具清洁牙面。一项在美国进行的调查表明，大约一半被访者在孩子1岁时开始帮助他们使用牙刷刷牙。当儿童学会吞咽控制时可使用含氟牙膏刷牙，为避免吞咽过多氟化物，牙膏使用量只要豌豆大小即可。及时采用局部涂布氟化物、窝沟封闭等专业手段预防龋病。

（4）巩固妊娠期健康教育成效，树立正确口腔保健观念：一切理论和技术手段都要建立在对口腔健康的正确认识和理解基础上，并使之成为一生的行为习惯组成之一。妊娠期既是一个新生命的开始，也是一个家庭新的开端，同时也是将口腔健康教育积极切入进去的最佳时机。

（王金东 刘寿桃）

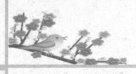
第18章

自然分娩与剖宫产

一、孕妇分娩前的准备

1. 孕妇预产期临近时身体变化

临近分娩期,由于胎头入盆,减少了对胃区的挤压,胃的压迫感减轻。但胎头下降压迫了膀胱,尿潴留减少,常表现为尿频。孕妇可出现足跟麻木,是由于骨盆的内侧神经被胎头压迫所致。由于子宫肌肉的收缩,常会发生不规则的腹部疼痛,而且胎动稍减少,说明快要临产了。临产时子宫峡部伸展至7～10厘米,成为产道的一部分,此时称为子宫下段,该处为剖宫产时切开子宫的切口部位。但不一定每个人都出现所有的症状。

2. 分娩前的准备

(1)产力、胎儿、产道:分娩可否顺利进行,取决于产力、胎儿、产道三方面是否正常且能相互适应。产力是将胎儿及其附属物从子宫内逼出的力量,主要指子宫收缩力。产道是胎儿娩出的通道,包括骨产道和软产道。骨产道即骨盆,妊娠期由于松弛素的作用,骨盆韧带松弛,有利于分娩。软产道由子宫下段、子宫颈、阴道和骨盆底软组织组成,临产后子宫下段进一步拉长、变薄,子宫颈管逐渐变短、消失、扩张;骨盆底组织、阴道、会阴不断扩张。通过一系列变化,使胎儿娩出的阻力变小,通道变宽。胎儿的顺利娩出,既要有足够的动力——产力,又要有畅通的通道——产道。

(2)预测能否自然分娩:①胎头入盆情况。绝大多数胎儿都是采取头先露的位置进入骨盆入口,称为入盆。如果胎头在临产前已经入盆,自然分娩可能性大。②胎头具有可塑性。胎头是胎体最大的部位,颅骨由额骨、颞骨、顶骨各两块及枕骨构成,骨与骨之间有颅缝连接,而颅缝与囟门间均有软组织遮盖,故胎头具有可塑性,在分娩过程中,颅缝轻度重叠使头颅径线缩小,胎头便于娩

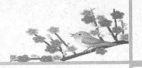

出。③当产妇产力好时,部分半入盆者也可自然分娩。孕妇临近分娩,不要过度担忧、恐惧,选择分娩方式最好听取医生的建议,根据情况选择自然分娩或剖宫产。

(3)对分娩的疼痛有充分的思想准备:分娩是自然的生理现象,分娩痛是生理性疼痛。分娩疼痛的生理原因是子宫收缩,而子宫收缩是为了娩出胎儿。分娩时子宫腔内压力和子宫收缩的联合作用,使胎先露部压迫子宫颈,通过增加前列腺素和其他物质的释放引起疼痛。

分娩开始时,子宫收缩通常是缓和且不规则的,随着产程进展,子宫收缩强度增加,持续时间延长,分娩疼痛逐渐增强,产妇应逐渐适应并最终积极参与分娩。产妇应有充分的思想准备,分娩过程中大喊大叫会使产程延长。

(4)临近预产期不要外出:分娩时间大约在预产期前2周或后2周,要提前做好住院的准备。接近预产期时不要外出旅行,外出也不要只一个人。白天一个人在家的时候,要把丈夫的工作地点、较近的娘家兄妹等的电话号码写清楚,必要时可以马上通知他们。去医院的方式,一般可以叫出租车,破水或出血的紧急情况下一定要叫救护车。

(5)入院前物品准备:入院前要把家中的事情安排好,准备好孩子出生时所需的用品,如新生儿的衣服、奶瓶、尿布、小床、澡盆等,以备分娩后出院时使用。大多数医院都准备了入院必需品,但自己所需的洗漱用品、卫生巾、内衣裤,仍然需早做准备,一旦分娩发动不可耽误、火速入院。

婴儿用品:内衣最好是无领、系带子易脱穿的棉质内衣;婴儿袜子及鞋:夏天用棉织品,冬天用毛线织品;在冬天,还应有婴儿回家时用的包被、斗篷等。

(6)分娩的辅助动作准备:练习几种消除分娩时肌肉无效紧张的方法,每天练习半小时。浅呼吸:像分娩时那样平躺着嘴唇微微张开进行吸气和呼气间隔相等的轻而浅的呼吸。此法用于解除腹部紧张。短促呼吸:像分娩那样双手挽在一起集中体力连续做几次短促呼吸,为的是集中腹部力量使胎儿的头慢慢娩出。肌肉松弛法:肘和膝关节用力弯曲接着伸直放松。这是利用肌肉紧张感的差异进行放松肌肉的练习。

3. 临产前症状

(1)不规律子宫收缩:临产前1～2周,产妇常有轻微腰酸,腹部一阵阵变硬,且伴有不规律宫缩,这种宫缩弱、持续时间短,常在夜间出现,清晨消失,不伴宫颈口扩张,称"假宫缩"。

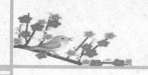
（2）见红：由于宫颈的扩张，白带可以带血丝，阴道分泌物中出现血性黏液，量不多，俗称"见红"。见红是分娩比较可靠的征兆，分娩一般在见红后24～48小时开始。见红可能持续几天，每天有少许排出，也可能一下子突然见红。如果孕妇阴道流血量较多，超过月经量，一般多为病理性阴道出血，必须立即到医院诊治。但也有人到临产也许还需2～3天时间，不必过早入院，出现有规则子宫收缩开始时入院为宜。

（3）规则的腹部阵痛：反复出现有一定间隔的阵痛，时间有长有短，初产妇一般可以间隔10分钟左右，但是出现有规律的子宫收缩，则应马上去医院。

（4）早破水：在没有宫缩时阴道流水称为早破水。正常的情况下子宫口开全后才破水，而早破水正好相反，宫口未开。破水后大多在24小时以内开始阵痛，但是由于羊水流出，细菌进入子宫易发生感染。如果发生了破水，要用清洁的脱脂棉垫好外阴部，尽量采取卧位并入院治疗。

4. 锌元素与正常分娩

美国营养专家的研究显示，孕妇摄入充足的锌元素可能对顺利分娩有很大帮助。研究者用白鼠做实验，将怀孕的白鼠分作两组，一组给予含锌元素足够的食物，另一组则给予其他营养皆相同，而仅缺锌元素的食物。结果前一组诞生每一只小鼠的时间不足2分钟，而后一组则多发生难产，每只小鼠娩出的时间长达15～75分钟，而且这些新生小鼠在2小时内即夭折的几率较高。许多母鼠在经历过久的、明显的分娩痛苦之后不能支持而死亡，那些不死的亦多不能正常哺育它们的幼儿。目前尚无确切的结论表明，孕妇在孕期中每日所需锌元素的量究竟应是多少，正常人的每日锌需要量为10～15毫克，孕妇每日对锌的需要量自然更多些。

怀孕时多吃富含锌及钙质的食物可减少分娩时的疼痛，还可以预防分娩前发生痉挛抽筋。

5. 孕妇分娩医院选择

要选择能在分娩的每个阶段，均能够提供电子监护仪和随时可以进行手术的医院分娩。因为在分娩期要严密监护胎心及产程进展，以便及时发现胎儿缺氧及异常分娩，采取救护措施。

二、孕妇分娩的生理和心理特点

分娩可分为三个时期（或产程），第一期为宫口开全期；第二期为胎儿娩出

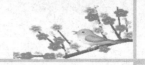

期;第三期为胎盘娩出期。

1. 孕产妇分娩期生理特点与保健

(1)第一产程贮存能量和放松休息:子宫收缩时阵痛开始,直到宫口开全到10厘米,初产妇需11～12小时,经产妇需6～8小时;如果子宫肌强有力的规则收缩,子宫颈易消失和开大。由于子宫内压力增高,羊膜囊压迫宫颈口,也可促进宫口开全。有效宫缩是间隔2～3分钟,宫缩持续50秒钟左右。有规则宫缩后进入待产室,阵痛会渐渐加强,助产士会严密观察产程进展情况。

①饮食:临产开始时没有食欲,要尽量吃易消化的食物,喝饮料、果汁、牛奶等水分多的东西,喜欢吃巧克力更好,可以储存能量,以备体力消耗;如果有呕吐就不要吃(遵医嘱)。

②排尿:膀胱充盈可影响胎头下降,第一期可上厕所,最好要有助产士陪伴,因为常常会在厕所发生破水或腹痛加重,如果上厕所不方便,就在床边使用便器。

③辅助动作:腹式呼吸是第一期的基本动作,轻松自如一次一次地均匀呼吸,把气运到下腹部再慢慢地把气呼出去,反复练习学会试着屏气,但不要用力。这样呼吸一分钟做几回,吸气3秒钟,呼气3秒钟,子宫开始收缩时开始腹式呼吸直到宫口开全,可以减轻分娩阵痛。在这一期如腰胀、下腹胀,可以侧卧或者半卧位,储存好力量进入第二期。

④按摩:阵痛渐渐加强,仅采用腹式呼吸也不能缓解疼痛时,可以在平脐和下腹三角范围内随着呼吸向两侧背后水平按摩。在相同的位置两手握拳顶住腰部,可以稍微减轻腰痛;用两手在呼吸的同时,向左右下腹部、中腹部和上腹部做半圆形按摩。

⑤破水:第一期宫口开全时,胎膜突出,随着宫内压力增高,胎膜破裂,羊水流出。要赶快报告助产士已经破水,如果同时伴有出血和腹部剧痛,应及时报告医生处理。

(2)第二产程配合医生把握分娩技巧:从子宫口开全到胎儿娩出需2小时左右,可先进入分娩室,在分娩室消毒外阴部,排空膀胱,如果无法排尿就要导尿。进入分娩室后,躺在和普通床不同的分娩台上,分开双脚,腰部紧贴分娩台。

①胎头在产道内旋转:分娩时胎儿娩出的通道称为产道。软产道(内侧)是子宫下段和阴道、外阴部的一部分,外侧的骨盆称为骨产道。如胎头和骨盆不相适应(骨盆径线过小或胎头过大),胎儿就不能正常娩出。

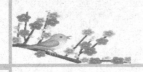

②腹压:为了使胎头通过产道,仅子宫收缩是不够的,要随着阵痛屏气向下用力,用腹压促进胎头娩出。用力时因为胎头压迫了直肠,所以产生想大便的感觉,这是胎头要娩出的信号,可开始用力;用力时大便和尿也许会出来,好好的配合助产士,随着宫缩屏气用力,尽量进气时间长一些,用力久一些,力争每次用力都有效。没有宫缩时可以短暂休息,积蓄力气再开始下一次用力。

③拔露与着冠:会阴部见到胎头的一部分(头位时可见到胎儿头发)称为拔露,见到胎头呈圆形不再缩回就称之为着冠。正常分娩时胎头先娩出,然后胎肩、胎体逐渐娩出。

④会阴切开:胎头马上要娩出时,如果阴道的出口径比胎头窄,常常会撕裂会阴。最好在给予麻醉后侧切开,既容易使胎儿娩出,也容易缝合,比起自然裂伤容易愈合。

⑤胎儿娩出:在胎头娩出的时候,不要再用力,要张口呼气,做"哈、哈、哈"的短促呼吸。胎儿最大的部分是头部,其次是肩、胸。娩出头后助产士一边擦净胎儿颜面部的分泌物并吸痰,一边娩出左右肩,胎体可全部娩出,发出响亮的哭声。

(3)第三产程防出血:胎儿娩出后子宫收缩变小,5~10分钟胎盘剥离后娩出,胎盘剥离时出血稍多,胎盘和血一起娩(流)出。采用胎儿娩出后立即注射宫缩药,如缩宫素(缩产素)10单位肌注,可使出血量减少。胎盘娩出后2小时左右,要仔细检查子宫收缩情况,如果没有再出血,就可以从监护室回到病房休息。要保证充足的睡眠,有的人由于过度兴奋难以入睡,可以适当服安眠药。

产后要注意子宫收缩和排空膀胱,警惕胎盘残留,以防产后出血的发生。

2. 分娩的心理特征

(1)临产前心理:十月怀胎,一朝分娩。在漫长的十月妊娠过程中,孕妇考虑和担忧的问题较多,如对分娩的恐惧、担心阴道分娩过程中会出现种种异常、害怕阴道分娩失败后又要做剖宫产。还有经济、职位上的担忧,外界环境的影响,以及生活上的烦恼,各种各样的不适往往会造成精神紧张,加之一些不科学的道听途说又会时常困惑她们。这些因素使孕妇的情绪波动很大,可引起机体内分泌系统如下丘脑-垂体-肾上腺皮质系统的活动增强,孕妇的心理会随着预产期的临近而日趋紧张,不安情绪对她们的分娩极为不利。有对分娩的恐惧、紧张等不良情绪时,要自我松弛,使情绪平稳。

(2)入院时的心理:孕妇往往盼子心切,精神高度紧张,此外有相当一部分孕妇会有妊娠合并症,使她们原本紧张的情绪更加紧张。

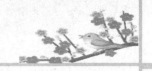

（3）害怕分娩疼痛心理：分娩期心理主要表现为紧张不安和烦躁、焦虑、恐惧，以及疼痛难忍的主观感受。阵痛是无意识的疼痛，随着产程的进展，阵痛会逐渐增强。临产后出现子宫收缩痛，年龄越大对疼痛越敏感，部分初产妇感疼痛难忍而不吃不喝（或少喝）、体力消耗大，精神处于高度紧张状态，更易出现抑郁及不安的情绪。害怕疼痛、出血多，更惧怕难产。这些异常的心理反应可引起交感-肾上腺系统的兴奋，导致儿茶酚胺的大量释放，血管紧张素增加、肌肉紧张，外周动脉血流阻力增加，甚至危及宫内胎儿安危。

第二期宫口快开全时宫缩增强，疼痛更加明显，频繁的宫缩给产妇带来了从未有过的痛苦，有的人伴有呕吐，不停地扭动身体，更加重疲劳。部分初产妇在分娩过程中不能自我控制，出现大哭大闹、大声叫喊，不能与助产者很好地配合。情绪不稳定，往往易导致产程延长，使难产率增高，造成胎儿产伤、窒息。

分娩是要由自己来完成的，不必紧张，有家属陪伴时，可与亲人们说话分散注意力。焦虑及抑郁可导致产程进展异常，增加难产率。因剧烈疼痛加剧了某些合并症，致使血压升高，出现抽搐等异常。除造成她们精神与体力的超常消耗及恶性循环外，还可导致难产及产后大出血，严重影响母婴的安全与健康。

（4）渴望家人关怀和心理疏导：近几年，国内在有条件的医院开设家庭化的温馨产房，让丈夫陪伴妻子分娩，给产妇以安慰，增添安全感和力量，对产妇顺利分娩和产后恢复都起到了积极的作用。分娩为夫妻的共同任务，丈夫在场会起到积极作用，为了解决临产前的应激反应，家人在分娩前要对产妇给予鼓励和安慰，还应给予细心的照料，绝对不要给产妇施加精神上的压力，特别是丈夫或婆婆不能有意无意流露出对生男生女的企盼，可减轻分娩时的恐惧与不安。

3. 分娩期心理保健

（1）稳定产前情绪：稳定产妇在临产前的情绪，需要各方面的协调与配合，在产前正确了解分娩过程，做好精神准备，掌握分娩知识。其次，要消除不必要的顾虑和担忧，为使她们尽快地适应环境，调整好心态，心理护理不容忽视。分娩期心理保健的重点应放在减少恐惧，让产妇对整个分娩过程充满信心，顺利地度过分娩期。

接诊初产妇时，医务工作人员一定要给予科学、恰当的心理护理，最大限度地减轻其心理、生理上的不适，促使其顺利地结束分娩。了解孕妇的工作性质、文化程度及家庭背景，以便从不同的角度，用不同的语言去帮助、化解她们的担忧及紧张。

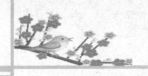
医生要耐心给予劝解及科学指导,用正确的医学知识来纠正她们的偏见,让她们正视现实、放松精神,树立战胜困难的信心和勇气,严格按医嘱用药,积极配合治疗。有的孕妇因文化程度的局限,对剖宫产等手术助产难以理解,要用浅显易懂的道理讲明其利害关系,打消她们的顾虑。

(2)协助做好精神性的无痛分娩:分娩期应密切观察产程是否顺利进行、胎儿情况,减少缺氧、窒息和产伤,以保证新生儿健康及孕妇安全。临产期应让产妇充分认识到与医护人员配合的重要性,产妇心理和情感反应可影响分娩的各个环节,分娩过程的异常常与产前高度忧虑和紧张的心理状态有关,情绪低落、忧心忡忡,分娩就可能遇到麻烦。对于痛觉的感受,不仅因为疼痛刺激的强度,还会受个性、社会背景、紧张度、不安、恐怖等所左右。对于不知道分娩是怎么一回事,胆怯、恐惧、精神紧张的人往往易发生难产,特别是没有亲人陪伴,一个人在待产室的时候会感觉最痛。因此,对产妇预先进行从妊娠到分娩过程知识的说明,解答疑问后就可以解除产妇的不安,消除分娩过程中对宫缩痛的紧张感,教给适当的辅助动作,尽量缓解疼痛,是精神性的无痛分娩法要点。

自然分娩法是从英国传到中国,辅助动作消除机体紧张感的方法均是英国式。前苏联式的精神预防性无痛分娩,是利用条件反射,预先理解子宫收缩的自然生理现象,充分理解疼痛的自然性和必然性,在妊娠中反复教育、给予暗示,和自然分娩法起相同的效果。同时教给孕妇两种方法,临产时根据具体情况采用,如果能够正确广泛的普及,对于顺产将会起到不可低估的作用。法国拉马兹将其进一步改进,实际上是将自然分娩法和条件反射法联合起来运用;各个医院助产士也有自己的习惯,但几乎都是使用这两种方法的综合。

(3)采取"全程助产责任制"分娩模式:"全程助产责任制"模式是一种"一对一全程专责陪伴分娩"助产责任制管理模式,产妇进入产房后,由一位助产士专职负责产妇的一般处理、产程观察、接产,同时还要负责对产妇进行健康教育、解答疑问,提供心理辅导和生活帮助,直到产后2小时送回爱婴区;产妇分娩的全过程不再更换助产士,没有交接班。医护人员的态度应和蔼可亲、体贴入微,让孕妇打消恐惧情绪,结合对她们孕期了解的情况给予相应的心理疏导,不断与之交谈,了解其内心感受,用诚恳、热情的语言化解孕妇的紧张,鼓励她们战胜暂时的不适,以博大的胸怀迎接新生命的诞生。医护人员要耐心听取产妇的诉说,理解产妇的痛苦,以温暖的语言安慰产妇;稳定的情绪、良好的心态、放松的精神,可以增加产妇对疼痛的耐受力。同时,分散她们的注意力,如在待产室

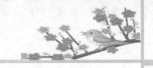

放轻松的音乐等,使产妇保持良好的心理状态,增加自然分娩的信心,使分娩自然、健康、正常的完成。

(4)允分发挥丈夫在妻子分娩中精神支柱作用:由于血缘和情感上的特殊关系,以及时空上的隔离往往更强化了产妇对亲属的感情依恋,分娩时她们渴望亲属的陪伴,以获得精神上的支持。分娩开始时丈夫进入待产室,协助产妇腹式呼吸或胸式呼吸,陪产妇度过分娩期。在分娩前丈夫切忌向妻子诉说自己的担心,设想分娩中可能发生的意外和各种困难。在分娩中不管面临何种艰难险阻甚至遇到危急时,丈夫都要沉着稳健、充满信心,使妻子增强安全感,感到力量和依靠,减轻紧张和恐惧情绪。

孩子顺利降生后,丈夫应怀着喜悦和感激亲吻妻子的面颊,轻轻擦去妻子额头上的汗水,说些宽慰的话,喂些流食。随着孩子的呱呱啼哭和医护人员对孩子的声声称赞,丈夫应把这些良好的信息及时传递给妻子,并尽快把孩子抱入妻子怀里,让她在极度疲惫之中得到慰藉,感受到胜利和喜悦。分娩后产妇常有轻、中度压抑情感,如易寂寞、烦躁、紧张、易怒、怕羞、易灰心丧气等,及时给予心理疏导是十分重要的。

三、产科异常

(一)初产妇临产时胎头浮动

初产妇足月单胎头位临产时,胎头高浮是一种分娩期并发症,可作为难产的早期信号。初产妇一般在预产期前1～2周胎头与骨盆已经衔接。初产妇临产前胎头未衔接,可能存在产科合并症。影响胎头入盆的因素有骨盆发育异常、异常胎位、脐带过短、脐带绕颈或胎儿巨大。

处理:如果估计能从阴道分娩可以试产;有报道,宫口开大3～4厘米时给予人工破膜,95%病例能在6～12小时分娩。但在试产过程中胎头无下降,应立即停止试产,采用剖宫产。

(二)产程延长

产程延长主要是第一和第二产程的延长;第二产程的延长指初产妇超过2小时、经产妇超过1小时。总产程超过24小时称为滞产。

1. 常见原因

(1)子宫收缩乏力。精神紧张或年龄过大,年龄的增长,子宫肌肉的收缩力

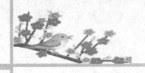
变弱;过度的紧张、烦躁、惊恐,也可使大脑皮质受到抑制而影响子宫的收缩力量,往往因产力不足而导致产妇产程过长。

(2)软产道的肌肉和结缔组织逐渐变硬,伸缩力减弱,使胎儿娩出的通道不够畅通,从而导致产程过长。

(3)胎位异常可使产程延长,同样也增加了手术产的机会。

2. 处理

第一产程早期(潜伏期)延长可用治疗性休息,给予镇静药,休息后宫缩可加强。第一产程晚期(活跃期)延长,排除头盆不称情况下,可行人工破膜,配合宫缩药静脉滴注试产,试产2～4小时产程无进展,应及时行剖宫产结束分娩。产前应充分估计有无头盆不称的可能性,在第一产程发现问题应及早处理,应尽量避免第二产程延长,实在估计不足,试产后也应考虑剖宫产。

(三)子宫破裂

子宫破裂威胁母儿生命,是产科严重的并发症,其发病率为判断一个地区产科质量的标准之一。是妊娠晚期和分娩期子宫体部或子宫下段发生的破裂。

1. 常见原因

瘢痕子宫:多次剖宫产、子宫手术史;头盆不称、胎位不正、胎儿异常或缩宫素使用不当、产科手术损伤导致。

2. 预防

加强孕期保健,严格掌握足月妊娠缩宫素引产的指征,子宫破裂发病率能大大降低。有子宫破裂高危因素者提前入院,严密观察,及时剖宫产常可避免。

(四)羊水栓塞

羊水栓塞是由于羊水进入母体血循环引起的一系列严重症状的综合征。羊水栓塞产妇死亡率高达70%～80%。

1. 临床表现

当病人出现寒战、呛咳、呼吸困难、休克与出血量不成比例、多部位出血、血液不凝时应首先考虑羊水栓塞。应边进行实验室检查,边抢救。

2. 急救

(1)立即面罩法加压给氧:流量5～10升/分钟。尽快开放至少两条静脉通道,便于用药及输液,同时抽取下腔静脉血5毫升用于诊断。

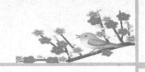

（2）纠正呼吸循环衰竭：应立即应用解痉药。①盐酸罂粟碱30～90毫克加5％～10％葡萄糖溶液250～500毫升静脉滴注。②阿托品1～2毫克或654-2 10毫克加入5％～10％葡萄糖溶液10毫升中，每15～30分钟静脉注射1次，直至患者面部潮红或症状好转为止。若心率在120次/分以上者慎用。③氨茶碱250毫克加入5％～10％葡萄糖液20毫升中，静脉缓慢推注，多在肺动脉高压、心力衰竭、心率较快和支气管痉挛时应用，必要时可重复使用1～2次/24小时。

（3）抗休克：①扩容，首选低分子右旋糖酐，但其用量不宜超过1 000毫升，以免影响凝血功能。伴失血者应补充新鲜血及平衡液。②纠酸，首次可给5％碳酸氢钠100～200毫升，以后根据动脉血气及酸碱测定酌情给药。③升压，用多巴胺20毫克加入葡萄糖液250毫升中，静脉滴入，它能使皮肤、骨骼肌血管收缩，而心、肾、脑等重要脏器血管扩张。

（4）防治心衰：尽早进行心肌保护治疗，可减轻多种因素对心肌的损害。毛花苷丙0.2～0.4毫克加50％葡萄糖20毫升，静脉推注，还可用辅酶A、三磷腺苷（ATP）和细胞色素C等营养心肌药物。当血压稳定后，应控制静脉输液，尽可能减轻肺水肿。

（5）抗过敏：一旦疑诊羊水栓塞应立即静脉推注地塞米松20毫克，然后根据病情再继续滴注地塞米松20毫克。但反复用药时应慎重。

（6）防治弥散性血管内凝血：首次肝素用量为25～50毫克，加入100毫升生理盐水中60分钟内静脉滴入。试管法凝血时间正常为20分钟左右，大于30分钟提示肝素过量，应及时停用肝素，小于12分钟提示肝素剂量不足，可酌情增加肝素用量，如肝素过量可用鱼精蛋白对抗，1毫克鱼精蛋白可中和1毫克肝素。在使用肝素治疗后，静脉输注新鲜全血、纤维蛋白原（一次4～6克）、血小板悬液、洗涤红细胞和新鲜冰冻血浆，可用于治疗继发于弥散性血管内凝血的出血倾向。在有纤溶亢进时，给予抗纤溶药物。

（7）防治肾衰竭：为防止肾衰竭，在抗休克时必须注意肾的灌注量，血容量未补充前不用或慎用缩血管药。当血容量补足后，血压回升而每小时尿量仍少于17毫升时，应给予甘露醇250毫升或呋塞米20～40毫克等利尿药治疗。无效者常提示急性肾衰竭，应尽早采取血液透析等急救处理。

（8）产科处理：病情好转后迅速终止妊娠。宫口未开全者行剖宫产，盆腔留置引流管，便于观察出血情况。宫口已开全者行产钳或胎吸助产。做好新生儿窒息复苏准备。产后密切注意子宫出血情况。

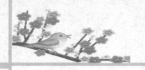

（9）抗感染：应用抗生素时应注意选择对肾功能无影响的广谱抗生素。

（五）产科弥散性血管内凝血

1. 病因

弥散性血管内凝血简称 DIC，常见诱因为羊水栓塞、胎盘早剥、过期流产、子痫前期及子痫、休克晚期、重症肝炎等。

2. 治疗以输入大量新鲜血及纤维蛋白原、抗休克为主

（1）积极治疗原发病：产前 DIC 应及时结束分娩，阻断促凝物质进入母血循环，阴道分娩条件不成熟者可行剖宫产。产后 DIC 出血不止，可在抗休克的同时行子宫切除术，中断 DIC 的发展。

（2）纠正休克：止血，补充血容量，疏通微循环，早期用低分子右旋糖酐。

（3）肝素的应用：于 DIC 早期——高凝期应用，给予最低有效量。初次用量 25～30 毫克，以后根据实验室指标调整剂量，避免用量过大及片面追求肝素化，出现相反作用。羊水栓塞并发 DIC 或合并肾衰竭者，须积极采用肝素治疗；重症肝炎合并 DIC，应纠正全身情况，及早解决分娩，只有在临产前或者产后 12 小时后可用小剂量肝素（25 毫克）或肝素化鲜血。手术前后 4 小时不用肝素，以免伤口及腹腔出血。

（4）血液、血制品的应用：包括全血、冷冻血浆、纤维蛋白原等，可补充血容量及凝血因子，但需于凝血过程停止或在抗凝的基础上施行。

（5）抗纤溶药物的应用：继发性纤溶显著亢进时可用，但可加重栓塞。在肝素治疗下谨慎使用。

（6）手术：出血持续不止者，可于抗休克同时行子宫切除术，同时注意防治多脏器功能衰竭。

（7）产科 DIC 不同诱因的处理特点：①胎盘早剥，去除病因，可迅速控制。于抗休克的同时行剖宫产。一般不用肝素治疗。②妊娠高血压疾病，首先积极防治原发病，终止妊娠。处理关键为补充鲜血及白蛋白。肝素可根据化验结果适当应用，忌片面追求肝素化，继发出血。③过期流产、死胎，引产前，实验室指标符合 DIC 时，可在严密观察及相应实验数据监测下，用肝素 25 毫克静脉滴注，6 小时 1 次，24 小时后即可好转。备好新鲜血。胎儿胎盘娩出后用宫缩药。

（六）脐带异常

脐带脱垂多见。脐带是胎儿与母体血液交换的通道。脐带脱垂可在产时

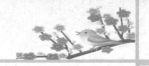

突然意外发生，一旦发生即刻危及胎儿生命。处理如下：

1. 剖宫产

脐带先露、脐带隐性脱垂、脐带脱垂者，当胎心尚好或胎心出现变异减速等但能恢复正常者，均可尽快施行剖宫产。处理措施：①外阴常规消毒铺巾后，将先露上推以减少脐带受压，直至胎儿娩出为止。②如果脐带已脱垂至阴道口外，应轻轻将脐带回纳入阴道内，用37℃左右的湿棉垫塞入阴道下段以防脐带再次脱垂，免受外界冷空气刺激，以减少胎儿因脐血管痉挛及迷走神经兴奋所致循环障碍。③吸氧。④使用宫缩抑制药，常用的如硫酸镁或羟苄羟麻黄碱。⑤立即剖宫产。

2. 阴道分娩

如具备阴道分娩的条件可以在严密观察下完成。例如：①胎儿存活、宫口已开全，无头盆不称、头先露较低。行产钳术或胎头吸引术尽快娩出胎儿。若为臀先露勿需待阴道充分扩张，即行阴部神经阻滞麻醉及会阴侧切术，行臀牵引术。②胎儿很小（小于2 000克），存活可能性不大者。③胎心已消失，无脐带搏动。

3. 脐带还纳术

当手术者施行脐带还纳时，由于产妇反射性屏气，脐带将随产妇用力屏气而脱垂更多。脐带还纳入宫腔的速度慢于脱垂的速度，则脐带将会脱垂更多。脐动脉内纵层平滑肌对机械性刺激可发生明显收缩，甚至使血管完全关闭。故也有学者不主张施行脐带还纳术，否则将导致脐血管痉挛，血流骤然阻断，胎儿猝死。

（七）产后出血

产后出血发生率占分娩总数的2%～3.32%，是产科严重的并发症，发病凶险，短期内大量出血致失血性休克，如不及时处理，易致死亡或造成脑垂体缺血坏死引起席汉综合征，目前是我国孕产妇死亡的首要原因。

1. 测量产后出血量的方法

测量产后24小时出血量，主要以容积法，辅以称重法。在胎儿娩出、羊水流尽之后，立即在产妇臀部垫入弯盘，直接收集产后阴道流血，然后将其倒入量杯内计量。止血纱布使用前后称重，所增重量除以1.05即等于出血毫升数。上述测量血量之和即为产后出血量。剖宫产者，由手术医生在术中测量出血量。

2. 病因

产后出血多发生在产后2小时内。产后出血与流产、孕产次、胎儿体重、多

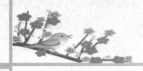

胎妊娠、分娩方式、有无妊娠合并症有关。

产后出血量的多少,不仅关系到产妇是否会发展成产后出血,也关系到其产后的恢复。因此如何预防、控制产后出血量,研究产前及产时影响产后出血量的生理病理、心理和社会环境因素,制定减少产后出血量的预防保健措施,对于提高产科质量,预防产后出血的发生,保障妇女的生命安全、降低产褥病率,都有着极大的现实意义。

产后出血量除有个体差异外,还受多方面因素的影响。生理病理因素、心理因素及社会环境因素均与产后出血量的多少有关。李增庆等曾采用定量研究的方法,研究产后出血量的影响因素,结果如下。

(1)生理、病理因素对产后出血量的影响

①腹围与产后出血量呈正相关:腹围过大(如多胎妊娠、羊水过多等)则子宫膨胀度大,子宫肌纤维过度伸展,分娩时宫缩力量降低而引起产后出血量相应增多。但单纯的因肥胖引起的腹围过大却不一定会引起产后出血。因此,产前检查时需警惕孕晚期腹围较大的妇女,以便在产时注意其出血多的倾向,及早采取止血措施。

②胎盘残留、粘连与产后出血量呈正相关:据报道,胎盘残留、粘连与初次分娩前的人流或引产等宫腔操作引起过局部感染、粘连,导致子宫内膜的损伤有关;人流次数越多,粘连发生率越高。因此,为减少产后出血量,应避免和减少人工流产次数。

③剖宫产、胎位异常、会阴裂伤与产后出血量呈正相关:手术产较自然分娩出血量多。其原因一是手术伤口增加了出血量;二是手术产对产妇的心理会造成不良影响,从而通过内分泌系统影响血流量及缩血管物质的活性,致产后出血量增加。会阴裂伤亦因裂伤伤口增加了出血量。胎位异常可使产程延长,子宫收缩乏力,并增加了手术产的机会。

(2)心理、社会因素对产后出血量的影响:珍贵胎儿指年龄大于35岁,或有异常妊娠史、分娩史、多次流产史的孕妇所孕的胎儿,其存活率低,对于母亲又特别宝贵者;亦属于高危妊娠。由于我国目前一对夫妇只能生一个孩子,这类孕妇产程进展稍有不顺,家属便要求手术。排除产妇身体方面的原因外,珍贵胎儿往往给孕产妇造成极大的心理压力。她们常见的情绪反应是焦虑、抑郁,其结果会导致一系列的病理生理反应。心理因素对产后出血量有着举足轻重的作用,有研究表明,日常焦虑常会导致一系列的躯体或生理反应,如交感神

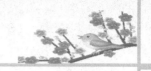

经、肾上腺髓质、下丘脑-垂体-肾上腺皮质系统的活动增强。血浆中儿茶酚胺和皮质醇增高。分娩期不安、产后情绪波动,导致过度的焦虑或抑郁可使体内去甲肾上腺激素及其他内分泌激素发生改变,使产时子宫收缩力减弱、产程延长,出血量增多。因此,围生期保健应将生理和心理保健相结合,才能更好地促进孕产期妇女的健康。

（3）环境因素对产后出血量的影响

①家用电器:随着人们生活水平的提高,吸尘器已逐渐进入了普通家庭,由此产生的噪声与振动是不容忽视的。一些学者发现,噪声刺激机体可引起交感神经紧张,导致心跳加快,心律失常,噪声级越高,血管收缩越强烈。长期和反复接收噪声的刺激,会导致大脑皮质的兴奋和抑制过程的平衡失调,引起神经衰弱、头痛、易疲倦、易愤怒及睡眠不良等症候群。使用吸尘器者收入较高,而付出与回报是等同的,她们的工作量较大而紧张,容易造成慢性疲劳,导致产后出血量增多。

②交通方式:产后出血量依骑车、步行、乘车上班而逐渐递增,考虑为振动影响所致。已证明全身振动可引起全身多器官系统功能的变化,可引起生殖器充血,产后出血、异常分娩增加。

3. 预防

针对众多因素对产后出血量有影响,在预防产后出血时,除了要加强孕期保健,产时监测外,同时要大力开展卫生宣教工作,避免环境中的有害因素,及时解除心理负担,以促进正常分娩,降低产后出血量,减少产后出血发生率。

4. 处理

临产后及时处理异常产程,有可能导致产后出血者,在胎头、胎肩娩出后应用宫缩药促进子宫收缩,减少出血。有大出血倾向可能者,提前建立静脉通道,以备静脉给予宫缩药和输液输血,补充血容量,纠正休克。

四、胎儿窘迫与新生儿窒息

1. 分娩对胎婴儿的影响

分娩期应密切观察产程是否顺利进行,胎儿情况,减少缺氧、窒息和产伤,以保证新生儿健康。孕妇心理和情感反应可影响妊娠和分娩的各个环节,分娩过程的异常常与产前高度忧虑和紧张的心理状态有关。孕妇情绪低落、忧心忡

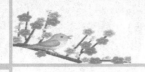

恸,分娩就可能遇到麻烦。

(1)脐带绕颈:窒息胎儿,出生后可致吞咽失调障碍、言语功能障碍。

(2)助产技术(如使用胎头吸引器):术中使用麻药,出生后动作迟缓,反应能力差,紧张时出现偏头痛,不愿戴帽子。

(3)胎儿中度宫内缺氧:中枢神经系统脑损伤,导致大脑瘫痪、抽搐、智力受损或低下、学习困难;出生后运动障碍。

(4)产伤致颅内出血:导致运动障碍、智力受损、精神障碍、紧张时出现偏头痛;中枢神经、脑细胞受影响,大脑疾病,抽搐,智力低下,学习吃力。

2. 胎儿宫内窘迫

胎儿在宫内有缺氧状态,危及胎儿健康及生命者称为胎儿宫内窘迫。胎儿宫内窘迫发生率为5.92%。

(1)产科并发症对胎儿宫内窘迫的影响:孕期产科并发症是胎儿宫内窘迫的首要因素。例如,妊娠高血压综合征产妇,由于全身小动脉的痉挛,致血流淤滞的同时引起血管内皮损伤,形成血栓。使母儿胎盘循环缺氧,导致胎儿宫内窘迫。因此,产前积极防治各种产科并发症有显著的意义。

(2)被动吸烟是胎儿宫内窘迫的主要原因之一:据报道,吸烟孕妇有分娩低体重儿、早产和流产的倾向。有学者研究表明,非吸烟者在充满烟雾的房间,可吸入相当于15根香烟的硝酸铵。烟雾中的尼古丁、一氧化碳、氨的浓度也较高。此外,硝酸铵等有害物质可使机体有氧氧化减弱,无氧酵解增强,酸性代谢产物增多,促使代谢性酸中毒、心肌收缩力下降、胎盘灌注量减少、胎儿宫内缺血缺氧的发生。因此,孕期避免吸烟与被动吸烟,是预防胎儿宫内窘迫的有效措施。

(3)精神、心理、社会因素与胎儿宫内窘迫密切相关:夫妇双方性生活和谐、性情乐观、感情良好者,胎儿宫内窘迫发生率低。如产前检查异常而不安,担心胎儿安危,分娩时疼痛剧烈等,都可使孕妇交感神经兴奋、儿茶酚胺和皮质醇分泌增多、血压升高、心率加快、反射性地引起血管收缩,进一步减少胎盘的血液灌注量。因此,孕前进行相关医学知识的教育和心理咨询,消除不必要的恐惧心理和思想负担,对预防胎儿宫内窘迫有重要意义。

(4)孕妇基础体重、受孕季节和休息时间与胎儿宫内窘迫的关系:孕妇基础体重与自身营养状况有关。母亲在孕期严重贫血可导致子宫血管红细胞携氧量下降,也可造成胎儿宫内缺血、缺氧。孕期在夏季,气温与体温相差不大,避免了冬季寒冷空气的刺激,对血管舒缩功能影响较小,胎盘供血稳定有利于胎

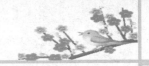

儿宫内发育。如孕妇长时间看电视可导致睡眠不足，精神紧张。据报道，胎儿宫内窘迫与孕期长时间看电视有关。Marriul 报道，电视能产生电磁辐射，对人体产生辐射生物效应，使 Ca^{2+} 通过细胞膜运动发生特征性改变。即 Ca^{2+} 由血液中向细胞内转移，使细胞兴奋性增加，血管收缩增强，胎盘灌注量减少。长时间逛商店的孕妇，因缺氧而迷走神经兴奋，无氧糖酵解增强，丙酮酸、乳酸积聚，血中 pH 值下降，胎儿钾、氮含量增加，呼吸运动加强，发生胎儿窘迫。

（5）胎儿宫内窘迫与严重畸形：胎儿宫内窘迫在胎儿心脏畸形中的发生率高达 50%；在非特指畸形中的发生率次之，为 20%；在肌肉骨骼畸形中的发生率为 18.92%。发生以上三类畸形的胎儿，并发胎儿宫内窘迫的几率较大。在发现胎儿出现不明原因的胎儿宫内窘迫时，应想到胎儿有畸形的可能，尤其是以上三类畸形的可能性更大。

处理：未足月给氧，足月时尽快终止妊娠。

3. 新生儿窒息

新生儿娩出一分钟内，仅有心跳而无呼吸或未建立规则呼吸的缺氧状态，称为新生儿窒息，是引起新生儿死亡的主要原因。新生儿窒息分为青紫窒息和苍白窒息，发生率为 6.45% 和 2.30%。

为了提高产科工作质量，降低新生儿死亡率，应找出高危因素，制定有效的措施和预防策略。

（1）胎儿脐带因素：新生儿窒息的主要原因是胎儿脐带因素。双胎时羊水相对过少，胎儿胸廓受限，活动范围相对较小，往往使脐带受到机械牵拉、缠绕等，使胎盘血循环受阻，胎儿宫内发生不同程度的缺血、缺氧。因此，产前密切监测胎儿活动，注意脐带的异常情况是预防新生儿窒息的重要环节。

（2）胎盘因素：分娩时用手取或器械取胎头时，新生儿窒息率最高。由于胎位与软产道的异常，胎儿不能从阴道自然娩出，常采用阴道助产术和剖宫产，特别是胎头吸引、产钳助产对胎儿损伤很大，往往使胎儿娩出时产程延长，尤其是第二产程延长时，不仅影响胎盘血循环，而且造成各种难产，使胎儿在宫内窘迫，进一步导致新生儿颅内出血，发生重度窒息。所以，分娩时密切观察产程，综合判断后选择最佳分娩方式对预防新生儿窒息十分重要。

（3）母体因素：孕期母亲家务过重，体力消耗大，体内糖原消耗能量来源不足时，发生脂肪分解，通过交感神经的作用，释放大量游离脂肪酸，出现酮症酸中毒，使心肌收缩力下降，心血管对儿茶酚胺的反应性降低，外周血管扩张，血

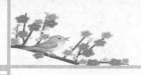
压下降,胎盘灌注量减少,胎儿宫内窘迫,导致新生儿窒息。因此,孕期注意休息是避免新生儿窒息的有效措施。

(4)精神、心理、社会因素:经常处于人际关系的冲突,加上社会职业竞争压力的影响,可导致孕妇心理不平衡,精神处于焦虑、抑郁的紧张状态,使血管内儿茶酚胺分泌过多,促使血小板数目增多,黏附聚集力增强和纤维蛋白原集聚,造成组织血液流动减缓,甚至淤滞,形成血栓,影响胎盘的灌流量,胎儿宫内缺氧,发生窒息。

五、分娩镇痛

分娩疼痛是一种正常的生理现象,是临产时由于子宫收缩所引起的一种重要的生物学效应。随着产程的进展,持续性难以忍受的疼痛不仅使产妇感到痛苦、烦躁、无法睡眠,而且由此所产生的神经-内分泌反应,会引起一系列的生理变化,最终对产妇和胎儿造成不利影响。

一项对100例产妇进行分娩镇痛认知程度的调查研究表明,分娩镇痛前91％的产妇认为产痛难以忍受,并表现紧张、恐惧,88％的产妇迫切要求分娩镇痛,75％的产妇担心分娩镇痛会对胎儿产生影响。分娩镇痛后97％的产妇对镇痛效果表示满意,95％的产妇认为分娩镇痛是必要的。

妊娠分娩是人类繁殖的必要过程,也是生殖健康的重要组成部分,世界卫生组织的全球策略提出"2015年人人享有生殖健康",因此分娩镇痛也是生殖健康的重要课题。医学的发展使分娩镇痛的应用逐渐推广,镇痛技术日趋成熟,这给广大孕产妇带来了福音。

1. 分娩疼痛的原因

分娩过程中,由于子宫肌阵发性收缩,子宫下段和宫颈管扩张,以及盆底和会阴受压可刺激其中的神经末梢产生神经冲动,沿神经传递至脊髓,再上传至大脑痛觉中枢,使产妇产生剧烈疼痛的感受,即分娩疼痛(或称"产痛")。

此外,分娩痛尚与产妇的心理因素有关。疼痛的强度可因个体的耐受力(或称痛阈)而异,也与分娩次数有关,大多数初产妇自子宫收缩开始即出现疼痛,且随产程进展而加剧,经产妇则多数在胎儿即将娩出前才感觉疼痛加剧。

2. 分娩疼痛对母婴的影响

常言道:"十月怀胎,一朝分娩。"产妇对即将诞生的小生命既高兴,又紧张,

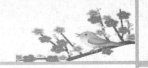

这一复杂心理变化直接影响产妇身心健康。对此,英国学者曾提出"害怕-紧张-疼痛综合征"一说。分娩过程中因剧烈的疼痛引起的应激反应、焦虑不安、恐惧心理及产妇呻吟等不良刺激,均会导致产妇交感神经兴奋、体内儿茶酚胺类物质释放增加,致使耗氧量增加、心脏负荷加重、子宫血管收缩和血流量减少,并使产妇因疼痛过度换气,导致酸碱平衡失调,母体和胎儿内环境紊乱。这些都会对分娩过程和胎儿产生不利影响,少数人还会发生胎儿缺氧窘迫。

3. 常用分娩镇痛方法

近半个世纪以来,对产科镇痛进行了更深入的研究和大量的临床实践,经阴道分娩的镇痛方法不断发展,种类多样,包括:①非药物性镇痛,如心理疗法,耳针、水针,催眠术,水中分娩,经皮电神经刺激(TENS)。②药物性镇痛,如肌内注射、静脉注射、经呼吸吸入。③椎管内镇痛,如硬膜外镇痛。④宫旁或阴部神经阻滞。

但是,由于效果、安全性和实用性等方面的局限性,许多方法逐渐被淘汰。目前使用较多的是心理疗法、吸入镇痛、硬膜外镇痛和阴部神经阻滞。

(1)心理疗法:心理疗法是消除产妇紧张情绪和减少子宫收缩疼痛的一种非药物疗法。通过减少大脑皮质对疼痛传入冲动(或信号)的感应,很大程度地消除产痛。

①心理疗法是通过对产妇及其家属进行解剖、生理、妊娠与分娩等知识教育,训练产妇采取特殊呼吸技术,转移注意力,松弛肌肉,减少恐惧、紧张,使其在医护人员的鼓励(或暗示)和帮助下,顺利度过分娩期。

②心理疗法使产妇在第一产程中可不用或仅用很少量镇痛药物,在第一产程和第二产程中,可在局限镇痛技术下,达到减轻产痛而完成分娩。心理疗法的优越性在于,能积极调动产妇的主观能动性,主动参与分娩过程,保持良好产力,使产程缩短,避免不必要的难产或手术产,以及药物镇痛对胎儿和母体的影响,从而减少围生儿的发病率和死亡率。

③导乐陪伴分娩(简称导乐,Daula)是最重要的心理疗法。导乐陪伴分娩可消除产妇疑虑和恐惧情绪,增强自信心,从而提高痛阈,减轻产痛。

导乐分娩一般可划分为三个阶段:待产期、分娩期、产后观察期。从产妇住进医院待产开始,导乐人员就会陪伴在旁边,向产妇介绍分娩的生理特性,消除产妇恐惧心理并细心观察产妇出现的各种情况,以便及时通知医生进行处理。同时鼓励产妇进食,解释产妇及其家属提出的问题。在产妇身边指导鼓励如何

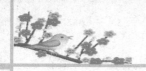

正确用力,替产妇擦汗,不断给产妇以心理上的支持。在宫缩间隙时喂产妇喝水、进食,以帮助产妇保持体力。导乐人员专业的指导可以使整个产程缩短。在产后观察期导乐人员会陪同产妇一起回到病房,进行两小时的母婴健康观察,指导产妇和婴儿进行肌肤接触。导乐是目前最流行的心理分娩镇痛方法,已被许多大型医院常规采用。

(2)吸入镇痛:吸入镇痛是第一个产妇自己控制的镇痛方法。在国外及我国香港应用得非常普遍,国内许多医院也有使用。吸入气体一般以50%氧化亚氮(笑气)和50%氧气的混合气体(安桃乐),可用于第一产程和第二产程,尤其适用于第一产程,当宫口开大至3厘米后开始吸入。吸入镇痛需用特殊的自控式镇痛气体呼吸设备。通过呼吸控制开关或活瓣,由产妇自行将面罩紧扣在口鼻部,在预计子宫收缩前20~30秒钟,经面罩深呼吸3~5次,当疼痛消失时去掉面罩,待下次宫缩来临前再次吸入,自己控制吸入气体剂量,如此反复直至进入第二产程。经临床研究及多普勒实验表明,其镇痛可靠、迅速,不会对母体及新生儿造成不良影响;药物排除较快,不影响子宫收缩和产程,对循环、呼吸无明显抑制;操作方便,产妇始终处于清醒状态,能主动配合完成分娩。但产妇对氧化亚氮的敏感性和耐受性个体差异较大,有些产妇镇痛效果不够理想。

(3)硬膜外镇痛:硬膜外镇痛是目前常用的椎管内分娩镇痛方法,镇痛效果最理想,用药量少、运动阻滞较轻,被认为是一种目前最安全有效、对母婴无不良影响的方法,且不良反应较小。硬膜外镇痛由经验丰富的麻醉医师操作,可以达到非常好的镇痛和麻醉效果,同时对母体和胎儿都比较安全。方法是在第一产程活跃期,产妇宫口开大2~4厘米时,由麻醉医师行硬膜外穿刺,穿刺点在腰部腰椎下间隙,将导管放置椎管内后开始硬膜外注射局麻药,对该处的神经进行局部阻滞,以减轻产道疼痛,使会阴松弛,并保持腹肌张力,使产妇能主动增加腹压。硬膜外镇痛可单次或分次给药,也可通过微量输液泵连续给药,直至分娩结束。

硬膜外镇痛最大优点是镇痛作用非常迅速,立竿见影。而且效果理想,几乎可以达到"无痛"的状态。另一大优点是产妇进入产程后接受硬膜外镇痛时,活动能力不受影响,是"可行走的硬膜外镇痛"。还有一个优点是,如果病情需要剖宫产时不必更改麻醉方法再次穿刺,只需更换药物即可满足手术要求。

由于硬膜外镇痛必须由经验丰富的麻醉医师操作,穿刺用药有些风险,如穿刺失败、出血、低血压或麻醉意外、尿潴留等,硬膜外穿刺技术要求较高,在没有较好麻醉医师的医院无法推广。只有选择开展好的医院去分娩才可以得到此项服

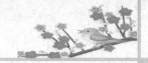

务。除了尿潴留外，其他风险很少发生。尿潴留容易治疗，可以快速痊愈。

(4)阴部神经阻滞：阴部神经阻滞是经阴道分娩常用的镇痛与麻醉方法。一般是在医生或助产士接生时使用，主要用于胎儿娩出时会阴切开和缝合术。该法是经会阴侧方穿刺进针，将药物注射坐骨棘内侧，通过局麻药阻滞阴部神经，减轻分娩过程中由于产道和盆底扩张所致的疼痛，并使阴道、会阴松弛，从而缩短分娩过程。阴部神经阻滞时选用毒性最低的局部麻醉药，但也有发生局麻药中毒反应、穿刺引起血肿的可能。大多数的医院均有应用。尽管大多数能满足接生时的镇痛要求，但镇痛效果不很理想。

(5)水中分娩：是一种新兴的分娩方式，也有部分减轻产痛的作用，但设备和技术要求高，且有些风险，目前无法推广应用。

六、异常分娩

1. 头盆不称

巨大儿或骨盆狭窄会使分娩发生困难，称为头盆不称，需要剖宫产终止妊娠。

2. 胎位不正

(1)单臀位：单臀位即胎儿臀部朝下，双髋关节屈曲，双膝关节伸直，如骨盆腔宽大，且胎儿体重在3 500克以下，仍然可以考虑经阴道分娩。必须特别注意，由于胎儿的臀部通常比头部要小，所以下降可能较快，但仍存在头部分娩困难，引起胎儿损伤(如颅内出血、臂丛神经损伤、新生儿窒息等)的危险。应当在宫口开全后，在胎臀自然娩出到脐部时，实行臀助产术。若有产程延长，则必须及早剖宫产。

(2)胎儿盘膝坐、单腿或双腿直立的臀位：此种胎位不适宜阴道分娩，否则易导致在产程中脐带脱垂，引起胎儿缺氧，甚至导致死胎，宜剖宫产终止妊娠。孕妇需要在胎儿足月前后住院待产。

(3)持续性枕横(后)位、面先露、高直位、前不均倾位：因胎头旋转或俯屈不良而引起的胎位异常，如持续性枕横(后)位、面先露、高直位、前不均倾位等，均在分娩中才会被发现。临床医生会根据产妇骨盆、胎位、胎儿大小等情况来综合考虑继续分娩的方式，必要时须实施紧急剖宫产。

(4)肩先露、复合先露：胎儿身体其他部位先露所引起的胎位不正，如肩先

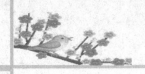

露、复合先露等,常见于腹壁松弛的经产妇或骨盆狭窄者,经阴道分娩的危险性更大,甚至会引起死胎或孕妇子宫破裂,一般用剖宫产终止妊娠。

3. 分娩前胎位转正

虽然产科方面一般是在怀孕 9 个月时诊断确定胎位不正,但仍有极少数产妇在临盆前仍有胎位改变的机会。若胎位能转为头位,如国内第一位水中分娩的孕妇,就是在分娩前一刻才由医生将胎位转正的。如果到孕 34 周,胎位仍为臀位,则不必再进行矫正。

4. 多数臀位选择剖宫产

我国各大医院的臀位助产手术渐渐被剖宫产所取代,等到孕 36 周再复查一次 B 超,了解臀位的类型。如为单臀位,可尝试经臀位助产分娩;如果是其他类型的臀位,最好在孕 37 周左右时住院,并做好剖宫产的准备。

七、会阴切开术

会阴切开术是产科常见的小手术之一,是在宫颈口开全、胎儿即将娩出时所采取的助产手术,包括会阴侧切与会阴正中切开,以会阴侧切多见。

1. 会阴的解剖位置与会阴侧切

阴唇和肛门之间的部位是会阴,2～3 厘米长,分娩时可以拉伸至约 10 厘米长。初次分娩时,拉伸会阴相对较困难。会阴切开术包括左(或右)侧切术,以及正中切开术,常用会阴侧切。会阴侧切术是在会阴部做一斜形切口,以防止产妇会阴撕裂、保护盆底肌肉,使胎儿尽快降生,避免胎儿出现危险的必要手段。

会阴侧切容易修补并愈合得更好,但给会阴留下创伤,产后可能会有疼痛。

2. 会阴侧切适应证

(1)初产头位分娩时会阴弹性差、较紧、阴道口小,会阴体长、组织硬韧或发育不良、炎症、水肿或遇急产时会阴未能充分扩张,估计胎头娩出时将发生 Ⅱ 度以上裂伤者。

(2)各种原因所致头盆不称,胎儿较大,胎头位置不正,再加上产力不强,胎头被阻于会阴。

(3)经产妇曾做会阴切开缝合,或修补后瘢痕大,影响会阴扩展者。

(4)产钳助产,胎头吸引器助产或初产臀位经阴道分娩者。

(5)早产、胎儿宫内发育迟缓或宫内窘迫需减轻胎头受压并尽早娩出者。

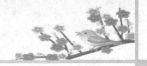

（6）产妇患心脏病或高血压等疾病需缩短第二产程者。

3. 会阴侧切过程

（1）何时切开：胎头露出阴道口，估计胎头大小，会不会造成会阴严重撕裂，再决定是否需要施行会阴切开术。如判断产程很顺利，即使不剪会阴，撕裂的伤口也不大时，可避免手术。

（2）手术操作：取膀胱截石位，采用双侧阴部神经阻滞麻醉，胎头露出阴道口3～4厘米，宫缩时左手中、食指深入阴道内撑起左侧阴道壁，用侧切剪自会阴后联合中线向左侧45°，迅速瞬间切开，切开的长度为2～5厘米。由于局部麻醉的作用，在阵痛高峰时切开，因此基本上不会感觉到疼痛。

（3）缝合伤口：胎儿生出后，即可按解剖层次逐层缝合伤口。缝合前先用0.2%甲硝唑溶液冲洗会阴切口，阴道内置纱布卷，用0号铬制肠线从切口顶端上0.5～1.0厘米处开始连续缝合阴道黏膜至处女膜内环处打结，深部应包括部分黏膜下组织，同样肠线间断缝合肌层，达到止血和关闭死腔的目的。侧切时的局部麻醉效力还在影响，缝合时的疼痛感不会很强。使用合成吸收性缝合线，短时间内会有不适感，经过一段时间，"能溶解的线"被身体吸收，一段时间后不适感会逐渐消失。

4. 如何避免会阴侧切——孕期准备

妊娠大约32周的时候，每天开始进行会阴的按摩和锻炼，增加肌肉组织的柔韧性和弹性。把一面镜子放在会阴的前面，面朝会阴部。这样孕妇就可以清楚地看见会阴周围肌肉组织的情况了。选择一些按摩油，如纯的菜子油，或水溶性的润滑剂，用手指把按摩油涂在会阴周围，然后将拇指尽量深地插入自己的阴道按摩。

5. 会阴侧切后的护理

分娩后因局部的解剖结构，决定了会阴部难以保证无菌的条件，因大便、小便及阴道恶露的排出，随时都可能感染，所以术后的护理十分重要。

护理要点：①保持外阴清洁。勤换卫生垫，勤换内衣。分娩第二天起用10%洁尔阴液擦洗外阴，每日2次，直到拆线。大小便之后都应该用水冲洗会阴和肛门，保持伤口的干燥与清洁，冲洗时要由前往后，才能避免细菌感染。②切忌用力。保持大小便通畅，不要用力解便，以避免缝合的伤口再裂开。③勿提重物。产后1个月内不要提举重物，也不要做任何耗费体力的家事和运动。伤口愈合需2～4周。④平时睡眠或卧床时，最好侧卧于无会阴伤口的一

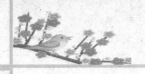

侧,以减少恶露流入会阴伤口的机会。⑤如感到外阴伤口肿胀、疼痛,要及时就医,一般可用95%酒精纱布湿敷或50%硫酸镁热敷。

6. 会阴切开术的影响

(1)性生活影响:正常情况下,产妇会阴切开后,其阴道和会阴部位都能在一周内愈合,再经过一段时间,可以完全恢复正常的解剖位置,阴道仍然保持了良好的弹性,对日后性生活毫无影响。在恢复夫妻之间的亲密后,为了避免对恢复后的肌肉组织的更多牵扯,可以使用润滑剂。

(2)侧切伤口子宫内膜异位症:较少见。可表现为侧切部瘢痕及硬结,伴随经期局部疼痛。

八、剖宫产

(一)剖宫产的影响因素

剖宫产是指经腹部切开腹壁,再切开子宫取出胎儿的手术。剖宫产已成为解决难产的重要手段之一,在临床产科用于挽救母儿生命。

1. 剖宫产的历史

公元700年古罗马就有施行剖宫产的法律规定,人们将妊娠末期死去的孕妇剖宫取出胎儿,然后才准安葬,这是世界上最早的剖宫产的手术记录。1610年,国外才第一次在活人身上行剖宫产,受医疗器械和技术条件的限制,当时的医生只知道切开腹壁和子宫,竟然不缝合子宫切口,所以大多数产妇在行剖宫产手术后,不是死于出血就是死于感染,存活不足一半。1876年,医生在取出胎儿后,为防止孕妇子宫大出血和感染,索性将子宫切除,使产妇存活率大大提高,但是做过剖宫产的女人将永远失去怀孕的可能。1882年,医生把孕妇的子宫前壁纵行切开,取出胎儿,然后将子宫的切口缝合起来,使得她们以后仍可再次妊娠、分娩,这是剖宫产历史上的一个重要转折。从1970年开始,医生开始在子宫下段行横切口取出胎儿,它的优点是出血少、易缝合,手术后不易发生粘连、子宫切口的愈合也比较牢固,是目前世界上使用最广泛的手术方法。

2. 剖宫产的影响因素

影响剖宫产的类别因素,第一类是孕妇孕期、婚姻、生活质量,二、三、四类主要是生理、病理因素。

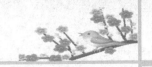

（1）母体因素是影响分娩方式的重要因素：母体因素包括胎位异常、骨盆狭窄与畸形、过期妊娠、宫缩乏力，以及相对头盆不称，是实施剖宫产的重要指征。纯粹的母体因素应该只包含产力和产道因素，由于胎位异常、相对头盆不称与母体的产力和产道有关，因此也将其纳入母体因素的范围。胎位异常是实施剖宫产的最主要因素，它是造成难产的常见因素之一，可以导致产时潜伏期延长、宫缩乏力、宫颈扩张缓慢等。有资料显示，潜伏期延长与剖宫产率的升高有显著的关系。通过对孕妇产程的严密观察，及时地发现异常的母体因素，并积极地处理，可以使产妇顺利分娩，减少非必须剖宫产。

（2）胎儿也是影响分娩方式的重要因素：多胎和巨大儿等胎儿因素可引起难产，是实施剖宫产的胎儿因素。传统医学认为，双胎妊娠多能经阴道分娩。但有学者则指出，双胎妊娠除胎儿头先露外，均应考虑实施剖宫产终止妊娠，以避免臀牵引及手术产所带来的危险。双胎妊娠的孕妇采用剖宫产的方式终止妊娠的比例较大。巨大儿分娩并发症较高，如胎位异常、产程延长、产后出血、胎儿窘迫等。因此，产前早期诊断巨大儿，积极采取措施，选择适当的分娩方式适时终止妊娠，对于保护产妇和婴儿的生命和健康有重要的意义。

（3）社会因素影响孕妇分娩的方式：有关资料显示社会因素，包括种族、孕妇保险状况、经济收入、孕妇的年龄及国家生育政策等，都对孕妇的最终分娩方式有重要的影响作用。孕妇孕期的婚姻、生活质量状况也影响到了孕妇的分娩方式。孕期家庭关系差、丈夫对家庭支持较少、对妻子缺乏关心等，都可导致妊娠期间不良的心理状态。孕妇不良的情绪对机体长期刺激，可引起机体应激反应，导致子宫胎盘血流灌注量减少，从而造成胎儿缺氧。一旦进入产程，由于子宫收缩加强，缺氧进一步加剧，出现胎儿窘迫，致使临床采用剖宫产终止妊娠几率增加。因此，孕妇在孕期保持良好的心态和情绪，家人尤其是丈夫给予合理的关心和照顾，将在很大程度上影响产妇的分娩方式。

（4）其他因素：重度妊娠高血压综合征、珍贵胎儿与胎儿的分娩方式有着重要的关系。剖宫产可以被列为处理妊娠高血压综合征的主要手段。产前子痫药物控制抽搐后，应考虑实施剖宫产终止妊娠，以防止再抽搐，从而降低围产儿死亡率和产后大量出血。珍贵胎儿则是指年龄＞35岁，或有异常妊娠、分娩，多次人流史的孕妇所妊娠的胎儿，其存活率低，对于母亲又极其宝贵，亦属于高危妊娠。孕妇往往因珍贵胎儿产生极大的心理压力，由此出现焦虑、抑郁等情绪表现，结果导致一系列的生理、病理变化。同时，家属的作用是不可忽视的。由

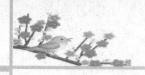

于是珍贵胎儿,家属通常趋向于采用剖宫产,以避免分娩意外。

(二)剖宫产适应证

分娩方式直接关系到母婴安全,亦是影响母乳喂养率的重要因素之一。分娩是一种自然生理过程,应严格掌握剖宫产指征。

1985年世界卫生组织提出,任何一个国家或地区,剖宫产率都不应超过10%～15%。剖宫产并发症中的产后出血率高于阴道分娩7～10倍,剖宫产妇女死亡率为阴道分娩的4倍。同时,剖宫产新生儿体内免疫因子含量低,生理性体重下降较阴道分娩更明显。剖宫产手术前后产妇的紧张、焦虑情绪,腹部切口疼痛和术后不能正常进食等均影响产妇及时开奶。

正确的产前认知能明显缓解孕妇的不良情绪,正确认识经阴道分娩,以及剖宫产的利弊关系,提高对阴道分娩这一自然生物学过程的认知水平,树立经阴道分娩的信心:临近分娩不必过度担忧、恐惧,选择分娩方式最好听取医生的建议,通过接受-认知-参与-自觉行为过程,能够使产妇积极、主动配合,分娩时给予有效的指导及合理干预,进行阴道试产,根据情况选择分娩方式。

1. 剖宫产的利和弊

(1)有利因素:避免了自然分娩过程的疼痛,婴儿的脑部避免了阴道挤压,娩出时头型更为漂亮;剖宫产使阴道不至于松弛,有利于产后夫妻性生活和婚姻质量,有利于保持体形。降低母儿发病率和围生期新生儿死亡率,提高异常分娩母儿的安全系数。

(2)对产妇的风险:剖宫产创伤面大,增加产妇大出血、脏器损伤和感染、子宫内膜异位于腹壁切口的可能性;产妇易患羊水栓塞,羊水进入血液导致羊水栓塞,威胁产妇生命,它是近年产妇一大死因;给日后再孕带来了难度,即便3年后再次怀孕,子宫也容易破裂;剖宫产术后身体恢复时间比正常分娩长,一般需要卧床10天以上,伤口愈合慢,手术也将带来持续几周的伤口疼痛。由于手术后需要禁食,影响乳汁分泌和母乳喂养,这对刚脱离母体的新生儿的免疫力十分不利。剖宫产可能发生麻醉意外和手术意外;还可能出现剖宫产儿综合征如呼吸困难等问题;肠管、膀胱、输尿管损伤,异物遗留等;出现术后并发症,如产后出血,子宫切口裂开,腹壁与子宫切口感染,产褥感染,胎盘残留,肠胀气,肠麻痹,肠粘连及肠梗阻,腹膜炎,盆腔脓肿,继发不孕,再孕再产受限等。

剖宫产儿易发生剖宫产儿综合征,由于新生儿未经产道挤压,胎儿口、鼻及

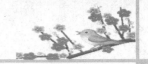

肺中的积液较多,有 1/3 的胎肺液不能排出,出生后有的不能自主呼吸,呼吸中枢未经受应有的刺激,患上所谓的"湿肺",容易发生新生儿窒息、肺透明膜等并发症,常用气管镜吸出黏液并加氧复苏。

正常分娩的婴儿比未经历分娩过程的剖宫产婴儿肺容量大且较少患呼吸系统疾病。剖宫产也可能因未真正达到胎儿成熟而造成医源性早产,引发一系列早产儿并发症,如颅内出血、视网膜病或残疾,甚至死亡。剖宫产的婴儿由于没有经受分娩时阵阵子宫收缩的影响,长大后往往性情急躁、缺乏耐心。分娩过程中缺氧或受麻醉药影响的婴儿,性格可能孤僻,且不善于交际等。据一所医院的统计资料:1995~1999 年剖宫产儿的死亡率为 10％,是同期自然产儿死亡率的 2 倍多。剖宫产费用和保养费用都昂贵,是自然产的 3~4 倍。因此一定要严格掌握剖宫产的指征,降低剖宫产率、减少剖宫产所致并发症。

2. 剖宫产适应证

(1)头盆不称。

(2)有前次剖宫产史者及曾做生殖道修补手术者,如瘘管、陈旧性的宫颈裂伤,会阴裂伤或生殖道畸形。

(3)前置胎盘及胎盘早剥,流血多而宫口未开者。

(4)重度妊娠高血压综合征,妊娠合并心脏病,胎位异常,高龄产妇,巨大胎儿及脐带脱垂等。

(5)宫缩乏力。经缩宫素静滴引产无进展者,或家属坚决要求手术者。

(6)软产道异常,如子宫下段肌瘤、卵巢囊肿、阴道横隔等。

(7)分娩过程中出现异常情况而需结束分娩者,如先兆子宫破裂、脐带脱垂、胎儿宫内窘迫。

(8)过期妊娠,羊水过少者。

(9)珍贵儿。

(三)剖宫产术前术后处理

1. 术前

手术室护士术前探望手术病人,讲解手术的必要性和安全性,耐心细致地向孕妇介绍手术特点及术后恢复情况,使其心中有数;其次及时解答孕妇及其家属的疑问,讲解情绪改变对手术的影响,以取得产妇在术中的主动配合,为术中进一步心理护理奠定基础;帮助其熟悉手术室环境,尽可能消除孕妇对手术的担心和

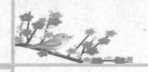

疑虑,解除心理负担;定时使用超声多普勒胎心监测仪,让孕妇亲耳听到胎心音,使其对手术增强信心。做好家属心理工作,争取家属亲友的密切配合。

2. 术中

产妇进入手术室后,护士语言要温和、体贴,一直陪伴产妇,工作井然有序,有条不紊,尽量无噪声操作,以减少对产妇的不良环境的刺激。手术开始后教会产妇如何进行深呼吸,并酌情使用镇痛、镇静药,让其安静入睡以平安度过手术期。

婴儿娩出后,助产士应将其放在母亲能看到的地方处理,通过母亲目睹助产士对婴儿的一系列细致地处理,加深对医护人员的信任感。待婴儿处置好后及时抱在母亲面前,做局部皮肤接触,如贴贴脸,或妈妈用手抚摸自己的婴儿,既有利于母婴感情的建立,又能减轻术中疼痛,同时为母乳喂养打下良好的基础。

3. 术后

(1)一般护理:密切监测生命体征,了解宫缩及阴道出血情况,发现异常应立即向医生报告。产妇回房后,首先让婴儿裸体趴在母亲裸露的胸前,进行皮肤接触。一方面有利于婴儿呼吸道内未吸净的分泌物排出;另一方面,婴儿尽早吸吮乳头有利于乳汁的分泌,保证婴儿吸吮到初乳,还可避免产妇乳腺炎的发生。术后4~12小时可在床上或下床活动,以利于子宫复旧,减少肠粘连;拔除导尿管,帮助产妇自行排尿,保持外阴部的清洁,预防泌尿系感染。术后第一天以75%酒精消毒伤口并更换敷料。每天观察伤口有无红肿及浸润,微波照射伤口,预防伤口感染,术后5天即可出院。

(2)营养补充:术后必须保证营养摄入充足合理,可先进流质的高热能、高蛋白质、高维生素饮食,一方面可促进产妇乳汁提前分泌,提高纯母乳喂养率;另一方面可满足机体营养需要,减少腹胀发生,有利于产后的恢复,促进切口的愈合。通过各种途径供给营养物质,经口营养为流质、半流、软饭、普通饭循序渐进。多吃蘑菇、木耳、海带、乳类、豆制品、莼菜、萝卜、南瓜、莴笋、茄子、胡萝卜、紫菜、大蒜、葱类、四季豆等食品。

九、新生儿预防接种

新生儿出生24小时内必须接种卡介苗和乙型肝炎疫苗,目前新生儿首次预防接种卡介苗和乙型肝炎疫苗,由医院产科病房的护士完成,满月后则去保

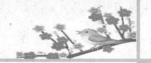

健院注射第二针乙型肝炎疫苗。

1. 卡介苗（BCG）

卡介苗是一种减毒的活菌疫苗，目的是用来预防结核病的发生。用卡介菌种在综合培养液中培养后，收集菌膜，混悬于适宜的灭菌的保护液内，经冷冻干燥制成。所得到的活菌制剂，具有产生抗体、增强免疫力、诱导 γ-干扰素产生的作用。

（1）作用机制：结核菌是细胞内寄生菌，因此人体抗结核的特异性免疫主要是细胞免疫。接种卡介苗是用无毒卡介菌（结核菌）人工接种进行初次感染，经过巨噬细胞的加工处理，将其抗原信息传递给免疫活性细胞，使 T 细胞分化增殖，形成致敏淋巴细胞，当机体再遇到结核菌感染时，巨噬细胞和致敏淋巴细胞迅速被激活，执行免疫功能，引起特异性免疫反应。

（2）使用范围

①出生 3 个月以内的婴儿，以及用 5 国际单位结核菌素纯蛋白衍化物（PPD）或 5 国际单位稀释旧结核菌素试验阴性的儿童（PPD 或结核菌素试验阴性后48～72 小时，局部硬结在 5 毫米以下者为阴性），皮内接种以预防结核病。

②死卡介苗还用于预防小儿感冒，治疗小儿哮喘性支气管炎。

（3）适应证与禁忌证：预防结核病，接种对象为出生 3 个月以内的婴儿或用旧结核菌素试验阴性的儿童。新生儿体重低于 2 500 克禁用。

（4）不良反应：接种 2 周左右出现局部红肿、浸润、化脓，并形成小溃疡，严重者宜采取适当治疗处理。接种中偶可发生下列反应：

①淋巴结炎症：接种后 1～2 个月左右，颈部、腋下、锁骨上下等淋巴结肿大（大于 1 厘米）。反应过强者，淋巴结肿大明显，可形成脓肿或破溃，或在接种处有小脓痂。皮内注射者反应往往较划痕法者强，另外旧结核菌素（OT）试验呈阳性者，接种后也可产生较强反应。

②类狼疮反应：与结核菌菌株剩余毒力有关。

③瘢痕：因丰富的肉芽组织形成瘢痕突起，有时呈瘢痕瘤，多见于不做 OT试验而直接皮上划痕接种者。

（5）用法用量：上臂三角肌外侧皮内注射 0.1 毫升。

（6）注意事项

①本菌苗严禁皮下或肌内注射。

②卡介苗接种时不可使用同一注射器，避免肝炎传染率增高。安瓿有裂纹

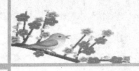

或过期失效的不可使用。

③与其他疫苗同时使用时应不在同侧注射。

④冻干注射剂菌苗稀释方法。用灭菌的1毫升注射器将随制品附带的稀释液按要求量精确吸至冻干卡介苗安瓿中,放置1分钟后摇动安瓿使之溶化,用注射器来回抽取数次,使之充分混匀。每支安瓿自稀释时起,必须在半小时内用完,以防污染。

⑤皮内免疫注射时切不可注射到皮下,否则会引起严重深部脓肿,长期不愈。注射剂量过高可致接种处脓肿或淋巴结炎,应遵循推荐剂量。

⑥使用时制品应注意避光,活菌苗用时不得日光曝晒。

2. 乙型肝炎疫苗

乙型肝炎疫苗接种后,可刺激机体产生对乙型肝炎病毒的免疫力,用于预防乙型肝炎。

(1)接种对象:所有可能感染乙肝的人,尤其下列人员:

①新生儿、特别是母亲为乙肝病毒表面抗原(HBsAg)、乙肝病毒e抗原(HBeAg)阳性者。

②从事医疗工作的医护人员及接触血液的实验人员。

(2)用法与剂量

①本疫苗注射时要充分摇匀。

②注射部位为上臂三角肌肌内。

③新生儿第1针在出生后24小时内注射,1个月及6个月后注射第2、3针;其他人群免疫程序为第0、1、6个月,剂量均为5微克/支。在一年内完成全程接种。

(3)接种反应:本疫苗非血液制品,安全可靠,很少有不良反应。极个别人可能有中、低度发热,或注射部位微痛,这种疼痛与疫苗中含有的吸附剂有关。这些轻微反应一般在24小时内消失。注射疫苗侧上臂避免剧烈运动。

(4)禁忌:肝炎患者及发热、急性传染病者,严重慢性病患者,有免疫缺陷、严重过敏体质者和正在使用免疫抑制剂者。

(李增庆　孙国强　郑秀华)

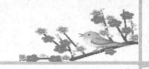

第19章

瘢痕子宫妊娠与分娩

有些女性因进行过剖宫产、子宫肌瘤摘除手术、子宫畸形矫治术、外伤或人工流产时子宫穿孔等，会在子宫上留下瘢痕，这种子宫在医学上被称为瘢痕子宫，其中以剖宫产最为常见。凡有瘢痕子宫的女性打算妊娠生育时，必须慎重行事，临床上再次妊娠以术后2年为宜。

一、瘢痕子宫再次妊娠的危险

1. 剖宫产子宫切口愈合的病理

在剖宫产术后最初数小时内，切口边缘部分便很好地黏合在一起，它是由胶原束碎片和含有多种细胞成分的纤维蛋白束构成。术后3天，子宫平滑肌细胞再生，修补伤口缺损，形成新生的血管及淋巴管。第5天，纤维母细胞开始产生胶原，但尚未形成胶原纤维；宫腔内面，瘢痕形成部位的表面出现了子宫内膜腺体。术后12天，瘢痕逐渐被肌肉组织替代，瘢痕肌肉化，但切口处的变化却永远不能恢复至术前状态。

有学者发现，剖宫产术后半年内妊娠者，重复剖宫产时取原瘢痕做病理检查，显示仅有少数病例子宫切口瘢痕肌肉化，大部分病例的瘢痕为纤维结缔组织，平滑肌纤维变性。剖宫产术后半年至一年妊娠者，其瘢痕处肌肉内有广泛的嫩肉芽组织和纤维组织。而在术后2～3年子宫瘢痕肌肉化的程度达最佳状态。此后，瘢痕组织将逐渐退化，明显失去原器官结构张力。

2. 瘢痕子宫再次妊娠的危险——子宫破裂

瘢痕子宫再次妊娠最主要的危险是瘢痕子宫破裂，多发生于妊娠晚期。这是由于妊娠后子宫会不断增大，子宫肌纤维被伸展拉长数百倍，临产时又要靠子宫的强烈收缩娩出胎儿。正常的子宫都能承担起这些任务，经得起孕育的考验。可是如果子宫有了瘢痕，便有了薄弱区域，可能因承受不了强烈的收缩、伸

229

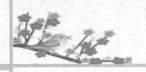
展而发生瘢痕破裂,导致意外发生,引起大出血。因此,瘢痕子宫患者术后应避孕2年,这样可以保证有足够的时间让瘢痕恢复良好,同时在孕期内应定期做产前检查,在预产期前2周应提前入院待产。

二、瘢痕子宫再次妊娠时子宫破裂的表现

1. 子宫破裂的先兆

(1)下腹胀痛难忍:产妇心率、呼吸加快,烦躁不安,并有排尿困难、血尿和少量阴道出血。突然撕裂样腹部疼痛,多发生于孕、产妇晚期妊娠或临产后,伴恶心、呕吐及阴道出血,强烈的子宫收缩突然停止,疼痛暂时缓解,但因血液、羊水、胎儿进入腹腔,很快又感到全腹疼痛。产妇有呼吸急促,脉搏加快并微弱,血压下降等休克现象,腹部检查有明显腹膜刺激征,胎儿死亡,胎体在腹壁下可触及。

(2)胎心减慢:可疑病例应行连续胎心监护,由于宫缩强且频繁,胎儿供血受阻,表现为胎动频繁,胎心加快或减慢,胎心率图形提示各种重度和错乱的变异减速或晚期减速等程度不等的胎儿窘迫。持续较长时间而不恢复,应高度警惕子宫破裂。

(3)腹部检查:腹部检查全腹压痛和反跳痛,腹肌紧张,可叩及移动性浊音,腹壁下胎体可清楚扣及。子宫缩小,位于胎儿侧边,胎动停止,胎心消失。阴道检查发现宫颈口较前缩小,先露部上升,可扣及宫壁裂口。

B型超声检查可协助诊断子宫有无破裂及其部位,可疑病例可行此检查。

2. 子宫体部瘢痕破裂的表现

可有瘢痕局部疼痛和压痛的先兆,以及子宫敏感性增高。有时可有少量阴道出血。随着裂口扩大,疼痛加重,出血增多,浆膜层裂开,胎儿部分或全部排入腹腔,此时症状、体征同无瘢痕子宫破裂。由于不一定出现破裂时突发性腹痛的典型症状,故有时在产妇出现休克时才发现,偶有在二次剖宫产时才发现。

3. 子宫下段剖宫产切口瘢痕裂开的表现

剖宫产切口,特别是横切口,肌层薄,无血管区时,瘢痕裂开多为不完全性,出血很少,且因有腹膜覆盖,因而缺乏明显的症状和体征,即所谓"安静状态"破裂。临产宫缩又常掩盖了腹痛症状,仅于再次剖宫产时发现或在产后常规阴道探查宫腔时发现。

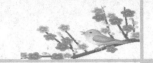

三、瘢痕子宫如何选择分娩方式

很多人认为头胎剖宫产，第二胎就一定还要剖宫产。这不是绝对的，是否需剖宫产，取决于孕妇自己的身体状况。

一般正规的医院都会对剖宫产后生二胎的孕妇进行临产前的观察，主要是通过B超看孕妇的子宫壁下段的瘢痕厚度，评估妊娠期子宫瘢痕的愈合情况。应用B超观察子宫前壁下段厚度及子宫瘢痕的回声状态，诊断子宫瘢痕愈合情况，是猜测产前子宫破裂危险性的一种安全、可靠的方法。将超声检查结果分为子宫瘢痕愈合良好（Ⅰ级瘢痕）和子宫瘢痕愈合不良（Ⅱ级瘢痕及Ⅲ级瘢痕）。具体诊断标准：Ⅰ级瘢痕：子宫前壁下段厚度≥3毫米，子宫下段各层次回声连续、均匀。Ⅱ级瘢痕：子宫前壁下段厚度＜3毫米，其回声层次失去连续性，追踪扫查见局部肌层缺失，加压时羊膜囊无膨出。Ⅲ级瘢痕：子宫前壁下段厚度＜3毫米，可见局部羊膜囊或胎儿隆起，或见到子宫前壁间羊水中的胎脂强光点或强光斑。

子宫瘢痕愈合不良应选择剖宫产。如果厚度在正常的范围之内，就可以在医务人员的严密监测下尝试自己分娩；如果太薄就必须进行剖宫产。

另外，影响分娩方式的还有孕妇胎盘着床的位置，以及本次妊娠有无骨盆大小异常、胎位异常、巨大胎儿或其他异常因素等。所以凡曾施剖宫产者，以后怀孕必须及早到产科做检查，并依从产科医生的意见，确定适合自己的分娩方式。

四、再次妊娠的时机与节育手术

1. 再次妊娠的时机——术后2～3年

剖宫产是经腹部切开子宫取出胎儿的手术，在剖宫的全过程中，没有伤及卵巢、输卵管。子宫壁虽有切口，愈合后不影响子宫的周期性内分泌变化（即周期性月经来潮）。故剖宫产后，妇女仍然有生育力，从医学上考虑，可以生第二胎。

如前所述，在不同时期再孕，重复剖宫产时取原瘢痕做病理，其形态也各有特点，已证实术后2～3年肌肉化程度达到最佳状态。但随着时间的延长，子宫瘢痕肌肉化的程度会越来越差，并且逐渐退化，瘢痕组织明显失去原器官结构，失去弹性。综上所述，剖宫产术后2～3年是子宫切口愈合的最佳时期。

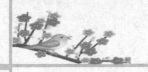

2. 第二次剖宫同时施行节育手术

一般医生都会建议有过两次剖宫产的女性，不要再尝试孕育第三胎。但是，有些年轻妈妈不太清楚剖宫产手术对自己身体健康的危害，在有过两次剖宫产手术后再次怀孕，或因避孕不当再次怀孕。这种情况无论是再进行人工流产、引产或是剖宫产，都是有高风险、高损伤的。所以，在进行第二次剖宫产手术时，医生都会建议年轻妈妈同时进行节育（输卵管结扎）的手术。

节育术因为不用再次开腹，只是将两侧的输卵管进行切断结扎即可，除了不能自然怀孕外，不会给患者带来额外的痛苦，几乎没有什么后遗症。

（孙国强）

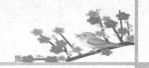

第20章

产褥期保健

产妇经过 10 个月的艰苦妊娠和紧张的分娩活动,进入一个特殊时期,即产褥期。产褥期是产妇全身各器官(除乳腺外)恢复或接近正常未孕状态所需要的时间,一般为 6 周。产妇分娩后产道、会阴和骨盆均会发生生理变化,因此产妇在产褥期要注意产后保健。

一、产褥期生理变化特点

1. 产褥期的母体变化

(1)子宫复旧:产妇产褥期子宫复旧主要是由于子宫体肌纤维缩复。一般情况下,分娩结束时,子宫重 900~1 000 克,子宫底在脐下 1~2 横指处,此后由于肥大的肌纤维缩小,水肿及充血现象消失,子宫逐渐缩小。宫底每日下降约1.5 厘米,产后 4~5 天达脐耻间中点,1 周后减少至 500 克,约妊娠 12 周大小,可在耻骨联合上触及。10~14 天降入盆腔,在腹部已不易触及,此时子宫重约300 克,6~8 周子宫重约 50 克,恢复到未孕时的大小。子宫复旧的速度与产妇的身体及精神状况、产程的长短及分娩情况、是否哺乳、子宫有无感染及有无胎盘组织残留等有关。

子宫体肌纤维在缩复的同时,子宫内膜也在发生着再生的变化。蜕膜变性脱落,随恶露自阴道排出,子宫内膜自基底层再生,胎盘附着处的创面亦逐渐由子宫内膜修复,直至产后 6~8 周痊愈。

胎盘刚娩出时,宫颈与阴道极度松弛,随后宫口迅速复原缩小。宫颈外口和内口分别于产后 7 天和 10 天恢复到未孕状态。产后 3 周,宫颈外口仅能容纳指尖。阴道亦缩窄,张力渐恢复,但不能完全达到孕前水平。黏膜皱襞约在产后 3 周开始出现。

产后 6 周内多无排卵,6 周后约半数的产妇排卵,18 周后 80% 以上的产后

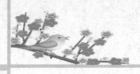

妇女有排卵。月经多在产后 6 周后恢复,哺乳可使月经恢复延迟。

(2)乳房变化:妊娠晚期,可由乳房挤出少量黄色清水样乳汁,产妇于产后 2～3 天开始分泌乳汁,量少,产后 7 天内分泌乳汁均称"初乳"。以后在垂体前叶生乳素的作用下,乳腺充血肿胀,产妇可感觉乳房胀痛,局部灼热(腋下或腋前有副乳腺者,局部亦可肿胀),1～2 天后即开始分泌乳汁,开始量较少,以后逐渐增多。乳汁畅流后,局部胀痛即消失。产妇分娩后如无异常情况或并发其他疾病,可立即开始哺乳,以后每隔 3～4 小时哺乳 1 次。这样定期吸吮有助于促进乳汁的分泌,并有助于子宫的复旧。

(3)全身其他变化

①体温:产后体温一般正常,但由于产妇产程中过度疲劳,可出现低热,但多不超过 38℃,大都在 24 小时后恢复正常。产后 3～4 天,由于乳房胀痛亦可引起低热,乳汁分泌畅通后即恢复正常。体温持续 24 小时以上不下降者,应行全面检查,寻找发热原因。

②脉搏:产后脉搏多较慢,每分钟 60～70 次,可能与胎盘循环停止及卧床休息有关。如脉搏过速应检查心脏,并注意是否因失血过多引起。但血压一般都正常。

③血液:孕妇血液稀释在产后 2 周内恢复正常。分娩时白细胞增高,在产后 24 小时内可达 $15×10^9$/升左右,如产程长可达 $30×10^9$/升,多在 1 周内恢复正常,否则应寻找原因。血沉在产褥初期仍较高,产后 6～12 周恢复正常。

④尿量:产妇在孕期体内增加的水分于产后排出,尤其在产后一周内的前几日,排出量最多。产后尿量增加,可达 3 000 毫升/日,并可出现微量蛋白,多在产后 1～2 天内消失。第一周内偶可出现尿糖,系乳腺分泌的部分乳糖被吸收排出所致。

⑤大小便:产妇产后常出现大小便困难,因腹壁与盆底肌肉松弛,以及肠蠕动减弱所致。膀胱因产时长时间受压而感觉迟钝,或因膀胱三角区仍有水肿、充血,或因会阴伤口疼痛反射性地引起尿道括约肌痉挛,致排尿困难,严重者可有尿潴留。尿潴留将影响子宫复旧并易引起尿路感染,应及时处理。

2. 产后恶露持续多长时间

妊娠期胎盘附着于子宫腔内壁上,胎儿娩出后,胎盘也随之娩出,但子宫壁上胎盘剥离后的创面还需要经过一段时间后才能完全愈合。全身各系统(除乳房外)尤其是生殖系统,因妊娠所引起的变化将逐渐恢复到孕前状况,此恢复期

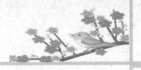

称为"产褥期"。此期一般需 6～8 周。产后子宫创面经阴道排出的血液、坏死蜕膜、上皮及黏液等,统称"恶露"。其实,恶露并不恶,它是产褥期子宫复原过程中阴道的排除物,是正常的生理现象。恶露一般可分为三种:

(1)血性恶露:或称红恶露。量较多,尤其是产后第 1 天的量有 100～150 毫升。最初 3～4 天内含血较多,色鲜红,有血腥味,不臭,产后 1 周以内都是这种恶露。

(2)浆液性恶露:产后 3～4 天后,子宫内的胎盘剥离面随着子宫的不断收缩而缩小,子宫肌肉的血管和血管窦逐渐闭塞,出血渐渐减少。这时恶露颜色也变淡,呈褐色浆液状,内含较多的黏液。产后 7～10 天为这种恶露。

(3)白色恶露:产后 10～14 天后,恶露逐渐由粉红色转变成黄白色或白色,内含大量白细胞、蜕膜细胞、细菌和黏液等,其量比平常白带多。白色恶露持续时间 10 天左右。

从以上恶露的演变过程看,一般到产后 20 天左右恶露就完全干净了。但由于产妇的个体差异较大,产后恶露量的多少和持续时间也不尽相同,有的产妇的恶露拖到 1 个月左右才干净。如 1 个多月恶露还不干净,或干净数天后又突然阴道出血,应考虑子宫复旧不良或子宫腔内有胎盘组织或胎膜残留。如恶露量增多,并有臭味时,应考虑有产褥感染,应及时到医院检查与治疗。

3. 产后应有的现象

产妇在结束分娩后,由于产程中的过度疲劳与兴奋可能出现以下情况均属正常,不必紧张。

(1)产后全身发抖或寒战:胎儿一娩出,产妇感到全身轻松,有时出现全身不可控制的抖动,有时出现寒战。这些都是正常现象,喝点红糖水就会好的。

(2)子宫收缩痛:产后头 1～2 天,产妇在产后子宫收缩时可引起疼痛,哺乳时加剧,因婴儿吸吮时刺激乳头,可反射性地引起垂体释放催产素,引起子宫频繁的收缩,而感到小腹疼痛。产后宫缩痛是一种正常的生理现象,疼痛症状一般在产后 3～4 天就逐渐减轻或消失,如子宫收缩疼痛影响产妇的休息时,可试用局部热敷,或针刺关元、中极、曲骨等穴,强刺激。

(3)出汗:无论气温高低、天热与否,在产后最初几天,产妇总是出汗较多,特别是在睡眠时和初醒时更多。常见产妇衣服、被褥被汗水浸湿,医学上将此种生理现象称为"褥汗",不是体虚的表现。数日内自行好转,不需特殊处理。

(4)体温上升:产后头天内体温可上升达 38℃,这是正常生理反应。产后 3～

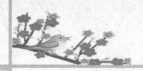

4天,由于乳房胀,体温也可上升,但不超过38℃,24小时内自然下降也属正常。

(5)会阴部疼痛水肿:产妇由于分娩时受胎头的压迫,使会阴部水肿引起疼痛,或由于胎头娩出时会阴部撕裂,或会阴侧切伤口均使会阴部水肿伴疼痛。会阴部的疼痛、水肿一般在数日内自行消失,不必过多紧张。

二、产褥期可出现的病理特征

人们将身体在产褥期不能恢复正常状态,甚至出现异常的现象称为"月子病"。月子病是很多孕产妇十分关心的问题。哪些情况可以影响产妇的身体恢复呢?

1. 产程过长,影响子宫复旧

从分娩发动至胎儿、胎盘娩出的过程称为产程。一般初产妇需要10余个小时,经产妇需要4个多小时。无论是初产妇还是经产妇,凡超过正常所需要的时间即是产程延长。

产程过长不仅使分娩的时间延长,产后也容易发生子宫收缩弛缓,子宫复旧不良。产妇可根据子宫底的下降情况和恶露的颜色、气味和量来判断子宫复旧情况。当子宫复旧不良时,子宫不能按时恢复正常大小;血性恶露持续时间长,3~4周淋漓不尽,或者干净数天后又出血,有时出血量很多,甚至发生大出血。

产后要注意保持外阴清洁,预防感染;早下床活动,有利于恶露排出;坚持母乳喂养,促进子宫收缩;观察恶露情况,血量多或有异味时及时就医。

2. 产道损伤,引起失血性贫血

初产妇除非胎儿特别小,难免发生不同程度的产道损伤,如初产妇产道伸展性差,妊娠并发症多,手术助产率高,产道损伤更是常常发生。轻者只限于黏膜或皮肤的损伤,重则累及阴道壁、深部盆底的肌肉和筋膜、子宫颈、子宫下段,引起严重的出血,甚至需要开腹手术,修补裂伤。

轻度裂伤经过简单的缝合修补,数天愈合,出血不多。重度裂伤则可引起严重的阴道壁血肿、后腹膜血肿,甚至大出血、休克。

产妇应选择设备齐全的正规医院分娩,训练有素的助产士接产一般不至于发生严重的产道裂伤,即使发生裂伤,技术过硬的产科医生会及时缝合修补,也不至于发生严重的大出血,造成失血性贫血。目前,很多人顾虑输血会传染疾病,发生了大出血也拒绝输血。"健康诚可贵,生命价更高"。发生严重的出血,如果不及

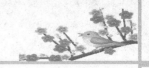

时输血,失血过多导致的休克、弥散性血管内凝血常危及患者的生命。急性失血还可使脑垂体缺血、坏死,导致严重的内分泌疾病——席汉综合征,表现为闭经、脱发、食欲差、性欲低下、乏力等,慢性贫血也严重影响患者的生命质量。

3. 抵抗力降低,警惕产褥期发热

产褥期由于经过了紧张的分娩,机体处于极度疲乏状态,抵抗力降低;产道受到了不同程度的损伤,宫口扩张,子宫内有较大的创面;乳腺分泌功能旺盛。此时,病菌容易乘虚而入,导致产褥期疾病发生。

体温是产褥期疾病的重要指标。产妇产后的体温多数在正常范围。初产妇尤其是高龄初产妇由于产程长、过度疲劳,可在产后 3～4 小时体温略有升高,但不会超过 38℃,持续时间也不会超过 24 小时。如果 24 小时后至 10 天内连续两次体温达到或超过 38℃,则为产褥病,是不正常的。

产褥期发热的主要原因为产褥感染。产褥感染是指分娩时及产褥期由致病菌引起的生殖道感染。常有如下表现:局部伤口发红、疼痛或有脓性分泌物。腹痛,下腹坠胀,有便意。子宫大而软,压痛。恶露粉红或脓性,有臭味。引起盆腔腹膜炎时出现寒战、高热,全腹剧痛、腹胀,腹肌紧张压痛、反跳痛,甚至高热持续不退。

引起产褥期发热的原因还有泌尿系感染、乳腺炎、上呼吸道感染等。产后若发生排尿困难、尿频、尿急、尿痛,要警惕泌尿系感染,化验血、尿可明确诊断。如发热合并有乳头皲裂、奶胀、乳房红肿、疼痛,则可能患乳腺炎。

为防止产褥期发热,应注意以下几点:①做好孕期保健,加强营养,防治贫血,增强机体抵抗力。如有妊娠高血压综合征、糖尿病等应进行积极治疗。②保持外阴清洁卫生,勤换内裤和会阴垫,妊娠最后 2 个月严格避免盆浴和性生活。③产程长、产科处理多、产伤是感染发生的催化剂,减少产伤就是减少了一条感染的途径,因此要选择合适的分娩地点和分娩方式。④产褥期注意观察体温、恶露和子宫复旧情况,发现异常及时就医,以免延误治疗。

4. 血栓性静脉炎

妇女产后不久容易发生血栓性疾病,血栓性静脉炎是产褥感染的一种特殊表现。因为妊娠期妇女体内凝血因子增多,使血液处于高凝状态,并一直维持到产后一段时间。另外,子宫增大压迫下腔静脉,使血液回流受阻,如产妇患有某种疾病,或剖宫产术后长期卧床使盆腔及下肢血流缓慢、淤滞,极容易导致血栓性疾病。分娩后子宫壁胎盘附着面感染病菌时,引起盆腔血栓性静脉炎,多

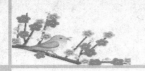

于产后 1～2 周发生。表现为腹痛、寒战、高热反复发作,持续数周。下肢血栓性静脉炎可引起高热,下肢疼痛、水肿压痛,局部可触及硬索状物,皮肤发白,行走困难。当感染血栓脱落,进入血液循环,可引起脓毒血症、败血症,出现肺、脑、肾脓肿或肺栓塞,严重时危及产妇生命。

如并发妊娠期高血压疾病、糖尿病、贫血等的产妇,由于体质差,产褥感染发生率高,更易发生血栓性静脉炎,应积极预防。

为预防血栓性静脉炎,应注意以下几点:①积极预防与治疗妊娠期并发症、合并症,纠正贫血。②注意预防产褥感染。③产后宜尽早下床活动,防止因活动过少,下肢静脉血流速度过缓,导致血栓性静脉炎的发生。自然分娩的产妇,产后数小时即可起床活动,剖宫产的产妇也应在产后 48 小时下地,不能下地时,可在床上做翻身、抬腿活动。

5. 伤口愈合期延长

在分娩过程中,产道的损伤是难免的,大多数裂伤都较轻,一般经过处理可自然愈合。初产妇由于产道扩张性差,损伤常常较重。产程过长、妊娠并发症(如糖尿病、妊娠高血压综合征、贫血、营养不良)等,常影响伤口愈合。机体抵抗力差,感染也可导致伤口愈合期延长。

(1)会阴伤口:不论是自然撕裂伤,还是切开的会阴伤口,在 3～5 日即可愈合。产后要保持会阴局部的清洁,用 1∶5 000 高锰酸钾溶液冲洗外阴,每日 2～3 次,大便后须冲洗外阴,防止伤口污染。如伤口肿胀,可用 50% 硫酸镁热敷。如有红肿、剧痛,可能已发生伤口感染,须应用抗生素或提前拆线引流或行局部处理。

(2)剖宫产伤口:近年来,我国剖宫产率上升迅速,剖宫产不但有能看到的腹壁伤口,还有看不见的"子宫伤口"。腹壁伤口一般于手术后 6～7 天拆线。术后 2 周伤口要避免沾湿,2 周后方可淋浴。伤口感染多发生于术后 10～30 天,感染的迹象是发热,伤口红、肿、热、痛,甚至有渗出液。伤口感染有时迁延数日甚至数十日之久。因此,如有上述表现,应及时就医。"子宫伤口"虽然看不见,但如果发生感染,组织坏死、脱落,血管开放而致大出血,其危害程度比看得见的腹壁伤口感染要严重得多。表现为发热、腹痛、子宫不能按期缩小,产后阴道出血淋漓不尽,甚至在产后 2 周至 1 个月突然发生大量出血,严重者危及生命,须即刻切除子宫。

因此,剖宫产虽能"立竿见影",快速结束分娩,但手术后并发症多,子宫切口感染引起的晚期产后出血是其最严重的并发症之一,需慎重选择。医生可以

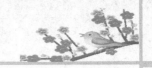

通过检查,了解胎儿的大小、胎方位、产道条件,初步估计自然分娩的可能性。明智的做法应当是听取医生的建议,选择适当的分娩方式,有条件自然分娩者不要选择手术结束分娩。

6. 尿路感染

妊娠期肾血流量增加,尿量增加,泌尿系统负担加重;由于受孕激素的影响,泌尿系统平滑肌张力降低;增大的子宫压迫输尿管、膀胱;分娩时胎头的压迫、损伤导致尿潴留;膀胱、尿道与子宫、阴道毗邻,产后恶露的不断排出、污染等种种原因使泌尿系统处于一种感染的高危状态,极易发生尿路感染。初产妇由于产程过长、产道损伤较严重、手术产率高、合并贫血等原因,尿路感染发生率更高。

尿路感染的症状有发热、尿频、尿痛、尿急、下腹坠胀、腰痛等。尿液检查可见较多的红细胞、白细胞。留取尿液标本时注意清洁外阴,留取中段尿液,防止恶露污染,必要时导尿送检。

为防治产褥期尿路感染,应注意以下几点:①妊娠期、产褥期加强营养,注意休息,纠正贫血,增强机体抵抗力。②产后保持外阴清洁。③产后多饮水,使小便量增多,达到冲洗清洁膀胱、尿道的作用。早下床活动,产后4小时内主动排尿,如有排尿困难,可用热水熏洗外阴、温水冲洗尿道口或听流水声诱导排尿。无效时可用开塞露1支注入肛门,尽量憋住数分钟,随着大便的排出,小便可随后排出。必要时可双侧足三里穴位各注射新斯的明0.5毫克,促进膀胱肌肉收缩。④如有发热、尿频、尿急、尿痛、排尿困难等症状需应用抗生素治疗。

7. 晚期产后出血

分娩24小时以后,在整个产褥期内发生的大量出血,称晚期产后出血。多发生在产后1～2周,剖宫产术后晚期出血可发生在产后9～60天。它可以表现为突然发生出血,也可以间歇性反复发作,严重时会发生休克,甚至于威胁产妇的生命。

(1)晚期产后出血的常见原因

①胎盘胎膜残留为最常见和最主要的原因:出血时间以发生在产后4～10天者居多,少数病例可因残留组织坏死,纤维蛋白沉积,而形成胎盘息肉,于产后数周或数月之后发生出血。

②子宫复原不全:在分娩时和产后早期引起子宫收缩乏力的因素均可导致子宫复原不全,表现为血性恶露持续时间长,甚至可以出现较大量的出血,子宫

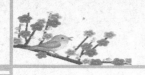

大而软。

③胎盘附着部位复原不全：正常情况下，胎盘附着处断裂的血管经子宫肌收缩而闭塞，其断端产生血栓，最后血栓发生机化等改变使血管口完全阻塞。如以上过程受到干扰，血栓可被溶解，血窦重新开放，突然发生大出血，常发生于产后1个月左右。

④剖宫产术后晚期出血：由于子宫切口愈合不良，还可发生手术后2～6周的晚期出血，甚至发生晚期大出血。多因切口影响子宫收缩，或缝线溶解、松脱或感染使切口裂开；或因缝线过密造成局部缺血坏死等，此时出血较为严重，严重影响产妇的身心健康。

⑤其他原因：如滋养细胞疾病，子宫黏膜下肌瘤，宫颈癌，性交损伤等，均可导致晚期产后出血。

（2）晚期产后出血的防治

①预防措施：产妇分娩后一旦发生晚期产后出血，应立即到分娩所在的医院进行就诊，若在乡村卫生院分娩者，应到较大的医院诊治，千万不要在家耽搁。如产后反复多量流血而造成严重的失血性贫血的病人，不及时就诊会导致贫血，出现面色苍白、头晕目眩、四肢无力，重要的是影响产后恢复和身体健康。预防措施如下：

●做好产时保健，做到"五防一加强"，即防滞产、防出血、防感染、防窒息、防产伤，加强全产程对产妇与胎儿的监护。

●严格无菌操作，减少不必要的宫腔操作，预防感染。

●严格掌握剖宫产指征，预防子宫切口愈合不良。

●根据病史、检查、B超及其他试验找出导致产后出血的原因并作出及时的处理。

②治疗方法

●胎盘残留多在产后10天左右反复多次出血，根据B超检查可作出诊断，应用抗生素控制感染，及时做刮宫术即可治愈，刮出组织要送病理检查。胎盘附着面感染发生在产后10～20天，恶露多有臭味，可有全身不适、发热，应给予广谱、有效的抗生素治疗，配合中成药"妇科千金片"口服。

●剖宫产术后子宫切口感染多在2～6周，表现为突然大量出血。应先给予抗生素及宫缩药保守治疗，可加用止血药物，如止血敏0.5克，肌内注射；出血过多应输血。保守治疗无效，再行剖腹探查，必要时可考虑子宫切除。

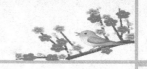

●绒癌出血可在产后4周,持续不断或反复出血,量较多,血绒毛膜促性腺激素试验阳性,应按绒癌的治疗方法处理。

三、产褥期心理卫生

产妇在产褥期的心理状态对其在产褥期恢复及哺乳都有重要影响。一般来说,产褥期产妇的心理是处于脆弱和不稳定状态,与产妇在妊娠期的心理状态,对分娩经过的承受能力、环境,以及包括对婴儿的抚养、个人及家庭的经济情况等社会因素有关。

1. 产褥期常见的心理变化

(1)情绪不稳定:分娩后体内雌激素和孕激素急速降低,与情绪有关的儿茶酚胺分泌减少,体内内分泌调节不平衡状态,使情绪极不稳定,产妇经历了分娩的疼痛,大多数人在产褥期感情比较脆弱,感到很委屈,易哭泣,情绪极易受环境的影响。据调查,50%～70%的产妇在产后3天发生情绪沮丧、焦虑不安、失眠、食欲减退,容易激动等症状。

(2)依赖心理:产妇因分娩时体力消耗过大,产后疲劳,体质比较虚弱,所以有些产妇整天睡在床上,不愿意活动,甚至对照顾婴儿也没有兴趣。在医院里多依赖医护人员照顾,回家后依赖于家属照顾,这样不利于乳汁分泌,也影响产后康复。

(3)忌口心理:这种心理农村产妇比较多见,主要受传统习俗的影响,营养知识缺乏,饮食品种单一,而造成一些产妇食欲缺乏、微量元素缺乏、乳汁分泌不足、影响婴儿的哺乳。

(4)失望心理:由于受到家庭和传统观念的影响,尤其是农村重男轻女的思想作怪,生男婴一家人高兴,如果生女孩子,产妇就闷闷不乐,思想包袱沉重,感到失望、情绪沮丧。

(5)惧怕母乳喂养:产妇分娩后,害怕给婴儿喂奶会影响身材和体形,初次哺乳的产妇惧怕喂奶时的疼痛而拒绝喂奶,这样对婴儿的健康成长不利。

(6)心理失衡:妊娠期孕妇是家庭中重点照顾对象,倍加关爱;而分娩后,全家人的重心转移到婴儿的身上,一家人都要围着婴儿转,此时产妇感到受到了冷落,出现心理不平衡感,因而影响产后的康复。

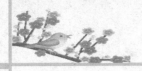

2. 心理支持

产妇在产后一段时间的心理变化,不单是产妇个人问题,而是以家庭为单位的整体问题。所以社会心理上的护理,特别是丈夫、家庭、亲朋好友的心理支持和关怀是很重要的。

3. 警惕产后抑郁症

分娩后多数妇女感到心情舒畅,然而具有内向性格、保守或固执的产妇,其依赖性、被动性、抑郁和缺乏信心较为明显。部分产妇从开始分娩至产后第7天出现的一过性哭泣或以忧郁和烦闷、焦虑为主征的精神障碍状态,即所谓产后抑郁综合征,发病原因还不清楚,主要是社会心理的,其中夫妻间的关系及个人性格品质至关重要。情绪的剧烈波动会影响休息和乳汁分泌,影响产后身体康复与心理健康。据调查,50%～70%的产妇发生过产后抑郁症。

(1)原因:其诱因多种多样,一是如家属没有按时来探视,丈夫关心不够或沉默不语;担心新生儿出现黄疸,担心孩子夜间哭闹或乳汁分泌过少;二是想到分娩时疼痛与痛苦,以及其他原因拖延了出院日期;三是产妇成为母亲以后,由于身体的疲劳,喂哺宝宝的劳累,都影响产后休息,导致精神高度紧张等等。因为产妇沉重的思想负担均可引起焦急、多虑,而导致哭泣流泪,但这种流泪是无声的哭泣,而非放声大哭。

这些症状大多数在产后1周内发生,病程短暂,一般预后良好。因此,产后必须加强精神、心理保健,早期做好产妇的心理调适工作。产妇分娩后应保持心情愉快,避免激动和忧伤。家属应了解产妇产褥期感情很脆弱,易受伤害这一特点,故应给予足够的理解、关心、体贴和照顾,对于产妇的哭泣或发脾气,要谦让、安慰,使产妇顺利度过这一时期。

(2)预防方法:一是提高产妇的认识,即妊娠、分娩、产褥是妇女的正常生理过程,一旦妊娠就要了解孕期保健知识,定期进行产前检查与咨询。二是在妊娠期要心情愉快。因为妊娠期表现焦虑的产妇,倾向于产后发生抑郁。做丈夫的有责任减轻产妇的精神负担和帮助的义务,减少对产妇的精神刺激,这样有利于减轻产妇产后抑郁症的发生。三是让产妇分娩后有一个和谐、温暖的家庭环境,并保证足够的营养和睡眠,对妻子的分娩痛苦给予理解与关心。若产妇抑郁症状严重,且持续时间长,应及时看医师,在医师的指导下给予积极治疗。

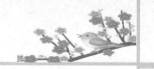

四、产褥期母乳喂养及常见问题处理

1. 母乳喂养重要性

哺育婴儿是母亲的天职,母乳是婴儿的最佳食品,最初 6 个月纯母乳喂养既是婴儿必需的,也是母亲所必需的。母乳喂养的好处在于:

(1)婴儿方面

①母乳含有婴儿所需的全部营养物质,成分最丰富,比例最合理,能保证婴儿的生长发育。最近发现对脑发育有特别作用的牛磺酸,母乳中的含量是牛乳中的 10～30 倍。因此,母乳更是婴儿的天然智力食品。

②母乳易消化、吸收,并含有生长因子,可以帮助肠道成熟,防止过敏。

③母乳中含有丰富的免疫物质,能增强婴儿的抗病能力,是婴儿最好的保健品。特别是婴儿出生后 7 天内母亲所分泌的初乳,蛋白质含量最高,含有大量的免疫球蛋白,具有抑菌、杀菌作用。初乳被称为婴儿最早获得的口服免疫抗体,是婴儿上等的天然疫苗。

④母乳喂养有助于增进母子感情。母乳喂养过程中产妇眼睛与婴儿眼睛的对视、触摸可增加母子之间的情感和语言交流,促进婴儿早期身心发展。母乳喂养时间长的孩子智商高、情商也好。吮吸母乳有利于婴儿面部和全身器官正常发育。

⑤母乳最价廉,更清洁、更方便。

⑥研究人员还发现,早产儿母亲所分泌的乳汁更适合早产儿生长发育的需要。母乳喂养的婴儿,日后患高血压、肥胖症、糖尿病的较少。

(2)母亲方面

①吮吸乳头可帮助子宫收缩,有利于子宫复旧,减少产后失血。

②母乳喂养可减少乳腺癌发病。

③抑制排卵,有避孕作用和减少卵巢癌发病。

④母乳喂养可消耗母亲多余的脂肪,帮助产妇"减肥"。

2. 母乳分泌不足的判断及影响因素

(1)怎样判断孩子是否吃得饱

①观察宝宝的排泄情况,俗话说"吃得多,拉得多",排泄情况是身体的"晴雨表"。如果婴儿每日排尿不到 4 次,尿色浓黄,尿味重,大便干、硬或发绿,可

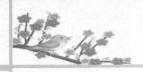

能吃奶不够。

②宝宝长时间哭闹,夜间也不好好睡觉,吃奶时间过长或吃一阵吐出奶头哭一阵再吸。此时,可能奶量不足。

③乳房不增大,无胀的感觉,挤奶时没有奶滴出来。

④检查宝宝的体重增长情况,这是最可靠的征象。最初3个月每月增长700~800克,出生后最初几天内体重不增长或略有下降,婴儿长得瘦小又无其他疾病,多是母乳不足造成的。

(2)影响母乳分泌的因素

①母亲方面:母亲的热能供应充足,各种营养素齐全,其乳汁的分泌质量高、数量也多。要多喝汤水,如骨头汤、猪蹄汤、鱼汤、鸡汤,也可配入枸杞子、当归、何首乌等中药,还可用大豆、花生与肉类共煮。乳母的精神因素也影响乳汁的分泌,焦虑、悲伤、紧张、过度疲劳都可使乳汁分泌突然减少。产妇产后往往对哺育婴儿有过多的担忧,大多数人在产褥期情绪不稳定,易发生焦虑、抑郁,造成乳汁分泌不足。因此,乳母要有一个宁静、愉快、轻松的生活环境。

②喂养因素:"早接触、早吸吮、早开奶、按需哺乳"是保证有足够乳汁分泌的关键。新生儿娩出后30分钟内即应抱到妈妈的怀里吮吸乳头。吮吸可刺激乳汁分泌,通俗地讲,"早吸吮"就是传给妈妈大脑的一张"提货单",通知妈妈快速产奶。按需哺乳即是婴儿想吃就吃,不限时、不限量,一般1~3小时1次,24小时8~12次。从理论上讲,每一位健康的母亲都有足够的乳汁喂饱自己的孩子。有些妈妈因担心婴儿吃不饱,盲目添加配方奶,这样不但会降低婴儿的觅食欲望,减少吸吮时间,也因为使用橡胶奶头,产生了"乳头错觉",宝宝只愿吸奶头长、开孔大、不费力的橡胶奶头,而拒绝吸吮母乳。吸吮不够,妈妈的产奶量会逐渐减少,造成乳汁不足。

只要树立足够的母乳喂养信心,保持愉快的心情,保证足够的营养,掌握正确的哺乳方法,母乳喂养一定能够成功。

3. 产后奶胀的原因及对策

产科病房常常见到如此情景:一边是手忙脚乱的奶奶、阿姨在为哭闹不安的婴儿准备着"牛奶",一边是泪眼汪汪忍受着奶胀痛苦的妈妈。

(1)导致奶胀的原因

①"早接触、早吸吮、早开奶、按需哺乳"实行不够:婴儿娩出后就应该充分吮吸妈妈的乳头,吮吸刺激不但能促进产奶,还能疏通乳腺管。添加辅食不当

和使用橡胶奶头是造成奶胀的主要原因,添加的食物已使婴儿吃饱吃好,母乳当然就被淤积在乳房内,造成奶胀。通常哺喂母乳的时间较长,间隔较短,不要等到奶胀才喂,只要宝宝需要,随时哺乳。

②婴儿含接姿势不正确:只含住乳头,吸吮乳头顶端而未将大部分乳晕含到口中,吸奶不充足。这样反而造成乳头皲裂、疼痛,哺喂不够而造成奶胀(图16)。

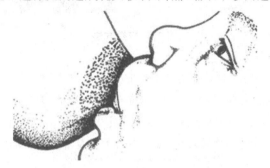

图16　婴儿含接姿势不正确

③乳头凹陷、扁平:凹陷、扁平的乳头可使婴儿含接困难、拒绝吮吸,造成奶胀。

(2)奶胀的处理方法

①哺乳前清洁双手及乳房、乳头。

②湿热敷乳房3～5分钟,随后柔和地按摩、拍打和抖动乳房。

③用手或奶泵挤出一些乳汁,使乳晕变软,以便使婴儿能将乳头和大部分乳晕含入口中。

④进行频繁地喂哺,每次哺乳后应将两侧乳房内的乳汁排空。哺乳后,佩戴上适合的乳罩。

⑤挤奶的方法。挤奶前要彻底清洗双手和用温开水清洁乳头、乳房,热敷双侧乳房3～5分钟,并用手掌侧轻轻按摩乳房3～5分钟,母亲身体略向前倾,用手将乳房托起,将拇指放在乳晕上,其余四指放在对侧,向胸壁方向有节奏地挤压、放松,手指固定不要移动(图17)。沿着乳头依次挤压乳窦,以便排空每根乳腺管内的乳汁,而不是用手挤压整个乳房。挤奶时,母亲应心情舒畅,这有利于排乳反射。若发生乳头皲裂,每次喂奶后将剩余奶挤出几滴涂抹在乳头上,有助于乳头破损皮肤的愈合。

⑥理疗、针灸、中药外敷。上述方法处理后效果不佳时可配合理疗、针灸。还可口服散结通乳中药,常用方剂为:柴胡(炒)、当归、王不留行、木通、漏芦各15克,水煎服。也可用芒硝捣成细粒外敷。

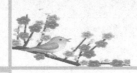

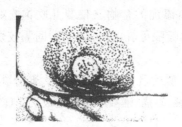 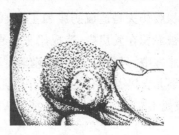

图 17　挤奶方法

4. 正确的哺乳方法

产妇在第一次哺乳时就要养成正确的喂养姿势和含接方法。

(1)母亲哺乳的姿势:母亲哺乳的体位有坐式、卧式、环抱式等,原则是母亲舒适放松。婴儿的身体应贴近母亲,面部对着乳房,使鼻孔对着乳头,孩子下颌碰着乳房,头与身体呈一线,即"胸贴胸,腹贴腹",手托着宝宝的臀部(图18,图19)。

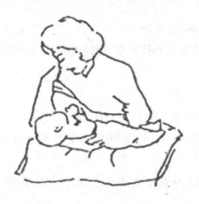 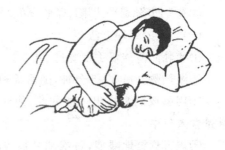

图 18　坐式哺乳体位　　　　　　　图 19　卧式哺乳体位

(2)婴儿含乳头的姿势:哺乳前先用乳头触及婴儿嘴唇,当婴儿张开嘴的瞬间,将乳头和大部分乳晕送进婴儿口内即可,使上下嘴唇很好的含住乳头(图20)。如果吸吮缓慢而深说明吸吮效果良好。如果乳房肿胀明显,可以在哺乳前挤出少量乳汁,使乳头区域变软以利于婴儿含接。喂奶结束后,应将婴儿抱起靠在肩上,轻拍背部,让婴儿打嗝排出空气。

5. 矫正凹陷、扁平的乳头

(1)乳头伸展练习(十字操):将两手拇指(或食指)平行放在乳头两侧,慢慢地由乳头向两侧外方拉开,牵拉乳晕皮肤及皮下组织,使乳头向外突出。以同样方法由乳头向上、下纵行牵拉。每日2次,每次5分钟。

(2)乳头牵拉练习:用一手托住乳房,另一手拇指、中指和食指抓住乳头,轻

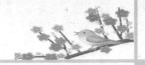

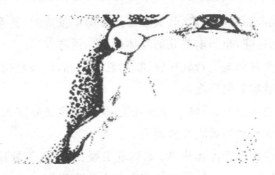

图20 婴儿正确的含接姿势

轻向外牵拉,并左右捻转乳头。严重凹陷者可用吸奶器吸牵乳头,使其向外突出。每日2次,每次10~20下。

6. 促进乳汁分泌的方法

(1)婴儿的吸吮可促进乳汁分泌增加。

(2)吸吮后如有多余的乳汁应尽可能用手挤出或用吸奶器排空,这样有利于再分泌。

(3)产妇要保持心情放松、愉快,生活要有规律,并注意合理膳食。

7. 支持母乳喂养的措施

(1)要将婴儿放在母亲身旁,或放在母亲容易抱起的地方,无论是白天还是晚上都应鼓励按照婴儿的需要进行哺乳。

(2)每次哺乳时间以一侧5分钟为宜。

(3)母亲必须外出不能哺乳,要在外出前挤出乳汁,需要时用小勺或小杯子喂婴儿。

(4)婴儿最好纯母乳喂养6个月。

(5)注意不要强迫婴儿含着乳头,不要在婴儿吸吮时中断哺乳,不要使用橡胶乳头。

8. 乳头皲裂的预防

乳头皲裂是指乳头及乳晕部裂口疼痛,擦拭后有出血或流黏液。多因乳头纤弱,又受到机械性的刺激,或局部不清洁或乳汁过少,或乳头内陷、乳头过短哺乳方法不当,婴儿含接姿势不正确,婴儿用力吸吮所致。乳头皲裂时不仅哺乳困难,而且容易使细菌侵入而引起化脓性乳腺炎、淋巴管炎等疾病。

产后乳头皲裂大多数是哺乳不多的初产妇。其中有的产妇让婴儿含着乳头睡觉时间太久;有的乳头表皮太娇嫩,经不起婴儿的吸吮;也有的是婴儿咬破

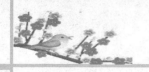

乳头所致。如果产妇粗心大意,乳头皲裂处于感染发炎时,甚至可引起乳腺炎,不仅加重产妇的疼痛,也影响婴儿的身体健康。预防方法:

(1)产前几个月即应进行乳房保健,如乳头内陷,应轻轻拉,擦洗乳头,促使表皮坚韧,为产后哺乳做好准备。

(2)乳头皲裂严重时,应停止哺乳几天,但要用吸奶器或人工方法将乳汁吸出或挤出,以免乳汁淤积或乳汁胀回去。

(3)哺乳后应用乳汁涂擦乳头,如果乳头裂伤,于乳头处涂药,但不要伤害婴儿。只要乳孔畅通,不必硬性擦洗以免扩大裂伤创面。

(4)不要养成让婴儿含着乳头睡觉的习惯,乳汁较多并外溢时,注意洗净乳腺,保持乳头表面皮肤干燥,乳头疼痛时,不要因为害怕疼痛减少喂乳或停止喂乳,而造成乳汁淤积,引起乳腺炎。乳头皲裂处出血或分泌物多时,应经常清洗,以免喂入婴儿的口中,引起婴儿疾病。如果严重淤积引发乳腺炎时,应及时就医,及早治疗。

9. 乳汁淤积的防治

产后出现乳汁淤积会表现为乳房灼热、疼痛、红肿,伴有寒战、恶心、烦渴等,有的产妇腋下淋巴结还会有肿大,但血常规化验结果正常,B超检查也无异常。发病原因是产后1周内产妇乳汁分泌充足,婴儿哺乳量相对较少。

防治措施:

(1)用乳罩将乳房向上兜起托住。

(2)哺乳前用热湿毛巾热敷乳房或在湿毛巾上放一个热水袋,以促使乳汁畅流。

(3)哺乳间歇,用湿毛巾冷敷乳房以减轻局部充血,夏季可用冰袋敷乳房。

(4)如果婴儿吸吮能力不足,可用吸奶器吸出或人工挤出后喂哺婴儿。

(5)中药角粉,每日9克,分2次服,用黄酒冲服更好,有消胀催乳作用。

10. 急性乳腺炎的防治

发生奶胀时乳汁淤积、乳腺管阻塞,引起乳腺组织炎症。这种情况称非感染性乳腺炎。如果这时乳头有破损,细菌乘机侵入,就会发生感染性乳腺炎。

(1)急性乳腺炎的发展过程

①乳汁淤积期:为早期。开始有畏寒、发热,乳房肿胀、疼痛,触摸乳房时有硬块,并且有压痛,皮肤微红。

②蜂窝织炎期:炎症继续发展,症状更为严重。可有高热,疼痛加剧,皮肤

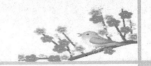

红肿、发热,伴有静脉曲张,腋下可扣及肿大并有压痛的淋巴结。

③脓肿形成期:炎症逐渐局限形成脓肿。脓肿可为单个也可多发。脓肿部位有深有浅,浅表的脓肿波动感明显,可向外破溃,深部的脓肿早期不易出现波动感。

(2)急性乳腺炎的防治

①正确哺乳,防止乳汁淤积,避免乳头皲裂。发生乳汁淤积、乳头皲裂时按前述方法排空乳汁和促进破损皮肤愈合。

②发生乳腺炎时,饮食宜清淡,发热时则需多喝水。

③早期属乳汁淤积期,可以继续哺乳,先喂健侧再喂患侧,局部可用冰敷,减少乳汁的分泌。

④炎症明显时,暂停哺乳,局部可用湿热敷或理疗,促进炎症局限化,全身应用抗菌药物。

⑤一旦形成脓肿,应及时将脓液排出。脓肿较小可穿刺排脓,较大者需手术切开引流。

11. 不宜哺乳的情况

母乳喂养虽然好,但如果母亲患病,哺乳会加重母亲病情,甚至危及母亲生命,或母乳不利于婴儿的健康成长,则不宜哺乳。以下情况不宜哺乳:

(1)母亲患严重的心脏病:哺乳会加重母亲的负担,所以心力衰竭及重症心脏病(心功能Ⅲ级以上)的母亲不宜哺乳。

(2)母亲患严重的肾脏疾病、糖尿病、高血压、肝硬化等:哺乳会加重母亲的病情。

(3)母亲患甲状腺功能亢进并在服药期间:抗甲状腺功能亢进药物硫氧嘧啶等容易进入乳汁中,引起婴儿甲状腺肿及甲状腺功能不足,危害婴儿健康发育。

(4)母亲患活动性肺结核:接受抗结核治疗的母亲不宜照看和喂养婴儿。婴儿生下来首先必须立即接种卡介苗,至少应与母亲隔离6周,以免传染疾病。

(5)母亲患"乙肝":母亲患乙肝是否可以哺乳,目前争论尚多。一些专家认为,乙肝母婴传播途径主要为宫内传播,母乳喂养并不增加婴儿乙肝感染率。专家建议,乙肝病毒携带者在妊娠晚期多次注射乙肝高效免疫球蛋白,新生婴儿采取乙肝免疫球蛋白及基因乙肝疫苗联合免疫。这样,可大大降低宫内传播的发生率。多数学者认为,乙肝"大三阳者",因其传染性大,不宜哺乳;乙肝"小三阳"和表面抗原(HBsAg)阳性者,如脱氧核糖核酸(DNA)阳性也不宜哺乳;肝功能异常、B超检查肝脏有实质性损害者不宜哺乳。

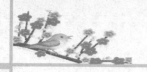
（6）巨细胞病毒感染的母亲：如母乳检查巨细胞病毒呈阳性，不宜哺乳。

（7）母亲患精神病：这样的母亲不能像正常人那样爱抚和照看孩子，婴儿饥一顿饱一顿，容易患营养紊乱病，而且智力开发也会受到影响。

（8）哺乳期妇女若患急性感染性疾病：如上呼吸道感染、肺炎、痢疾、肠炎等，可短时间停止哺乳，经过治疗症状、体征消失后可继续哺乳。停止哺乳期间注意排空乳房、保持泌乳。

（9）服用下列药物的母亲：抗癌药、放射性药物锂、氯霉素、保泰松、阿托品、氟尿嘧啶、碘化物、汞制剂等。

五、产褥期卫生要求

1. 产褥期注意清洁卫生

产妇产后出汗比较多。因此，冬天要勤换衣，勤擦澡，避免受凉感冒；夏天要勤洗澡，保持皮肤干净，以免皮肤生痱子和疖子，或皮肤感染的发生。

2. 注意会阴部卫生

产妇产后子宫腔内胎盘剥离的伤口、子宫颈口的开放、阴道会阴的裂伤，为细菌侵入及繁殖创造了有利条件。因此，产后一定要注意会阴部清洁，每天要用温开水清洗 2～3 次，大便后也应擦洗。卫生纸及卫生垫要勤换。

3. 适度活动和休息

产妇正常分娩后身体虚弱，产后 24 小时内应卧床休息；24 小时后可根据情况起床活动，如洗漱、上厕所、喂奶等，这样做能减少大小便困难，促进子宫收缩，有利于子宫内淤血的排出。此外，应保证每天 10 小时睡眠，以免影响乳汁分泌。有的产妇产后一个月不下床，门窗紧闭，既不洗澡也不洗脸、刷牙，名曰"坐月子"，这是陈旧陋习应该破除。

4. 保持大小便通畅

产后 4 小时应排尿，因为膀胱膨胀能影响子宫收缩及恶露排出，如膀胱胀得太久，小便更难排出。如果大便秘结，可多吃蔬菜，多下床活动，必要时可用开塞露、果导片等。

5. 室内环境适宜

卧室的房间不一定要大，但要安静、舒适、清洁、通风，保持空气新鲜。每天至少开窗通风 1 小时左右，新鲜空气有助于消除疲劳、恢复健康。有空调的房间要合理调节室温，衣着要适当，避免夏天中暑，冬天不能吹冷风，以防着凉。

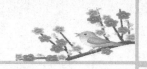

6. 良好的卫生习惯

良好的个人卫生习惯是避免产褥期感染的重要措施,要破除产后不刷牙、不洗澡、不梳头等旧风俗习惯。但梳洗时也要有所注意,如洗澡尽量用淋浴,会阴伤口处不要用肥皂,空调和风不要直接对着产妇和婴儿吹,洗完头要立刻用电吹风吹干,照料宝宝时要注意起立及用力姿势,当心闪了腰或用力不当引起阴道前后壁膨出等。产褥期最好不要有频繁的亲友来探望,以免带来各种病菌,不利于母子休养、恢复。

7. 产妇在产褥期应注意"四避"

(1)避风:天气炎热时,产妇月子里一般要穿长袖上衣和长裤,用围巾包头,没有特殊情况不要出门,这一点是有必要的。因为妊娠和分娩对妇女来说是一个很大的体力消耗过程,产后身体比较虚弱,免疫力下降,稍不注意就会感染疾病。闭门不出,就能避免或减少公共场所的细菌、病毒等微生物的接触机会,这样有利于预防疾病。避风也要适当,产妇居室不能有过堂风,但适当的空气流通,以保持空气新鲜也是非常必要的。

(2)避客:产妇谢绝外人来访也有一定好处。因为产妇身体虚弱,加之夜间要频繁哺乳和照顾婴儿,需要抓紧时间休息,新生儿的神经功能也未发育完全,稍有响动就会吓着婴儿,所以谢绝会客,减少打扰和传播疾病的机会,对产妇的康复、婴儿的健康均有利。

(3)避性交:产妇经过分娩后的疼痛,体力消耗较大、身体虚弱,产后生殖器恢复至产前状态需要一段时间,如过早进行性行为,就会影响子宫复旧、阴道及会阴部的伤口愈合,可引起晚期产后出血、产褥期感染,严重影响产妇的身心健康,甚至于威胁产妇的生命。因此,产妇在产褥期避免性交是非常必要的。

(4)避辛辣油腻:产妇身体消耗大,卧床休息多,还要给婴儿哺乳,油腻食物及辛辣食物不易消化,也容易发生便秘,或者会影响乳汁分泌,或通过乳汁分泌刺激婴儿诱发湿疹、腹泻等疾病。让产妇多饮红糖水、母鸡汤、鱼汤、小米粥,吃水煮鸡蛋的习俗都是好的。如果配有适量新鲜蔬菜、水果,这样就更加有益于产妇身体康复和婴儿哺乳,有利于婴儿健康成长。

六、产后定期检查

1. 定期产后访视

产妇产后 24 小时、产后 3~7 天、14 天、28 天分别访视 1 次,产妇在产后 24

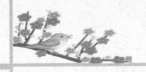

小时内,应经常注意宫缩及阴道出血情况。每日检查宫底高度,观察恶露性质。如子宫复旧不良,或有胎盘、胎膜残留时,可用宫缩药,如麦角新碱、益母草膏等,必要时行宫腔诊刮,清除残留的胎盘胎膜,注意防治感染。产后访视中如出现异常情况,应及时就医,及早治疗。

2. 产后42天母子健康检查

(1)产妇42天健康检查:产妇一般在产后6~8周内应到医院进行检查。检查的内容主要包括母、婴的健康状况。注意询问产妇有无不适和情绪变化,观察精神状态和面色;检查会阴及阴道伤口或剖宫产腹部伤口的愈合情况、盆底有无松弛现象,宫颈及盆腔有无炎症、子宫复旧是否完全、位置有无异常,以及乳房、乳头情况及乳量多少,对孕期有妊娠期高血压疾病、贫血、糖尿病/糖耐量异常者应复查血压、尿蛋白、血红蛋白、尿糖、血糖等。对产妇提供避孕方法指导,并告诉家人关注产妇的生理与心理健康。

(2)婴儿检查:产妇42天健康检查的同时要检查婴儿,了解婴儿产褥期情况,询问睡眠、饮食和喂养方式,观察精神状态和面色,听心肺,测量体重和身长,有条件者要进行智力和行为测查,了解婴儿生长发育情况等。并对婴儿进行喂养知识和儿童早期发展等的指导。检查如发现异常,应及时处理。

七、产褥期营养

产妇经过分娩,体力消耗很大,同时又要给孩子喂奶,等于一个人的营养供两人的需要。产妇所需的这些营养物质,全部是从膳食中吸取,所以产后饮食质量要好,品种要齐全。产妇每天需要吃5~6餐,每餐尽量做到花样品种多样化,食物要松软、可口、易消化吸收。

产妇产褥期营养要求是:①少吃多餐。胃肠功能还没有恢复正常,要少吃多餐,可以每天吃5~6次。②干稀搭配。这样更利于消化和吸收,干的保证营养供给,稀的保证足够水分。③荤素相宜,清淡适宜。不宜食用生、冷、硬的食物,不宜过度、过快进补。

产后的最初几天,由于产妇的身体非常虚弱,既要恢复自身的生理功能,同时还要哺乳,就需要充足的热能和各种营养素,同时还要估计尚未完全恢复的肠胃功能。因此,在最初的1~3日里,要吃一些容易消化的食物,如稀饭、面条等,忌多食,以免引起消化不良。以后可以吃普通饭,要有丰富的营养,如肉、蛋、鱼和豆

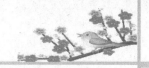

制品之类,以及鸡汤、鲜鱼汤、排骨汤、猪肝汤等,对催乳也有好处。另外,还要多吃一些绿叶蔬菜和新鲜水果,这样既增加了维生素的摄入,又有助于防止发生便秘。例如,每天主食 400～500 克,鸡蛋 2 只,鱼或精肉 100～200 克,豆制品 100～200 克,牛奶或豆浆 150～250 毫升,植物油 25～50 克,蔬菜及水果 500 克以上。

产妇分娩后的头几天的饮食安排是非常重要的,它不仅有利于产妇生殖器官和体力的尽快恢复,而且还要及时补充分娩时的消耗和促进乳汁的分泌。泌乳及乳汁质量与母体营养状况有直接关系,故乳母所需营养较一般要求要高。

八、产后运动与康复

产妇产褥期主要是休养身体,但也要做到动静结合,合理安排。产后第一天应卧床休息,次日即可适当下床活动,有利于机体功能的恢复,并可增加食欲及减少排便困难。一般出院后 2 周内应以卧床休息为主。第二周后若身体恢复情况良好便可下床做一般事情,第三周起大致可以恢复日常生活了。但由于要照顾宝宝,睡眠不足是经常发生的,因此还必须注意休息,不可太疲劳,要学会把握机会多睡一会儿。休息不一定都在床上,下午小睡时可在沙发、躺椅上放松自己,可能会得到意想不到的松弛。在产后 6 周内,松弛的盆底组织尚未恢复,应避免重体力劳动,防止阴道壁膨出或张力性尿失禁,严重时可发生子宫脱垂。

另外,产后还可在医生的指导下,在床上做产后保健操,如抬头、伸屈四肢及收缩肛提肌等。在产后第一天做深呼吸运动、抬头运动,产后第 2～6 天做缩肛运动、双臂外展运动、屈腿运动、抬腿运动,产后第 7～8 天可以做抬臂运动,产后第 10～14 天做膝胸卧式运动、仰卧起坐运动等一组产后保健操。

产后保健操可早日恢复肌肉张力,加速子宫的复旧,使腹壁和盆底组织及早恢复张力,防止或减轻尿失禁,尽快恢复到生育前的健美体形,还可促进血液循环。但是,产后保健操的运动量应循序渐进,按产后日数的增加而加大运动量,以体操后不感到累或疲劳为原则,必须坚持每天做操,直至产假结束为止。

1. 产后保健操做法

(1)深呼吸运动:仰卧,两臂平放于身体两侧。先深吸气,然后呼气,做 2 个八拍,产后第一天开始(图 21)。

(2)抬头运动:仰卧,两臂平放,将头抬起向前屈,尽量使下颌接近胸部,做

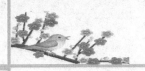

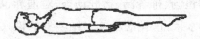

图 21　深呼吸运动

2~4 个八拍,产后第一天开始(图 22)。

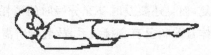

图 22　抬头运动

(3)缩肛运动:平卧,做肛门收缩和放松运动,做 4 个八拍,产后第二天开始。

(4)双臂外展运动:仰卧,两臂向左右伸开与肩部平,然后双臂向上举起,两手心相对,肘部不可弯曲,再将两臂放回原处,做 4 个八拍,产后第二天开始(图 23)。

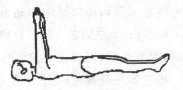

图 23　双臂外展运动

(5)屈腿运动:仰卧,将左右腿轮流举起,屈膝,尽量使大腿贴近腹部,做 4 个八拍,产后第三天开始(图 24)。

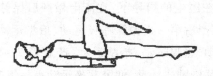

图 24　屈腿运动

(6)抬腿运动:仰卧,双腿伸直,两腿轮流上举,与躯干成直角,膝关节伸直,或双腿同时并举,做 4 个八拍,产后第四天开始(图 25)。

(7)抬臀运动:仰卧,屈膝,脚底平放床上,两足稍分开,尽力抬起臀部及背部,力求远离床面,可保持此姿势片刻至数分钟,然后还原,做 2 个八拍,产后7~8 天开始(图 26)。

(8)膝胸卧式运动:双膝分开与肩同宽,跪在床上,大腿与床面垂直,两肘屈曲,面部倾向一侧,胸部贴近床面(胸部可垫一枕头),保持此姿势数分钟,视体

254

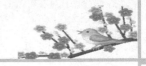

力适当延长至 15 分钟。产后 10 天开始(图 27)。

(9)腿后伸运动:跪式,双臂伸直撑于床面,左右腿轮流向背后高举,做 4 个八拍,产后 10 天开始(图 28)。

(10)仰卧起坐运动:平卧,两手平放,上身坐起,下肢不可弯曲或离床,做 2 个八拍,产后 10~14 天起(图 29)。

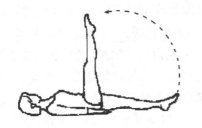

图 25 抬腿运动

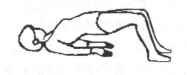

图 26 抬臀运动

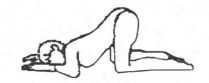

图 27 膝胸卧式运动

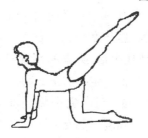

图 28 腿后伸运动

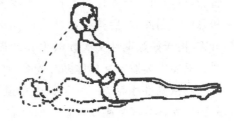

图 29 仰卧起坐运动

2. 产后运动的原则

(1)从简单、轻便的运动开始,循序渐进,避免过度劳累。

(2)持之以恒,因肌肉的能力恢复需要 2~3 个月。

(3)运动有阴道出血或全身不适时,应立即停止运动。

(4)剖宫产手术的产妇需要等到伤口愈合后再逐渐开始。

(5)运动前要做热身运动,室内空气要求流通,衣服穿着要宽松,膀胱要排

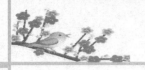

空,选择在硬板床上运动。

九、产后性生活与避孕

产妇分娩后,身体各器官,尤其是生殖器官恢复较慢,需要经过6～8周的时间或更长一些时间才能恢复到非妊娠以前的状态。同时,由于10个月的妊娠负担,再经过分娩和刚刚哺乳时的劳累,体力消耗很大,又由于产妇某些生理和社会原因剖宫产的几率增加。所以,在产褥期内应多休息,绝对避免性生活,以避免生殖器发炎而引起子宫出血,影响会阴、阴道伤口的愈合和恢复。如产后阴道血性分泌物持续时间较长,那么节欲时间也要相应延长。

由此可见,产后第一次性生活时间,取决于以下几个因素:①应在产后8周以后。②恶露必须完全干净后1～2周。③子宫、会阴部或阴道伤口已完全愈合。④产褥感染者,或有严重妊娠合并症,还须待身体完全恢复后。因此,处于产褥期的产妇必须经过产后检查,医生确认已恢复健康,才能开始性生活。

一般来说,如无特殊情况,产后2月后可以行房事。产后第一次性生活时,夫妻之间应互相体贴。一是男方对女方更应体贴与关怀,切不可为了自己的性欲要求而鲁莽行事。主要因为女方产后性欲偏低,阴道分泌液较少,黏膜上皮较脆弱,可能由于鲁莽性行为使阴道黏膜损伤、出血、疼痛,反而引起女方的反感和恐惧。因此,产后第一次性交时间不宜过长、过于激烈。二是女方也应谅解男方,由于妊娠期性交次数减少和产褥期节制性生活,男方的性欲要求较为强烈。只要夫妻双方互相体贴和配合,产后的性生活一定会和谐、愉快。

产后恢复性生活后,一定要注意避孕。因为据统计,完全哺乳者大约有40%的妇女在月经复潮以前就开始排卵,而产后不哺乳的妇女90%以上月经复潮以前就开始排卵,部分哺乳的妇女与不哺乳的妇女相似。由于排卵可发生在月经复潮之前,因此产妇在哺乳期过性生活,随时都有怀孕的可能。哺乳期亦应注意避孕。如产后不注意避孕,有可能很快因受孕而要行人工流产术,这时子宫比较软且脆,行人工流产术时,容易造成子宫穿孔,对产妇的身体健康极为不利。尤其是剖宫产的产妇,子宫上的切口刚刚愈合,伤口还没有完全长牢固,如做人工流产术,技术上比较困难,更容易引起子宫穿孔。因此,在哺乳期应进行必要的计划生育宣传及避孕方法的指导。

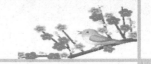

十、产后护理与保健

产褥期的全身变化虽系生理性的,但因产妇分娩时精力、体力消耗较大,抵抗力降低,加上腹部或产道有伤口创面,易发生感染和并发其他疾病,如产妇并发妊娠高血压综合征,产后要注意血压的变化,故产后应加强营养,注意产褥期卫生和休息。

1. 饮食起居

产妇产后一定要在家静养,注意休息,保证足够时间的睡眠,不让自己过度疲劳。但是,产妇千万不要认为自己产后休息应以卧床为主,忽视了早期下床活动,从而影响子宫复旧和产后的康复。产后 6 周内,松弛的盆底组织尚未恢复前,应避免重体力劳动,防止阴道壁膨出,甚至子宫脱垂。

2. 子宫复旧不良的处理

子宫复旧不良时,可用宫缩药如麦角新碱、益母草膏治疗,以促进子宫收缩。若大量流血或长期流血怀疑胎盘滞留时,须行刮宫术,清除残留的胎盘胎膜。刮出物须做病理检查,明确诊断。如子宫后倾位时,产妇应做膝胸卧式,每日1～2次,每次 10～15 分钟,同时设法纠正子宫位置。如伴有炎症现象时,应给抗生素治疗。

3. 产后尿潴留的处理

一般情况下,产妇分娩后 4～6 小时就会自行排尿。产后 8 小时以上不能自己排尿称为尿潴留。尿潴留在产妇中常见。主要原因是产妇分娩时间过长,膀胱受胎头压迫较久,暂时失去了收缩功能;会阴部伤口疼痛,反射性地引起尿道括约肌痉挛;月子里膀胱容量增大,虽然积存了过量的尿液,但并没有想排尿的感觉。如果产妇产后 6～8 小时仍不能自己排尿,胀满尿液的膀胱可能会影响子宫收缩,导致产后出血。所以,应及时采取措施,尽快排出膀胱内尿液。具体方法:

(1)如果卧床小便不习惯,可以下床排尿。如身体过分虚弱者,不宜过早下床,应尽量锻炼在床上排尿。

(2)便盆内放适量热水,坐在盆上或用温水冲洗会阴部,诱导排尿。

(3)用热水袋热敷小腹,也可轻轻按摩小腹,或用艾条灸小腹,这样可促进子宫和膀胱收缩,便于小便排出。

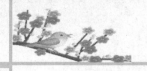

（4）针刺关元、中极、气海、阴陵泉等穴位；或服中药治疗。

4. 产后便秘的预防

要预防产后便秘，产妇应该适当活动，多吃粗纤维食物、蔬菜和水果，养成每天排大便的良好习惯。会阴有伤口的，要消除恐惧感，只要有便意，应及时大便。一旦发生便秘也不要紧张，可酌情给轻泻药或灌肠。有痔疮肿痛者，可湿热敷并涂抹 20％鞣酸软膏。若为内痔，涂上软膏后用手轻轻按摩并将痔疮送回肛门内，可减轻疼痛。

（李倬珍）

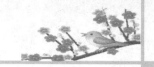

第21章

哺乳期保健

一、哺乳期乳房的特点

1. 哺乳期乳房的解剖特点

哺乳期乳房在妊娠期乳房变化的基础上进一步发生变化,胎儿娩出后,在产后的 2～3 天内,在垂体分泌的大量催乳素的作用下,乳房会迅速胀大而坚挺。产妇会感觉胀痛,乳房乳头增大,乳晕色素加深,乳晕部皮肤有毛发和腺体,腺体有汗腺、皮脂腺及乳腺。其皮脂腺又称乳晕腺,是乳晕上一些明显的小突起,较大而表浅,有分泌油脂、保护娇嫩的乳头和乳晕、润滑乳头及婴儿口唇的作用。如用手轻轻按摩或经过婴儿的吸吮后,可分泌出乳汁——初乳。随着规律哺乳的建立,产妇的乳房会有规律地充盈、排空,再充盈、再排空,初乳也变成了成乳,乳房也因哺乳而变大。

哺乳期乳房的一系列变化,是催乳素和其他有关激素的协同作用,腺泡及小叶内导管明显增多、密集,腺管腔扩张增大,小叶间组织明显减少,腺泡上皮分泌活跃,部分上皮由立方变柱状,胞浆富有分泌物而透明,核圆,位于基底部;部分腺腔高度扩张,充满乳汁,上皮扁平;有些则分泌物较少,为分泌物排出的表现,之后细胞再生复原。

乳腺的生理活动是受垂体前叶激素、肾上腺皮质激素和性激素调节的。垂体前叶产生的乳腺促激素,直接影响乳房;同时又通过卵巢和肾上腺皮质间接地影响乳房。在卵巢卵泡雌激素和促肾上腺皮质激素的作用下,卵巢和肾上腺皮质均分泌雌激素,促使乳房的发育和生长,乳腺明显增生,腺管延长,腺泡分泌乳汁。哺乳期后,乳腺退化而处于相对静止状态。平时,在月经周期的不同阶段,乳腺的生理状态也在各种激素的影响下呈现周期性变化。在妊娠和哺乳期激素活动达到最高潮,此时乳腺变化最为明显。

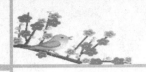

2. 乳汁的产生

乳汁由乳腺的腺泡细胞所分泌。腺泡细胞分泌乳汁受垂体前叶分泌细胞产生的催乳素的作用；乳汁的排出则受垂体后叶神经分泌细胞产生的催产素的作用。除此之外，在乳汁分泌的调节过程中，还有雌激素、孕激素、生长激素、甲状腺素、肾上腺皮质激素、胰岛素等许多激素的共同参与。此外，乳母的身体状况、营养物质摄入情况及乳母的情绪状况等都会对乳汁的分泌产生一定程度的影响。

3. 乳汁的分泌和排出

腺泡上皮大部分呈顶浆分泌，即腺上皮细胞向腔内突出部分，含乳汁各种成分，分泌时一起脱离细胞，游离至腺腔内，即为乳汁，脂类多通过此种方式分泌。部分乳汁为开口分泌方式，即分泌物由腺细胞浆内排出至腺腔内，不伴细胞脱落，蛋白质多通过此种方式分泌。水及无机盐多通过弥散及渗透方式分泌。初乳较稀薄，水样透明，略有黏性。初乳中含有大量蛋白质及脂肪，其中有充满脂肪滴的巨噬细胞，称为初乳小体，哺乳开始后即消失。以后逐渐变为成乳，呈乳白色，不透明液体，可见细微脂肪球，亦可见乳腺上皮细胞及白细胞等。

垂体后叶神经分泌细胞分泌大量催产素，作用于乳腺导管的肌上皮细胞和乳房周围的肌细胞，当肌上皮受到刺激时可诱发其收缩，从而将原存于腺泡中的乳汁输送到乳腺导管出口处，并出现"射乳"。催产素的不足将使已合成的乳汁在腺泡内潴留，进而压迫乳腺腺泡上皮，抑制乳汁的合成与分泌。

由于婴儿的吸吮，刺激了乳头内的感觉神经末梢，由乳头传来的感觉信号，经传入神经到达下丘脑，可能通过抑制下丘脑多巴胺及其他催乳激素抑制因子，使垂体催乳激素释放，促进乳汁分泌，婴儿的吸吮动作反复刺激可使上述激素分泌持续发生。因此，规律的哺乳可维持数月至数年。一旦婴儿的吸吮停止，泌乳随即减少或停止。在哺乳的动物中，如接受双侧肾上腺切除，泌乳很快减少；再注射皮质激素，则泌乳又可恢复。同样，甲状腺素、生长激素、促肾上腺皮质激素（ACTH）等对泌乳的发生与维持均有十分重要的作用。大量的外源性雌激素的摄入可能终止泌乳，如临床使用大剂量的雌激素作为回乳药可终止哺乳。乳母的焦虑、烦恼、恐惧、不安等情绪变化，会通过神经反射而影响乳汁的分泌与排出。乳母的营养状况不良也会使乳汁分泌减少，如有些乳母因为害怕体形过胖而拒绝食用富含营养物质的食物，拒绝进食汤汁，甚至节食减肥，那必然会使乳汁分泌量减少，甚至停止泌乳。

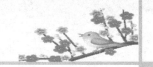

二、哺乳期妇女的心理特点

1. 哺乳早期

哺乳早期即产后的头几天,有些乳母因分娩时的疲劳未完全恢复,乳汁分泌晚或少,新生儿体重下降,常常会缺乏自信心,出现焦虑、紧张、烦躁、抑郁、情绪低落的心情,怀疑自己的泌乳能力及承担哺育婴儿的能力。护理人员及其家属应及时观察乳母情绪变化,多给予鼓励和帮助,消除她们的紧张心理,使母乳喂养取得成功,并尽早地向乳母讲解早期母乳喂养的一些常见问题:

(1)母亲紧张焦虑的心情会影响排乳反射,推迟或减少泌乳。母亲应拥抱和抚摸婴儿,通过肌肤接触,增进母婴情感交流,有利于乳汁分泌和婴儿安定。

(2)新生儿要尽早吸吮母亲乳头,有助于乳汁分泌,让新生儿吸吮到营养和免疫价值极高的初乳,同时亦可促进母亲子宫收缩,减少出血。

2. 哺乳后期

哺乳后期乳母已度过产褥期,初步具有给婴儿哺乳的能力,但随着婴儿的长大又逐渐出现新的问题:

(1)婴儿长大对营养物质需求增加,乳母担心乳汁营养不足,不知何时添加辅食及如何喂养婴儿。

(2)孩子生病,乳母焦虑担忧。

(3)上班后精神紧张,身体疲劳。

(4)围绕着有关孩子养育等问题所出现的一系列家庭矛盾等。

这些问题很容易使乳母乳汁分泌减少,进而使乳母放弃母乳喂养。因此,家人应积极关心和鼓励、协助做好家务,增加产妇营养,加强哺乳期乳母心理保健,保证充分的母乳喂养。

三、哺乳期营养与乳汁分泌

1. 影响乳汁分泌的因素

(1)乳母的营养状况

①蛋白质摄入不足影响乳汁的分泌和质量:摄入优质蛋白质多的乳母,乳汁蛋白质中含蛋氨酸、胱氨酸、赖氨酸较多,有助于小儿智力发育,体重增加。

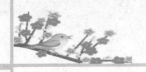

动物蛋白如牛肉、鸡蛋、肝、鱼、虾等都含有优质蛋白质。

②脂肪供给情况:脂肪是维持机体热能的来源,乳母每天脂肪摄入不应少于100克。脂肪可来源于猪肥肉、花生油、芝麻油、豆油等。

③维生素供给情况:乳母膳食中各种维生素必须相应增加,乳母多吃蔬菜、水果,直接增加乳汁中某些维生素的含量,有利于乳儿生长发育。

④无机盐尤其钙的供给情况:乳汁中钙含量始终是保持稳定的。若乳母膳食中钙含量不足,长此以往,母体缺钙,易患牙病、腰痛、小腿抽筋,骨质疏松等。乳母每天补钙不应低于1500毫克。牛奶、骨头汤、虾皮、芝麻酱含钙较多。

(2)乳母的用药:许多药物影响乳汁分泌,避孕药中含有睾酮、黄体酮和雌激素类衍生物等,这些物质进入母体后,可抑制泌乳素的生成,使乳汁分泌减少,导致乳汁供给不足。同时,避孕药的成分也会随乳汁进入婴儿体内,引起小儿生长障碍。乳母服红霉素可引起新生儿呕吐;服用通便药,可使新生儿腹泻;用青霉素可引起小儿对青霉素过敏。

(3)乳母喂奶方式:乳母喂奶时,应让婴儿先吃空一侧乳房后再换吃另一侧,乳房中乳汁吸空了,可刺激泌乳反射,促进乳汁分泌。

(4)乳母生活方式:乳母吸烟、饮酒会使乳汁分泌减少。啤酒是由大麦芽酿制而成的,大麦芽有回乳作用,如果乳母饮用啤酒也会抑制乳汁分泌,同时酒精随乳汁进入婴儿体内也会影响婴儿健康。

(5)乳母的心理因素:乳汁的分泌受中枢神经系统的调节,母亲精神状态的好坏,对乳汁分泌有很大的影响。如果乳母精神紧张、情绪激动、过度疲劳皆可抑制泌乳反射,使乳汁分泌减少。反之,乳母心情舒畅、精神愉快、生活规律和充足的睡眠,就会促进乳汁的分泌。因此,家庭成员要为乳母营造一个舒适、宁静、祥和、温馨的家庭氛围。

(6)乳母的衣着:有学者对150名妊娠期、哺乳期戴胸罩的妇女进行乳汁分析发现,其乳汁中都含有微小的羊毛、棉织品和化纤等物质。这些纤维进入乳腺管引起乳腺管堵塞,使泌乳不畅。因此,妊娠期、哺乳期的妇女最好不要穿戴合成纤维布料做的内衣和胸罩,也不要直接在胸罩外穿羊毛类服装。

(7)社会环境因素:社会影响可通过心理和生理两方面而发生作用,影响乳汁分泌。因此,在社会传媒方面应大力宣传母乳喂养的好处。

2. 乳母营养

(1)哺乳期饮食要求:乳母哺乳期的营养很重要,乳母即要补充由于妊娠、

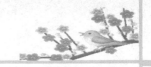

分娩所耗损的营养储备,还要分泌乳汁、承担哺育婴儿的重任,因此在这个时期充足的营养是非常重要的。母乳含有的营养成分对婴儿来说是最理想的食品,能满足4～6个月内婴儿生长发育的需要,并与其消化能力相适应。为此,饮食上就必须注意营养全面,特别是蛋白质、脂肪、无机盐和维生素的含量要丰富。如果缺乏这些营养要素,不仅会给乳母的体质带来不利的影响,还会使乳汁分泌量大为减少,直接影响婴儿的生长发育。因此,合理膳食对乳母是非常重要的。在哺乳期间,乳母的饮食要注意以下几点。

①合理均衡膳食,做到品种多样、数量充足、营养价值高,以保证婴儿与乳母都能获得足够的营养。膳食调配应参考我国营养学会的建议,增加各种营养素的供给量,尤其是蛋白质、钙、锌、铁、碘和B族维生素,并注意蛋白质、脂肪、糖类之间的合适比例,如蛋白质、脂肪、糖类的供热比应分别为13%～15%、27%、58%～60%。

②保证能够摄入足够多样的营养素,主食为谷类、面食,粗细粮搭配;副食应多样化,一日以4～5餐为宜。这样做可保证各种营养素的供给,还可使蛋白质互补,提高蛋白质的营养价值。

③供给充足的优质蛋白质,如牛肉、鱼、虾、鸡蛋、动物内脏、豆制品等。乳母每天摄入的蛋白质应保证有1/3以上来自动物性食品。

④多食含钙丰富的食品,牛奶、酸奶等乳制品含钙量最高,易于吸收利用,每天应供给一定数量。鱼、虾含钙丰富,带骨、壳食用最好。豆类食物也可提供一定数量的钙。

(2)哺乳期慎食的食物

①慎食辛辣刺激性食物,如洋葱、大蒜等,这些食物被母体消化系统吸收后,会改变乳汁的味道和酸度,引起婴儿腹胀、腹泻或肠胃不适。尽量避免饮用含咖啡因及茶叶的饮料,否则会影响婴儿睡眠。

②慎食只含热能的食品,尽量不要食用油腻或甜的食物,如油炸食品、糖及蛋糕来代替合理的饮食。因为这些食物通常含的热能较高,但缺乏营养,只能提供短暂的热能。

③慎食韭菜、麦芽水、人参等食物,这些食物会抑制乳汁的分泌。

(3)促进乳汁分泌的饮食:哺乳期饮食提倡高蛋白、高汤饮食,同时要含有足够的无机盐,如钙、磷、铁和丰富的维生素等。常见促进乳汁分泌的饮食有:

①炖猪蹄:猪蹄1～2个洗净,加调料和水,炖烂后汤中可加花生米、黄豆

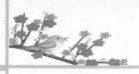

等,再共同炖烂,即可食用。

②当归炖猪蹄:猪蹄1~2个洗净,加当归30克,炖汤食用。

③鲫鱼汤:活鲫鱼1条洗净,加水和调料不加盐,煮至鱼汤乳白色即可。

④蒸乌鸡:约1000克乌鸡1只,洗净,剁成块加调料拌匀,加入党参15克,黄芪25克,枸杞子15克,放入容器中,蒸熟即可食用。

⑤螃蟹汤:螃蟹2只,洗净,加水和调料,煮熟饮水。

⑥炖母鸡:母鸡1只洗净,加料,在鸡肚内加黄芪30克,党参、山药、大枣各15克,同时加入黄酒50毫升,蒸熟可食用。

⑦花生米煮黄酒:先将花生米30克煮熟,再加黄酒40毫升,红糖30克略煮,即可食用。

⑧民间其他饮食:黄花菜炖鱼头;木瓜炖鲫鱼;甜酒冲鸡蛋。

3. 促进乳汁分泌的方法

在哺乳期,乳母坚持给婴儿哺乳是促进乳汁分泌的最有效方法。

(1)保持乐观的情绪,要有信心,相信自己能够哺育婴儿,任何忧伤、悲观、愤怒、焦虑等不良情绪或精神上受到刺激,都会通过中枢神经的反射作用,减少泌乳素的分泌导致缺奶。

(2)多吃营养丰富的食品,产妇的饮食营养状态能够影响泌乳素的分泌,也直接影响乳汁的成分。

(3)掌握正确的哺乳方法,哺乳时间不宜过长,过长会增加乳头皲裂的机会。每次喂奶时,要两侧轮换喂。如果没吸完,要用吸奶器将乳汁全部吸出,只有排空乳液才有利于维持乳汁的最大分泌量。

(4)乳母要保持充足的睡眠,不要过于疲劳。适当活动,多晒太阳,多呼吸新鲜空气。

(5)如果采取以上方法乳汁仍然很少,可给婴儿加喂一些代乳食品,如牛奶、奶粉等,以补充母乳的不足,不要焦急和忧虑,更不要盲目地追求产乳良药。

4. 上班族乳母哺乳方法

许多乳母在婴儿4~6个月以后,产假期满就得上班了,不能经常哺乳。这时需要进行混合喂养,添加辅食,如果喂养不当,很容易引起营养不良;同时,这个时期婴儿体内从母体中带来的一些免疫物质正在不断消耗、减少,若过早中断母乳喂养会导致抵抗力下降、消化功能紊乱,影响婴儿的生长发育。

乳母上班前就应做好相应的准备,应根据上班后的作息时间,调整、安排好

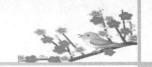

孩子的哺乳时间,这样可以给婴儿及乳母自己一个适应过程,避免对母婴产生不利影响。在上班之前1～2周由家人给孩子试着喂奶瓶,开始的次数少些,每周1～2次,让他慢慢适应用奶瓶喝奶。4个月以上的婴儿需要添加辅食了,要合理安排喂奶和吸奶时间,应尽量地把喂辅食的时间安排在母亲上班的时间。母亲在上班前给孩子喂一次奶或将奶吸出来由家人或保姆喂奶。

母亲上班时,为保持乳汁分泌,以免胀奶、漏奶,在工作的间歇应坚持每3小时挤奶1次,并将挤出的奶存放在消过毒的杯子中,加盖后放冰箱中保存,下班后带回家,再存入冰箱,留给婴儿第二天吃。用挤出的母乳喂婴儿时,可取出适量母乳放在清洁的杯子里,在杯外用热水复温后即可喂哺婴儿,如有剩余应倒掉。母亲下班后,应继续给婴儿哺乳,这样做即有利于母亲分泌足够的乳汁,也保证了婴儿营养的摄入。只要母亲有信心,掌握适当的方法,坚持哺乳,母乳喂养可坚持到宝宝1岁。

上班后由于工作的压力,以及婴儿吸吮母乳次数的减少,有的乳母乳汁分泌会逐渐减少,所以应想办法保持充足的乳汁分泌。工间挤出乳汁有利于乳汁的持续分泌,多食汤水及催乳食物,保持愉快的心情都有助于乳汁分泌。家庭和社会的支持对母乳喂养起着重要作用。家庭成员应该全力支持母乳喂养,帮助、鼓励母亲克服母乳喂养过程中遇到的各种困难,这样有利于坚持母乳喂养。

5. 终止母乳喂养的方法

母亲因各种原因不能再给婴儿喂奶或准备给婴儿断奶时,就需要尽早退乳,可选用下列方法:①适当控制汤类饮食。②不再让婴儿吸吮乳头或挤乳。③在乳汁尚未分泌之前,用皮硝250克,分2包用纱布包好,分别敷在乳房处,再行包扎。24小时更换1次,连用3天。④用生麦芽或炒麦芽90克,水煎服,隔日1剂,连服3天。⑤乙芪酚5毫克,每日2次,连服5天,此药易发生恶心、呕吐、头痛、头晕等不良反应。⑥维生素B_6 200毫克,每日3次。2天后改为100毫克,每日3次,共服3天。

四、哺乳期妇女常见问题

1. 产后痔疮

(1)发病因素:痔疮是肛门直肠底部及肛门黏膜的静脉丛发生曲张而形成的一个或多个柔软静脉团的一种慢性疾病,分内痔、外痔、混合痔。通常当排便

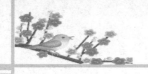

时持续用力,造成此处静脉内压力反复升高,静脉就会肿大。妇女在妊娠期,由于子宫增大,盆腔静脉受压迫,妨碍血液循环常会发生痔疮。产后,虽然血液循环正常,但由于子宫收缩,直肠承受胎儿的压迫突然消失,使肠腔扩大舒张,粪便在直肠滞留的时间较长,容易形成便秘而发生痔疮;在分娩过程中会阴撕裂,造成会阴水肿疼痛,也易发生痔疮。

(2)防治方法

①排完大便后,可用40℃的温开水或1∶5 000的高锰酸钾(即PP粉)溶液坐浴,这样可改善局部血液循环,消除水肿;也可保持肛门皮肤的清洁,防止继发感染。

②每天有意识地做3～5次肛门收缩运动,可增强括约肌功能,促进局部血液循环。

③每日多饮蜂蜜水,早日下床活动,促进胃肠蠕动,预防便秘、痔疮的发生。

④早排便,早用开塞露。产后应尽快恢复产前的排便习惯,一般3日内一定要排一次便。产后妇女不论大便是否干燥,第一次排便一定要用开塞露润滑肠管,软化粪便,以免发生粪便划破痔疮引起出血。

⑤多食含粗纤维丰富的食物,少食过于精细食物。妇女产后的食物一定要搭配芹菜、白菜等纤维素较多的食品,这样消化后的食物残渣较多,形成的粪便软,大便容易排出,而吃过多精细食物,可引起大便干结而量少,使粪便在肠道中停留时间较长,易引起便秘、痔疮等疾病。

⑥少食辛辣食品,少食葱、辣椒之类的刺激性食物,以避免引起直肠和肛门局部的充血。

2. 产后尿道炎

产后尿道炎是产后常见的疾病,其发生原因与女性分娩及特殊的生理结构有关,女性尿道短而直,由于分娩过程,使尿道括约肌收缩功能较产前减弱,加上紧邻阴道和肛门,当产后身体抵抗力降低时,潜伏在尿道口附近的细菌便会乘虚而入,沿着尿道上行到膀胱、输尿管或肾盂,诱发尿道感染;不洁性生活可引起产后尿道炎,细菌常常会在性交时进入女性的尿道,避孕套或子宫帽也有可能增加女性尿道感染的机会;产后情绪低落、精神不愉快或身体疲劳都可使身体的抵抗力下降,导致细菌侵入女性尿道引起尿道炎。患尿道炎后可表现出尿频、尿急、尿痛、尿液浑浊,以及发热、腰酸痛、乏力等不适症状,有时甚至出现血尿。但大多数人的表现不一定那么典型,不及时就医。如果出现以上症状应

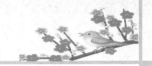

该及时就诊。防治方法：

（1）保持外阴部的清洁卫生是预防尿道炎的最好方法，如勤换内裤；每次大小便后清洗外阴；所用毛巾经常在太阳下晾晒。

（2）穿着内裤应干爽舒适，质地棉织，在潮湿温暖的环境里，细菌容易生长繁殖，干爽透气性良好的棉织内裤会抑制细菌孳牛。

（3）发生尿道炎时，若原用避孕套避孕，则应改换其他避孕方法，如宫腔放置节育环等。

（4）及时排尿，只要有尿意不要忍尿，否则容易使细菌乘机繁殖。一般来讲，尽量3～4个小时排一次尿，排尿越多，细菌在尿液中生长繁殖的机会就越少。

（5）性生活前后注意排尿。性生活前除了注意洗手和清洗生殖器官外，还要把尿排出体外；性生活后马上喝水，及时排尿，把性交时带入尿道中的细菌及时排出去。发病期间要至少停止性生活2周。

（6）每天多喝水，特别当出现尿道感染症状时应每小时喝一杯水，连续8个小时。大量喝水可以增加尿量，尽快把尿液中的细菌排出去。

（7）当发生尿道炎时，要避免刺激性食物，包括咖啡、浓茶、可乐、酒、果汁等，这些食物和饮料含有的酸性物质会刺激尿道发生感染，或使感染症状加重。饮食要宜清淡，易消化，少盐并富含营养，减轻肾脏负担。

（8）卧床休息可以促进病情尽快好转，增加抵抗力，反之会加重感染症状。同时，在医生指导下使用消炎药物治疗，可选用氟哌酸等药物，服药期间要注意多喝水。药物治疗要彻底，一般在症状消失后还应继续用药1～2周。

（9）平时注意保持精神愉快，避免过度疲劳和长期精神紧张所致身体抵抗力下降，导致尿道抵抗力下降，这是预防反复发作的基本前提。

3. 产后膀胱炎

产后由于膀胱肌肉疲劳变得比较松弛，容易发生尿潴留而引起膀胱炎。多为细菌感染而引起，其致病菌多数为大肠杆菌。膀胱炎发生时的典型症状是尿频、尿急、尿痛，甚至有急性尿失禁，可以有血尿和脓尿。此时患者应及时到医院就诊。

（1）预防

①产后多喝水，多排尿，不要使尿液在膀胱里储存过长，以免细菌繁殖。

②保持外阴清洁，经常清洗外阴。

③性生活前后排尿。

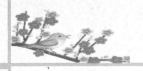

（2）治疗

①卧床休息，多饮水，避免刺激性食物。

②膀胱区热敷，热水坐浴，可改善会阴部血液循环，减轻症状。

③服用碳酸氢钠等碱性药物，碱化尿液。服用解痉药如黄酮哌酯盐可解除痉挛，减轻尿路刺激症状。

④单次大剂量应用抗菌药物治疗单纯性膀胱炎可获得满意疗效。用药方法为：磺胺甲噁唑2克，甲氧苄氨嘧啶0.4克，碳酸氢钠1克，顿服；或复方新诺明5片，或羟氨苄青霉素3克，或甲氧苄氨嘧啶400毫克顿服。单次大剂量给药有如下几个优点：一是方法简单，病人乐于接受；二是医疗费用低；三是治愈率高，疗效显著；四是极少发生药物不良反应；五是极少产生耐药菌株。

单剂疗法避免了由于长期服药而产生的耐药细菌和不良反应，但要加强预防复发的措施。若症状不消失，尿脓细胞继续存在，细菌培养仍为阳性，应考虑细菌耐药或有感染的诱因，要及时调整更适合的抗菌药物，延长应用时间以达到早日治愈的目的。

4. 产后月经异常的调理

（1）产后月经恢复：女性在产后月经恢复有一个过程。恢复的时间有早有晚，早的可在婴儿满月后即来月经，晚的要到婴儿1岁后才恢复。从医学角度来讲，根据子宫内膜组织的修复来推测，可能早在产后33～42天，卵巢就可排卵了。此外，在产后6周也可观察到排卵过后的黄体存在。因此，如果母亲没有哺乳，月经通常在产后6～8周内会来。哺乳的产妇，在产后12周约有25%会恢复排卵与月经，大多数哺乳产妇通常要到18周才完全恢复排卵功能。不过，有时很难在临床上确定产后第一次月经的确切时间，而且少数产妇会在分娩后马上开始有少到中量的间歇性出血。

当月经来潮时，乳母的乳量会有所减少，乳汁中所含蛋白质及脂肪的质量也稍有变化，蛋白质的含量偏高些，脂肪的含量偏低些。这种乳汁有时会引起婴儿消化不良症状，但这是暂时的现象，待经期过后就会恢复正常。因此，无论是处在经期或经期后，乳母都无须停止喂哺。

（2）常见的产后月经异常：有不间断阴道出血和闭经两种情况。

①不间断阴道出血：由于产后的第一次月经通常是无排卵的周期，或是因功能不良的黄体诱导而产生的，而且此时卵巢对于性腺激素的刺激仍不太敏感，所以诸如产后恶露一直断断续续不净，偶尔会有不定期的反复少量出血，或

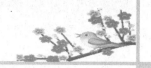

是还在产褥期即有类似月经来潮的出血等各种异常现象很常见。如果确定以前并没有服用会抑制子宫收缩的食物或药物，而且产后出院前的检查并没有发现会引起产后出血问题的情况，可在产后复诊询问医师。

②产后闭经：产后闭经的情况主要见于长期哺乳和产后大出血、感染所致的席汉综合征；体内泌乳激素过高也会抑制排卵而形成无月经。

分娩前，孕妇体内的泌乳激素浓度虽然高，但是由于受到雌激素的影响，泌乳激素无法表现其作用。在胎盘娩出之后，泌乳激素的作用因体内雌激素浓度骤减而加强。一般而言，泌乳激素在分娩2周后才会回复到孕前状态。但是在哺乳产妇体内，泌乳激素不但维持在高于孕前的状态，而且还因受到婴儿吸吮的反应而增加。哺乳性无月经的低雌激素甚至可维持180天之久。因此只要有哺乳，乳母的月经应该不会恢复太早。另外，部分产妇由于哺乳时间过长，结果导致子宫内膜萎缩性闭经。

另一种主要的闭经情况发生在产后大出血伴休克、严重的产后感染或弥散性血管内凝血的产妇身上。这些症状即所谓的席汉综合征，此症还可累及甲状腺的分泌功能，出现如消瘦、消化不良、畏寒、乏力、性器官萎缩、基础代谢低及毛发脱落等症状，需经医生诊治。

五、哺乳期用药

1. 哺乳期用药注意事项

哺乳的母亲生病服药时，药物大部分都能从乳汁中排泄。由于药物的分子量、酸碱度、水溶性或脂溶性等情况不同，在乳汁中的含量也大不相同。虽然大部分药物在乳汁中浓度不高，但由于婴儿体内的酶活性较低，肾脏滤过功能有限，使药物在婴儿体内半衰期延长，而且排泄缓慢。所以，药物随乳汁进入婴儿体内，也常使婴儿发生药物不良反应。药物不良反应对婴儿的危害程度与使用药物的种类、剂量、疗程的长短及婴儿的抵抗力有关。为了防止婴儿发生药物不良反应，哺乳的母亲生病用药时应遵循以下几项原则：

（1）不是非用不可的药物尽量不用，如果是必须使用的药物，应严格按规定剂量和疗程使用。

（2）在同类型药物中，尽量选用对母婴危害较少的药物，如卡那霉素和庆大霉素能引起婴儿听神经损害，可改用青霉素类和其他毒性较少的抗生素。

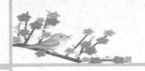

(3)避免使用长效药物及多种药物联合应用,而尽量选用短效药物,用单剂疗法代替多剂疗法,以减少蓄积的机会。

(4)避免在血浆药物浓度高峰期间喂养,可采取乳母用药前喂养。

(5)当必须使用哺乳期禁用的药物时,应暂停哺乳,改为人工喂养。

还有些药物虽然也能引起婴儿药物不良反应,但危害不大,通过调整剂量或改变用药时间,比如先哺乳后用药等方法,是可以慎重使用的。因此,哺乳母亲患病后能少用药的尽量少用,非用不可的药物应在医生指导下使用并严密观察婴儿的情况,绝对不可自行购药或用药,以免影响孩子健康发育。

2. 药物在乳汁中的排泄

乳母用药后药物一般都能进入乳汁,但其中的含量很少超过母亲摄入量的1%～2%,故一般不至于给婴儿带来危害。然而,某些药物在乳汁中的排泄量大,母亲服用量应考虑哺乳婴儿的危害,避免滥用。药物在乳汁中的排泄受下列因素的影响:药物的分子量>200的物质难以通过细胞膜;药物在脂肪和水中的溶解度;药物与母体血浆蛋白结合的能力;药物的离解,离解度越低,乳汁中药物浓度也越低;药物的酸碱度,碱性药物如红霉素易在乳汁中排泄,而酸性药物如青霉素G、磺胺噻唑较难排泄。

3. 哺乳期禁用的药物

(1)红霉素:从乳汁中排泄量较大,静脉滴注时乳汁浓度较血清浓度高4～5倍。

(2)卡那霉素:有可能导致婴儿中毒。

(3)四环素类:乳汁中浓度平均为血清浓度的70%,哺育期应用可致婴儿永久性牙齿变色,不应使用。

(4)氯霉素:乳汁中浓度接近于血清浓度的50%,乳汁中的浓度不足以导致灰婴综合征,但有可能导致骨髓抑制。

(5)磺胺类:通过乳汁的药量足以使6-磷酸葡萄糖脱氢酶缺乏的婴儿发生溶血性贫血,或由于它可以从血浆蛋白中置换胆红素而致新生儿黄疸。

(6)甲丙氨酯(眠尔通):可引起新生儿中毒。

(7)苯二氮䓬类:即细胞抑制药和免疫抑制药,婴幼儿对此类药物特别敏感,加之这类药物在婴幼儿,特别是早产儿体内排泄慢,可对哺乳婴儿造成严重不良影响。临床上表现为呼吸抑制、体温过低及进食不佳。

(8)金属类:砷、锑、溴、汞及锂可进入乳汁。哺乳期母亲应用锂盐,可导致哺乳婴儿锂中毒,表现为肌肉松软、发绀和心脏杂音。应用锂盐期间,婴儿改由

人工喂养。

(9)地西泮、硝西泮及劳拉西泮(氯羟安定):大剂量应用时应停止母乳喂养。

(10)吲哚美辛:哺乳期应用吲哚美辛,有引起哺育婴儿惊厥的报道。

(11)甲氨蝶呤:哺乳期应用甲氨蝶呤,有可能导致哺育婴儿的免疫机制改变。

(12)溴麦角环肽(溴隐停):溴麦角环肽抑制乳汁分泌,哺乳期禁用。必须应用,应停止母乳喂养。

(13)氯苯甲噻二嗪:在乳汁中有明显排泄,对哺乳婴儿有危险。

(14)环磷酰胺:可抑制哺乳婴儿的免疫系统。有关其致癌作用及其对生长的影响还不清楚。

(15)金盐:哺乳期应用金盐,可致哺乳婴儿皮疹及肝肾炎症。

(16)氟烷:氟烷易排泄乳汁中。应用此药的母亲,间隔一定时间后再行喂养。

(17)麦角胺:可致哺乳婴儿呕吐、腹泻和惊厥。

(18)苯茚二酮:可引起婴儿出血。

(19)硫脲嘧啶:可能引起婴儿甲状腺肿和粒性白细胞减少或缺乏。

(20)甲硫咪唑(他巴唑):可抑制哺乳婴儿的甲状腺功能。其他硫脲类抗甲状腺药也易进入乳汁。

(21)造影剂碘及碘化物:口服胆囊造影剂可排泄于乳汁中,如碘泛酸、碘阿芬酸等,哺乳期不应使用。如必须应用,应暂时停止哺乳。碘及碘化合物:碘主动排泄于乳汁中,可致哺乳婴儿甲状腺功能低下和甲状腺肿。放射活性碘:放射活性碘(^{131}I、^{125}I)和碘一样,主要在乳汁中排泄,抑制哺乳婴儿甲状腺功能。哺乳期禁用,否则应暂时停止哺乳数周到数月。

(22)西咪替丁:可致婴儿胃酸降低,抑制药物代谢,引起中枢兴奋。

(23)其他:二氮嗪。

4. 哺乳期慎用的药物

(1)克林霉素(氯洁霉素):哺乳期母亲应用克林霉素,其婴儿有血样腹泻,可能与克林霉素引起的结肠炎有关。

(2)异烟肼:哺乳母亲应用异烟肼,必须经常观察婴儿有无异烟肼不良反应。如维生素 B_6 缺乏及肝炎等迹象。

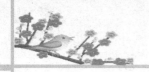

（3）三环类抗抑郁药：如丙咪嗪、地昔帕明（去甲丙咪嗪）等在乳汁中有排泄，但尚未报道对哺乳婴儿有什么不良影响。然而，婴儿对三环类抑郁药特别敏感，故哺乳期用药应谨慎。

（4）水合氯醛：可致婴儿嗜睡等不良现象。

（5）巴比妥类：如苯巴比妥、异戊巴比妥、司可巴比妥等排泄于乳汁中，母亲应用催眠量可致婴儿镇静。一般认为巴比妥类催眠药从乳汁排泄不高，不会影响婴儿。亦有报道，患癫痫乳母每日服苯妥英钠和苯巴比妥各400毫克，婴儿出现高铁血红蛋白症、全身瘀斑、嗜睡和虚脱等，故哺乳期妇女应避免长期服用上述药物。

（6）抗精神病药：氯丙嗪、三氟拉嗪、氟哌啶醇等抗精神病药在乳汁中有排泄，但常用量下浓度很低。为慎重起见，用此类药物期间，最好避免母乳喂养。

（7）抗凝药：大多数双香豆素类衍生物是禁用的，而肝素则相反，它不进入乳汁，不过如果需要采用抗凝药以防止血栓形成，最好避免母乳喂养。

（8）泻药：蒽类衍生物（番泻叶、美鼠李皮、Dantron），据报道能进入乳汁，引起小儿腹泻。盐类泻剂、酚酞、芦荟、液体石蜡、琼脂在乳汁中的含量少，对婴儿无影响。水果酸可能进入乳汁引起婴儿腹泻。

（9）甾体类激素、糖皮质激素类、雌激素类、孕激素类、雄激素类：虽然糖皮质激素进入乳汁可引起婴儿黄疸（抑制葡萄糖醛基转移酶），但产后可以应用。妊娠激素类及雌激素类治疗剂量的5％在乳汁中出现，此量足够使小儿乳腺胀大。雄激素类只有很少量（1％）进入乳汁，未见有影响婴儿的报道。

（10）阿司匹林：哺乳期中等剂量短期应用阿司匹林，可能是安全的，但大剂量应用可对哺乳婴儿造成不良影响，如婴儿易擦伤及代谢性酸中毒。

（11）泼尼松：母亲低剂量应用，对哺乳婴儿可能是安全的。母亲所用量不应超过生理量的2～3倍。

（12）萘啶酸：母亲应用萘啶酸，哺乳婴儿有引起代谢性酸中毒、溶血性贫血和良性颅内高压的报道。口服常用量萘啶酸后，进入乳汁的量是很少的，但婴幼儿对此药排泄缓慢，可致蓄积。

（13）口服避孕药：哺乳期间应用口服避孕药，有引起男婴女性型乳房的报道。如在此期应用激素口服避孕药，首选低剂量孕激素，而不采用含雌激素和孕激素的复方，低剂量孕激素不抑制乳汁分泌。

（14）抗组胺药（H₁受体阻滞药）：婴幼儿对这些药物的中枢作用较为敏感。

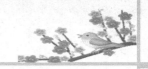

异丙嗪和苯海拉明的中枢抑制作用最强,吡苄明次之,氯苯那敏最弱。苯茚胺(抗敏胺)有中枢兴奋作用。

(15)乙醇:哺乳期间小剂量应用,对婴儿无影响;大剂量应用,可明显影响哺乳婴儿。

(16)甲状腺素:母亲应用治疗量,对哺乳无不良影响,但需避免大剂量应用。

值得特别指出的是,当乳母患有维生素 B_1 缺乏症时,其乳汁对婴儿有影响,婴儿中毒严重程度依吸入奶量多少而定,吃多的婴儿易于急性发作和突然死亡。中毒婴儿呼吸中可带有丙酮酸的刺激性气味。这是由于维生素 B_1 缺乏,导致某种辅酶减少、糖类代谢障碍。糖类氧化不全的中间产物,如乳酸、乙酰醋酸、甲基乙二醛、丙酮酸等在组织和体液包括乳汁中大量集聚,婴儿吸入这种乳汁即可发生中毒,在中毒婴儿尿中亦可发现甲基 L-醛等有害代谢产物。因此,为防治婴儿中毒,可给予母体及婴儿维生素 B_1,以促使这些中间代谢物氧化为无害产物。

六、哺乳期"性"福

1. 哺乳期性生活

哺乳期孕妇在产褥期过后可以逐渐恢复正常性生活,但由于乳母需要喂养婴儿,营养消耗很大,身体容易疲劳,性欲减退,故性生活也应适当节制,不宜过多。刚开始性生活恢复应缓慢,最好 2～3 周 1 次,而且动作要轻柔,避免剧烈与过分激动,以后性生活次数可逐渐增多。哺乳期内的妇女由于性激素代谢的缘故,尤其孕激素与泌乳素的作用,性欲表现一般都较低下。所以性生活时,丈夫应主动些,并且要注意性生活前的性诱导过程,切忌鲁莽行事,以免妻子产生反感。

哺乳期还会有一段时间因为雌激素的减少,子宫变小,阴道黏膜变薄,阴道壁弹性差、脆性增加,就如绝经后的改变,阴道容易发生裂伤,所以性生活切忌粗暴,哺乳期女性性生活不宜过多。

2. 哺乳期避孕

哺乳期女性即使月经没有来潮,也能怀孕。因为能否怀孕,取决于有无排卵。排卵的恢复并不是与月经的恢复同步的,特别是在月经刚恢复的几个周

273

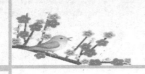

期,常常是无排卵的月经周期,但也有不少人在月经恢复之前就已开始排卵,尤其是不哺乳的妇女,排卵往往恢复较早。因此,产妇在哺乳期间性交,随时都可能因已恢复排卵而受孕。据统计,在哺乳期受孕的妇女中,有一半是月经复潮以前受孕的。所以,产后只要开始有性生活,就应当采取避孕措施。

为了避免哺乳期间怀孕,要选择适当的避孕措施。以下方法可作为参考:

(1)使用避孕套、女用避孕药膜、阴道隔膜。因为避孕套不含能够进入人体内的药物,对婴儿和乳母都不会带来药物方面的影响。只是由于一层膜的隔离,性生活时丈夫的性快感差一些,这一点,丈夫应该体谅妻子。

(2)可采用体外排精法或会阴尿道压迫法等方法。

(3)产后半年还在哺乳的妇女,可以考虑放置宫内节育环。应到医院请医生做检查,尤其是剖宫生育的妇女,哺乳期间也正是子宫恢复期,是否适合上环,一定要请教医生。同时,对避孕环的形状、型号都要加以选择,避免上环后环脱落或移位而影响避孕效果。

(4)安全期避孕不再安全。在哺乳期,卵巢排卵和月经的恢复并不同步,一些妇女在月经复潮前就早有排卵,因此哺乳期尤其是哺乳中期,避孕的时机要把握好。孕前习惯采用安全期避孕的,如果在产后月经复潮迟迟不出现,最好换用其他的避孕方式。

(5)药物避孕不适合。药物避孕是许多女性孕前的一种避孕方式,但在哺乳期此种方法当属禁忌,因为避孕药将导致乳汁分泌量减少,并使乳汁的质量下降;避孕药物可直接经乳汁进入婴儿体内,对今后婴儿的生长发育不利。

七、哺乳期健美

有不少青年妇女在生育前身材苗条,婀娜多姿,但生育以后体态就逐渐丰满起来,身体赘肉增多,从而失去了往日的风韵。因此,分娩后应尽早地参加健身锻炼,并配合合理的营养调理和母乳喂养是有效地预防产后肥胖的良好方法。

产后肥胖属生育性肥胖,其原因在于妊娠引起身体内分泌的改变,使体内脂肪代谢失去了平衡,此时的健身复原工作更具有积极的意义。母乳喂养不仅有益于婴儿生长发育和健康,也有利于母体继续保持体型的健美。现代医学研究表明,哺乳可促进母亲体形的恢复。因为婴儿对母亲乳头的吸吮可反射地引起脑垂体分泌泌乳素。哺乳越多,吸吮越频,泌乳素分泌就越多。泌乳素还能

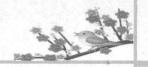

促进乳房的生长发育,使乳房变得更为丰满。另外,哺乳过程还促进催产素的分泌。催产素可促使妊娠期间扩大了的子宫收缩,复原。哺乳期的健身锻炼,特别是腹部肌肉的锻炼能使子宫尽快复位,并防止腹部脂肪的堆积。

1. 产妇的健美

(1)经常运动:产后适当的运动是产后保健及预防产后发胖的重要措施。产后运动可以分为健身锻炼和身体活动。健身锻炼宜在产后早期进行,一般正常分娩的产妇在2周内就可以开始做健美操了。适当的运动可以增强腹壁及子宫肌肉的恢复,促使子宫收缩及恶露排出,预防腹直肌裂开及性器官下垂,加速全身的血液循环,预防产后淤血及血栓形成,助长乳汁分泌,有助于保持窈窕的身材。身体活动是指在产后(顺产)3天即可下地做些轻微活动,如洗手、洗脸、做简单家务等,这样有助于调节人体新陈代谢,消耗体内过多的脂肪和糖分。

(2)合理哺乳、及时断奶:分娩后采取正确的哺乳方法,可以帮助产妇保持体形。哺乳时,应让孩子交替吸吮双侧乳房,一侧吸空后再吸另一侧,这样可使每一侧乳房受到均匀哺乳,断奶后乳房仍然保持丰满。同时,1周岁左右最好断奶,因为过于延长哺乳时间,乳汁营养价值降低会影响孩子的发育。而乳腺分泌量减少会使乳房变得干瘪,断奶后失去丰满。

(3)产后束腰:为了保持体形的匀称,产后可以束腰以恢复体形。另外,束腰还可以有效地防止产后胃下垂。

(4)饮食适度:饮食无规律,或偏食油腻等,是造成肥胖的最常见原因。因此,日常饮食要注意饮食有节,少吃动物脂肪、内脏和甜食,多吃高蛋白、高维生素的食物,并宜少吃多餐。相信产妇注意调理自己的生活,同时保持心情愉快、睡眠正常,那么产后健美是可以轻松做到的。

2. 哺乳期健美操

(1)预备动作自行按摩:这是锻炼前的准备工作,宜从产后第二天开始。仰卧床上,在腹壁和子宫底部,用拇指顺序按摩:从腹部两侧及中下部做轻推按揉,沿结肠环走向推摩。每晚按摩1次,每次5～10分钟。按摩能刺激子宫肌收缩,促使子宫腔内恶露顺利排出,同时增加肌张力,刺激胃肠蠕动,促进血液循环。

(2)盘膝运动:宜从产后1周开始,盘膝坐在床上,双手紧握脚跟处,头向后仰,连续后仰30次。可使背部挺直,胸部健美,乳腺管泌乳通畅,乳房弹性增强而渐趋坚挺。

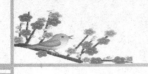

（3）颈部运动：仰卧床上，全身放平，手脚均伸直，将颈部昂起，尽量向前屈，使下颌贴近胸部，每日做 1 次。一般做 10 天即可。做此运动时注意不要牵动身体其他部分。

（4）胸部运动：仰卧床上，全身放平，手脚均伸直。然后做腹式深呼吸，将背部紧贴在床上，再放松，做 5 次。此项运动可使胸大肌、胸小肌张力增强，胸部逐渐丰满起来。

（5）乳房运动：仰卧床上，双臂向左右伸展，并与肩平齐，然后将手向上举起，伸直，连续数次。锻炼 1 个月，可使乳房丰隆挺耸，泌乳功能良好。

（6）腹部运动：仰卧床上，双手交叉放在脑后，然后用腰腹力量使身体坐起。每日锻炼次数，可消除腹部脂肪赘肉，使腹肌柔韧而平坦。做此运动时，不要移动脚部。如果体力不佳，可将双手交叉放在胸前做此动作。

（7）腰部运动：仰卧床上，两手臂齐肩平放并支撑，使骨盆连同脊背、腰、大腿抬高，然后左右反复地扭摆腰肢，扭摆前先吸气，随着转动再呼气。每天如此做腰部运动数次，2～3 周后可使腰身变细，并增强阴道挟附力和肛门括约肌舒缩，有恢复性感和防便秘的功效。

（8）臀部运动：站立，向后抬小腿，脚慢慢贴近臀部，然后伸直、放下；再抬起另一条腿，做同样动作。亦可趴俯床上，双手微撑，将臀部撅高。如此每日做数次，可清除臀部赘肉，使臀部恢复宽圆丰腴的美感。

（9）腿部运动：仰卧床上，双手放平，先将左右脚轮流抬起，然后再将脚一并抬起，膝部要挺直。此项运动能使腿部修长健美。

（10）收缩子宫运动：双膝分开，跪在床上，胸部和面部尽量接近床面，腰部要挺直，保持此姿势数分钟。开始时，每次 2～3 分钟，以后可延长到每次 10 分钟左右。

（11）收缩阴道运动：仰卧床上，双手放平，两膝合并，两脚分开。将臀部抬起，同时收缩阴道、肛门，连续收缩数次，臀部落床时放松。此项运动可加快恶露排出，恢复阴道的紧缩力 。

3. 乳房健美

哺乳期乳房保健注意事项：乳母保持良好的精神状态，愉快的心情，睡眠充足。合理营养调理，保证乳汁分泌及自身的生理需要。注意哺乳时卫生保健，避免乳房急性炎症的发生。乳母衣着要宽松，佩戴棉织胸罩。

掌握正确的哺乳方法，每次尽量将乳汁排空；左右交替喂奶，避免两边乳房

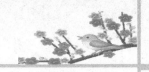

不对称；哺乳时，不要让婴儿过度牵拉乳头；哺乳后，将乳房托起轻轻按摩数分钟。哺乳时间以不超过1年为宜。

坚持做操以利乳房健美。锻炼有助于提高乳房的位置，并使其稍微增大。下面是六种有效的锻炼方法：

(1)哑铃肌肉锻炼：①双眼直视前方，拉紧手臂和肩部肌肉，先举哑铃与肩同高。②背和头部挺直，慢慢举起哑铃超过头部然后放下，不断重复。③肘弯曲，双手握住哑铃，轻轻举至下颌水平，绷紧胸部肌肉。④双手慢慢分开上举，与头平齐，然后回到起始位置，不断重复。

(2)伸展运动：①蹲下，双臂伸直，掌心向外。②慢慢站起，双腿完全伸直时抬臀，双臂和手仍保持原样。③踮脚，双手上举，尽量伸直上体直立，然后慢慢下蹲，回至原来的位置，不断重复。

(3)抬腿运动：①四肢着地，头颈放松，两手与肩同宽，肘关节伸直，背部保持笔直。②右腿朝后上方抬升，脚尖绷紧，屈肘，胸部贴向地面，保持肩与手同宽。③重复数次后换左腿并重复数次。

(4)压掌运动：两手压掌于胸前，5秒钟后松开，重复10次。

(5)小臂拉伸：两小臂交叉，双手握小臂与肩平，向外伸臂，重复10次。

(6)扣手指：手指弯曲，交扣，与肩平，拉伸5秒钟，重复10次。

（尹　伶　余燕芳）

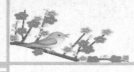

第22章
丈夫在优生和妻子
孕期保健中的作用

一、丈夫在妻子受孕前的自我保健

（一）避免影响精子质量的因素

男性精子的质量是关系着人类生存繁衍的重大问题。精子的质量关系到所生育后代的发育健康，孩子的智力遗传也多来自于父亲。据北医三院泌尿及男科学洪锴博士报道，近些年来，从泌尿外科和男科门诊的临床实践中看到，精子质量的下降逐渐导致越来越多的患者因为男性不育而就诊。引起精子质量下降的原因，有些是先天或后天的疾病，有些则是生活中一些人为因素所造成的。研究证实，以下因素对精子质量的影响较大。

1. 小心食品包装和化妆品的伤害

德国研究协会日前发布的新闻公报说，过去几十年间，全球男性精子数量的减少可能与邻苯二甲酸酯的化学物质有关。邻苯二甲酸酯是一类能起到软化作用的化学品，被普遍应用于玩具、食品包装、乙烯地板、壁纸、清洁剂、润滑油、指甲油、头发喷雾剂、香皂和洗发液等数百种产品中。研究表明，邻苯二甲酸酯可干扰内分泌，使男性精子的数量减少、运动能力低下、形态异常，严重的还会导致睾丸癌，是造成男性生殖问题的"罪魁祸首"。在化妆品中，指甲油的邻苯二甲酸酯含量最高。它会通过女性呼吸系统和皮肤进入体内，危害到未来所生育的男婴的生殖系统。邻苯二甲酸酯还会通过塑料容器包装的食品和水进入人体，如食品罐头内涂层、可回收的牛奶和矿泉水瓶等。研究表明，罐头食品中脂肪含量越高的食物越容易受污染，如猪肉、凤尾鱼、沙丁鱼等。为了减少邻苯二甲酸酯对人体的危害，平时要注意最好不要用泡沫塑料容器泡方便面，不要用含聚氯乙烯的塑料容器在微波炉中加热食品。正确的做法是把食品放

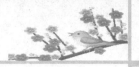

到耐热玻璃器皿或陶瓷器皿中加热。

2. 少接触汽车尾气

汽车尾气中含有大量有害物质,如二氧化硫、二氧化碳等。人体长时间接触这些物质会发生累积性的损害,不但影响生殖健康,还可能增加肿瘤等疾病的发生率。最严重的是,汽车尾气中含有的二恶英是极强的环境内分泌干扰物质,可以使男性的睾丸形态发生改变、精子数量减少、生精能力降低。

3. 避免雌激素

雌激素会对男性生殖系统产生明显影响,包括影响雄激素的水平,引发睾丸组织结构变化,引起睾丸癌,降低精液中的精子数量,造成男性乳房发育,导致内分泌紊乱。男性短期服用含有雌激素的药物并不会对生殖系统造成明显影响,但长期接触生活中含有雌激素的物品,则会对生殖健康造成较大危害,如护肤时随意使用女性化妆品。这些专门为女性研制的化妆品中,有些含有一定的雌激素,长期使用会对男性生殖健康产生损害,造成性腺功能低下。

4. 适当补充微量元素

与男性生育相关的微量元素主要包括锌、硒、铜、钙和镁等。锌是生殖系统内重要的元素,缺锌会影响青春期男性生殖器官和第二性征发育,降低精子的活动能力,削弱机体的免疫功能,使男性容易患前列腺炎、附睾炎等感染性疾病。而硒的缺乏会使体内过氧化物浓度增加,造成对男性生殖系统和睾丸的伤害。因此,男性平时应该多吃含锌、硒较高的食品,如牛奶、玉米、黑米、黑豆等。

5. 避免噪声伤害

随着现代化的发展,城市噪声对健康的影响更加突出。噪声属于环境污染的一种。近年来,一些专家提出了"环境激素"理论,指出环境中存在着能够像激素一样影响人体内分泌功能的化学物质,噪声就是其中一种。它会使人体内分泌紊乱,导致精液和精子异常。长时间的噪声污染可以引起男性不育;对女性而言则会导致流产和胎儿畸形。

6. 远离辐射

辐射对人体的健康已确定有明显的影响。大剂量的辐射可引起睾丸组织结构的改变,增加精子的畸形率,降低精子数量、精子密度等重要指标。但是,小剂量的辐射是否会引起不育,目前还没有确切的研究成果。我们日常使用的电子设备,如手机、电脑等是否会引起不育,学界存在很大的争议。因此,男性平时应尽量减少与辐射源的接触,但也不必过度紧张。

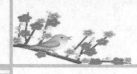

7. 远离毒品

吸食毒品的人在我国为数不少,有些毒品,如大麻、可卡因等对精液质量有影响。大麻可使血液中雄激素水平降低、精子密度下降,导致男性乳腺发育;可卡因会使精子密度下降。

对于即将准备怀孕的夫妇,准爸爸应对以上这些因素高度警惕,及时加以注意和避免。

(二)养护好精子

由于众多因素影响精子的质量,进而影响所生子女的健康,因此计划做父亲的男士们在平时的日常生活、工作中注意对精子的呵护,以保证生育一个健康可爱的宝宝。有以下几点建议:

1. 不要过早性生活

一般而言,男子到 24～25 岁生殖器官才发育成熟,如果过早地进行性生活,性器官还没有发育成熟,易引起不同程度的性功能障碍,成年后易发生早泄、阳痿、腰酸、易衰老等。

2. 禁烟、酒

吸烟和酗酒是精子的大敌,有些男性的身体对香烟中的尼古丁相当敏感,可降低体内的激素水平。有研究报道,吸烟者精液中所含精子数目比不吸者少,而畸形精子的数目较多。如成年男性每天吸 30 支烟,精子的存活率仅为40%,同时精子畸形率增高;男性一旦戒除了吸烟,血液中的性激素便会增加,可见长期大量吸烟是导致不育的重要因素之一。酗酒会导致生殖腺功能降低,使精子中染色体异常,从而导致胎儿畸形或发育不良。

3. 注意营养物质的供给

精子生长需要丰富的营养物质供给。如果饮食单调、偏食、挑食、不喜欢吃动物性食物(如肉、蛋、鱼和奶制品等),天长日久,可使体内含锌量下降。近年来,国内有关专家研究表明,精液中含有丰富的锌元素。据测定,每毫升精液中锌元素的含量达 150 微克,其含量之高是其他任何机体组织都不能比拟的。如果以每次性生活消耗 2～6 毫升精液计算,一次性生活即丧失锌元素 300～900 微克。而一个 60 千克体重的男子体内锌元素的总量也只有 1.5 克左右。男子缺锌,会使性欲及性功能减退,精子数目下降 30%～40%,甚至使人丧失生育能力。锌也是体内各种酶的活性成分,对调整免疫系统功能、促进生长发育十分重要。因此,男士

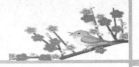

应注意摄入含锌丰富的食品,如海产品、瘦肉、粗粮和豆科植物。

4. 精子怕"热"

精子成长的过程需要低温环境,为了维护这种生理状态,当局部温度太高时,阴囊扩大散热面积,温度低时它又会皱起来,以减少散热面积,从而保持阴囊的温度比腹腔内低。如果男子有爱洗热水澡的嗜好,可使精子数量减少,导致不育。因此,计划做父亲的男士们洗澡时水温不宜太热,不宜经常洗桑拿浴。

5. 性生活不能过于频繁

适度的性生活可以给人带来愉悦的心境与体验,对身体与养生均有好处,但是如果不知节制,生殖器官长期充血,会引起性功能下降,既能导致阳痿,也能使每次射精所含精子量变少,还易引起前列腺炎、前列腺肥大等疾病。

6. 不要滥用药物和接触射线

在妻子孕前,准爸爸们不要使用镇静药、抗肿瘤药、马利兰及呋喃类、激素类药物。使用以上药物可引起精子生长障碍,精子染色体损害和断裂;受放射线的大量照射亦可引起精子染色体畸变。因此,处于生育期的准爸爸要尽量避免长期大量接触这类有害物质,不随意滥用药物。

7. 谨防腮腺炎

腮腺炎患者容易并发睾丸炎,腮腺炎病毒除了引起呼吸道感染,对睾丸也有相当的"亲和力"。腮腺炎病人中合并睾丸炎者占 1/5～1/4,其中有 2/3 为单侧患病,1/3 为双侧。青春期以后患腮腺炎者更容易并发睾丸炎,而且由此可导致睾丸受到不可修复的损伤,甚至可造成睾丸萎缩。双侧睾丸炎患者中约有半数具有睾丸轻度萎缩。萎缩若发生在一侧睾丸,对生育影响较少,也不会影响婚后性生活。如果双侧睾丸均受累,很可能导致不育。此外,成年男子的双侧腮腺炎致睾丸炎还可以引起性腺功能低下,有时同时引起精子数目严重减少或无精症。因此,青春期后患腮腺炎一定要注意卧床休息和及时治疗,以避免睾丸炎的发生。

8. 保持心情愉快

如果因家庭琐事,夫妻不和,互相指责,双方终日处于忧郁和烦恼之中。这些不良的情绪和精神状态,可直接影响神经系统和内分泌的功能,使睾丸生精功能发生紊乱,也可致不育。

9. 避免应用影响男性生育功能的药物

(1)可直接抑制生精的药物:二氯二酰二胺类、杀虫药、二硝基吡咯类、硝基

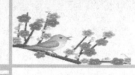

呋喃类、抗癌用的烷化剂、棉酚。

（2）激素类药物：雌激素、孕激素、丙酸睾酮，这些药物可抑制脑垂体促性腺激素分泌，从而抑制睾丸的生精功能。

（3）影响精子成熟的药物：抗雄激素化合物甲基氯地孕酮、醋酸酯，以及氯代甘油类药物。

（4）影响射精的药物：安宁、氯丙嗪可以抑制射精反射，使射精延迟，也可引起阳痿、遗精、性欲下降。

（5）外用药物：表面活性剂、有机金属化合物都有直接杀精作用。

10. 适当选用助性食物与助性功能的药膳

（1）常见的助性食物

①羊肉和羊肾：羊肾中含有一定的雄激素，有补精助阳的作用，腰膝酸痛、尿频、阳痿的病人服食，具有良好的效果。一般可以煮粥食用。

②麻雀肉和雀蛋：麻雀的肉、蛋，自古就被视为壮阳补精、补肾强腰的佳品，有改善性功能的作用。

③韭菜：又称壮阳草。它是一种补肾壮阳的蔬菜，如常用韭菜（茎最好）适量炒熟吃，或煮粥吃，对阳痿、早泄、遗精等有良好效果。

④其他：枸杞子、黑芝麻、胡椒、大枣、莲子、山药、银耳、蜂乳等。

（2）助性功能的药膳

①冬虫夏草9～15克，瘦肉120克，炖熟后吃肉、冬虫夏草，饮汤。有补肾固阳作用，常食可治阳痿，增强性功能。

②泥鳅250克，韭菜子50克，食盐少许，煮后吃肉喝汤。有固精壮阳的作用，对男子阳痿、遗精有益。

③虾仁15克，海马10克，小公鸡500克，加少量黄酒、食盐、姜、葱，煮清汤服食。对阳痿、早泄、小便频数有益。

④何首乌300克，粳米50克，慢火煮粥，放入白糖即食。对男子头发早白、头晕耳鸣、贫血、早衰等有益。

⑤金樱子15克，粳米100克。金樱子煮后，滤汁弃渣再煮粳米，早晚温热服食。对男子早泄、遗精、遗尿、夜尿频多等有益。

11. 避免食用不利于男子性功能的食物

菱角、茭白、冬瓜、芥蓝、黑木耳、兔肉、猪脑、羊脑等会影响男子勃起，造成滑精、遗精等现象。

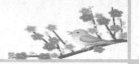

（三）有良好的生活环境和方式

1. 生活习惯

养成良好的生活习惯、健康的饮食和安全的生活方式是做好准爸爸的前提。穿着要宽松,舒适,避免穿紧身牛仔裤、锦纶短裤等,这些紧身衣物都会使男性的睾丸过热,抑制生育能力。

2. 饮食营养

饮食应均衡有营养,吃富含维生素 C 和抗氧化剂的食物;吃富含锌的食物;提高钙和维生素 D 的摄取量;戒酒或减少饮酒量;禁止吸毒。

3. 居住环境

居住环境舒适整洁,空气清新,若是刚装修好的房子最好放置数月再入住,以防装修材料对居住环境的污染。

4. 运动方式选择

适度运动将体重控制在标准范围,超重的男性更容易受到不育症的困扰,身体过度的肥胖可导致腹股沟处的温度升高,不利于精子的生长。而剧烈运动,如马拉松和长距离的骑自行车会使睾丸的温度升高,骑自行车时,由于睾丸经常受到撞击和颠簸,进而对精子造成伤害。

5. 精子成长有好环境

精子成长需要一个凉爽的环境,经常去桑拿房和洗蒸汽浴是不可取的。

6. 少接触电磁波

尽量减少与电子设备的接触,如移动电话、空调机、电子计算机、电冰箱、彩色电视机、电热毯等,在使用和操作过程中释放出的不同波长和频率的电磁波可严重影响睾丸内生精细胞的功能,从而影响精子的产生。

7. 保持好心情

放松心情,避免过大压力、精神紧张,找些能够让自己放松的事情来做。

8. 体检

定期到男科门诊体检,接受精液和前列腺等生殖器官的有关检查。

（四）制订好家庭理财计划

当一个男人准备做爸爸的时候,除了做好以上孕前准备外,今后将面临一种更严峻的挑战是生活负担和家庭责任。一旦做了父亲,夫妻除了在感情精力

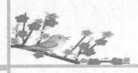
上有较大的付出外,作为丈夫和爸爸则要在经济方面给孩子和家庭提供保障,给孩子更多的精彩,因此准爸爸还要对家庭的财政做一个理财规划,为孩子、家庭积累财富。

1. 积极努力工作,增加经济收入

孩子孕育的整个过程,从怀孕、孩子出生、喂养、培养、医疗、教育等,都需要一定的经济基础做保障。因此,只有努力工作,增加收入来源,才能保障家庭的各项支出。

2. 购买较宽敞的住房

如果结婚时住房已经较为宽敞,那么此项计划可不再考虑。若目前的住房较小,还应考虑购买较宽敞的住房,孩子的健康生长需要有一个稳定的家,而不是临时住所。准爸爸可根据自己家庭的经济实力逐渐施行此项计划。

3. 购买适合的人身保险

准爸爸对家庭每位成员的意外应有所考虑,所买的保险品种、保险金额要有实际意义。通过购买保险,在意外发生时,保险在物质上会有一定的补偿。

4. 教育投资

尽早为孩子的教育经费努力赚钱、攒钱。孩子逐渐长大后,入托费用、幼儿园教育、小学、中学、大学,甚至研究生教育,都需要一笔不小的费用,如何保障孩子受到较好的教育,也是准爸爸不得不考虑的问题。

5. 养老保险

准爸爸考虑退休问题好像是一个距离遥远但又是不得不提的问题。如果现在还年轻,则应节省一点钱,为了将来过得更舒适一些。如果不想老了以后成为子女的负担,那就从现在起做个计划。

二、丈夫在妻子孕产期保健中的作用

(一)丈夫在妻子孕早期保健中的作用

从妻子发现怀孕那时起,丈夫就将和准妈妈一起逐渐进入准爸爸角色,这是一种对婚姻的承诺,更是准爸爸责无旁贷的责任。但是,有些准爸爸的工作真的很忙,无法做到以下所提的每一项建议,那么也不必自责或认为自己无法当个好爸爸、好丈夫,只要有心,和妻子随时沟通、交流,就能在尽可能的范围内

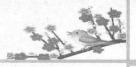

做到并表达自己的关心和爱意。孕早期是妻子妊娠反应强烈的一个时期,常伴有呕吐、头晕、懒散等症状,因此在这一时期,丈夫的作用更显重要。

1. 积极承担家务,做好后勤工作

妻子怀孕后,由于妊娠反应及心理变化,妻子的饮食习惯发生明显变化,妊娠呕吐,全身无力、头晕、懒散。此时,丈夫要关心、体贴怀孕的妻子,挤出时间多陪妻子,主动承担家务劳动,不与妻子斤斤计较,减轻妻子的体力劳动。

2. 创造和睦的生活环境

注意妻子的性情和心理变化,为之创造一个和睦的生活环境。多体贴照顾妻子,注意协调婆媳关系,尽量多花些时间陪妻子消遣娱乐。

3. 调理好妻子孕早期的饮食

由于早孕反应,妻子原来的饮食习惯发生变化,丈夫应耐心护理,平稳度过这一时期。

4. 营造一个良好的胚胎发育环境

环境的绿化、美化、净化是胚胎健康发育的必要条件,应力求排除环境污染和噪声危害。因为环境污染和强烈的噪声振动,会影响胚胎组织的发育和胎儿的生长。在家应禁止吸烟,为妻子创造一个安静的自然环境,是丈夫义不容辞的责任。

5. 激发孕妻的爱子之情

妻子的情绪会直接影响胎儿的发育和身心健康。多让妻子看一些激发母子感情的书刊或电影电视,引导妻子爱护胎儿,孕期良好的母子感情是将来母子感情的基础。

6. 避免性生活

在妻子怀孕早期(妊娠的前3个月),由于早孕反应比较重,常感到不舒服和疲劳,对性生活的要求减少;另外在孕早期,性生活也容易引起流产,因此准爸爸应当体谅怀孕的妻子,在孕早期节制性生活。

(二)丈夫在妻子孕中、晚期保健中的作用

1. 丈夫在妻子孕中期保健中的作用

孕妇到了妊娠中期,胎儿生长发育迅速,孕妇的情绪明显好转而且稳定,食欲旺盛,食量增大。准爸爸在该时期的任务主要有:

(1)调理好孕妻的饮食营养:为了胎儿的生长发育,准爸爸需要在孕妇的饮食上下功夫,为孕妻选购、烹调各种可口营养丰富的佳肴,注意核算每日妻子饮

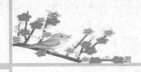
食的营养量,保证营养平衡,并根据孕妇的健康状况,调整食物结构。

(2)做好保健监护工作:孕中期也是胎儿发育的重要时期,做好家庭监护不仅可以了解胎儿的发育情况,而且能及时发现孕妻的异常情况。督促妻子按照产前检查的时间到医院定期产检,特别是有妊娠期高血压疾病、贫血、心脏病、双胎、前置胎盘等产科合并症或并发症者,要遵照医嘱增加检查次数。必要时陪孕妻一起到医院做产检,如有异常情况出现,也能共同分担、商量,并能立即做出最适当的决定。

(3)协助妻子进行胎教:准爸爸协助妻子一起进行胎教,对胎儿施以听觉的、触觉的刺激。

①经常和胎儿说说话:丈夫通过动作和声音,与妻子腹中的胎儿说说话,是一项十分必要的胎教措施。通过丈夫抚摸妻子的腹部,对孕妇产生的是良性刺激,这既是孕妇的一种精神与机体享受,胎儿也从中受益不少,尤其是对于情绪和精神紧张的孕妇来说,这是一剂良好的安慰药。丈夫与妻子腹中胎儿的谈话,不一定拘于某种形式,其内容丰富一些,诸如问候胎儿、安慰或批评胎儿等都可以。在与胎儿搭话时要善于揣测妻子的心理活动,仔细琢磨一下爱人需要听什么话。要通过妻子良好的心理感受而产生积极的胎教效应。

②和胎儿做游戏:和胎儿做一些简单、轻松的游戏,如妻子平卧时诱导胎儿在"宫中"活动,妻子进餐时模拟给胎儿喂饭,这些都可以通过孕妇的感官刺激对胎儿起到积极的潜移默化作用。

③给胎儿讲故事:丈夫给妻子腹中的胎儿讲故事时,要把未降生的胎儿当成懂事的大孩子一样看待,最关键的是要争取妻子的积极参与,通过妻子心理感受,来转化为教育因子而作用于胎儿。故事内容宜轻松怡悦,娓娓动听,切勿讲授使妻儿产生恐惧心理的故事。

④音乐胎教:音乐在胎教中占据重要的地位,每日有规律地在胎动时播放音乐,每次 15～30 分钟,声音不可太大。音乐胎教可促进胎儿的身心发育,还能培养日后儿童对音乐的兴趣。根据胎儿胎动频度进行选择。如果胎动频繁应放一些柔和轻松的曲子;如果胎动较弱,则需放一些雄壮有力而又节奏感比较强的音乐。给胎儿听胎心、数胎动、唱儿歌、诵诗词等,都是很好的胎教措施。

(4)丰富妻子的业余生活:准爸爸平时可让孕妻听听音乐、作画、观看艺术表演,以提高艺术修养;亦可和周围已经做妈妈的同事或朋友们聊聊,听取她们的孕儿育女经验;有时鼓励妻子加强有关育儿知识的学习,懂得孕期的注意事项。

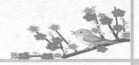

2. 丈夫在妻子孕晚期保健中的作用

妊娠晚期，孕妇身心负担加重，又要面对分娩，更需要丈夫的关心。准爸爸在这一时期的主要责任有：

(1)理解妻子此时的心理状态，缓解妻子的思想压力，对妻子的烦躁不安和过分挑剔应加以宽容、谅解。坦率陈述自己对孩子性别的态度，表明生男生女都是一样喜爱的思想。

(2)帮助妻子消除对分娩的恐惧心理，和妻子在一起学习有关分娩的知识，帮助妻子练习分娩的辅助动作和呼吸技巧。

(3)为妻子分娩做好经济上、物质上、环境上的准备，和妻子一起学习哺育、抚养婴儿的知识。检查孩子出生后用具是否准备齐全，不够的要主动补充准备。

(4)保证妻子的营养和休息，为分娩积蓄能量。丈夫要主动承担家务，还要注意保护妻子的安全，避免妻子遭受外伤。

(5)做好家庭自我监护，避免性生活，以防早产、胎膜早破和宫内感染。

(6)尽量不要出差，离预产期一个月时，准爸爸最好不要出差。因此时孕妇有可能提前出现状况，准爸爸可随时陪伴在孕妻旁，减轻妻子心理压力。

（三）丈夫在妻子待产期的作用

1. 妻子对准爸爸的希望

(1)希望丈夫与自己共享怀孕快乐，理解自己情绪上的种种变化，并及时给予安慰。准爸爸的一言一行乃至情感态度，不仅影响妻子，而且会影响宝宝。

(2)身体不舒适，对性生活没兴趣，希望丈夫能够理解。心绪不佳时，希望丈夫能在身边陪伴，耐心劝慰。包容妻子的不良情绪，准爸爸应尽量理解、包容妻子，随时递上几句贴心话，如"你受苦了，亲爱的!"或"怀孕使你变得更可爱了"等。

(3)希望丈夫能陪伴一同到医院进行产前检查、去孕妇学校学习孕产知识，一起参加分娩准备及分娩前的训练。经常关心胎动和胎宝宝的各种反应，协助妻子做好孕期监测。妻子心理状态不佳，很多原因是担心自己和胎宝宝出现各种不测，以及害怕分娩。准爸爸要与妻子一起学习孕娩知识，对各种异常情况的预防和处理也要有所了解，有助于消除妻子的紧张情绪。

(4)希望丈夫能关注未来宝宝的一切，一起谈论他是否健康、聪明、漂亮的话题，一起设计宝宝出生后的成长计划。

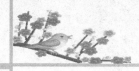

（5）分娩后会变得不如以前漂亮了，希望丈夫还能一如既往地爱自己。

（6）对分娩开始产生害怕，希望丈夫能理解妻子的心情。

（7）当孩子的性别或容貌出乎意料时，希望第一个来安慰的人是丈夫。

（8）希望每天丈夫能早点回家，随时和自己保持联系，不要在发生紧急情况时陷入孤立无援中。

（9）希望丈夫和自己一起给宝宝准备各种物品，不要一副漠不关心的样子，这样会加重妻子对分娩的恐惧和对未来的担忧。

（10）希望丈夫与自己一起讨论并一起确定分娩方式。

2. 产前一周丈夫应做的准备

（1）不要在意妻子的任性：当预产期越来越临近，不安、担心、害怕等往往会使她焦虑不安，或许会变得有点任性，这时应睁只眼睛闭只眼睛。妻子的依赖性增强，准爸爸应尽力满足这种特殊时期的情感需要，丈夫应该了解妻子的产前的不安心理，尽量满足妻子心理需求，使妻子保持安定平稳的情绪，这对于母子的健康非常有益。一句关心和体贴的话，往往能给予妻子力量。相信不久后，妻子就会抱着宝宝展露美好笑容。

（2）不和妻子发生争执：家务琐事很繁重，生活中夫妻也少不了有矛盾。准爸爸应甘做"家庭妇男"，尽量抢着做家务，尤其是较重的活；在某些事意见不一致时，注意控制情绪，切忌让妻子激动。这样，便可减少夫妻之间的争执，使妻子的心理得到满足。

（3）随时调节妻子情绪：准爸爸要经常用幽默诙谐的语言，调节妻子紧张消极的情绪，如"你总是愁眉苦脸、闷闷不乐，我们的宝宝会挂着伤心的泪珠出来的"；当妻子出现假宫缩肚子痛时，就说"这是宝宝给你的下马威"等。

（4）做好"自我牺牲"：准爸爸要少去公共场所，以免患传染病；克制性生活的欲望，避免影响母子健康，引发妻子产生不良心理。

（5）随时保持联系：待产的妻子最不安的就是夜晚独自在家，准爸爸应早点回家。不管是在加班或是和朋友一起去喝酒，让妻子知道你在哪里会比较安心，因此下班未回家时一定要告知妻子自己身在何处，回家前最好先打个电话告知："我要回家了。"

（6）记住妻子的预产期：在自己随身携带的笔记本上记下预定分娩的医院、娘家和邻居的电话号码。

（7）减少假日的应酬：为了准备分娩，有许多事需外出办理，坐车（开车）陪

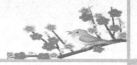

妻子去买东西或是提东西。预产期接近,假日尽可能陪在妻子身旁。可以向周围的人说明原因,请对方理解。

(8)调整工作行程:先将工作安排好,以利于有突发事件时,可借助同事之力使工作顺利进行。

(9)尽早接替家务:尽早询问家事的处理方法,不要忘了洗碗盘、清扫、洗衣等工作,不要以充满垃圾的房子迎接新生的宝宝。有些事如果不能亲身亲历,则可请求或安排家人,如请自己母亲或岳母、保姆来代替自己,但不能没有安排。

3. 开始进入产程时丈夫的作用

宫缩给人的感觉是不适的,所有孕妇都会感觉到疼痛。刚开始宫缩时,每次宫缩时间较短,且宫缩间隔较长。然后,宫缩时间会变得越来越长,间隔时间变得越来越短,疼痛也越来越剧烈。妻子在第一产程宫缩时,腹部肌肉紧张是很正常的,身体其他部分要尽量放松。丈夫要确保妻子的肘、腿、下腰、脖子都有地方支撑,妻子可能懒得说话,所以丈夫要主动帮忙。等到了医院,丈夫也要随时关心妻子是否躺(坐)得舒服。如果妻子因疼痛而感觉很紧张,丈夫可在一旁带她深呼吸,提示她一些保持轻松的要点。丈夫还可以为妻子按摩,以缓解她临产时的紧张与不适反应。了解妻子身体各部分是处于紧张还是放松:①练习按摩。丈夫可以试着给妻子按摩,可询问妻子关于按摩的意见,使丈夫的按摩技巧逐渐改善。②抚摩、拥抱、亲吻、赞美,这些都是丈夫对妻子的最好鼓励。不要吝啬你的情感表达,经历这样一个人生关口,你和她才真正融合为一家人。③临产前她需要大量喝水,注意排尿,适当走动,不要让她一直平躺着。

(四)丈夫在妻子分娩中的作用

在妻子分娩过程中,越来越多的准爸爸们一起参与了分娩过程,这样可以给产妇强有力的精神支持,同时也会加深对新生命诞生的体会。

1. 备好食品

丈夫可为妻子准备好第一产程中可能需要的食物(巧克力、牛奶、豆浆、面包、粥等)和水,在临产后督促她能吃就吃,能喝就喝,以保持充沛的体力迎接第二产程。

2. 丈夫帮忙减轻分娩阵痛

子宫收缩时产妇会感觉到疼痛,随着产程进展,子宫收缩时间会变得越来越长,间隔时间变得越来越短,疼痛也越来越剧烈。丈夫可以做以下事项:

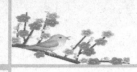

（1）分散注意力：当子宫收缩时，让妻子听听轻音乐，可适当分散注意力，使疼痛有所减轻。

（2）放松身体：子宫收缩时，腹部肌肉紧张是很正常的，此时，丈夫要协助妻子采取她认为可减轻疼痛的姿势，确保妻子的肘、腿都有地方支撑。还可以为妻子按摩，以缓解她临产时的紧张与不适反应，通过手的力量和技巧，作用在身体部位，调节生理功能来达到保健或治疗的目的。准爸爸可为产妇进行脊椎、尾骶部或腹部的按摩，利用调节神经功能和解除肌肉痉挛来减轻分娩疼痛。

（3）配合呼吸：在子宫颈口尚未全开之前，产妇因疼痛而感觉紧张，会忍不住憋气而用力，不利产程的进展。这时准爸爸可以在医护人员的指导下，引导妻子运用正确的呼吸方式，如腹式深呼吸，在宫缩开始时，慢慢用鼻子吸气，使腹部膨胀到最大，然后用嘴慢慢地呼出气体。

（4）精神鼓励：第一产程（从有规律宫缩开始到宫口开全）中，陪产妇适当走动，这样有助于胎头下降、加速产程进展。抚摩、拥抱、亲吻、赞美，这些都是丈夫对妻子的最好鼓励，可大大增加妻子的信心和安全感，使产妇的剖宫产率明显降低。

3. 安排好住院期间的护理工作

在妻子入院后，需要有人护理，包括陪护、三餐营养等，准爸爸应安排好家里的人员分工，共同度过这一特殊时期。产妇排汗量大，丈夫应该协助妻子勤换衣裤；提醒妻子经常变换休息姿势，正常分娩后 6 个小时，剖宫产术后 24 小时，适当下床活动以利于产后恢复。初次下床，产妇可能会有些头晕眼花的感觉，丈夫应给予搀扶、照顾，以免摔跤。

4. 安排合理的膳食

产后的饮食调养对产妇来说非常重要。食品一定要新鲜、卫生、可口，最重要的是营养丰富，除了医院的饮食外，丈夫可以多准备些维生素丰富的蔬菜、水果，如西红柿、西瓜、橙子、葡萄等。每天适当为妻子加餐，增加 2～3 次小点心、汤类、水果等。

5. 协助新妈妈哺乳，多与宝宝亲密接触

刚做妈妈的妻子对喂奶没有经验，丈夫此时可在护士的帮助下协助妻子母乳喂养。与宝宝肌肤上的接触，不但可以帮助建立亲子间的感情，同时还可以起到安抚宝宝情绪的作用。爸爸可以帮宝宝换尿布、哄宝宝入睡、在护士的帮助下帮宝宝洗澡等。

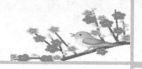

6. 控制亲友的探视频率

妻子住院期间，丈夫要提醒亲朋好友少来探访，以保证产妇有平稳的情绪，允分的休息。一次来访的客人不宜过多，2～3人即可，探访时间尽量要短，10～20分钟为宜。

（五）丈夫在妻子产褥期与哺乳期保健中的作用

产褥期是产妇在产后全身各系统的恢复阶段，也是哺乳期的开始，这期间产妇不仅要适应全身各系统所发生的明显变化，还要担负起哺育新生儿的重任。产褥期产妇身体恢复良好也为今后能持续哺乳婴儿奠定基础。因此，丈夫在产褥期和哺乳期对妻子的帮助仍然是不可缺少的。在此期间，丈夫可注意以下几点：

1. 安排好妻子产褥期的一日生活

分娩后女性全身各器官要恢复到孕前状态是需要一定时间的；同时分娩后也是哺乳期的开始，还要哺育婴儿，如果此时调养不当，就会引起各种疾病。因此，丈夫应在妻子分娩前就做好安排，安排家人或请保姆照顾好妻子产褥期的生活起居及婴儿的护理。

2. 合理安排妻子的膳食

妻子分娩结束后则又进入了哺乳期，此时产妇即要进行自身的恢复，又要喂养婴儿，因此对饮食就有较高的要求。丈夫可根据产后的饮食营养要求特点（见相关章节）合理安排乳母的膳食，保证产妇的身体恢复和乳母哺乳所需的营养要求。

3. 协助妻子喂养婴儿

产后如果是纯母乳喂养，则哺乳主要是妈妈的责任；如果是人工喂养或是混合喂养，丈夫还应协助妻子喂养婴儿等。

4. 产褥期禁止性生活

分娩后产妇全身各系统要恢复到以前的未孕状态是需要一个过程的，该时间的长短并非人为规定，主要是女性生殖器官完全修复需要42天的时间。在此期间，丈夫应禁止性生活，以免引起妻子生殖器官疾病的发生。

5. 哺乳期性生活注意事项

产褥期过后，可逐渐开始性生活，哺乳期内的妇女由于性激素代谢的缘故，尤其孕激素与泌乳素的作用，性欲表现一般都较低下；另外，由于哺育婴儿的辛苦，妻子可能性欲不如孕前，丈夫应体谅，性生活时，丈夫应主动些，并且要注意

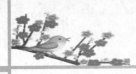

性生活前的性诱导过程,切忌鲁莽行事,以免妻子产生反感。但是,此时丈夫不要吮吸妻子的乳头,在哺乳期,妻子的乳房肩负着哺育宝宝的重任,在性生活中,丈夫爱抚妻子的乳房、吮吸妻子的乳头,双方都可以从中得到性快感。然而,有些宝宝对爸爸在妈妈乳头上留下的气味很敏感,宝宝会为此拒绝吃奶而将妈妈置于尴尬的境地。一旦出现这种情况,妈妈也不必惊慌,可暂时用吸奶器吸出乳汁,放在奶瓶中喂宝宝,注意乳房的清洁,并提醒丈夫在性生活中把注意力转移到其他部位,过几天以后宝宝又会重新接受妈妈的乳头。此外,丈夫口腔中存在着许多致病菌,而妈妈的乳头上有许多乳腺管开口,且该处营养物质丰富易于细菌孳生,极易引起急性乳腺炎,因此哺乳期请丈夫不要吮吸妻子的乳头。

6. 平衡工作与家庭

自孩子出生后,虽然只增添了一个小宝贝,但家务事更多了,刚做新爸爸、新妈妈的责任心则更大了。有时迫于经济压力,许多新爸爸把更多的时间、精力投入到工作中,这在帮助解决家庭经济危机的同时,也给自己的家庭生活带来了紧张的压力。因此,新爸爸尽量做好平衡工作,下班回家,减少应酬,多陪陪妻子和孩子。

(尹 伶 董瑞卿 胡天兰)

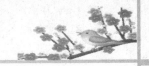

第23章
女性生殖器炎症与妊娠

女性下生殖道（阴道）内有大量微生物寄居，形成正常细菌群。阴道正常菌群包括：①革兰阳性需氧菌及兼性厌氧菌，如乳酸杆菌、棒状杆菌、非溶血性链球菌、肠球菌属、葡萄球菌。②革兰阴性需氧菌及兼性厌氧菌，如阴道加德纳菌、大肠埃希菌、摩更菌。③专性厌氧菌，如消化球菌、凝固酶阴性消化链球菌、梭杆菌属、脆弱拟杆菌、动弯杆菌、普雷沃菌。④解脲支原体、念珠菌属。

任何一种正常菌群，只要局部酸碱度改变导致菌群失调，都有可能成为病原菌。

外阴阴道炎是下生殖道的炎症，也是育龄女性常见的妇科病，包括滴虫阴道炎、真菌性阴道炎、细菌性阴道病。阴道炎症时有大量异常的分泌物流到外阴，刺激外阴瘙痒，为阴道炎的共同症状。

一、妊娠期念珠菌外阴阴道炎

念珠菌外阴阴道炎（VVC），又称真菌性阴道炎、外阴阴道假丝酵母菌病，是妇科门诊常见病、多发病。念珠菌外阴阴道炎分为单纯性念珠菌阴道炎、重度念珠菌阴道炎、妊娠念珠菌阴道炎、复发性（难治性）念珠菌阴道炎。

1. 念珠菌外阴阴道炎对妊娠、分娩的影响

孕妇患有念珠菌性阴道炎可导致胎膜早破、早产，产后子宫内膜炎的发生率明显增高。未治愈的孕妇在分娩时，易使胎儿受到念珠菌感染，新生儿出生后可引起鹅口疮；或由于污染的乳具感染，垂直传播率为 7.14%。

2. 病因

念珠菌分为白色念珠菌（白假丝酵母菌）和非白色念珠菌，主要致病菌种为白色念珠菌（占 80%～90%），10%～20% 为光滑假丝酵母菌、近平滑念珠菌、热带念珠菌、克柔念珠菌、高里念珠菌。白色念珠菌为卵圆形单壁细胞，成群分布;白色念珠菌为双相菌,有芽生孢子(酵母相)及细胞发芽伸长而形成的假菌丝(菌丝相)。酵母相时的芽生孢子在无症状寄居或传播中起作用;而芽生孢子发芽伸长而形成的假菌丝表明细菌正处于致病状态,侵袭组织能力加强。念珠菌不耐热,加热至 60℃ 一小时即可死亡,但对干燥、日光、紫外线及化学制剂的抵抗力较强。正常人群带菌率:口腔 50%,肠道 50%,阴道 10%～30%,皮肤 2%,咽喉 1%。

3. 诱发因素

(1)妊娠:孕妇体内高雌激素水平致阴道组织内的糖原增高,为念珠菌的繁殖提供良好的营养,使阴道 pH 值改变,利于念珠菌的生长。雌激素具有促进念珠菌形成假菌丝功能,增强毒力,造成致病状态,且症状严重。妊娠的免疫抑制作用,使机体免疫力下降,有助于念珠菌生长。妊娠期带菌率可达 30%,妊娠期感染率为 21.1%。

(2)抗生素应用:阴道乳酸杆菌可以产生硬脂酸,阻止念珠菌的增殖发芽,而乳酸杆菌与念珠菌之间可互相竞争营养物。广谱抗生素的应用,破坏了阴道内的正常菌群,使乳酸杆菌减少,阴道正常菌群的保护作用消失。

(3)糖尿病:糖尿病患者血糖控制不好,体内血糖水平增高,使阴道局部组织糖原增多,同时糖尿病女性身体抵抗力下降,皆为念珠菌的生长、增殖提供条件。

(4)长期应用激素:长期应用免疫抑制药或糖皮质激素,可使患者的免疫功能下降,或免疫功能低下的患者(艾滋病)均易患念珠菌外阴阴道炎。

(5)行为因素:穿紧身化纤内裤、肥胖可使会阴局部的温度及湿度增加,均易使念珠菌得以繁殖而引起感染。频繁性交(精液为碱性,也可导致 pH 值改变);刺激性食品、甜品等均可促进念珠菌繁殖。

4. 传染方式

大多数白色念珠菌的感染均为内源性感染。少部分患者可通过性交直接传染或接触污染的衣物、便器等物品而间接传染。

5. 临床表现

急性期阴道分泌物增加,导致白带增多,颜色和气味发生改变,典型的白带呈凝乳状或豆渣状。外阴瘙痒、灼痛,严重时坐卧不宁,可伴尿频、尿痛、排尿困难及性交痛。检查见外阴抓痕,小阴唇内侧及阴道黏膜附着白色膜状物,擦除后露出红肿黏膜面,还可见糜烂及表浅溃疡。念珠菌性外阴阴道炎可分为单纯性与复发性(表 4)。

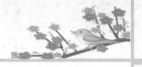

表4 单纯性和复发性念珠菌外阴阴道炎的特征

	临床症状	是否复发	病原体	不利因素
单纯性	轻到中度	不常见/散发	假菌丝	正常宿主
复发性	中到重度	再发(4次/年)	只有芽酵母	妊娠、未控制好的糖尿病、免疫受损

6. 诊断

阴道分泌物中找到白色念珠菌孢子和假菌丝,即可确诊。

复发性念珠菌外阴阴道炎(RVVC)诊断:被证实的念珠菌外阴阴道炎发病≥4次/年,即一年内发作4次或以上称复发性念珠菌外阴阴道炎。患者经治疗临床症状及体征消失,真菌学检查阴性后又出现真菌学证实的症状称为复发。复发性念珠菌外阴阴道炎危险因素包括饮食、妊娠、OGTT的血糖水平明显升高、免疫受损。

对复发性(难治性)病例应查尿糖和空腹血糖,并详细询问病史,包括有无服用大量雌激素或长期服用抗生素、用免疫抑制药、肾上腺皮质激素的病史,或有无口交和舔阴史,以找查原因。

7. 治疗

孕前应先要积极治疗,待病情得到控制或完全治愈后再考虑怀孕。无症状不需治疗。

(1)消除诱因:有糖尿病应积极治疗,及时停用广谱抗生素、雌激素、糖皮质激素。勤换内裤,在治疗期间所换洗的内裤、毛巾均应用冷水煮开的高温消毒方式消毒,清洗后不要再进入洗衣机洗涤而直接晾晒,清除内衣、内裤上所带有的致病菌,防止复发,所用浴盆也要消毒。

(2)抗真菌治疗:克霉唑栓150毫克,每晚阴道塞用,连用7日。

(3)为避免新生儿真菌性口炎:孕妇患者可在产前使用麦咪康柏栓1~2片/日,连续3~6周。或于分娩前6天内服氟康唑150毫克,每日3~4次;高剂量氟康唑可以致畸,短期是安全的,分娩前6天内服氟康唑对胎儿影响不大,可预防新生儿感染念珠菌。

(4)复发性念珠菌外阴阴道炎(RVVC)的治疗:治疗复发性念珠菌外阴阴道炎前必须培养,明确菌种,需强化治疗。抗真菌治疗分为初始治疗及维持治疗。初始治疗若为局部治疗,延长治疗时间至7~14日。常用的维持治疗:克霉唑栓500毫克,每月1次,连用6个月。治疗期间定期复查、监测疗效及药物

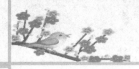

不良反应,发现不良反应立即停药。

二、妊娠期滴虫阴道炎

滴虫阴道炎是阴道毛滴虫感染引起的阴道病。

1. 滴虫阴道炎对妊娠、分娩的影响

妊娠期滴虫阴道炎发病率为 4.5％,容易并发其他细菌的感染,在孕早期可能会引起流产、畸胎,在孕中晚期有可能引起绒毛膜炎,导致胎膜早破、早产,产后引起子宫内膜炎;一旦炎症通过胎盘还可能直接引起胎儿感染,更严重的是胎儿从阴道分娩时可能会造成眼睛感染,侵犯角膜,使视力受到影响。

2. 病因

滴虫阴道炎是妇女常见性传播疾病。寄生在人体的毛滴虫有三种:即人毛滴虫、阴道毛滴虫和口腔毛滴虫,分别寄居在泌尿生殖系统、阴道和口腔内。阴道毛滴虫(TV)是本病的病原体,阴道毛滴虫适宜在温度 25℃～40℃,pH 值 5.2～6.6 的潮湿环境中生长,pH 值在 5 以下或 7.5 以上的环境中则不生长。

滴虫能消耗或吞噬阴道上皮细胞内的糖原,阻碍乳酸生成,使阴道 pH 值升高。滴虫的生活史简单,只有滋养体而无包囊期,滋养体生命力较强,能在 3℃～5℃生存 21 天,在 46℃生存 20～60 分钟,在半干燥环境中约生存 10 小时;在普通肥皂水中也能生存 45～120 分钟。

本病与卫生条件、居住地区、气候和不同社会人群有关。特点如下:①性伴侣双方皆有感染。②感染年龄 18～35 岁最高,这一阶段是性活跃时期。③滴虫病常与淋病同时存在。

滴虫不仅寄生于阴道,还常侵入尿道或尿道旁腺,甚至膀胱及男方的包皮皱褶、尿道或前列腺中。滴虫阴道炎患者的阴道 pH 值 5～6.5。

3. 传播方式

滴虫的传播方式有两种:①直接方式:主要通过性行为被性伴侣传染;娼妓感染率高。②间接方式:幼女和未婚妇女的滴虫病,主要是通过间接方式感染,由共用被污染的浴盆、浴巾、内裤与马桶圈等而被传染。

4. 临床表现

潜伏期 4～28 日。主要症状是阴道分泌物增多及外阴瘙痒,或有灼热、疼痛、性交痛等。分泌物典型特点为稀薄脓性、黄绿色、泡沫状、有臭味。瘙痒部

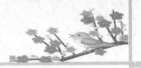

位主要为阴道口和外阴。若合并尿道感染,可有尿频、尿痛,有时可见血尿。检查见阴道黏膜充血,严重者有散在出血点,宫颈甚至有出血斑点,形成草莓样宫颈。后穹隆有多量白带,呈灰黄色,稀薄液体或黄绿色脓性分泌物,常呈泡沫状。带虫者阴道黏膜无异常改变。

5. 诊断

典型病例容易诊断,若在阴道分泌物中找到滴虫即可确诊。实验诊断方法有三种:①悬滴检查法:从阴道后穹隆处取少许白带与生理盐水混悬,在低倍镜下观察,可见活动的梨形虫体和鞭毛,此方法的敏感性 60%～70%。②涂片染色法:取分泌物涂于载玻片上,先用火焰固定,再用姬姆萨液染色,毛滴虫鞭毛清晰,体内结构蓝红分明。③培养法:准确性达 98% 左右。

6. 治疗

滴虫阴道炎主要由性行为传播,因此性伴侣应同时进行治疗,在治疗期间所换洗的内裤及毛巾均应用冷水煮开的高温消毒方式消毒(煮沸 5 分钟),清洗后不要再进入洗衣机洗涤而直接晾晒,清除内衣内裤上所带有的致病菌,以防止复发。因滴虫阴道炎可同时有尿道、尿道旁腺、前庭大腺滴虫感染,治疗此病需全身用药。①妊娠期用药:硝呋太尔片 0.2 克,每日 3 次,建议夫妻同服。②非孕期全身用药:初次治疗可选用甲硝唑 2 克单次口服,或甲硝唑 0.4 克,每日 3 次,连用 7 天。口服药物的治疗率为 90%～95%。甲硝唑能通过乳汁排泄,若在哺乳期用药,用药期间及用药后 24 小时内不宜哺乳。③非孕期局部用药:奥硝唑 0.5 ,每晚 1 次,连用 7 天。单独局部用药疗效不如全身用药,局部用药的治愈率≤50%。

三、妊娠期细菌性阴道病

1. 细菌性阴道病对妊娠的影响

妊娠期细菌性阴道病与羊膜绒毛膜炎、胎膜早破、早产有关,任何有症状的细菌性阴道病孕妇及无症状的高危孕妇(有胎膜早破,早产史)均需治疗。由于本病在妊娠期有合并上生殖道感染的可能,多选择口服用药。

2. 病因

细菌性阴道病为阴道内正常菌群失调所致的一种混合感染,但临床及病理特征无炎症改变。正常阴道内以乳酸杆菌占优势,细菌性阴道病时,阴道内乳

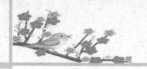
酸杆菌减少而其他细菌大量繁殖,主要有加德纳菌、普雷沃菌、紫单胞菌、类杆菌、消化链球菌等厌氧菌,以及人型支原体,其中以厌氧菌居多,厌氧菌数量可增加100～1 000倍。加德纳菌是本病的主要病原菌。菌体是革兰阴性杆菌或染色不定小杆菌或球杆菌,着色不均匀,排列呈多态性,无鞭毛荚膜和芽孢。在普通培养基上不生长,37℃微氧环境中培养48小时,菌落为灰白色,细小半透明,无黏性S型菌落。促使阴道菌群发生变化的原因:可能与频繁性生活、多个性伴侣或阴道灌洗使阴道碱化有关。

3. 临床表现

10％～40％患者无临床症状,有症状者主要表现为阴道分泌物增多,有烂鱼样臭味,这是由于厌氧菌繁殖的同时可产生胺类物质(尸胺、腐胺、三甲胺)所致。尤其性交后碱性前列腺液引起氨类释放,臭味加重。可伴有轻度外阴瘙痒或烧灼感。检查见阴道黏膜无充血,阴道pH值增高(5.0～5.2),分泌物特点为灰白色,均匀一致,稀薄,常附于阴道壁,容易将分泌物从阴道壁擦去,分泌物中很少白细胞和脓球。

4. 诊断

下列4项中有3项阳性即可临床诊断为细菌性阴道病。①呈均质、稀薄、灰白色阴道分泌物。②阴道pH值＞4.5(pH值通常为4.7～5.5)。③胺臭味试验阳性,取少许阴道分泌物放在玻片上,加入10％氢氧化钾1～2滴,能产生一种臭鱼样腥臭味。④线索细胞阳性,取阴道分泌物做生理盐水湿片,高倍显微镜下寻找线索细胞。线索细胞即阴道脱落的表层细胞,于细胞边缘黏附颗粒状物(即各种厌氧菌,尤其是加德纳菌),使其边缘呈锯齿状而不清晰,形成所谓线索细胞。阴道分泌物中线索细胞达20％,才能判定为阳性结果。

5. 治疗

选用抗厌氧菌药物。硝呋太尔片0.2克,每日3次,建议夫妻同服。内裤、毛巾消毒方式同滴虫性阴道炎。

四、妊娠期支原体与衣原体感染

沙眼衣原体(CT)是引起女性生殖道感染常见的病原体,是最常见的生殖道性传播致病菌,能引起急性或慢性感染。孕妇生殖道沙眼衣原体感染率,我国为3％～35.7％。女性表现为宫颈炎、前庭大腺炎、尿道综合征,以及盆腔炎

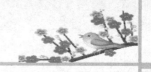

症性疾病。在尿道炎致病菌中，衣原体要比淋球菌更为常见。支原体感染部位在宫颈，性生活越乱支原体阳性率越高。

1. 妊娠期支原体感染

(1)支原体形态与结构：支原体又称霉形体，为目前发现的最小的、结构最简单的没有细胞壁的原核细胞，支原体细胞中惟一可见的细胞器是核糖体。其大小介于细菌和病毒之间。

有20%～30%的非淋菌性尿道炎的病人，是由人型支原体(MH)、解脲支原体(UU)引起的，是非淋菌性尿道炎及宫颈炎的第二大致病菌。泌尿生殖道中支原体感染率主要与性交次数的多少、性交对象的数量有关。女性的支原体感染率更高，分解尿素支原体的感染率要比人型支原体的感染率为高。

红霉素、四环素、卡那霉素、链霉素及氯霉素等作用于支原体核蛋白体的抗生素，可抑制或影响蛋白质合成，有杀灭支原体的作用。支原体对热抵抗力差，通常55℃经15分钟处理可使之灭活。

(2)致病性与免疫性：支原体不侵入机体组织与血液，只能黏附并定居在泌尿生殖道的上皮细胞表面的受体上，黏附于宿主细胞表面的支原体从细胞吸收营养，从细胞膜获得脂质和胆固醇，造成膜的损伤；释放神经(外)毒素、磷酸酶及过氧化氢等。支原体代谢产生的有毒物质，如溶神经支原体能产生神经毒素，引起细胞膜损伤；脲原体含有尿素酶，可以水解尿素产生大量氨，对细胞有毒害作用。巨噬细胞、免疫球蛋白G(IgG)及免疫球蛋白M(IgM)对支原体均有一定的杀伤作用。

(3)支原体感染对妊娠分娩的影响

①支原体感染引起不育不孕：支原体可以黏附于细胞、巨噬细胞表面，还可黏附于精子表面，并阻止精子运动，其产生的神经氨酸酶样物质可干扰精子与卵子的结合，导致不育不孕。

②支原体感染引起胎膜早破、早产：孕妇的生殖道内带有解脲支原体，是胎膜早破主要的致病因素。可通过胎盘感染胎儿而导致早产、死胎等。在生殖道分娩时感染新生儿，引起新生儿呼吸道感染(肺炎)，新生儿结膜炎。

(4)支原体感染的治疗：治疗用高度敏感的红霉素，本品对弓形虫、梅毒螺旋体也有良好的杀灭作用，每日只需服1次，500毫克，连用3日。

2. 妊娠期沙眼衣原体感染

女性生殖道衣原体感染主要为沙眼衣原体(CT)感染，是常见的性传播疾

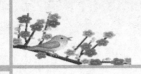
病,在发达国家沙眼衣原体感染占性传播疾病第一位,我国沙眼衣原体感染也在增高。

(1)沙眼衣原体形态:沙眼衣原体有独特的生命周期,具有原体和网状体两种截然不同的形态和功能。

在不良条件下,衣原体扩张成为具有包涵体的明显非典型形态,在宿主细胞内存留几周,甚至几个月。一旦环境改变以后,它们又重新发育并产出感染性后代。

(2)传播途径:成年人主要经性交直接传播,胎儿或新生儿可通过母体的宫内、产道及产后感染,主要来自沙眼衣原体感染母亲的产道,垂直感染率多达70%～80%,其次才是来自宫内感染。

(3)衣原体感染对妊娠分娩的影响:妊娠时免疫变化和激素改变可能会激活隐匿性衣原体而导致感染,孕妇生殖道感染率我国报道为3%～35.7%。宫颈管是衣原体最常见的感染部位,子宫颈感染后可出现宫颈糜烂、宫颈黏膜水肿、白带增多(呈脓性)、接触性出血等。宫颈管炎上行性感染可引起子宫内膜炎、输卵管炎,导致不孕或输卵管妊娠,也是胎膜早破、早产、低体重儿、围生儿死亡及羊膜绒毛膜炎等主要的致病因素。

(4)诊断:由于沙眼衣原体感染无特征性临床表现,诊断较困难,需实验室检查确诊,常用方法如下。

①沙眼衣原体培养:为诊断沙眼衣原体感染的金标准,敏感性和特异性高,但需一定的实验设备。

②沙眼衣原体抗原检测:针对沙眼衣原体外膜蛋白或脂多糖的抗体检测抗原,是目前临床最常用的方法。

③沙眼衣原体核酸检测:敏感性高,细胞培养阴性时也能检测出沙眼衣原体DNA,但须注意污染引起的假阳性。

(5)预防与治疗:为预防和减少沙眼衣原体在产妇和胎儿间的垂直传播,美国疾病控制中心(CDC)已将沙眼衣原体检查作为孕晚期必查项目。若产前未能治疗,应尽量选择剖宫产分娩;但必须指出,若胎膜已破,既使经剖宫产分娩的新生儿也存在沙眼衣原体感染的危险。孕期沙眼衣原体感染首选口服红霉素治疗。对已确诊的产妇感染,新生儿出生后应常规行脐血检测沙眼衣原体IgM及眼、呼吸道沙眼衣原体检测,如为阳性则予红霉素或阿奇霉素全身预防治疗,以防止沙眼衣原体结膜炎和肺炎等发生。

(李增庆)

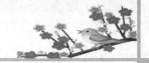

第24章
性传播疾病与妊娠

性传播疾病(STD)是一组主要由性行为接触或类似性行为接触为主要传播途径的严重危害人群身心健康的传染性疾病,以往所谓的性病主要是指梅毒、淋病、软下疳及性病性淋巴肉芽肿 4 种,亦称经典性病。现在性传播疾病还包括艾滋病、非淋菌性尿道炎、细菌性阴道炎、性病性盆腔炎、尖锐湿疣、生殖器疱疹、阴道念珠菌病、阴虱病、传染性软疣、乙型肝炎等 30 余种。国家规定监测的性病有梅毒、淋病、非淋菌性尿道炎、尖锐湿疣、生殖器疱疹、软下疳、性病性淋巴肉芽肿、艾滋病共 8 种。性病主要是经性接触传播,可在夫妻间传播,也可通过其他途径传播,如血液、母婴、间接接触传播。

一、乙型肝炎与妊娠

我国是乙型肝炎高发地区,乙型肝炎病毒(HBV)在人群中的感染率高达60%,乙肝表面抗原(HBsAg)携带率也高达 10%～15%,我国妊娠期乙型肝炎的发生率是非妊娠期的 6 倍。HBV 感染者不仅是重要的传染源,而且可伴发急性乙型肝炎,是引起慢性肝炎、肝硬化和肝癌的重要因素。只是由于我国HBV 携带者的基数太大而不如人类免疫缺陷病毒(HIV)引起的社会关注强烈。HBV 主要是经血液、性交、母婴传播。在人的一生中感染越早,越容易慢性化,婴幼儿于围生期感染者有 90% 发展成慢性感染,成人后有 25%会死于HBV 相关的慢性肝病。

1. 乙型肝炎对母儿的影响

(1)妊娠合并肝炎对母亲的影响:肝炎对母儿均产生影响,对孕产妇的影响为妊娠早期可出现消化道症状,使早孕反应加重;孕晚期使妊娠期高血压疾病的发生率升高,加重肝脏损害;使产后出血的发病率增加,妊娠合并肝炎是我国孕产妇死亡的主要原因之一。

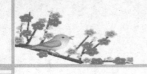

(2)对胎儿和新生儿的影响:对胎儿和新生儿的影响有流产、早产、死胎、死产和新生儿死亡等。新生儿可通过母婴垂直传播被感染,HBV 母婴传播是人群中大量 HBV 慢性携带者形成的重要原因,慢性携带者有 40%～50%是母婴传播造成的。乙型肝炎母婴传播是指乙型肝炎表面抗原阳性的母亲,尤其是乙肝表面抗原(HBsAg)和乙肝 e 抗原(HBeAg)双阳性的母亲可将 HBV 传给婴儿,引起婴儿 HBV 感染的过程。这一过程可分为 3 个阶段:怀孕时经胎盘传播,分娩期产程中的传播及分娩后经哺乳等密切接触传播。

宫内感染的发生率占母婴传播总数的 3%～5%,近年占 9.1%～36.7%;分娩过程的感染占母婴传播感染总数的 90%以上,近年占 40%～60%,以产道分娩传播乙肝病毒的危害最大;出生后发生感染的比例较低,约占母婴传播总数的 5%。我国有 75 万～150 万孕妇为乙肝病毒携带者,如不采取有效预防措施,HBsAg 阳性母亲所生的新生儿中 50%～90%可能被感染乙肝病毒。

2. 乙肝病毒感染者何时可妊娠

(1)HBsAg 无症状携带者或健康携带者可妊娠:一般预后良好,对围生儿无不良影响。但是 HBsAg 阳性孕妇存在母婴传播的危险性,这种危险性的高低与 HBV 在母体内复制水平密切相关。因此,怀孕前应确定其传染性。HBsAg 阳性、乙肝病毒脱氧核糖核酸(HBV-DNA)阳性者应在孕前予以适当的治疗,争取其转为阴性再怀孕。

(2)慢性乙肝及肝硬化患者能否怀孕及何时怀孕:应首先明确肝病病情,包括炎症活动度、肝损伤度及肝储备,待病情相对稳定再怀孕。妊娠后要在妇产科和传染科医生的严密监护下,争取提前住院,保证顺利分娩;尤其应注意凝血变化,分娩前积极处理,胎儿成熟后行计划分娩,避免过期妊娠。

(3)HBsAg 阴性,而抗 HBc 及(或)抗 HBe 抗体阳性者:其中部分为 HBV 携带者,条件允许,应采用敏感性、特异性高的核酸杂交及聚合酶链式反应(PCR)法检测血清 HBV-DNA,确定其母婴传播危险性,并采取相应治疗,争取 HBV-DNA 转为阴性再怀孕或及时采取阻断母婴传播措施。

3. 乙肝病毒感染者不宜怀孕的 6 种情况

(1)现症的急性乙肝,伴有明显的肝功能异常,在没有产生抗乙肝表面抗体以前,最好暂缓怀孕。

(2)乙肝病毒感染时间较长且肝脏损害严重,肝脏活组织病理检查证实为肝硬化,伴有明显的血小板减少,脾功能亢进,凝血功能障碍的。

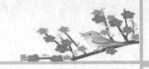

（3）慢性乙肝患者肝功能异常较为明显，且肝功能波动较大，常伴有蛋白比例倒置或低蛋白血症。

（4）慢性乙肝患者伴有严重的肝外系统表现，如肾病、再生障碍性贫血等。

（5）曾有过怀孕史，但因肝脏不能承受而终止妊娠者。

（6）乙肝病毒感染伴有妇产科疾患不宜怀孕者，有重复剖宫产史者。

4. 阻断乙肝病毒(HBV)母婴传播的措施

乙肝病毒不是通过染色体传递给下一代的，是传染而不是遗传，这种传染是可以预防的。近年来有报道在卵细胞和精子中存在 HBV，经过生殖过程垂直传播给子代的可能性提供了依据。如果这种遗传传递确实存在，无疑为全面控制 HBV 感染增加了新的困难。

（1）妊娠前：治疗乙肝，降低病毒血症水平，减少母婴传播几率。

（2）妊娠期：HBsAg 阳性孕妇可自妊娠 21 周起采取免疫干预措施，应用乙肝免疫球蛋白(HBIG)阻断其宫内感染。

（3）分娩后：对新生儿行主动免疫或联合免疫预防母婴传播，暴露前免疫效果可达 100%，暴露后免疫效果可达 90%左右。

（4）免疫方案

①HBsAg 阳性，HBeAg 阴性母亲，对子女的传染性相对较弱，所以一般给新生儿常规的乙肝疫苗注射即可。

②HBsAg 和 HBeAg 均阳性或 HBV-DNA 阳性的母亲传染性强，单纯疫苗注射常常不能奏效，应采取双重阻断：

产前 3 个月各注射一针球蛋白(效果不能肯定)，孩子出生后尽快注射一针球蛋白，一个月(或半个月)注射第二针球蛋白。再加上疫苗注射，疫苗注射也有多种做法，如 0－1－6，1－2－7 方案。从总的母婴阻断效果来看，为最大限度减少 HBV 母婴传播，在经济条件许可时对 HBV 携带母亲的婴儿应采用主、被动联合免疫。

5. 乙肝病毒感染者的母乳喂养问题

采用主、被动联合免疫时，母亲慢性 HBV 感染不应作为剖宫产和人工喂养的指征，尤其对于 HBeAg 和 HBV-DNA 均阴性的携带母亲而言。

由于母乳中含有多种营养成分和抗病毒物质，在发展中国家母乳喂养的婴儿常见疾病发病率和严重程度明显低于人工喂养儿，因此世界卫生组织提出所有婴儿（母亲人类免疫缺陷病毒感染时除外）都应该母乳喂养，包括对慢性

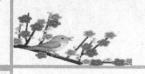

HBV 携带母亲的婴儿。

在我国,一般而言采用主、被动联合免疫时,母亲慢性 HBV 感染可以喂养,尤其对于 HBeAg 和 HBV-DNA 均阴性的携带母亲而言。我国 HBV 携带率高,各地经济发展又不平衡,在经济发达地区有条件的家庭中 HBeAg 和(或) HBV-DNA 阳性孕妇所生婴儿的喂养问题需慎重考虑。

母乳能否检测到乙肝病毒,是判断乳汁是否有传染性最为客观的指标,如果母乳中 HBV-DNA 阳性,提示体内存在乙肝病毒,传染性强,则不宜母乳喂养。HBV-DNA 阳性或"大三阳"的母亲,特别是肝功能异常者,表示病毒正处于活动期,母乳的传染性大,也不宜母乳喂养。由于乙肝病毒主要通过血液传播,如果婴儿口腔、咽喉、食管、胃肠黏膜等处有破损、溃疡,母乳中的乙肝病毒就会由此进入血液循环,并可能诱发乙肝病毒感染,应暂时停止母乳喂养。母亲乳头破裂也应暂时停止母乳喂养。母亲属于乙肝病毒携带者,如果婴幼儿表面抗体阴性,表示缺乏保护性抗体,应及时进行乙肝疫苗接种,待保护性抗体产生后才可母乳喂养。如果实在担心母乳喂养有问题,那就最好不用母乳喂养(特别是乙肝 e 抗原也阳性的母亲),否则一旦婴儿 HBsAg 转阳,就会误认为是因母乳喂养所致而后悔。

二、艾滋病与妊娠

艾滋病的医学全名为"获得性免疫缺陷综合征"(AIDS),是由人类免疫缺陷病毒(艾滋病病毒,HIV)感染的性传播疾病。艾滋病可以通过性行为、血液和母婴传播三种途径传播。艾滋病母婴传播是指艾滋病病毒感染的妇女在怀孕、分娩或产后哺乳等过程中将艾滋病病毒传染给胎儿或婴儿,导致胎儿或婴儿感染的过程。妊娠妇女的 HIV 感染已成为全球艾滋病流行中最令人关注的问题,据 UNAIDS (HIV/AIDS)资料,进入 21 世纪,每年有 200 多万感染妇女分娩,平均每天就有 1 600 多个婴儿感染 HIV,仅 2000 年一年时间就有 60 万儿童感染 HIV-1,主要是经母婴垂直传播引起。我国艾滋病的流行情况亦不容乐观,全国艾滋病疫情最新评估结果显示,截至 2007 年底,我国现有艾滋病病毒感染者和病人约 70 万人,其中艾滋病病人约 8.5 万人,人群感染率平均为 0.05%,高流行地区孕产妇感染率从 1997 年的零,上升到 2004 年的 0.26%。我国现有艾滋病病人和感染者中,母婴传播占 1.1%。2008 年新发生的艾滋病病毒感染者中,母婴传播占 1.3%。研究表明,在未干预的情况下,艾滋病母婴

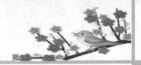

传播率达 15%～50%，在欧美为 16%～20%，泰国为 19%～24%，非洲 25%～40%。我国部分地区研究结果表明，在艾滋病高流行区，艾滋病母婴传播率为 35%～50%。母婴垂直传播的婴儿预后不良，许多于出生第一年内出现症状，并迅速进展，4 岁时病死率接近 100%。目前，中国 HIV 的流行正处于快速增长期，虽然母婴传播所占比例不大，但是由于育龄妇女感染艾滋病的数目正在增加，因而婴儿感染艾滋病人数也必然会快速增加。在这关键时刻，必须尽快采取积极的干预措施，预防艾滋病的母婴传播，以保护妇女儿童的健康，减少艾滋病给家庭和社会造成的损失。

1. 艾滋病母婴传播的途径

艾滋病母婴传播的途径主要有 3 条。

(1)宫内传播：病毒经胎盘或羊水由母体传给胎儿。

(2)分娩过程中传播：在分娩前和分娩时经母体-胎儿微循环的血液传播，尤其在宫缩时被感染的几率增大。此时婴儿的头皮直接接触母体子宫、阴道口的分泌物，并且母体行会阴切开术、胎儿头皮电极的应用、阴道助产、人工破膜等，都会使胎儿皮肤或黏膜破损伤口直接接触母体的血液、产道分泌物而被感染。另一种传播途径可能为经羊膜的传播，当母体存在细菌性感染时，母体的白细胞可以进入羊水中并通过胎儿的皮肤、黏膜、肠道和肺而进入胎儿体内。

(3)产后传播：产后哺乳也是 HIV 重要的传播途径，母乳中含有艾滋病病毒，新生儿感染是乳汁内的病毒通过口腔或者胃肠道造成的。通过对未经抗逆转录病毒治疗的 HIV 阳性孕妇产后母乳喂养婴儿一年的观察，婴儿的感染率为 10%～20%。混合喂养比纯母乳喂养易增加感染 HIV 的机会，可能与婴儿胃肠道的炎症反应有关，炎症反应可增加感染机会。

有研究发现，妊娠、分娩至产后 2 年的各个阶段，艾滋病病毒的母婴传播率并不相同。孕 0～14 周为 1%，孕 14～36 周为 4%，孕 36 周至分娩为 12%，分娩时的传播率为 8%～12%，而分娩后婴儿 0～6 月龄传播率为 7%，7～24 月龄为 3%。总的艾滋病的母婴传播率同母乳喂养的时间密切相关：非母乳喂养传播率为 20%～25%，母乳喂养 6 个月为 25%～30%，母乳喂养 18～24 个月为 30%～35%。

2. 影响艾滋病母婴传播的高危因素

HIV 的垂直传播是一个受多种因素影响的过程，包括母亲的疾病时期、病毒学特征、免疫学状态、胎盘因素（如物理损伤或炎症等）、遗传因素（如辅助受体多

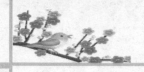

态性)和产科因素(如分娩方式)等。胎盘可能因并发其他病原体的感染而增加其"通透性",并导致母婴传播率的增加。许多研究显示,母体的病毒载量水平与HIV-1 的母婴传播密切相关,但传播和非传播之间没有明确的临界值。胎儿或婴儿方面的因素也可能具有一定的影响作用,如婴儿的 HIV 辅助受体的基因多态性等。分娩方式对母婴传播有重要的影响作用,如采取剖宫产者因为可以缩短或减少婴儿与产道分泌物和母血的接触而使发生率明显降低。此外,产道清洗和给孕妇补充营养素(如维生素 A)等措施也可以降低母婴传播率。

(1)母体因素:包括病情程度、病毒载量、免疫状况、营养状况、相关疾病、不良行为等。

(2)胎盘因素:绒毛膜羊膜炎和性病可造成胎盘屏障完整性的破坏。炎症等引起的胎盘损伤可以促进 HIV 的传播。

(3)分娩过程

①侵袭性的操作:产前检查及分娩过程中的侵袭性操作可能增加胎儿的感染几率。

②胎膜早破:胎膜早破时间是影响母婴传播率的独立因素。

③产程过长:产程越长,感染几率越高。

④分娩方式:阴道分娩和双胞胎中的第一胎有较高的感染危险。在临产和破膜前的剖宫产可以降低传播的危险性。

⑤其他产科方面的危险因素:早产、产时出血、血性羊水等也具有传播的高危险性。

(4)产后:①喂养方式,产后哺乳可造成艾滋病病毒垂直传播。②乳腺疾病,当产妇患有乳腺炎、乳头皲裂、乳房脓肿时,母婴传播的几率明显增加。

(5)婴儿因素:婴儿的遗传特性可能为传播的潜在危险因素。已发现 HIV 细胞受体上的一个基因编码的突变(CCR5)可以降低传播的危险性。

(6)病毒因素:HIV 各亚型的传播性大小也不同,重组和 C 亚型的传播性可能较大,HIV-1 的垂直传播率要高于 HIV-2。

3. HIV 感染对妊娠及生殖状态的影响

(1)妇科疾病发生率增加。例如,人乳头瘤病毒(HPV)感染及子宫颈上皮内瘤变(CIN)发生率增加;外阴、阴道感染增加;盆腔炎发生率增加;性传播疾病的发生率增加;月经失调发生率增加。

(2)艾滋病病毒感染者的妊娠率下降。

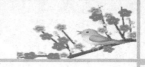

（3）HIV 感染者发生自然流产和胚胎停育增加。

（4）HIV 感染孕产妇早产、胎儿宫内生长受限及围产儿死亡率增加。

4. 艾滋病母婴传播的预防

国外的经验和研究证明,实施预防艾滋病母婴传播综合干预措施,可有效降低艾滋病母婴传播率。HIV 感染的母亲所生的婴儿只有 1/3 为 HIV 的感染者。如果给予药物治疗和产前、产时预防,婴儿生后人工喂养,可使母婴传播率降低 50%～67%。如果选择正确的分娩方式(剖宫产)＋药物治疗和产前预防＋人工喂养可使传播率降至 1%～2%。

（1）艾滋病母婴传播的预防策略:目前,联合国推荐了预防 HIV 母婴传播的全球综合策略,分四个阶段。

①育龄妇女 HIV 感染的早期预防:对于普通人群和夫妇进行行为干预,包括提供预防及治疗 HIV 感染的相关知识;积极治疗性传播疾病;减少不安全输血;告知相关可能给妇女带来的不利因素,如歧视;安全性行为,如安全套的使用。

②预防 HIV 感染妇女的非意愿妊娠:帮助妇女了解其 HIV 感染状态,提供预防及治疗 HIV 感染的相关知识、教育和咨询服务,包括母婴传播的预防;向 HIV 感染妇女及其丈夫提供咨询服务,使其对于今后妊娠能够做出知情选择;安全套是实行计划生育较好的工具;避免非意愿妊娠。

③预防 HIV 感染妇女的孕产期传播:充分的咨询与自愿检测(VCT);确保 HIV 阳性妇女能够得到产前保健和预防母婴传播方面的相关服务;知情选择终止妊娠(孕早期);HIV 感染妇女继续妊娠者,为孕产妇及其新生儿提供抗病毒药品及咨询服务;安全分娩,避免产时感染;为新生儿安全喂养提供支持与咨询服务。

④积极治疗 HIV 感染者:为 HIV 感染妇女及其家庭提供治疗与支持

●一是医疗与护理:自愿咨询与检测;预防性治疗;减少机会性感染;高效抗病毒治疗;缓解症状治疗。

●二是社会心理治疗:咨询服务;精神支持;追踪咨询;社区支持。

●三是人权和法律支持:HIV/AIDS 患者参与;减少侮辱与歧视的发生。

●四是社会经济因素支持:物质支持;提高经济收入;食物支持。

（2）预防艾滋病母婴传播的自愿咨询与检测:预防艾滋病母婴传播的自愿咨询与检测是指通过对目标人群进行预防艾滋病母婴传播信息的传递,人们在经过咨询后能够对艾滋病检测做出明智选择过程,这一决定完全是求询者自己的选择,过程完全是保密的。

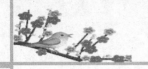

自愿咨询和检测是母婴垂直传播预防的先决条件。普及和提高艾滋病、性病防治知识，提高自我防范意识和能力；改变某些高危行为，使孕产妇及其配偶掌握正确的艾滋病及性病预防方法；促进健康的生活方式，减少 HIV 感染对个人、家庭和社会的影响；防止或降低 HIV 感染和传播，从而预防、控制艾滋病母婴传播。

对于已确定的 HIV 感染孕妇要给予相关知识的指导，使其认识到 HIV 感染的危害性，强调妊娠有将 HIV 传染给婴儿的危险，是否终止妊娠应根据其个人所处环境及主观愿望而定。

HIV 感染孕妇选择继续妊娠，应该考虑的问题包括是否能够得到治疗药物、药物的不良反应和抗药性；有可能要接受 HIV 感染的孩子并承受孩子经常生病的压力；可能要为孩子的未来订好计划，并做好准备应付可能出现的任何困难；将来他们不能再照顾自己的孩子，需要安排好孩子从其他方面得到照顾。同时应积极采取预防艾滋病母婴垂直传播的相应预防及治疗措施。

5. 预防艾滋病母婴传播的保健措施

加强孕期保健，提倡住院分娩。

(1)对艾滋病病毒感染孕妇及家庭提供健康教育和咨询，提高其本人和家庭对艾滋病，以及预防艾滋病母婴传播的认识，充分了解艾滋病病毒感染对本人及胎儿、婴儿的危害，使其知情选择妊娠结局。

(2)对于要求终止妊娠的艾滋病病毒感染孕妇，应尽早实施人工流产手术，以减少并发症的发生。为决定终止妊娠者提供人工流产服务，并给予有效的避孕方法指导和提供相应的服务。

(3)为要求继续妊娠的艾滋病病毒感染孕妇提供常规孕期保健、监测和随访，建议并鼓励孕妇定期进行检查，并为孕妇提供特殊心理支持和综合关怀服务。

(4)给予优孕、优育、孕期保健及孕期哺乳准备、孕产期抗病毒药物应用、产后婴儿喂养等问题的咨询和保健，并采取相应的预防干预措施。

(5)产前避免进行羊水穿刺、胎儿镜等有创性检查。

(6)感染孕产妇容易出现营养不良，应加强营养监测和指导。

(7)了解孕产史、有无并发症和合并症、既往分娩方式等，了解其他疾病史和药物，尤其是抗病毒药物应用情况。

(8)密切观察可能出现的症状和体征，预防和积极治疗孕期并发症、生殖道感染和性传播疾病。

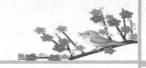

（9）在孕期提供充分的咨询以使孕产妇及家庭了解住院分娩对保护母婴安全和提供预防艾滋病母婴传播干预措施的作用。

（10）倡导住院分娩，鼓励所有孕产妇，尤其是艾滋病病毒感染孕产妇更应住院分娩。

（11）为所有住院分娩的艾滋病病毒感染孕产妇提供自愿咨询与检测、母婴抗逆转录病毒药物应用、安全助产、避免产时损伤性操作、产后保健和婴儿喂养指导等服务。

6. 艾滋病病毒感染孕产妇的处理

（1）预防艾滋病母婴传播药物的应用：2008 年《全国预防艾滋病母婴传播工作实施方案》（修订）中要求的预防艾滋病母婴传播抗病毒药物应用方案为：

第一方案，没有抗病毒治疗指征、既往未接受过抗病毒治疗的 HIV 感染孕产妇建议方案。

●孕期：自妊娠 28 周（或妊娠 28 周后发现感染）尽早开始口服齐多夫定（AZT）300 毫克，每日 2 次，至临产；临产后：立即口服齐多夫定 300 毫克，奈韦拉平（NVP）200 毫克，以及拉米夫定（3TC）150 毫克之后，每 3 小时服用齐多夫定 300 毫克，每 12 小时服用拉米夫定 150 毫克，直至分娩结束；分娩后，产妇继续口服齐多夫定 300 毫克及拉米夫定 150 毫克，每日 2 次，连续服用 1 周。

●分娩期：HIV 感染孕产妇分娩后尽早（6 小时内，最迟不超过 48 小时）单剂量口服奈韦拉平 2 毫克/千克体重（或混悬液 0.2 毫克/千克体重），最多不超过 6 毫克（或混悬液 0.6 毫升/千克体重）；同时口服齐多夫定 4 毫克/千克（或混悬液 0.4 毫升/千克体重），每 12 小时 1 次，连续应用 1 周。

对于孕期未发现、临产后才发现感染的产妇，也应及时按照建议方案，自临产后的药物方案开始应用抗病毒药物。

对于分娩后才发现感染的产妇，产妇本人可以暂不应用抗病毒药物，分娩婴儿则应尽早（6 小时内，最迟不超过 48 小时）开始应用单剂量奈韦拉平，以及齐多夫定 4 周，药物剂量和使用方法同建议方案。

●最低限度方案：产妇临产后立即口服奈韦拉平 200 毫克 1 次。

第二方案，具有抗病毒治疗指征或既往接受过抗病毒治疗的 HIV 感染孕产妇，抗病毒药物应用参见《国家免费艾滋病抗病毒药物治疗手册（2007 版）》相关内容。

分娩的新生儿：出生后开始服用齐多夫定 4 毫克/千克体重（或混悬液 0.4

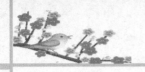

毫升/千克体重),每12小时1次,连续应用1周。如果母亲用药不足4周,婴儿用药需持续4周。

(2)安全分娩:对于 HIV 感染孕妇阴道分娩,除非有必要的产科指征,否则避免使用侵袭性操作。如果出现胎膜早破或临产早期出现胎膜破裂,应积极处理,缩短产程。目前尚不主张在条件有限地区将艾滋病病毒抗体阳性作为剖宫产指征,临产后的剖宫产对预防艾滋病母婴传播没有明显作用。新生儿出生时应及时清除新生儿皮肤、黏膜、鼻腔、口腔等处的母血、羊水及分泌物,清理呼吸道时避免咽喉部黏膜损伤,脐带严格消毒。

(3)产后预防:正确选择和实施婴儿喂养措施,提倡人工喂养,避免母乳喂养,杜绝混合喂养。无条件时,如选择母乳喂养应为纯母乳喂养,最好不超过4个月,注意哺乳期乳房的保护,乳头皲裂、乳腺炎等显著增加母乳传播 HIV 的危险。感染 HIV 妇女普遍存在维生素 A 缺乏和贫血,应确保孕期和产后良好营养,注意维生素及微量元素的补充。

7. 艾滋病病毒感染产妇所生婴儿保健

关注 HIV 阳性母亲出生的婴儿是预防 HIV 母婴传播的重要环节,鼓励HIV 感染的母亲体格检查、预防接种,以及有病就医最好在同一个医疗单位,便于保密、查找病史及给予正确的治疗。以平常的方式对待 HIV 感染母亲的婴儿,在未出现艾滋病症状之前过正常儿童的生活。在有传染病流行地区,需要特殊的保护隔离。

(1)新生儿出生时:使用流动水源及时清洗,动作轻柔,避免损伤;继续 HIV的咨询工作和母亲心理支持;HIV 垂直传播的药物预防;建议人工喂养并给予喂养指导,鼓励计划生育;新生儿体格检查(注意体重、身长、头围、呼吸及肝脾大、淋巴结肿大);婴儿应按照正常计划免疫程序接种灭活疫苗,暂缓接种卡介苗、脊髓灰质炎疫苗,在没有临床症状及发现免疫抑制情况下,可接种麻疹疫苗。应注意避免与结核、麻疹、脊髓灰质炎等病人接触,避免去人群密集的场所。儿童排除艾滋病病毒感染后,应尽快按照国家规定的免疫程序进行补种。

(2)生后1个月:开始卡氏肺囊虫的预防性治疗;确认并继续人工喂养指导。母乳喂养者避免混合喂养;生长发育监测;体格检查(注意肝脾大、淋巴结肿大、间质性肺炎)。

(3)生后2~5个月:按正常预防接种程序给予预防接种;继续卡氏肺囊虫的预防性治疗;人工喂养,纯母乳喂养者避免混合喂养,满3个月时准备人工喂

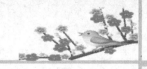

养并指导添加辅食；体格检查及生长发育监测。

（4）生后 6 个月：停止卡氏肺囊虫的预防性治疗；指导喂养，必须停止母乳喂养；体格检查及生长发育监测；按正常预防接种程序给予预防接种；未接种卡介苗者做结核菌素(PPD)试验。

（5）生后 9～12 个月：HIV 筛查试验，一周后得到结果并咨询；指导喂养；体格检查及生长发育监测；按正常预防接种程序给予预防接种。

（6）生后 18 个月：HIV 第二次检测，一周后得到结果并咨询；喂养指导；体格检查及生长发育监测；按正常预防接种程序给予预防接种。婴儿 12 个月时 HIV 检测阴性则排除感染；阳性者在 18 个月再次检测，结果阴性排除感染，结果阳性者转入艾滋病综合防治系统。

三、人乳头瘤病毒感染与妊娠

1. 人乳头瘤病毒的发病率

人乳头瘤病毒(HPV)是定向感染人体皮肤与黏膜复层鳞状上皮的病毒，人群普查检出率 0.9％，妊娠合并尖锐湿疣 1.5％。

尖锐湿疣(CA)是由人乳头瘤病毒感染引起的鳞状上皮增生性疣状病变，传染性很强，大多数通过性接触而传播，已被确认是性传播疾病(STD)之一，故称为性病疣。因主要发生于生殖器部位，又称生殖器疣(GW)。人乳头瘤病毒可分为低危型与高危型，生殖道尖锐湿疣主要与低危型人乳头瘤病毒 6、11 有关。

国外由于性关系混乱和同性恋的增多，本病的发病率逐年增高，尖锐湿疣是欧美国家最常见的性病之一。据不完全统计，近 15 年来，美国尖锐湿疣的发病数增加了 5 倍。近年来，我国病例也明显增多，尖锐湿疣在我国也是最主要的性病之一，有些地区发病数占全部性病病人的 20％～31％，为第 2 位或第 3位。我国南方比北方多见，好发年龄在 16～35 岁之间。

2. 尖锐湿疣对孕妇和新生儿的影响

妊娠期由于细胞免疫功能下降、类固醇激素代谢的改变、水平增加，局部血液循环丰富，尖锐湿疣生长迅速、数目多，疣体体积明显增大，呈多区域、多形态，有时巨大尖锐湿疣可以堵塞产道，发生分娩困难。尖锐湿疣组织脆弱，阴道分娩时疣体脱落容易导致大出血。

可引起新生儿咽喉乳头状瘤或咽喉湿疣，婴幼儿尖锐湿疣。

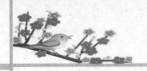

3. 尖锐湿疣的传播途径

(1)性传播途径:近年来尖锐湿疣明显增多,异性和同性性伴侣间相互传染。与尖锐湿疣患者有性接触的人 2/3 可发生本病。病期 3 个月左右传染性最强,随着病期的增加,其传染性有下降的趋势。

(2)其他感染途径:非性接触传染的情况也是存在的,与污染的内裤、浴盆、浴巾、浴室坐凳等间接传染有关。患有慢性淋病、妇女白带多、男性包皮过长者易感染本病。

(3)产道接触:分娩时与产道接触,或以后的生活中由于消毒不当可能引起婴幼儿尖锐湿疣或喉乳头瘤病。

4. 尖锐湿疣的临床表现及并发症

(1)临床表现

①潜伏期与早期:尖锐湿疣的潜伏期短者 2～3 周,长者可达 8 个月,平均为 3 个月。尖锐湿疣的早期阶段可无任何症状,继之出现外阴部瘙痒不适,分泌物增加,如伴有感染、坏死时则出现疼痛或出血。早期阶段患者自述皮肤、黏膜干燥不平,如病灶继续增大则可触及结节或肿块。

②好发年龄:大多数在 20～30 岁之间,西方国家发病高峰年龄男性为 22 岁,女性为 19 岁。

③好发部位:女性湿疣好发部位在大小阴唇内侧,大小阴唇间沟、阴蒂、会阴和肛周。约 1/3 伴有阴道湿疣,6%～20% 伴有子宫颈湿疣。阴道和宫颈湿疣早期无明显症状,晚期可出现白带增多和性交后出血。女性外阴部湿疣由于阴道分泌物的刺激,损害常较男性者为大。

④皮损性状:病变开始为散在分布的粟粒或绿豆大小的淡红色丘疹,表面粗糙、质地柔软。由于局部持续不断的慢性刺激(如摩擦、潮湿)逐渐增多加大,互相融合成表现凸凹不平的单个或多个团块,呈湿润的乳头瘤状增生,病灶呈毛刺状、菜花状、鸡冠状突起的灰白色肿物,也有的为密集的尖刺样疣体,色暗红或红褐色,轻度糜烂,易出血,在互相融合的裂隙中常有脓性分泌物溢出,散发恶臭,且易继发感染。

⑤生殖器症状:生殖器的尖锐湿疣通常是无症状的,既无疼痛也不痛苦。但当湿疣破溃、糜烂时有瘙痒,且每因播抓而引起继发感染,此时可有疼痛。

(2)并发症:尖锐湿疣可以并发恶性变,流行病学资料表明,尖锐湿疣与生殖器癌之间有密切关联。有报道说明 5%～10% 的外阴、宫颈、肛周湿疣经过较

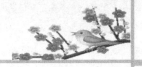

长时期后可出现癌变和发展为原位癌和浸润癌,还发现 5％女性外阴癌是在原有尖锐湿疣的基础上发生的。长期、反复的高危型人乳头瘤病毒(HPV)感染,是导致宫颈癌的主要原因。许多实验研究也证明人乳头瘤病毒、尖锐湿疣和生殖器癌三者之间是存在着因果关系的。

5. 尖锐湿疣的预防

(1)湿疣患者应避免性生活:与其发生性关系者应到医院检查,女性除检查外阴外,尚应检查阴道与子宫颈部等部位,并应注意是否存在亚临床感染。这些部位的人乳头瘤病毒感染能在分娩时传染给新生儿,更应注意及早发现和治疗。患者应注意经常清洗外阴部,专用浴盆、浴巾,其用具经常煮沸消毒。由于潮湿环境会刺激湿疣生长,故应保持局部干燥,可经常大量使用爽身粉。

(2)加强对性病的监测:生殖器、肛门常预示有其他性传播疾病(STD)感染,如淋病、非淋菌性尿道炎、梅毒等,即使没有症状也应进行必要的检查。同时,病损所在部位对预后亦有密切联系,故发现肛门部尖锐湿疣(CA)时,即应做直肠镜检,以排除直肠疣和其他直肠疾病。

6. 尖锐湿疣的治疗

(1)尖锐湿疣的西医治疗:治疗前宫颈刮片,排除恶变。尖锐湿疣常规治疗方法包括局部冷冻、激光、电灼、局部外用药、手术切除等方法,药物治疗适于病变范围小,位于外阴部位,用干扰素、胸腺肽、转移因子、更昔洛韦静脉滴注(抗病毒)、左旋咪唑、溶菌酶肠溶片、5％氟尿嘧啶等类药治疗,可使疣体快速消失。因不能从根本上解决乳头瘤病毒复制的难题,致使表面症状暂时消失,但体内病毒没有清除干净,所以有很大一部分患者愈后复发。可用溶菌酶肠溶片 10毫克,口服,每次 5～10 片,每日 3 次。左旋咪唑每次 50 毫克,每日 3 次,连服 3日停 4 日,2 周为 1 个疗程。

(2)尖锐湿疣的中医治疗:尖锐湿疣属于中医所谓"千日疮"范畴,古时称为"瘙瘊"。中医书籍对本病曾有记载,《灵枢经脉》篇有"疣目"、"千日疮"、"枯筋箭"之称。而中医学对发生在肛门及生殖器部位者鲜于记载。生于两阴皮肤黏膜交界处的疣由于湿润、柔软,形如菜花,污秽而色灰,故民间有"菜花疮"之称。

中医学认为,本病的发生是由于气血失和,腠理不密,加之房事不洁,感受秽浊之邪,与风邪相搏结,凝聚肌肤而成。邪毒久羁,则依据机体体质及病邪胜衰出现湿困脾阳,脾虚湿浊,或血虚风燥,血不荣筋,或见肝经湿热下注,湿浊与秽毒凝聚,瘀结于阴肛等处,而成瘙瘊。

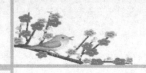

辨证此病初期为风热、湿热，后期为湿浊、风燥湿热、瘀结。治则以清热解毒，凉血散瘀、解表清里、软坚散结，提高机体免疫力为主。陕西省中西医结合医院研制出"山甲内消丹"，"疣毒克"系列药品治疗尖锐湿疣，具有高强度杀伤能力，能迅速渗透疣毒细胞核内部抑制其分裂和繁殖，并能杀灭存留血液内的病毒，产生抗体，提高机体免疫力。纯中药配剂外用，药物直达病灶，拔出毒素，切断亚临床感染，无不良反应。具有不用激光、不做手术、疣体自行消失，以及愈后不复发等特点。

（3）妊娠合并尖锐湿疣的处理：病灶小采用局部药物治疗，用50％三氯醋酸涂抹，每周1次，连用3次。病灶较大者，采用冷冻、烧灼、激光等去除病灶。

（4）分娩期处理：非剖宫产指征，除非疣体巨大梗阻产道或出血。新生儿出生后彻底洗澡，为防婴儿咽喉乳头瘤，无窒息则不用器械清理呼吸道。

7. 尖锐湿疣治疗的误区

患者在治疗过程中只看表面疣体消失，就以为把病治好了。尖锐湿疣不仅指已长出的疣体（临床症状）还包括未长出的疣体（亚临床），棘层病毒（过渡期），基底层病毒（潜伏期），上述4部分构成了一个完整的真正意义上的尖锐湿疣。由于长出的疣体只占尖锐湿疣的一小部分，因此治疗尖锐湿疣更要清除其余3个部分才能治愈。否则，尖锐湿疣就会反复发作，直至癌变；体表无疣体而体内有病毒，从而成为隐性传染源。

四、淋病与妊娠

淋病是由淋病奈瑟菌引起的泌尿生殖器化脓性感染，是当前世界上发病率最高的性传播疾病，妊娠合并淋病的发病率1％～8％。

1. 对妊娠分娩及新生儿的影响

淋病主要通过性接触传染，妊娠早期感染可引起流产，由于下生殖道感染及炎症，晚期易致羊膜腔内感染、绒毛膜羊膜炎，使胎膜脆性增加，容易破裂而发生胎膜早破、早产（17％）、胎儿宫内生长受限（FGR）、死胎、死产。新生儿可因分娩时直接接触产道，尤其是已感染的子宫颈而传染淋病，引起新生儿淋菌性结膜炎、肺炎或新生儿败血症，增加围生儿病死率。新生儿淋菌性结膜炎治疗不及时，可发展成角膜溃疡、角膜穿孔而失明。产后母体易发生淋菌性子宫内膜炎、盆腔炎和产后败血症等严重并发症。

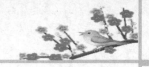

2. 临床表现

最初表现为宫颈黏膜炎、尿道炎、前庭大腺炎,阴道脓性分泌物增多,外阴瘙痒,偶有下腹痛,检查时可见脓性分泌物从阴道口流出。同时伴有泌尿生殖器炎症症状。未经治疗进一步可上行感染盆腔器官。引起子宫内膜炎、输卵管炎、输卵管积脓、盆腔腹膜炎,甚至形成输卵管卵巢脓肿、盆腔脓肿。对患过单纯盆腔炎症性疾病的妇女研究表明,有 15%～20% 可能患不孕症,若反复发作则使不孕症的可能性增加。不孕发生率与淋病的增加成正比,淋病感染次数越多,不孕发生机会也越多。宫外孕与不孕症一样,随淋病增加而增加。

3. 诊断

取宫颈分泌物做淋病奈瑟菌培养或淋病奈瑟菌 DNA 检测。

4. 预防

有高危因素的女性,妊娠前要进行淋病感染的筛查,孕前发现淋菌应当积极治疗,淋菌检查阴性才能妊娠。妊娠期感染淋菌多数无症状,必须强调产前检查的重要性,避免漏诊。在高发地区,孕早期、中期与晚期各做 1 次宫颈分泌物涂片镜检和淋菌培养。

5. 治疗

(1)妊娠期:妊娠期患淋菌感染的孕妇,应及早进行治疗。应尽可能选用一次能彻底治疗的药物,首选头孢曲松钠 1 克,每日 1 次,肌内注射,连用 7～10天,如合并支原体(UU)感染可加用红霉素,口服红霉素 500 毫克,每日 4 次,持续 7 天。孕妇忌用四环素及氟喹诺酮类药,以免对胎儿有不良影响。治疗 2 周后应去医院再检查,以确定治疗效果;并坚持每月复查 1 次,以求彻底治愈。患淋病的孕妇治疗后,为防止再感染,在妊娠期间其丈夫也要同时进行治疗,每月去医院做细菌培养 1 次,直至彻底治愈。

(2)分娩期:淋病感染的孕妇分娩期应严格消毒,产后 42 天常规到医院检查宫颈分泌物。

(3)新生儿:淋病孕妇分娩的新生儿因接触母亲感染,应隔离观察,出生后常规用 1% 硝酸银滴双眼,防治新生儿淋菌性眼炎。如确诊新生儿为淋菌性结膜炎,应用抗生素及时治疗,并加强眼部清洁护理。

五、梅毒螺旋体感染与妊娠

梅毒是梅毒螺旋体感染引起的有高度传染性的性传播疾病,早期(一、二

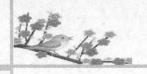

期)梅毒传染力最强,潜伏期(隐性)梅毒妇女妊娠后仍具传染性。可引起流产、早产、死胎或分娩先天性梅毒儿。妊娠合并梅毒发病率逐年上升,据报道,2000年上海为 3.17‰,2000 年北大医院为 1.41‰,2001 年海口为 6.2‰,2002 年温州为 3.6‰,2003 年福州为 7‰。

1. 传播途径

(1)性接触传播:是最主要的传播渠道,占 95%;未经治疗的病人感染 1 年内最具传染性,随病程延长,传染性越来越小,病期超过 4 年基本无传染性。

(2)垂直传播:患梅毒的孕妇,即是病期超过 4 年,梅毒螺旋体仍然可通过胎盘感染胎儿。未经治疗的一、二期梅毒孕妇,50%发生胎传梅毒,导致先天性梅毒儿。也可通过产道时传染给新生儿。

(3)其他:接吻、哺乳、输血或接触污染的物品。

2. 梅毒对妊娠和新生儿的影响

梅毒螺旋体在妊娠任何期均可穿越胎盘,使胎儿在宫内感染,也可经产道感染,引起流产、早产、死胎、死产或分娩先天性梅毒儿。但也有报道,在妊娠 18 周以前,胎儿不发生梅毒感染。有人总结 200 多例胎儿尸体解剖的结果,在 18 周之前流产的胎儿没有一例感染梅毒。随着妊娠月份的增加,胎儿与感染母体接触时间的增加,胎儿感染的比例不断增高,到 8 个月时达高峰。未经治疗的一、二期梅毒孕妇,50%发生胎传梅毒,50%死产或新生儿产后死亡,幸存儿为先天性梅毒儿。

3. 诊断

对患有梅毒的孕妇早期必须做快速血浆反应素环状卡片试验(RPR)血清学的筛选试验,3 个月后复查 1 次。该方法简便快速,敏感性和特异性好,肉眼即可观察结果。

4. 预防与治疗

根治妊娠梅毒患者,杜绝先天性梅毒儿的发生。妊娠初 3 个月内,青霉素注射 1 个疗程,末 3 个月内再注射 1 个疗程。对青霉素过敏者,用红霉素 0.5 克,每日 4 次,连续口服 30 天。

最好终止妊娠,以后定期随访至少 2 年,方可再次妊娠。

(代国红　李增庆)

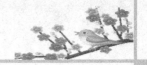

第25章
母婴传播疾病与妊娠

母婴传播疾病是指孕妇感染病原体后,病原体可随血流通过胎盘进入胎儿体内,引起胎儿宫内感染,而导致自发性流产、早产、死胎、死产或出现严重的出生缺陷。

一、TORCH 综合征

1. TORCH 综合征的定义

TORCH 综合征,是一类广泛传播的病原体能引起人类多种疾病。孕妇在妊娠期由于内分泌及免疫状态的改变,体内免疫力相对下降;同时胎盘作为一种半同源性移植物,诱导宫内发生局部免疫抑制,导致潜伏病毒再活化或病原体可能乘虚而入,可感染其中任何一种病原体。

感染后母体自身症状轻微,甚至无症状,但可经胎盘垂直传播,引起胎儿宫内感染,使胚胎和胎儿出现严重症状和体征。由于胎盘的屏障作用,一些大分子物质不容易通过胎盘,而分子量较小的病毒及部分寄生虫则可以通过胎盘感染胚胎或胎儿。宫内感染中以病毒感染为主,常见的有巨细胞病毒、风疹病毒、单纯疱疹病毒、乙肝病毒等,寄生虫中以弓形虫感染最为多见。

上世纪 70 年代后期,Nahmias 首次把能导致先天性宫内感染及围生期感染,而造成新生儿畸形的孕期感染称为 TORCH 感染。TORCH 一词是弓形虫(Toxoplasma)、风疹病毒(Rubella)、巨细胞病毒(Cytomegalovirus)、单纯疱疹病毒(Herpes Simplex Virus)和其他病原体(Others)英文名第一个字母组合而成。

2. 病理机制

病毒在感染母体后,即在体内形成病毒血症,导致胎盘炎。病毒通过胎盘进入胎内,造成组织损伤、坏死、广泛性血管炎、循环障碍,甚至使染色体发生改变等。严重时胎儿不能成活或造成出生缺陷。胎儿对病毒之所以具有较高的

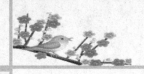

敏感性,是因为12周前,白细胞量少,利于病毒的扩散,这时胚胎的细胞分裂旺盛,给病毒繁殖提供了有利的培养基等原因。

3. 宫内TORCH感染的途径及危害

(1)感染途径:孕妇感染TORCH后,病毒经血行直接通过胎盘屏障感染胚胎或胎儿;或细菌、原虫在胎盘部位形成病灶,引起绒毛膜和毛细血管内皮受损,破坏胎盘屏障,再感染胚胎或胎儿。经上行性传播:临产后宫颈扩张,前羊膜囊与阴道内的病原微生物接触,使包蜕膜变性,导致病原微生物进入羊膜腔引起感染,或经胎膜外再经胎盘进入胎儿体内感染胎儿。分娩时新生儿通过感染的产道吸入或直接接触产道中的病原体分泌物而发生感染;还可在出生后不久的围生期内,经哺乳等密切接触受到感染;也可使受感染新生儿于几年后发生多系统、多脏器的损伤患病。

(2)对胎儿危害

①孕早期:孕早期(孕3～8周),即器官发生期,病毒感染可致胚胎细胞染色体直接受损伤,数目减少或结构异常;致胚胎停止发育及胎儿畸形、早产、宫内生长受限及新生儿死亡率增加。由于感染程度不同,轻者胚胎可继续生长或较同孕龄者慢而小,重者生长停滞、死亡、流产;即使存活也由于感染严重可致一个或多个器官畸形。

②孕中晚期:孕中晚期(12周以后)胎儿脏器已基本形成,孕13～20周时已能对病毒抗原刺激产生特异性抗体应答,但量极少难以测出。损害如下:

●发育障碍:病毒感染可使绒毛和胎儿毛细血管及小血管发炎、梗塞、灌注不良、缺血缺氧,导致组织、细胞新陈代谢紊乱,使胎儿供血不足,脏器生长发育不良。

●系列畸形:胎儿经宫内慢性感染在生长受限的基础上形成发育障碍,引起系列畸形。

●宫内感染的胎儿,病原体在胎儿各脏器或器官中存在,呈持续性感染状态,发生晚期迟发性疾病,如肝、脑、肾、甲状腺病。出生后检查新生儿并无明显临床表现及症状,往往在数年数月后发生症状,且可表现进行性加剧。

③分娩期:孕妇感染后生殖道、唾液、乳汁内均存在病原体,分娩时胎儿通过产道可再次受到感染。

④哺乳期:产后哺乳时母亲的乳汁、乳母和新生儿密切接触,仍使婴儿存在感染的机会,发现乳母乳汁中含有病毒的应停止哺乳。

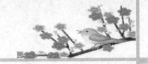

4. TORCH 感染的预防与处理

增加机体抵抗力,避免不洁性交,高危育龄妇女进行预防接种。产前应进行 TORCH 感染的筛查,已感染者应避孕,并给予系统治疗,病原体检查阴性后可考虑妊娠。孕期发现感染者,行 B 超和抽羊水检测,明确胎儿是否感染,以便早期处理。

(1)孕早期:孕早期孕妇抽血检查发现感染 TORCH 以后,由于胎盘为胎儿筑起了一道天然屏障,而且母亲体内产生的免疫蛋白,对胎儿也有一定的保护作用;在特定的时间内,胚胎对外界反应不敏感,即使母体受到感染后,胎儿也不一定感染。

如果母亲感染,胎儿未感染,征得家属意见,可考虑严密观察随诊胎儿情况。若有多种免疫球蛋白 M(IgM)抗体阳性,特别是 PCR-DNA-RNA 阳性者,可再次复查或通过检查胎儿血、羊水等,预测宫内胎儿是否感染,了解胎儿有否畸形及预后。如孕早期感染了巨细胞病毒、单纯疱疹病毒及弓形虫后,可发生流产、死胎。上述病毒还可影响胎儿的中枢神经系统发育,引起无脑儿、脑积水;还有的新生儿出现先天性耳聋、先天性视网膜炎,有的婴幼儿出现轻度智力低下等。孕早期胎儿感染后,出生缺陷发生率高、缺陷严重,应考虑终止妊娠。

(2)孕中晚期:孕中晚期治疗是必要的,对于垂直传播率的降低、胎儿宫内感染、分娩期感染及产后新生儿感染控制有一定意义。孕中晚期感染后,出生缺陷的发生率约 5%。

(3)分娩期:可疑感染者,在产前应检测产道病原体,如为阳性应积极治疗,阴性或阳性转阴性可考虑经阴道分娩,否则行剖宫产,避免新生儿通过产道感染。

二、人巨细胞病毒感染与妊娠

母体感染了人巨细胞病毒后,有 33.33%~40%的胎儿受染,而且以孕早期感染对胎儿的影响较大。被感染者绝大多数无症状,即使有轻微症状,也与感冒相似,难以引起重视。目前,国内外对此尚无有效的防治方法。

1. 病原体

人巨细胞病毒属乙型疱疹病毒亚科,为一种大直径、双股线状 DNA 病毒,具有典型的疱疹病毒样结构,为 80~110 纳米。病毒壳体为 20 面对称体,含有 162 个壳粒,周围有单层或双层的类脂蛋白套膜。它有 1 个血清型,可分 3 个以

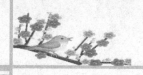

上亚型。它只能在活细胞中生长,一般用人的纤维母细胞培养。在体外生长缓慢,复制周期为36~48小时。人巨细胞病毒主要侵犯上皮细胞,由于感染该病毒后可出现巨大细胞,故名人巨细胞病毒,在人体内引起多种疾病,并可能与致癌有关。被人巨细胞病毒感染的细胞在光学显微镜下检查,可见到细胞和核变大,有包涵体形成。核内包涵体周围与核膜间有一轮"晕",因而称为"猫头鹰眼细胞",这种细胞具有形态学诊断意义。

人巨细胞病毒感染是一种全身感染性疾病,近年被列为性传播疾病,多为潜伏感染,可因妊娠被激活,孕妇的急性感染率为1.2%~7.7%。人巨细胞病毒是导致妊娠期宫内感染的最主要原因,是我国最常见的宫内感染病原体。

2. 传染源与传播途径

87.16%的孕妇在孕前已有人巨细胞病毒感染,其中30%的孕妇在妊娠的早、中、晚各期,以及产后可通过绒毛、羊水、胎盘、脐血及乳汁等途径传染给胎儿。

(1)性接触感染:人巨细胞病毒感染的传染源是患者和无症状的隐性感染者。他们可长期或间歇地自唾液、眼泪、精液、尿液、乳液和子宫颈分泌物中排出病毒,通过体液传染给他人,如果与有人巨细胞病毒感染的异性性交,而恰好此人此时处于排毒期,则可能被感染。

(2)垂直传播感染——经胎盘宫内感染:孕妇在性生活时染上病毒,则可引起胎儿感染和围产期感染。据统计,由原发性人巨细胞病毒感染的孕妇所造成的新生儿的感染率可高达23%,而围生期感染比宫内感染的百分率更高。

(3)产道感染:临产时经产道传染新生儿。

(4)哺乳感染:产后经哺乳及密切接触感染,有报道约13%的母亲的初乳和乳汁中有病毒排出。

(5)输血感染:输血也常发生人巨细胞病毒感染,感染的发生率与输血的数量呈正比,尤其是当血清阳性的供血者给血清阴性的受血者输血时,其感染的危险性最高。

3. 人巨细胞病毒感染对妊娠与新生儿的影响

孕妇感染人巨细胞病毒后产生病毒血症,病毒可通过胎盘传给胎儿,使胎儿患先天性感染。有5%在早期出现流产,可导致早产、死胎、死产、胎儿小头畸形、小眼畸形、血管周围钙化、新生儿死亡。人巨细胞病毒感染可致婴儿中枢神经系统损害、智力低下、听力丧失等后遗症。有些患儿出生时无明显表现,但出现远期缺陷或症状,如婴儿肝炎综合征、肺炎。

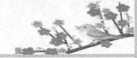

另有 5％～15％在产后 1～2 年出现先天性智力低下、神经性耳聋等症状。

4. 临床表现

因感染途径不同而异,宫内感染导致小头症、脑内钙化;先天性人巨细胞病毒感染者有 20％在出生时无任何症状,但也有出生后不久出现昏睡、呼吸困难和惊厥等,并于数天或数周内死亡. 其他症状有意识运动障碍、智力迟钝、肝脾大、耳聋和中枢神经系统症状等。少数在出生后 3 个月发生间歇性发热、肺炎和单核细胞增多症。

5. 诊断

仅靠临床表现尚不能确诊,而需依靠各种实验室手段,如病毒分离、电镜检查、抗体测定、免疫荧光或免疫过氧化物酶染色、瑞特-姬姆萨染色或帕氏染色(检查胞浆或核内有无包涵体)等。

6. 治疗

人巨细胞病毒感染尚无特效疗法,许多抗病毒药物如阿糖胞苷等对其感染无效。无环鸟苷在试管内对病毒有效,但在人体内无效。白细胞干扰素能延迟病毒的分泌,但未见临床症状的改善。可用中药金叶败毒颗粒治疗。

(1)妊娠早期感染:孕前未检查人巨细胞病毒,孕早期一定要检查。若孕妇和胎儿均被严重感染且病毒处于活动期,就要考虑终止妊娠,可减少低智儿、畸形儿的出生,降低新生儿死亡率。

(2)孕中、晚期:有可疑感染者孕 20 周查羊水、脐静脉血免疫球蛋白 M(IgM)阳性,应进行产前诊断,胎儿被严重感染且病毒处于活动期,应终止妊娠。妊娠晚期,无需特殊处理。

(3)新生儿:新生儿使用一次性尿布,乳母乳汁中检测出病毒应人工喂养。

三、单纯疱疹病毒感染与妊娠

1. 病原体

单纯疱疹病毒感染是人类常见的一种皮肤黏膜疱疹病毒感染。单纯疱疹病毒(HSV)属疱疹病毒科,具有典型的疱疹病毒形态特征,完整的病毒颗粒呈圆形,直径 150～200 毫米,双链线状 DNA 病毒。根据其生化组成、生物学特性和抗原性质的不同分为两型:即 HSV-Ⅰ和 HSV-Ⅱ 2 个血清型。

HSV-Ⅰ型称口型或上半身型,感染常发生于口腔黏膜、角膜,很少感染胎

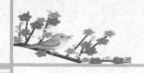

儿,仅 10 % 左右有临床表现。患者通过呼吸道飞沫或唾液排出病毒,人是单纯疱疹病毒惟一的自然宿主,70%～90%的成人皆曾感染过单纯疱疹病毒Ⅰ,许多人感染后产生抗体或免疫力较强而不发病。

单纯疱疹病毒Ⅱ型称生殖型,损害多发生在生殖器部位,外阴部出现多发性、左右对称的表浅溃疡,周围表皮形成疱疹。初感染的急性型病情重,复发病情轻。正常人可作为病毒携带者,病毒经过生殖道感染;孕妇生殖器单纯疱疹病毒感染发生率为 0.4%～1%。

2. 传播途径

(1)性传播:需性接触传播,多通过性交而感染。

(2)接吻:C 从未与男友有过性接触,但却因为与男友接吻染上了生殖器疱疹,致使外阴严重溃烂。男友在公共厕所的坐浴缸上不幸感染生殖器疱疹,发病期间,两人曾接过吻。C 在来月经时发现外阴部位开始溃烂,到医院检查发现也被感染上生殖器疱疹。可能是因为身体素质不好、抵抗力差,在与男友接吻时被感染。

(3)接触被污染的物品:使用酒店被污染的被褥、盆浴、桑拿浴、泡温泉等途径也易被感染上生殖器疱疹。

(4)经胎盘垂直传播宫内感染:胎盘屏障作用完好条件下,垂直传播率为14.3 %;胎盘屏障作用被破坏,垂直传播率为 55.06%;经宫颈传播率 66.67%。

(5)分娩:新生儿感染单纯疱疹病毒主要是在分娩时受生殖道分泌物污染所致,受感染的新生儿死亡率高达 70 %～80 %,幸存者遗留神经系统后遗症。

3. 对妊娠的影响

妊娠期间,母体孕激素增加,抑制细胞免疫,可导致藏匿于神经节中处于潜伏状态的单纯疱疹病毒活化,因此孕妇易感染。孕妇不论原发或复发感染单纯疱疹病毒,均可经胎盘垂直传播给胎儿,还可通过下生殖道逆行扩散引起胎儿感染及分娩时感染,引起流产、早产、死胎或先天畸形。约有 50%左右胎儿、新生儿受感染,导致眼角膜结膜炎、皮肤水疱。

原发感染引起流产、宫内生长受限、早产、新生儿单纯疱疹病毒感染。孕 12周内感染可致胎儿先天畸形,主要为小头、小眼球、脑钙化、视网膜脉络膜炎、智力低下等先天缺陷。孕晚期感染经产道分娩,约有 50%新生儿受感染。复发型生殖器疱疹引起单纯疱疹病毒的危险性低于原发,且与早产无关。

先天性单纯疱疹病毒患儿可出现发热、痉挛、呼吸困难、出血等急性症状,

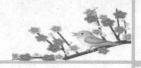

导致死亡或出现慢性感染的不良后果,如小头、小眼球、脑钙化等先天缺陷。

4. 诊断

根据病史和临床表现,结合实验室检查,如分泌物培养、分离疱疹病毒,血清学检查聚合酶链式反应。

5. 妊娠合并单纯疱疹病毒感染的治疗

(1)妊娠期:妊娠 28 周前原发型感染者,行羊膜腔穿刺取羊水进行培养,如为阳性,可考虑胎儿患有单纯疱疹病毒病毒血症,预后不良,应终止妊娠。妊娠 28 周后伴有黏膜损害者,每 2 周取宫颈分泌物培养,36 周后每周取 1 次培养,直到分娩。原发型急性感染或病情较重者可静脉滴注阿昔洛韦(无环鸟苷,ACV)5～10 毫克/千克体重,每 8 小时 1 次,用药 5～7 日或用至临床症状与体征消失。

(2)分娩期:如病毒连续 2 次培养阳性,尽管胎膜完整,不伴黏膜损害也宜择期行剖宫产。有黏膜损害者宜择期行剖宫产,可有效降低新生儿感染。

(3)新生儿:新生儿出生后监护 7 天以上。治疗以局部保持清洁,预防继发感染为主。常用碘脱氧脲啶软膏或溶液局部涂布或湿敷。

四、风疹病毒感染、弓形虫病与妊娠

1. 风疹病毒感染对妊娠的影响

澳大利亚眼科医生 Gregg 在 1941 年发现,妊娠期间患风疹可以导致婴儿发生白内障、先天性心脏病、耳聋等先天畸形。自此,人们逐渐认识到母体某些微生物感染也是导致人类先天畸形的病因之一,开创了环境微生物致畸研究的新领域。

风疹是由风疹病毒(RV)通过空气飞沫传播的一种急性呼吸道传染病,感染此病的育龄妇女,体内缺乏抗风疹病毒特异性抗体的保护。1964 年,美国风疹病毒大流行,次年有大量畸形儿出生,特别是母亲在妊娠 1～3 个月感染了风疹病毒后,畸形儿的出生率高达 50%。

孕早期感染风疹病毒,病毒将通过胎盘感染胎儿,可引起流产。约有 20% 出生婴儿出现先天畸形。在胚胎 2～6 周感染,对心脏、眼和耳部影响最大,最常见的是先天性白内障、先天性耳聋、青光眼及各种先天性心脏病、心脏畸形、智力障碍,称为先天性风疹综合征(CRS)。

孕中期感染风疹,胎儿已能产生免疫能力,此时易构成慢性感染,但智力障

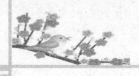

碍、耳聋、小头畸形仍可发生。由于风疹病毒感染具有潜伏性,不能在短时间从人体内完全排出,对人体的损害呈持续性和渐进性,有些危害将于出生后数月乃至数年才逐渐表现出来,先天性风疹病毒感染儿出生后要进行长期随访。

临床分为新生儿期症状(低体重、肝脾大、脑膜炎)、永久性障碍(心血管畸形、眼障碍、耳损伤)、迟发性障碍(耳聋、高度近视、糖尿病、神经发育延迟)等。

(1)预防:可用风疹疫苗接种进行预防。

(2)处理:孕1～12周感染,终止妊娠。孕13～17周感染,须进行产前诊断。孕18周以上感染,可不终止妊娠。

2. 弓形虫病

弓形虫病(TOXO)是一种严重危害人类健康的人畜共患寄生虫疾病,病原微生物为刚地弓形虫,感染者多食用含有包本的生肉或未煮熟的肉类、蛋类,未洗净的蔬菜、水果。孕妇感染率较一般人群高。我国感染弓形虫的孕妇,分娩畸形儿的发生率约为 4.04%,比未感染此种病的孕妇分娩畸形儿的发生率(0.9%)高 4.48 倍。

孕妇感染后90%发生淋巴结炎,全身或局部淋巴结肿大。孕早期感染弓形虫后,有 26.31% 的胎儿受染,可出现流产、早产、死胎、新生儿死亡,弓形虫病对脑有特殊亲和力,易引起脑内钙化、脑积水,以及眼部损伤。主要危害有,脉络膜视网膜炎、失明、斜视、发育迟缓、癫痫,肝脾大,血小板减少,或先天出生缺陷儿、畸形儿、弱智儿。

(1)诊断:根据病史和临床表现,结合实验室检查:检出弓形虫;血清学检查;聚合酶链式反应检测。

(2)处理:妊娠期在怀孕4～5个月前做人工流产,4～5个月后可用乙酰螺旋霉素每日1.0克,分4次口服,连服2周,休息1周后重复,可降低母婴传播率80%。该药在胎盘组织中浓度高、毒性小,无致畸作用。

五、人类微小病毒 B19 感染与妊娠

1. 人类微小病毒 B19 结构

人类微小病毒B19(Human Parvovirus B19,简称B19病毒)是1975年英国学者 Cossart 等在筛查献血者乙肝病毒时偶然发现的。人微小病毒 B19 是微小病毒科微小病毒属中目前已知的、惟一致人类疾病的病毒,也是动物病毒中体积最小、结构最简单的 DNA 病毒。

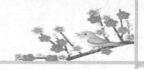

2. B19 病毒对妊娠的影响

(1)B19 病毒感染与死胎：妊娠中期胎儿红细胞增长迅速且红细胞寿命较短，B19 病毒感染可使红细胞系统祖细胞受累，胎儿易发生造血危象和贫血。

(2)B19 病毒感染与胎儿生长受限：B19 病毒感染所致的胎盘炎症可影响母体与胎儿之间的能量及物质交换，导致胎儿慢性缺氧及生长受限。

(3)B19 病毒感染与胎儿非免疫性水肿：胎儿水肿是一种潜在的致死病变，可以导致胎儿心脏功能衰竭和死亡，它可由免疫因素或非免疫因素引起。已有大量文献证明人微小病毒 B19 是胎儿非免疫性水肿的重要病因。与 B19 病毒感染有关的胎儿水肿的主要病因为红细胞再生障碍，B19 病毒在胎儿红细胞系统祖细胞中复制，从而阻碍胎儿红细胞生成。

(4)B19 病毒感染与胎粪腹膜炎：Zerbini 等认为，B19 病毒感染的胎儿出现胎粪腹膜炎，可能是因为血管内皮细胞上存在 B19 病毒受体，病毒感染可导致血管炎，这可能是人微小病毒 B19 致畸的一个机制。大部分先天性大肠梗阻并非由于胚胎发育紊乱，而是因妊娠期胎儿血管受损。

(5)B19 病毒感染与中枢神经系统功能受损：①最近发现在成人中 B19 病毒感染与脉管炎有关，可以假设脑瘫患儿因 B19 病毒感染而导致大脑脉管炎。②严重的贫血或红细胞再障所致的血小板减少症可以引起缺氧或颅内出血而致脑损伤。

(6)B19 病毒感染与先天性心脏病（CHD）的致病机制：B19 病毒感染对先天性心脏病的致病机制与其组织特异性受体有关。Brown 等研究还表明，P 抗原不仅仅局限于红细胞膜上，在巨核细胞、心肌细胞也可发现，因而导致了贫血、血小板减少、心肌炎的发生。

(7)B19 病毒感染与早期流产、习惯性流产：B19 病毒可抑制胎儿红细胞成熟系统，从而引起胎儿的再生障碍性贫血、缺氧、充血性心力衰竭，最终导致胚胎自然流产、非免疫性积水型死胎或死产，是妊娠期自发流产的原因之一。早期习惯性流产可能与 B19 病毒的持续性感染有关，一些免疫抑制及免疫妥协的孕妇由于不能有效清除 B19 病毒，B19 病毒的持续感染可导致习惯性流产。

(8)B19 病毒感染与胎死宫内：妊娠 3～6 个月是胎儿死亡的高危期，妊娠 3～9 个月，胎儿水肿是胎儿感染的主要形式，非免疫性水肿胎儿在出生时表现为重度贫血、高排出性心力衰竭及髓外造血，导致液体积聚、腹水。从母体感染到出现胎儿水肿，需要 3～5 周时间，死胎通常发生在母亲感染 B19 病毒后的 3～6

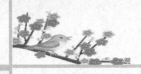

周,此时期后母亲方能产生保护性抗体,以清除 B19 病毒。

(9)B19 病毒感染致畸作用与先天性缺陷:眼畸形、胎儿的复合性结构畸形、新生儿心肌梗死、脾钙化和中枢神经系统瘢痕化的中度脑积水。出生后的新生儿也有输血依赖性贫血、新生儿肝炎、中枢神经系统异常、发育迟缓,以及脑瘫等。

3. B19 病毒宫内感染的感染途径

(1)呼吸道为最主要的传播途径:密切接触是 B19 病毒感染蔓延的主要方式,通过接触有传染性的呼吸道(气雾)分泌物而传播,仔细洗手可减少被感染的机会。

(2)可经输用感染血液或血制品传播:病毒亦可通过输用感染的血液或血制品传播,潜伏期为 6～8 天。在儿童期已感染人微小病毒 B19,成年后则具有免疫力。B19 病毒感染后人群血清抗体阳性率:1～5 岁为 2％～5％;5～19 岁为 15％～60％;成人为 30％～70％;无症状感染率为 20％～26％。

(3)由妊娠期感染的妇女经胎盘垂直传播给胎儿:孕妇感染 B19 病毒后,可通过如下两条途径垂直传播给胎儿。

①病毒经母体循环进入胎盘循环。B19 病毒可通过胎盘垂直传播给胎儿,胎盘屏障只能对较大的病毒颗粒有阻挡作用,B19 病毒是已知结构最简单的动物病毒,极易通过胎盘屏障,或使胎盘感染引起绒毛膜和毛细血管内皮受损,破坏胎盘屏障,病毒进入胎儿血循环。由于胎儿的免疫功能尚未健全,可迅速形成病毒血症引起胎儿全身感染,B19 病毒蛋白抗体的存在是病毒穿越胎盘屏障,感染胎儿的标志。或经胎膜污染羊水又被胎儿吞咽而引起胎儿感染。

②B19 病毒通过上行性阴道黏膜或子宫内膜感染而直接传染给胎儿,胎儿宫内 B19 病毒感染还有可能通过感染配子而发生。

4. 高危人群

学龄前儿童、孕妇、无免疫保护的成人是 B19 病毒感染的高危人群。其中职业暴露于学龄前儿童的医务工作者、幼儿园及小学教师、幼儿看护者、家中有儿童的妇女是妊娠期 B19 病毒感染的高危人群。

5. B19 病毒感染(B19DNA 阳性)导致的疾病和临床表现

孕妇感染 B19 病毒后,临床表现可仅为身体不适、恶心、全身疼痛而无皮疹出现;也可表现为持续数周的皮疹和手、膝关节疼痛;或出现流感样症状及咽喉炎;或低热等非特异性病毒感染的表现。而孕妇的临床表现与胎儿是否感染,

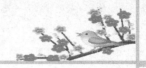

以及胎儿感染的严重程度一致性较差,B19 感染的典型过程:

一期:①传染期。②缓和的前驱期疾病。③病毒血症期。④红祖细胞减少。⑤特异性抗体免疫球蛋白 M(IgM)产生。

二期:①面部皮疹或"刮耳"状表现。②病毒血症消失。③特异性免疫球蛋白 G(IgG)抗体产生。

三期:①躯干及四肢的花边样、红斑丘疹性皮疹。②1～3 周的皮疹消退期。③关节病。④传染性红斑(EI)。

6. B19 病毒感染的诊断标准

(1)B19 病毒宫内感染的诊断依据:B19 病毒宫内感染的诊断依据为从胎儿、胚胎或其附属物(绒毛、胎盘、羊水、脐血等)组织中检测出 B19DNA。

(2)诊断标准:B19 病毒感染由于缺乏普遍适用的特异的病理学诊断作为诊断的金标准,可采用公认的、以国内常用的结构蛋白巢式聚合酶链式反应检测方法并结合孕妇的典型临床表现和症状作为诊断标准,运用巢式聚合酶链式反应(Nested-PCR)技术检测 B19 病毒非结构蛋白 DNA,并对其进行评价。

7. B19 病毒感染的治疗

妊娠期 B19 病毒感染尚无特异的药物进行治疗,宫内输血治疗方案尚有争议,预防 B19 病毒感染的疫苗亦在研制中,其运用于临床还有一段距离。①B19 病毒感染的治疗与处理必须考虑到感染的严重性及患者的状态。②健康儿童和成年人的感染是自限性的,不需要特殊的治疗。③关节病患者,可用非类固醇类抗炎药物进行治疗,以缓解症状。④患短暂性再障危象的患者可以输血,以防止充血性心力衰竭的发生。⑤短暂性再障危象与慢性贫血静脉滴注高剂量的免疫球蛋白制剂(IVIG)是有效而安全的。亦有报道,人类重组促红细胞生成素使病人恢复健康。⑥宫内输血(IBT)是治疗先天性 B19 病毒感染的主要方法。宫内输血能够促进胎儿非免疫性水肿的自然消退,以防止再次发生胎儿水肿。

8. B19 病毒感染的控制和预防

短暂性再障危象和慢性贫血的患者为传播者,应进行唾沫隔离。孕妇要特别注意避免与危险人群接触,孕妇如接触了处于传染性红斑潜伏期的儿童,就应当明确是否将 B19 病毒传染给胎儿。给予 B19 病毒疫苗后抗体产生,可提供终身免疫。B19 病毒的特性使其很难被某些理化方法破坏,输注经某些灭活病毒方法处理的血制品后,仍可发生 B19 病毒感染,至今尚无有效的去除和(或)灭活该病毒的办法。通过加强健康教育和改变危险行为的预防措施,保护高危人群不受感染。

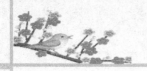

检测 B19 病毒免疫球蛋白 G(IgG)抗体：欧美及我国近期报道有 25％～50％ 的育龄妇女对 B19 病毒易感。由于 B19 病毒经呼吸道传播，易在人群中播散，当人群中存在足够多的易感者时，一旦出现 B19 病毒感染便会形成大流行，B19 病毒感染的流行周期为 3～5 年。预防孕妇感染人微小病毒 B19，建立监测 B19 病毒流行的系统及常规检测 B19 病毒免疫球蛋白 G(IgG)抗体，可以确定传染源，切断传播途径，保护易感者。对准备怀孕的育龄妇女常规检测 B19 病毒免疫球蛋白 G(IgG)抗体，在妊娠前就确定病毒的易感人群。在随后的妊娠期将这些易感者作为一级预防的重点保护人群，以减少妊娠期 B19 病毒感染的发生率。对于那些处于 B19 病毒感染高风险的易感人群，在妊娠期要监测 B19 病毒抗体滴度的转变或检测 B19 病毒 DNA，必要时使用 B 超监测胎儿的生长发育。

六、其他病毒感染与妊娠

病毒的种类不同，可造成不同的先天缺陷。

1. 流感病毒

"流感"是一种常见呼吸道传染病，有时会防不胜防。孕妇感染流感病毒，可致胎儿唇裂、中枢神经异常缺陷等，甚至可增加儿童恶性肿瘤的发生率。1954 年春，西安市"流感"流行后，无脑儿、脑积水的发生率也明显增多，受累的胎儿以母亲妊娠 5～11 周时感染者为多。

国外的研究也发现孕期感染微生物或患早期感冒与出生缺陷之间存在一定的关系。美国卡罗莱纳州人口中心的研究显示，孕早期患有伴或不伴发热感冒的孕妇生育畸形儿的可能性大，尤其是脊柱裂、脑膨出、脑积水、唇裂、隐睾等。Lynberg MC 等人的研究也发现，怀孕前一个月到怀孕早期有二天或更长时间的流感伴发热史的妇女分娩神经管畸形（NTD）婴儿的几率大。但是其研究又发现，有非流感伴发热史的孕妇与正常孕妇相比没有显著差异。多数研究出生缺陷的学者认为，母亲感冒引起后代出生缺陷的发病机制到目前还不清楚，可能与母亲所感染的微生物种类和数量有关。此外，有学者还认为，感冒伴有发热时，不补充多种维生素是导致后代出生缺陷的原因。

2. 水痘病毒
水痘病毒可损害胎儿运动神经，引起小眼、先天性白内障、皮肤肌肉萎缩、下肢发育不全、气管-食管瘘。

3. 麻疹病毒
麻疹病毒可引起胎儿心脏畸形。

（李增庆）

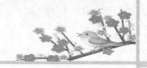

第26章

妇科疾病与妊娠

一、异位妊娠

正常妊娠时,受精卵着床在子宫体部(宫腔)的内膜中,若受精卵在没有进入子宫之前,在子宫体腔以外的输卵管、卵巢及腹腔等部位着床、生长发育,称为异位妊娠或宫外孕,其中以输卵管妊娠最为多见,约占95%以上。因此,通常所说的异位妊娠主要是指输卵管妊娠。此外,还有卵巢妊娠、腹腔妊娠、宫颈妊娠、阔韧带妊娠等。

1. 异位妊娠对再次妊娠的影响

异位妊娠如果是输卵管炎症引起,下次妊娠后出现异位妊娠的几率较高,有时需要再次手术,切除另一侧附件。临床上可见病人两次宫外孕手术后,只能采取试管婴儿方法取得宫内妊娠的成功。

因此,建议有盆腔炎、附件炎、异位妊娠手术史的女性,在重新怀孕之前进行输卵管通畅试验检查,了解输卵管的通畅功能,以评估是否能承担再次的自然妊娠,以及是否选择人工受孕,以避免再次出现宫外孕而导致再次手术的后果。胚胎无法"入住"子宫,不仅胎儿不能正常生长发育,而且在发育过程中可导致输卵管破裂,引起大出血,一旦处理不及时,可危及孕妇的生命。

由于现代性成熟年龄的提前及性行为的提前,导致人流率的上升,异位妊娠的发病率亦不断升高,且发病人群也日益低龄化。因此在早期孕产保健中,特别要注意异位妊娠的发生,以便及早处理。

2. 异位妊娠的原因

(1)慢性输卵管炎:支原体、衣原体引起的附件炎症,是异位妊娠的主要原因,炎症影响输卵管的蠕动,胚胎滞留在输卵管内导致异位妊娠。防止异位妊娠最主要就是要积极治疗盆腔炎和输卵管的炎症;注意经期、流产后及产后的

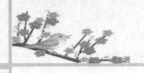

卫生,预防感染。

（2）输卵管发育不良或功能异常：输卵管发育不良常表现为输卵管过长、肌层发育差、黏膜纤毛缺乏。其他还有双输卵管、憩室或有副伞等,均可成为输卵管妊娠的原因。

（3）各种节育措施后：输卵管绝育术不论采用手术结扎、电凝或硅胶环套术等,若形成输卵管瘘或再通,均有导致输卵管妊娠的可能。宫内节育器导致异位妊娠的发生率增高,其原因可能由于使用宫内节育器(IUD)后的输卵管炎所致。

（4）辅助生殖技术：因辅助生殖技术导致异位妊娠增加,特别是即往少见的卵巢妊娠、宫颈妊娠、腹腔妊娠增加,病因不明。

（5）宫腔内解剖结构异常：如不全纵隔子宫,不利于受精卵着床,而导致输卵管妊娠。

（6）其他：精神因素、避孕失败影响输卵管的运动节律,卵巢肿瘤、子宫肌瘤压迫输卵管,使受精卵运行受阻。

3. 临床表现

临床表现有停经、腹痛、阴道不规则出血、晕厥与休克。如果停经后出现阴道少量出血并伴下腹痛,有异位妊娠可能。

4. 异位妊娠的早期诊断

早期异位妊娠症状不明显,对未破裂的异位妊娠早治疗,可避免大出血,须借助于以下的辅助方法诊断。

（1）B超检查：B超诊断较为实用,应为首选,尤其是阴道B超检查,对诊断异位妊娠很有帮助。B超一般需要血绒毛膜促性腺激素(HCG)达到6 000国际单位/升以上或正常宫内孕6周左右,阴道B超才可显示宫内妊娠囊的"双环征"图像。时间太短或胚胎流失或胚胎发育迟缓,也看不到孕囊。超声检查如果发现子宫增大、宫腔内未见妊娠囊、子宫外附件区见囊性肿块且边界不清;有时可见宫旁包块内有妊娠囊、胚芽及原始心管搏动,可提示为异位妊娠。

（2）血绒毛膜促性腺激素(HCG)的检测：正常值<3.1国际单位/升,如果超过5国际单位就可以考虑受孕可能,如果超过10国际单位基本可以确定怀孕。孕后35~50天绒毛膜促性腺激素可升至大于2 500国际单位/升。多胎妊娠者的尿绒毛膜促性腺激素常多于一胎妊娠者。绒毛膜促性腺激素水平还与胎儿性别有关,女婴比男婴绒毛膜促性腺激素显著提高。妊娠不同时期,以及各孕妇之间血清绒毛膜促性腺激素绝对值变化很大,在妊娠最初3个月,绒毛

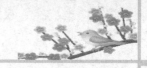

膜促性腺激素每 2.2±0.5 天约升高 1 倍。正常妊娠期间血清绒毛膜促性腺激素水平见表 5。

表 5　妊娠周数与血清 HCG(IU/L)水平

妊娠周数	0.2~1周	1~2周	2~3周	3~4周	4~5周	5~6周	6~8周	2~3个月
HCG	5~50	50~500	100~5000	500~10000	1000~50000	10000~100000	15000~200000	10000~100000

(3)血孕酮辅助性诊断：异位妊娠患者的血孕酮水平低，可作为早期诊断方法之一。临界值为 63 毫摩/升。

(4)诊断性刮宫：刮出物见到绒毛证实是宫内妊娠，如果未见绒毛或病理报告内膜呈 A-S 反应，可怀疑为异位妊娠。

(5)腹腔镜：极度怀疑的可住院观察，做腹腔镜明确诊断。

5. 严重异位妊娠的诊断

异位妊娠是妇科常见急腹症之一，多发生于输卵管部位；一旦破裂可引起严重腹腔内出血，不及时诊断和抢救，患者将发生腹腔大出血，危及生命。由于输卵管的管壁薄弱、管腔狭小，不能适应胎儿的生长发育，当输卵管膨大到一定限度时，可能出现以下后果：

(1)输卵管妊娠流产：多见于输卵管壶腹部妊娠，发病多在妊娠 8~12 周。孕卵如种植于输卵管黏膜皱襞内，发育中的胚囊易向管腔膨出，终至突破包膜而出血，胚囊也可与管壁分离而出血，如整个胚囊剥离，落入管腔，并经输卵管逆蠕动排至腹腔，即形成输卵管完全流产。如胚囊剥离不完整，则为输卵管不完全流产。

(2)输卵管妊娠破裂：多见于输卵管峡部妊娠，发病多在妊娠 6 周左右。受精卵着床于输卵管黏膜皱襞间，当囊胚生长时绒毛向管壁方向侵蚀肌层及浆膜，最后穿破浆膜，形成输卵管妊娠破裂。异位妊娠一旦破裂大出血，会有生命危险。

(3)继发性腹腔妊娠：输卵管妊娠流产或破裂发生后，随血液排至腹腔中的绝大多数胚胎迅速死亡而被吸收。偶尔胚胎存活，绒毛组织仍附着于原位或排至腹腔后重新种植而获得营养，胚胎在腹腔中继续生长，可发展为继发性腹腔妊娠。

(4)陈旧性异位妊娠：病人有停经史、阴道不规则出血史、下腹间断性疼痛史，出血量不是很多，无活动性出血。B超检查示盆腔非均质性包块。

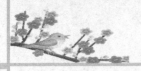

6. 异位妊娠的治疗

(1)化学药物杀死胚胎治疗：异位妊娠未破裂、妊娠包块直径≤4 厘米、血 β-绒毛膜促性腺激素＜2 000 单位/升、胚胎还存活时，用甲氨蝶呤(MTX)杀死胚胎，然后用活血化瘀药治疗。0.9％葡萄糖氯化钠注射液 100 毫升＋甲氨蝶呤 20 毫克静脉滴注，每日 1 次，30 分钟滴完，连用 5 天。也可用甲氨蝶呤 200 毫克腹腔化疗；加用瑞血新(升白细胞)125 毫克皮下注射，每日 2 次。

(2)腹腔镜手术：适用于异位妊娠已经破裂或无法保守治疗，立即行剖腹探查术。

二、多囊卵巢综合征与妊娠

多囊卵巢综合征(PCOS)为生育年龄妇女最常见的生殖内分泌疾病，发病率为 5％～10％(不排卵占女性不孕 40％；而多囊卵巢综合征为不排卵最常见原因)，以持续无排卵，高雄激素或胰岛素抵抗为特征。

1. 多囊卵巢综合征对妊娠的影响

大剂量雄激素能抑制垂体促性腺激素的分泌，抑制卵巢功能；雄激素过多或雄/雌激素比例过大，妨碍卵泡发育，使之闭锁，不能排卵。大剂量雄激素能使子宫肌层和子宫内膜血管中的平滑肌收缩，对抗雌激素使子宫内膜萎缩；抑制输卵管蠕动，导致不孕，即使妊娠也易发生流产。

2. 病因

发病原因为多因性，属于内分泌和代谢疾病，可能与以下因素有关。

(1)遗传学因素：多囊卵巢综合征是一种常染色体显性遗传，或 X-连锁(伴性)遗传，或基因突变所引起的疾病。多数患者染色体核型 46,XX,部分患者呈染色体畸变或嵌合型如 46,XX/45,XO；46,XX/46,XXq 和 46,XXq。

(2)肾上腺萌动假说：Chom(1973)认为，多囊卵巢综合征起源于青春期前肾上腺疾病，即当受到强烈应激刺激时，网状带分泌过多雄激素，并在性腺外转化为雌酮，反馈性地引起下丘脑-垂体轴的促性腺释放激素-促性腺激素(GnRH-GnH)释放节律紊乱，促黄体生成素/促卵泡生成素(LH/FSH)比值升高，继发引起卵巢雄激素生成增多，即肾上腺和卵巢共同分泌较多雄激素导致高雄激素血症。高雄激素血症在卵巢内引起被膜纤维化增厚、抑制卵泡发育和排卵，造成卵巢囊性增大和慢性无排卵。

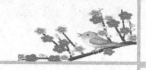

3. 多囊卵巢综合征诊断标准

多囊卵巢综合征主要由持续无排卵和雄激素过多引起,诊断主要依靠:病史＋临床表现＋辅助检查。

(1)稀发排卵或无排卵:临床上出现月经稀发、闭经及不孕。由于卵巢皮质同时有多个卵泡发育,不易成熟排卵,出现稀发排卵和(或)持续无排卵,因此导致不孕。

(2)高雄激素临床特征:肥胖、雄激素过多和卵巢囊性增大。临床特征及生化表现呈高度异质性,即不但有内分泌失调,也有代谢异常,而且亚型繁多。

①雄激素过多表现:多毛、痤疮,单有痤疮表现也可以诊断高雄激素血症。

②高雄激素生化指标:多囊卵巢综合征病人不一定有外周血雄激素水平异常;根据高雄激素生化指标诊断多囊卵巢综合征具有一定的局限性:总睾酮水平的测定没有诊断意义;游离睾酮的测定对多囊卵巢综合征的诊断意义不大;年龄和肥胖因素会影响雄激素水平;缺乏对老年妇女和青春期少女的研究数据。但睾酮水平的测定有助于除外其他病因。

(3)黑棘皮症:出现局部皮肤片状、角化过度、呈灰棕色的病变,分布在颈后、腋下,与高雄激素、胰岛素抵抗、高胰岛素血症有关。

(4)阴道 B 超发现卵巢多个发育的卵泡:双侧卵巢均匀性增大,内部可见多个大小不等的无回声区围绕卵巢边缘,有时散在分布于卵巢内。在卵泡早期,阴道 B 超发现卵巢多个发育的卵泡,但不能单凭主观印象,应数据化,卵巢＞12 个直径 2~9 毫米的卵泡和(或)卵巢体积(卵巢体积计算:0.5×长×宽×厚)＞10 毫升;阴道 B 超称为"项圈征"和"蜂窝征";一个卵巢卵泡多即可诊断。

稀发排卵和(或)无排卵、高雄激素症、卵巢多囊样改变,以上三项符合两项,并除外先天性肾上腺皮质增生、分泌雄激素的肿瘤、库欣综合征等;除外甲状腺功能紊乱;除外促性腺激素低下和卵巢早衰;除外高泌乳素血症,即可诊断多囊卵巢综合征(PCOS)。

4. 辅助检查

(1)诊断性刮宫:经前数日或月经来潮 6 小时内进行;子宫内膜呈增生期或增生过长,无分泌期变化。年龄＞35 岁,常规诊刮,以早期发现子宫内膜不典型增生或子宫内膜癌。

(2)激素测定:测定血清促黄体生成素(LH)、促卵泡生成素(FSH)、E、T、尿 17-酮皮质类固醇,正常者提示雄激素来源于卵巢;升高者提示肾上腺功能亢

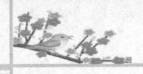

进。促黄体生成素不作为多囊卵巢综合征的诊断标准，但可以作为辅助的参考。基础内分泌促卵泡生成素≥0；促性腺激素在月经周期的各个阶段各不相同，并且以脉冲方式释放入血循环，单次测定促黄体生成素/促卵泡生成素几乎没有诊断敏感性。肥胖多囊卵巢综合征患者 LH 的升高不明显或不升高，可能是胰岛素和胰岛素样生长因子/胰岛素样生长因子结合蛋白（IGF/IGFBP）对其高雄激素血症起重要作用。

（3）其他：空腹血糖、口服葡萄糖耐量试验（OGTT）、胰岛素释放试验（IRT）——尤其是肥胖患者。

（4）腹腔镜检查：同时可以治疗，如进行"卵巢打孔"手术就能恢复排卵，达到怀孕目的。

5. 多囊卵巢综合征的合并症

（1）肥胖：中心性肥胖特点为腰/臀比增加，腰围/臀围≥0.8，腰围≥80 厘米。

（2）代谢综合征：男性型肥胖、高血压、呼吸睡眠暂停和高血脂列为多囊卵巢综合征的代谢综合征。

（3）胰岛素抵抗：胰岛素抵抗（40％～50％，尤其是肥胖患者，体重指数、腰/臀围比率、腰围、黑棘皮症），胰岛素抵抗的测定既不作为诊断标准的参考，也不作为选择治疗方案的参考。

（4）远期并发症：可能发生的远期并发症有 2 型糖尿病，冠心病，子宫内膜癌，乳腺癌。

6. 治疗

治疗必须个性化。

（1）一般治疗

①控制饮食：肥胖者加强锻炼，限制高糖、高脂饮食。

②减轻体重：脂肪堆积过多会加剧高胰岛素、高雄激素的程度，也是导致无排卵的重要因素。

（2）药物治疗

①抗雄激素：口服避孕药（Diane-35）。

②诱发排卵：易并发卵巢过度刺激综合征（OHSS），首选氯底酚胺（CC）。

（3）手术治疗：腹腔镜手术——对促排卵药物治疗无效者。

（4）胰岛素抵抗的治疗：诱发排卵中的问题与胰岛素抵抗有关。

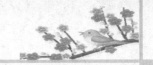

三、高泌乳素血症与妊娠

各种原因导致的血清泌乳素水平异常升高为高泌乳素血症,是指以泌乳和闭经为主要临床特征的病理状态,它并不是某一种病,而是可以由不同疾病引起的,但具有共同临床特征的症候群。

1. 泌乳素(PRL)水平与妊娠的关系

适量的泌乳素促进黄体形成;轻度的泌乳素升高,影响黄体功能;较重度的泌乳素升高,可使黄体闭锁;而重度的泌乳素升高,导致不排卵,引起不孕。因此对本病的认识并及时治疗,可提高病人的妊娠率。

2. 高泌乳素血症病因

高泌乳素血症主要是由于下丘脑-垂体功能紊乱所致。其病因主要有:①垂体肿瘤,主要是泌乳素细胞性垂体腺瘤引起泌乳素过度分泌。②原发性甲状腺功能低下,促甲状腺素释放激素(TRH)常偏高,刺激泌乳素细胞分泌。③多囊卵巢综合征,一部分多囊卵巢综合征表现为多巴胺分泌过低,而多巴胺(DA)常被视为一种泌乳素抑制因子(PIE)。④药物,如胃复安等是多巴胺受体抑制剂,使用后可引起垂体泌乳素分泌过多。⑤胸壁创伤或刺激乳头,可反射性引起血泌乳素升高等。⑥手术切除卵巢及子宫后,泌乳素可升高。⑦肾功能衰竭、肝硬化影响全身内分泌导致泌乳素升高。⑧长期服用氯丙嗪、利血平、西咪替丁、吗啡、避孕药、抗抑郁药可使泌乳素升高。

3. 临床表现

非生理状态下乳房分泌乳汁和闭经同时存在,乳汁分泌的量从挤压时有少量到漏奶,伴血泌乳素(PRL)增高、不孕、性欲减退等现象。高泌乳素可引起性腺轴功能低下,主要表现在下丘脑促性腺激素释放激素(GnRH)的合成和脉冲式释放受抑制;降低垂体对 GnRH 敏感性;卵巢甾体激素的合成直接受影响,因此雌激素水平很低。

黄体期缩短或出现无排卵型月经失调、月经稀发、闭经,以泌乳、闭经为共同表现,称为泌乳-闭经综合征,而各种不同原因致病者又有其各自的特征。

4. 闭经-泌乳综合征分型

泌乳-闭经综合征一般分为 Chiari-Frommel 综合征、Argonzdel-Castillo 综合征、Forbes-Albright 综合征三种类型,其诊断要点分别如下:

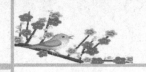

（1）Chiari-Frommel 综合征：发生于产后，多由不合理哺乳或长期吸吮刺激乳头，使下丘脑-垂体-卵巢系统功能不全所致。无垂体肿瘤。血中泌乳素水平升高，而卵泡刺激素（FSH）、黄体生成素（LH）降低。多为一过性，亦可持续数年，治愈后常可于下次妊娠时再发。

（2）Argonzdel-Castillo 综合征（特发性溢乳综合征）：发生于非妊娠哺乳期，多由于下丘脑-垂体功能障碍所致，手术、创伤、麻醉、精神刺激等因素均可引起。无垂体肿瘤。下丘脑-垂体功能的兴奋或抑制试验呈阳性。致病因素解除后有些可自行恢复；但也有较多患者可持续相当长的时间，不经药物治疗无法痊愈。

（3）Forbes-Albright 综合征：发生于非妊娠哺乳期，多由于垂体肿瘤引起。由于肿瘤压迫可以出现眼底改变或视野狭窄。垂体蝶鞍部检查可发现肿瘤。垂体肿瘤切除以前，症状不会得到缓解。

5. 辅助检查

要明确诊断需询问病史、了解病因、体格检查及内分泌检查。

（1）测血清泌乳素（PRL）水平：垂体功能检查，测定血中泌乳素水平，持续升高达 1.14 纳摩/升者，为高泌乳素血症。测定时应避免生理影响，上午 9～12 时抽血较准确。血泌乳素增高超过 4.55 纳摩/升时，应考虑有垂体肿瘤可能，宜行 CT 和 MRL 检查，以便发现垂体的微小腺瘤。

（2）促甲状腺素释放激素（TRH）测定：以排除原发性甲状腺功能低下。其他内分泌功能的测定，主要是甲状腺素和肾上腺素的检查，可以了解两者的功能状态，协助查找闭经的原因。

（3）眼底、视野检查：垂体肿瘤增大可侵犯、压迫视交叉，引起视盘水肿，因而有不同类型的视野缺损。检查眼底和视野，有助于确定垂体肿瘤的部位和大小。

6. 诊断与治疗

（1）病因治疗

①如发现垂体肿瘤，特别是已出现头痛、视功能障碍等压迫颅脑的症状，或药物治疗无效，则应及时手术切除病灶或行放射治疗。如为垂体微腺瘤，即肿瘤直径小于 10 毫米或原因不明时，可服溴隐停以抑制垂体泌乳素的分泌，使肿瘤缩小，减少术中出血，从而使垂体促性腺激素分泌正常，以恢复正常月经和排卵。给药方法为 1.25 毫克，每晚 1 次，数日后改为 2.5 毫克，每日 1 次，再过数日改为 2.5 毫克，每日 2 次连续治疗。本品不良反应较多，但常见于治疗早期。

②由药物引起的泌乳素水平升高者，一经诊断明确，应立即停用相关药物，

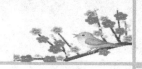

停药后症状大多可自行消失。

③因甲状腺功能低下所致者,宜口服甲状腺素治疗。

④由于下丘脑-垂体-卵巢轴功能障碍引起的泌乳素水平升高者,应予有关的药物治疗,以调整这一功能系统的状态,使泌乳素水平下降,恢复正常的排卵及月经。例如,溴隐停主要作用于脑垂体分泌泌乳素的细胞,使泌乳素分泌减少;左旋多巴主要作用于下丘脑,通过增强泌乳素抑制因子的作用,而使泌乳素减少。在用药1个月至数月后可恢复月经,但服药后可能会出现如恶心、呕吐、眩晕等不良反应。

(2)促排卵、早日受孕:如克罗米芬,应用较广泛,恢复排卵率可达到70%~80%,自然或人工诱发月经周期的第5天服药,50~100毫克,每日1次,连续5天。用药期间应做基础体温测定或B超监测卵泡,以了解排卵情况。也有报道于克罗米芬停药后7~10天,肌内注射绒毛膜促性腺激素10 000国际单位,治疗闭经-泌乳病人,能达到类似溴隐停的排卵效果。另外,单独用溴隐停排卵恢复不佳的,也可与克罗米芬合用,可增强促排卵的效果。

四、有排卵功能失调性子宫出血与妊娠

有排卵功能失调性子宫出血较无排卵功能失调性子宫出血少见,病人有排卵、也能受孕,但黄体功能异常。

功能失调性子宫出血简称功血,是由于调节生殖的神经内分泌机制失常引起的异常子宫出血,而全身及内外生殖器官无器质性病变存在。功血可分为排卵性和无排卵性两类,70%~80%为无排卵性功血,多见于青春期和绝经过渡期女性;20%~30%为有排卵性功血,分为2类,多见于生育期女性。其中黄体功能不足与妊娠关系密切,此类妇女虽然有卵泡发育及排卵,但有黄体期孕激素分泌不足、黄体过早衰退、子宫内膜分泌反应不良,黄体期缩短。

1. 对妊娠的影响

在临床上可表现为不孕(隐匿性流产)或早期流产。

2. 诊断

月经周期缩短、生殖器官无器质性病变;基础体温虽为双相型,但排卵后体温上升缓慢,高温期小于12日。

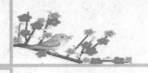

3. 处理

(1)促卵泡发育与促进正常黄体形成。月经第 5 天开始口服氯米芬 50 毫克/日,共 5 日,至少 3 个月经周期,停药后观察黄体发育情况。

(2)早期流产者基础体温上升后开始绒毛膜促性腺激素(HCG)1 000～2 000单位,2 次/周肌注,共用 2 周,即 4 次。可使血浆孕酮明显上升,促进妊娠、预防流产。不孕者在监测到卵泡成熟时使用绒毛膜促性腺激素 5 000～10 000单位 1 次或分 2 次肌注。

(3)B超监测到排卵后,黄体酮 10 毫克,1 次/日,口服,共 10～14 次。

(4)合并高泌乳素血症者,用溴隐停 2.5～5 毫克/日,口服。

五、女性生殖器官发育异常与妊娠

女性生殖器官在胚胎期发育形成过程中,若受到某些内在或外来因素干扰,均可导致发育异常,且常合并泌尿系统畸形。常见的生殖器官发育异常有:①正常管道形成受阻所致异常,包括处女膜闭锁、阴道横隔、阴道纵隔、阴道闭锁和宫颈闭锁。②副中肾管衍化物发育不全所致异常,包括无子宫、无阴道、痕迹子宫、子宫发育不良、单角子宫、始基子宫、输卵管发育异常。③副中肾管衍化物融合障碍所致异常,包括双子宫、双角子宫、鞍状子宫和纵隔子宫等。

1. 处女膜闭锁

症状与体征:处女膜闭锁又称无孔处女膜,临床上较常见,系尿生殖窦上皮未能贯穿前庭部所致,阴道口为膜状组织完全封闭,处女膜闭锁的女婴在新生儿期多漏诊。偶有幼女因大量黏液潴留在阴道内,导致处女膜向外凸出而确诊。绝大多数患者至青春期因逐渐加剧的周期性下腹痛,但无月经来潮时始被发现。严重者伴便秘、肛门坠胀、尿频或尿潴留等症状。由于经血无法排出,最初血积在阴道内,反复多次月经来潮后,逐渐发展至子宫积血、输卵管积血,甚至腹腔内积血,但输卵管伞端多因积血而粘连闭锁,故月经血进入腹腔者较少见。因子宫积液,可压迫邻近器官,出现尿潴留、便秘。

检查时可见处女膜向外膨隆,表面呈紫蓝色,无阴道开口。用食指放入肛门内,可立即扪到阴道内有球状包块向直肠前壁突出;直肠、腹部双合诊可在下腹部扪及位于阴道包块上方的另一较小包块(为经血潴留的子宫),压痛明显。如用手往下按压此包块时,可见处女膜向外膨隆更明显。盆腔 B 型超声检查可

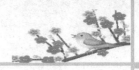

发现子宫及阴道内有积液。

2. 阴道发育异常

(1)先天性阴道横膈与妊娠:先天性阴道横膈为两侧副中肾管会合后的尾端与尿生殖窦相接处未贯通或部分贯通所致。横膈可位于阴道内任何部位,但以上、中段交界处为多见,其厚度约为1厘米。完全性横膈较少见,多数是膈的中央或侧方有一小孔,月经血可自小孔排出。横膈位于上段者不影响性生活,常于偶然或不孕检查时发现。位置较低者少见,多因性生活不满意而就医。一般应将横膈切开并切除其多余部分,最后缝合切缘粗糙面以防粘连形成。术后短期放置模型防止挛缩。

若系分娩时发现横膈阻碍胎先露部位下降,横膈薄者,当胎先露部下降至膈鼓起撑得极薄时,切开后胎儿即能经阴道娩出;横膈厚者应行剖宫产。

(2)先天性阴道纵隔与妊娠:先天性阴道纵隔为双侧副中肾管会合后,其中隔未消失或未完全消失所致。有完全纵隔和不完全纵隔两种。完全纵隔形成双阴道,常合并双宫颈、双子宫。有时纵隔偏向一侧形成斜膈,导致该侧阴道完全闭锁,可出现因经血潴留所形成的阴道侧方包块。绝大多数阴道纵隔无症状,有些是婚后性交困难才被发现,另一些可能晚至分娩时产程进展缓慢才确诊。若斜隔妨碍经血排出或纵隔影响性交时,应将其切除,创面缝合以防粘连。

若临产后发现纵隔阻碍胎先露部位下降,可沿隔的中部切断,分娩后缝合切缘止血。

3. 子宫发育异常

(1)双子宫与妊娠:双子宫为两侧副中肾管完全未融合,各自发育形成两个子宫和两个宫颈;阴道也完全分开,左右侧子宫各有单一的输卵管和卵巢。患者无任何自觉症状,一般是在人工流产、产前检查,甚至分娩时偶然发现。早期人工流产时可能误刮未孕侧子宫,以致漏刮胚胎,子宫继续增大。

妊娠晚期胎位异常率增加,分娩时未孕侧子宫可能阻碍胎先露部下降,子宫收缩乏力亦较多见,故剖宫产率增加。偶可见双子宫患者,不同时期卵子受精后,每侧子宫各有一胎儿,多属双卵双胎。亦有双子宫、单阴道,或阴道内有一纵隔,此情况类似上述双子宫,但可能因阴道内纵隔妨碍性交,出现性交困难或性交痛。

(2)双角子宫和鞍状子宫:因宫底部融合不全而呈双角称双角子宫;轻度者仅宫底部稍下陷而呈鞍状称鞍状子宫。双角子宫一般无症状,但妊娠时易发生

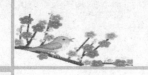

胎位异常,以臀先露居多。若双角子宫出现反复流产时,应行子宫整形术。

(3)中隔子宫:两侧副中肾管融合不全,可在宫腔内形成中隔,从宫底至宫颈内口将宫腔完全隔为两部分者为完全中隔;仅部分隔开者为不全中隔。中隔子宫对生育力无影响,妊娠期易发生流产、早产和胎位异常;分娩时出现胎膜早破、宫缩异常、难产,若胎盘粘连在隔上,可出现产后胎盘滞留,导致产后出血。

中隔子宫外形正常,可经子宫输卵管碘油造影或宫腔镜检查确诊。对有反复流产的中隔子宫患者,可在腹腔镜监视下通过宫腔镜切除中隔,宫腔有更大的容积让胚胎着床,或经腹手术切除。

(4)单角子宫:仅一侧副中肾管发育而成为单角子宫。另侧副中肾管完全未发育或未形成管道。未发育侧的卵巢、输卵管、肾亦往往同时缺如。妊娠可发生在单角子宫,但流产、早产较多见。

(5)残角子宫:一侧中肾管发育正常,另一侧发育不全形成残角子宫,可伴有该侧泌尿道发育畸形。检查时易将残角子宫误诊为卵巢肿瘤。多数残角子宫与对侧正常宫腔不相通,仅有纤维带相连;偶尔有两者间有狭窄管道相通者。若残角子宫内膜无功能,一般无症状;若内膜有功能且与正常宫腔不相通时,往往因宫腔积血而出现痛经,甚至并发子宫内膜异位症。若妊娠发生在残角子宫内,人工流产时无法刮到,至妊娠16～20周时往往破裂而出现典型的输卵管妊娠破裂症状,出血量更多,若不及时手术切除破裂的残角子宫,患者可因大量内出血而死亡。

(李增庆　赵　坤)

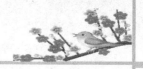

第27章

妇科肿瘤与妊娠

一、子宫肌瘤与妊娠

子宫肌瘤是女性生殖器最常见的肿瘤。子宫肌瘤患者不孕的发生率比一般妇女高,子宫角部肌瘤可压迫同侧输卵管入口或使其扭曲而阻碍精子进入输卵管;黏膜下肌瘤妨碍孕卵着床或致早期流产。

1. 子宫肌瘤对妊娠的影响

肌壁间肌瘤及浆膜下肌瘤一般不影响受孕,较大者可致流产或早产。黏膜下肌瘤可影响受精卵着床导致早期流产。妊娠期在胎盘分泌的雌、孕激素作用下,肌瘤常迅速增大,且可发生变性,尤其是红色变性,瘤内血管破裂、出血,引起剧烈腹痛伴恶心、呕吐、体温上升、血白细胞计数升高。采用保守治疗后,大多能自行缓解,继续妊娠。妊娠晚期子宫体下部或阔韧带肌瘤嵌顿在骨盆腔内,可引起胎位不正、产道梗阻,需剖宫产。

2. 子宫肌瘤对分娩的影响

分娩时,子宫肌瘤阻碍胎儿下降而导致难产。子宫体肌瘤可引起子宫收缩乏力,使产程延长。子宫颈肌瘤可阻碍子宫颈扩张。子宫肌瘤影响子宫缩复,常致产后出血。

3. 分娩期处理

子宫肌瘤不大,小于5厘米×5厘米×5厘米,生长部位不影响正常分娩,可主张顺产后随访观察,33.3%产妇产后肌瘤会逐渐缩小而无临床症状。子宫肌瘤较大且位于子宫下段者,主张剖宫产时行肌瘤剔除,但注意不留死腔,行"8"字法缝合止血,术后需加强抗感染治疗。晚期妊娠子宫对缩宫素敏感,应用卡孕栓、缩宫素、麦角新碱、米索前列醇可有效地促使子宫收缩,防止产后出血。

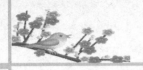

二、卵巢囊肿与妊娠

卵巢囊肿合并妊娠较常见,但恶性肿瘤很少妊娠,妊娠合并卵巢肿瘤较非孕期危害大,因近年来强调妊娠后早期检查(3个月前),再加上B超的应用,可及早发现没有症状的卵巢肿瘤。妊娠合并良性肿瘤,以成熟囊性畸胎瘤及浆液性(或黏液性)囊腺瘤居多,占妊娠合并卵巢肿瘤的90%,恶性者以无性细胞瘤及浆液性囊腺癌为多。

1. 卵巢囊肿对妊娠分娩的影响

卵巢肿瘤对妊娠分娩的影响,决定于卵巢肿瘤是良性还是恶性、所在部位和有无合并症。

(1)孕早期:孕早期肿瘤嵌入盆腔可能引起流产;妊娠期盆腔充血,可使肿瘤迅速生长,体积增大;并促使恶性肿瘤扩散。

(2)孕中期:中期妊娠时随着妊娠子宫月份的增长,肿瘤位置上升到腹腔,容易并发蒂扭转而发生坏死、破裂,引起急腹症。

(3)孕晚期:晚期妊娠如肿瘤较大可引起胎位异常。

(4)分娩期:如果卵巢肿瘤仍留在盆腔,肿瘤位置低梗阻产道导致难产,阻碍胎儿由阴道分娩。或因子宫收缩和胎头压迫,分娩时肿瘤易发生破裂。

2. 诊断

妊娠合并卵巢肿瘤症状一般不明显,除非有并发症存在。早孕时三合诊即能查到,中期妊娠以后不易查出,需依靠病史及B型超声诊断。卵巢囊肿2～3厘米,是正常发育的卵泡,下一次月经周期就会消失。小于5厘米的卵巢囊肿可以继续观察,卵巢囊肿持续3个月,而且大于5厘米,就不属于生理性囊肿。

3. 预防

妊娠前切除卵巢囊肿再怀孕。

4. 治疗

原则上妊娠期发现卵巢囊肿均宜手术治疗,早孕合并卵巢囊肿,以等待至妊娠3个月后,妊娠16～20周进行手术摘除为宜,以免诱发流产。妊娠期一旦合并瘤蒂扭转、破裂和感染,应立即行手术切除。妊娠晚期发现者,无阻塞产道情况,可待自然分娩后再行肿瘤切除。临产后若肿瘤阻塞产道即行剖宫产,同时切除肿瘤。

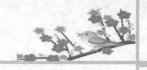

如为恶性应尽早行根治手术,年轻望子心切而肿瘤为低度恶性及早期者,可考虑先行单侧附件切除,允许妊娠继续延长到足月分娩。若诊断或疑为卵巢恶性肿瘤,应尽早手术。

三、宫颈癌与妊娠

宫颈癌合并妊娠是指癌在孕前已存在,但在妊娠期间或在妊娠结束后3个月内发现有宫颈癌者。有人主张妊娠期至产后1年以内所发现的宫颈癌都应属于宫颈癌合并妊娠,理由是这些患者实际上在妊娠期间就已经有了癌,只是由于癌瘤较小或因其他原因未被发现而已。

1. 宫颈癌病因

(1)早婚(性交年龄过早)、早育、多产:宫颈癌的发病年龄出现了年轻化的趋势,过早开始性生活是诱发宫颈癌的危险因素之一。青少年性发育年龄明显提前,随着他们的性生理和性心理的提前发育,首次性生活的年龄也提前了。年龄较小的女性,宫颈等生殖道细胞尚未完全发育成熟,抵抗能力较差,对某些外界因素,如人乳头瘤病毒、疱疹病毒及性伴侣的包皮垢等不良刺激较敏感,一旦宫颈组织受到侵犯,娇嫩的宫颈上皮细胞容易发生癌变。

16岁左右开始性生活,其宫颈癌的发病率为20岁以后开始性生活女性的2倍。青少年的性生活基本上是没有避孕措施保护的,发生早孕及人流是常有的事,反复人流也易损伤宫颈。

(2)性生活紊乱:频繁更换性伴侣,多性伴侣也是诱发宫颈癌的重要因素之一。婚前性生活大多难以选择合适的地点和时间,因此性卫生状况较差,易引起生殖道炎症,诱发宫颈癌。究其原因宫颈癌的发病因素与早婚(过早开始性生活)、性生活紊乱、多次分娩与人流及患者本人与性伴侣的个人卫生差等有关。

(3)病毒感染:高危型人乳头瘤病毒(HPV)有13种,与宫颈上皮内高度病变有关。低危型人乳头瘤病毒(HPV)有6种,常引起外生殖器湿疣、宫颈上皮内低度病变。此外,少量宫颈癌也可由 HSV-2、HCMV 所导致。

2. 临床表现

妊娠期不明原因的阴道出血,要详细进行阴道检查,弄清出血原因,如有宫颈癌的可疑,应和未合并妊娠者一样,毫不犹豫地做宫颈涂片及活组织检查,以免延误了宫颈癌的诊断。妊娠期宫颈内膜腺体增多,被覆之上皮增生,有时且

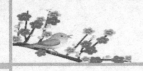

呈腺瘤样增生,鳞状上皮的基底细胞常增生活跃,近似原位癌改变,故孕期诊断宫颈癌变应特别慎重。

3. 宫颈癌与妊娠

宫颈癌发病年龄的年轻化和妇女生育年龄的大龄化,使宫颈癌与妊娠两者不期而遇。影视明星李媛媛患癌症后去世,人们开始关注宫颈癌合并妊娠的现象。40岁以上是宫颈癌的好发年龄,而近年来,我国妇女的生育年龄,多在20~30岁。

4. 宫颈癌合并妊娠的预防

(1)首先应对青少年进行必要的性知识教育和伦理道德教育,慎重对待婚前性行为。

(2)男女双方均应重视性卫生,落实避孕措施,避免意外妊娠和人流术。

(3)妊娠前,对宫颈糜烂Ⅱ度及以上者,对生殖道人乳头瘤病毒等感染者应进行积极有效的治疗。

(4)生育年龄不宜过大,以28~30岁为宜,以避免与宫颈癌好发年龄接近,发生"联姻"。

(5)已婚妇女,不论年龄大小都应定期进行妇科癌症普查。

(6)妊娠期宫颈出血者,须行宫颈细胞学检查。

(李增庆)

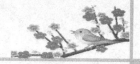

第28章
妊娠中晚期内科合并症

一、妊娠合并糖尿病

妊娠糖尿病包括糖尿病患者妊娠(即糖尿病合并妊娠),以及妊娠期糖尿病(GDM)。

妊娠期糖尿病是妊娠期最常见的内科合并症之一,是指妊娠期首次发现或发生的糖尿病。1979年世界卫生组织将妊娠期糖尿病列为糖尿病的一个独立类型,我国妊娠期糖尿病发病率为1‰～2‰。大多数妊娠期糖尿病患者产后糖代谢异常能恢复正常,但将来患糖尿病机会增加,约有1/3病例在产后5～10年转为糖尿病。

(一)妊娠妇女糖代谢的特点

妊娠妇女糖代谢有两个特点使孕妇易发生糖耐量降低或糖尿病。

1. 糖代谢旺盛

胎儿只能利用葡萄糖作为能量来源,母体需提供大量葡萄糖以满足胎儿生长发育的需要,妊娠妇女有高葡萄糖血症。妊娠早期胎儿不断从母血中摄取葡萄糖,使孕妇血糖水平略低于非孕时。随妊娠进展,糖类代谢率不断增高,胰岛素分泌量代偿性增多,以维持其糖代谢平衡。

2. 胰岛素抵抗和分泌相对不足

胰岛素促进器官、组织和细胞吸收、利用葡萄糖的效能下降为胰岛素抵抗。为维持正常的血糖水平,胰腺代偿性分泌胰岛素增加,形成高胰岛素血症。当代偿功能不足时,导致胰岛素相对不足,妊娠期特有的几种抗胰岛素因素日益增多,使胰岛素分泌量日渐增加,而且胰岛素廓清延缓,血胰岛素值上升。孕期特有的抗胰岛素因素有以下五种:①绒毛膜生长激素,妊娠3周后开始分泌,并逐渐增加。此激素可引起口服糖耐量降低。②雌激素:主要为雌三醇,孕末期

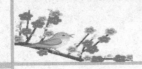

可达非孕期的1 000倍,可使糖耐量降低。③胎盘胰岛素酶:为一种溶蛋白酶,可使胰岛素降解为氨基酸及肽而失活。④孕激素:胰岛素可与孕酮受体相结合。⑤肾上腺皮质激素:也有拮抗胰岛素作用,使孕妇体内组织对胰岛素的敏感性下降。故妊娠期胰腺需分泌更多的胰岛素才能保持体内血糖的平衡,如胰腺代偿功能不足,将出现糖耐量异常或妊娠期糖尿病(GDM)。

(二)妊娠期糖尿病对母儿的影响

妊娠期糖尿病对母儿均有很大危害,属高危妊娠,至今母婴死亡率仍较高。

1. 对母体的影响

妊娠期糖尿病孕产妇病死率已明显减少,但孕期血糖未控制者,孕产妇并发症较多。

(1)孕早期自然流产发生率增加,孕晚期易发生早产、死产,多见于原有糖尿病且血糖未控制者。

(2)易合并妊娠高血压疾病。糖尿病孕妇血管有广泛病变,小血管内皮细胞增厚、管腔变窄,组织供血不足。

(3)孕期糖尿病稳定性差,易致酮症酸中毒、低血糖。

(4)糖尿病孕妇抵抗力下降,易合并感染,以泌尿系感染最常见;除因胎儿压迫尿路外,与胎盘分泌的大量孕激素使输尿管蠕动减弱,更使尿路不畅。

(5)羊水过多的发生率较非糖尿病孕妇多10倍,其发生与胎儿畸形无关,与胎儿高血糖、高渗性利尿使胎尿排出增多有关。

(6)巨大儿发生率明显增加,导致难产发生率、产道损伤、手术产率均比正常孕妇要高。

(7)心脑血管疾病及高脂血症也是糖尿病常见的并发症。

2. 对胎儿及新生儿的影响

(1)巨大胎儿、畸形儿发生率升高:由于高血糖刺激胰岛素分泌增多,蛋白质合成增加,巨大儿(出生体重>4 000克)发生率明显升高,可达30%～50%,尤其是血糖控制不佳者。妊娠期糖尿病在妊娠早期出现者,其胎儿畸形的发生率明显增高,胎儿畸形发生率比正常人高出2～3倍。尤其是孕早期发生酮症酸中毒致畸作用更明显。

(2)死产发生率高:死产发生率占5%～10%,胎儿窘迫可能因糖尿病性血管病变影响胎盘功能,严重畸形可能增加死亡率。

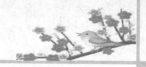

（3）新生儿死亡率高：新生儿死亡率占 4%～10%，最常见的是出生后死于呼吸窘迫症；此外，损伤、新生儿低血糖、新生儿低血钙、酸中毒昏迷致突然死亡、高胆红素血症发生率明显高丁正常孕妇所生新生儿。

（4）其他：新生儿成年后存在患肥胖、糖尿病及其他心血管疾病的风险。

（三）妊娠期易患糖尿病的人群

糖尿病的发生率随着社会文明发展逐渐增加，与遗传、病毒感染有关，原来就有潜在糖尿病倾向的女性，怀孕后可出现妊娠期糖尿病。

1. 肥胖或助孕的孕妇与高龄初产妇

助孕的孕妇、高龄初产妇及肥胖者，易引起妊娠期糖尿病。助孕的孕妇、高龄孕妇随年龄增长，机体糖耐量有所减低；年龄大者，易出现脂肪代谢异常导致肥胖。在超重肥胖人群中，维生素 D 水平与胰岛素抵抗呈显著负相关，提示维生素 D 缺乏可能在超重肥胖人群的胰岛素抵抗及其相关代谢性异常中起着重要作用。

2. 有遗传节约基因者

在原来贫困国家，由于食物供应不足，人体基因产生一种适应性改变，一旦得到食物，便将食物转变成脂肪储存起来，以供饥饿时维持生命。经过几代遗传，"节约基因"就产生了。有这种基因的人群，在以上危险因素的作用下，容易诱发糖尿病。赤道附近岛国瑙鲁、非洲岛国毛里求斯的居民由穷变富后，糖尿病患病率达 20% 以上。如孕妇原来吃得少，妊娠后吃得多也易致糖尿病。

3. 环境因素致基因突变

在遗传的基础上，环境因素作为诱因在糖尿病发病中占有非常重要的位置。环境因素包括：空气污染、噪声、社会的竞争激烈等，这些因素诱发基因突变，突变基因随着上述因素的严重程度和持续时间的增长而越来越多，突变基因达到一定程度（即医学上称之为"阈值"）即发生糖尿病。

4. 病史

一级亲属有糖尿病史、巨大儿分娩史、不明原因死胎史、畸胎史，应进行妊娠期糖尿病筛查。

5. 维生素 D 缺乏

维生素 D 是一种固醇类衍生物，除了调节体内钙、磷代谢和平衡、维持骨骼健康等功能外，近几年国外研究发现，不仅骨组织，许多其他组织或细胞如胰岛细胞、血管内皮细胞，以及脂肪组织等都能表达维生素 D 受体及其活化酶（1α-羟化

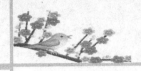

酶)。维生素 D 缺乏在人群中非常普遍,而且维生素 D 缺乏与血糖异常、胰岛素抵抗和高血压直接相关,能显著增加罹患 2 型糖尿病和心血管疾病的发病风险。

人体内的绝大多数维生素 D 可以通过日照产生。由于中国人的膳食中缺乏富含维生素 D 食物如深海鱼类,而且不像美国等西方国家那样有维生素 D 强化牛奶等食物,加上现代人接触阳光和户外活动的机会大大减少,妊娠期妇女对维生素 D 需要量增加,诸多因素都有可能增加维生素 D 缺乏的风险,尤其在北方高纬度日照相对少的地区。

(四)妊娠期糖尿病的筛查与诊断

1. 筛查对象与筛查时间

(1)筛查对象:重点对有糖尿病家族史、孕妇体重超过 90 千克、年龄超过 30 岁、孕期尿糖多次检测阳性者、复杂性外阴阴道假丝酵母菌病、反复自然流产、死胎、分娩巨大儿史、畸形儿史、本次妊娠胎儿过大或羊水过多进行筛查。

但建议所有孕妇,均进行尿糖的筛查。

(2)筛查时间:有高危因素的妊娠妇女,应在孕 3 个月时检查葡萄糖负荷试验(GCT),必要时 24~28 周复查。一般妊娠 24~28 周进行筛查,结果异常者行口服葡萄糖耐量试验(OGTT)。

(3)血糖测定:空腹血糖(FBG)≥5.8 毫摩/升、餐后 1 小时≥6.4 毫摩/升(110~120 毫克/分升),2 小时以上≥7.8 毫摩/升(140 毫克/分升)。50 克葡萄糖负荷试验(GCT):服 50 克葡萄糖后 1 小时血浆糖≥5.8 毫摩/升(140 毫克/分升)。

2. 诊断

(1)空腹血糖:成年人正常空腹血糖值为 3.9~5.8 毫摩/升。餐后 2 小时血糖值<7.8 毫摩/升。任何一次空腹血糖值>11.1 毫摩/升,即可诊断为糖尿病。如结果可疑,应再做葡萄糖耐量试验。

(2)口服葡萄糖耐量试验(OGTT):需空腹 12 小时后,口服 75 克葡萄糖,1、2、3 小时采血测血糖,空腹血糖值≥5.6 毫摩/升,1 小时血糖值≥10.3 毫摩/升,2 小时血糖值≥8.6 毫摩/升,3 小时血糖值≥6.7 毫摩/升,检查结果任意 2 项或 2 项以上达到或超过正常值,可诊断为妊娠期糖尿病(GDM)。仅 1 项高于正常值,诊断为糖耐量异常(GIGTT)。

有糖尿病症状者(口渴、多尿、乏力、体重减轻、皮肤瘙痒、反复感染等)。无论空腹或餐后 2 小时血糖水平在临界值左右的病人,需隔一段时间(2~4 周)复

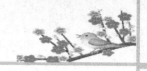

查,用口服葡萄糖试验来证实,直到肯定诊断或排除糖尿病为止。

(3)100 克糖耐量试验:100 克葡萄糖溶于 200 毫升水中,5 分钟内喝完。

空腹血糖为 5.8 毫摩/升,30 分钟为 11.2 毫摩/升,1 小时为 10.6 毫摩/升,2 小时为 9.2 毫摩/升,3 小时为 8.1 毫摩/升。

(4)糖化血红蛋白(HbAIc):正常<8%,如早孕时>17%则胎儿 100%畸形。

四项中有两项异常可诊断糖尿病。

妊娠期糖尿病,根据饮食控制后空腹及餐后 2 小时血糖分为 A1 及 A2 级。A1 级指空腹血糖<5.8 毫摩/升并且餐后血糖<6.7 毫摩/升,仅需饮食控制。A2 级指空腹血糖≥5.8 毫摩/升或者餐后血糖≥6.7 毫摩/升,除饮食控制外,孕期需加用胰岛素。

(五)妊娠期糖尿病饮食调控

尽管糖尿病目前不能根治,但现已有充分的证据证明,通过综合治疗以成功控制血糖的方法在减少糖尿病的微血管和神经系统的合并症方面发挥主要作用。综合治疗包括饮食治疗、运动治疗、糖尿病的教育与心理治疗、药物治疗和病情监测。

1. 饮食治疗

(1)饮食治疗原则:既能满足母亲和胎儿的生理需要,又适当限制糖类含量。饮食治疗对糖尿病控制最为重要,近百年来饮食调控原则不断发生改变,其变化趋势为:少吃多餐、脂肪摄入比例减少、糖类摄入比例增加、蛋白质比例变动不大。

(2)控制脂肪和胆固醇的摄入:糖尿病饮食应注意控制脂肪和胆固醇的摄入,宜食用含不饱和脂肪酸高的植物性脂肪,尽量少食用含饱和脂肪酸高的动物性脂肪。膳食中的脂肪应占总热能的 20%～30%,其中饱和脂肪酸占热能 10%左右,不饱和脂肪酸与饱和脂肪酸比值应在 1.5 以上。通常膳食中每日脂肪摄入量以不超过 60 克为宜,胆固醇摄入量最好控制在 300 毫克以下。

(3)蛋白质、维生素和无机盐的补充:蛋白质的补充也很重要,以保证子宫、胎盘、胎儿及乳房发育和母体健康。每天要多吃一些含优质蛋白质的动物性食品,如肉、禽、蛋、虾等。当到孕中期以后,每 1～2 周吃一次动物肝脏,以补充维生素 A、B 族维生素和铁。

膳食中蛋白质以占总热能 12%～20%为宜。一般每日蛋白质为 0.8～1.2

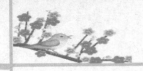

克/千克体重。优质蛋白质至少占 1/3。应供给充足的维生素和无机盐。补充 B 族维生素(包括维生素 B_1、烟酸、维生素 B_{12} 等)可改善神经症状。而充足的维生素 C 可改善微血管循环。富含维生素 C 的食物可在两餐之间食用,摄入甜水果或水果用量较大时要注意替代部分主食,血糖控制不好者要慎用。

新鲜蔬菜,尤其是绿叶菜,能提供较多的钙、铁、胡萝卜素(维生素 A 原)、维生素 C,是孕妇与胎儿非常需要的营养素。蔬菜属碱性食物,保证人体酸碱平衡,减少或防止发生酸中毒,因为糖尿病患者容易诱发酸中毒。

2. 热能来源比例

1994 年美国糖尿病协会在营养建议中提出,热能来源比例要强调个体化,饮食调控原则或饮食处方应因人而异,要根据每个病人的营养评估结果确定。每餐供应依次为早餐 20%、中餐 35%、晚餐 30%,早午餐之间 5%、午晚餐之间 5%、晚餐与睡前之间 5%。

轻劳动强度每天糖类摄入量为 150~300 克(相当于主食 200~400 克),如果低于 100 克,可能发生酮症酸中毒。最好选用吸收较慢的多糖,如玉米、燕麦、红薯等;也可选用米、面等谷类;注意在食用含淀粉较多的根茎类、鲜豆等蔬菜(马铃薯、藕等)时要替代部分主食;限制小分子糖(如蔗糖、葡萄糖等)的摄入。

膳食纤维特别是可溶性纤维有控制血糖上升幅度的作用,可改善葡萄糖耐量和降低血胆固醇,故膳食纤维的供给量应充足。可溶性纤维有水果中的果胶,海带、紫菜中的藻胶,魔芋块茎中的魔芋精粉等。应常选用富含膳食纤维的食物,如燕麦片、荞麦面、海带、魔芋精粉、新鲜蔬菜等。

3. 妊娠合并糖尿病常用食物

谷薯(包括含淀粉多的豆类)、蔬菜、水果、大豆、奶,瘦肉(含鱼虾)、蛋、油脂(包括硬果)8 类。糖尿病患者每天都应吃到这 8 类食品,每类食品选用 1~3 种。每一餐中都要有提供能量、优质蛋白质和保护性营养素的食物。要定时、定量,两餐间隔时间太长容易出现低血糖。一天可安排 3~6 餐,餐次增多时可从正餐中抽出一小部分食物作为加餐用。餐次及其热能分配比例可根据饮食、血糖及活动情况决定,早餐食欲好、空腹血糖正常、上午活动量较大者,可增大早餐热能比例。

大约 93% 妊娠期糖尿病妇女虽经饮食控制治疗,但其空腹血糖仍持续超过 5.8 毫摩/升时,可开始用胰岛素治疗。

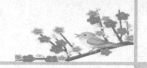

（六）产科处理

（1）监测胎盘功能及胎儿情况：孕 32 周以后孕妇应进行家庭自我监测，必要时复查彩超，了解胎儿宫内发育情况。

（2）终止妊娠方式与时机：血糖控制不佳、胎盘功能不良、巨大儿、胎位异常或合并有其他妊娠高血压综合征等，需于 37 周终止妊娠。血糖控制好、无异常产科情况，妊娠可至足月，但不宜超过 40 周。阴道分娩总产程宜控制在 16 小时以内，胎盘功能不良、巨大儿、胎位异常、产力差或合并有妊娠高血压综合征等，可考虑剖宫产。

（七）妊娠期糖尿病的预防

一般情况下，糖尿病患者不宜妊娠，但如属于轻型，可以在正确治疗控制好尿糖和血糖的情况下受孕。孕后要加强产前检查和自我保健，饮食控制应严格。

孕妇必须在妊娠期间定期检查空腹及餐后血糖，以早期发现和治疗糖尿病。孕妇在妊娠期除定期检查血糖及尿糖外，更要积极加强预防。首先是妊娠期间控制好饮食，既要供给保证母婴所需的热能物质，又要避免过高热能补充，以每日主食供能 7531～50020 千焦（1800～1200 千卡）为宜，每增加 1 孕周，即增加 3％～5％饮食摄入。保持饮食结构的合理比例，其中糖 20％～25％，脂肪 30％～40％。有糖尿病家族史、超过标准体重 20％、多次不明原因流产、围生儿死亡、有巨大胎儿史的孕妇，要定期查尿糖和血糖。

二、妊娠合并心脏病

心脏病是比较常见的内科疾病，在 20 世纪 70 年代，风湿性心脏病的发生率占第一位，为 65％～80％；先天性心脏病占第二位，为 20％～30％；妊娠期高血压性心脏病为 5％～6％；贫血性心脏病占 3％，其他心脏病如肺源性心脏病、心肌炎、心肌病等较为少见。20 世纪 90 年代以来，由于医学发展，风湿性心脏病在发达国家已很少见，随着心脏外科手术、麻醉及医疗器械、医疗手段的进展，使患有严重先天性心脏病的女孩得以生存，成年后可以婚育。因此，妊娠合并心脏病成为产科比较常见的并发症。

妊娠期孕妇身体发生一系列变化，心血管系统负担增加。在正常情况下，心

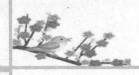

脏通过代偿可以承受,但若心脏功能因孕妇已患有心脏病而有所减退时,则此额外负担可能造成心脏功能的进一步减退,甚至引起心力衰竭,威胁母婴生命。

1. 妊娠与分娩对心脏病的影响

妊娠时血液总量增加30%～40%,心率加快,每分钟心搏出量增加,至妊娠32～34周达最高峰,此时心脏负担亦最重。以后逐渐减轻,产后4～6周恢复正常。水钠潴留、氧耗量增加、子宫血管区含血量的增加、胎盘循环的形成,以及因横膈上升使心脏位置改变等,均使心脏的负担随妊娠期增长而逐渐加重。

分娩期心脏负担的增加更为明显,第一产程每次宫缩时,增加了周围血循环的阻力和回心血量。临产后每次宫缩有300～500毫升血液自宫壁进入中心循环,使心排血量增加约20%,平均动脉压增高约10%,致左心室负荷进一步加重。第二产程除宫缩外,腹肌与骨骼肌亦收缩,周围循环阻力更增,加上产时用力进气,肺循环压力显著增高,同时腹压加大,使内脏血涌向心脏,故心脏负担此时最重。

第三产程胎儿娩出后子宫缩小,血窦关闭,胎盘循环停止。存在于子宫血窦内的大量血液突然进入血液循环中,使回心血急剧涌向心脏,易引起心力衰竭;另一方面,由于腹内压骤减,大量血液都郁滞于内脏血管床,回心血明显减少,造成周围循环衰竭。产后1～2天内,组织内潴留的水分进入血液循环,致体循环血量有再度短暂的增加,心脏负荷又有所加重。

由于上述原因,心脏病孕妇在妊娠32周时、分娩期及产后3天内心脏负荷最重,易发生心力衰竭。因此,对心脏病合并妊娠者,在处理上应倍加注意。

2. 心脏病对胎儿的影响

心脏病对胎儿的影响,与病情严重程度及心脏功能代偿状态等有关。病情较轻、代偿功能良好者,对胎儿影响不大;如发生心力衰竭,可因子宫淤血及缺氧而引起流产、早产或死产。

3. 心脏病与心力衰竭的临床表现与诊断

心脏病诊断多不困难,患者既往大都有心慌气短史,妊娠后加重。在心前区可听到舒张期杂音或二级以上收缩期杂音,严重者可有奔马律或心房纤颤等。心脏病对妊娠和分娩的影响程度与心脏代偿功能有关,代偿功能的判定系根据日常体力活动时的耐受力如何为标准,分为四级。

一级:一般体力活动时无心脏功能不全表现。

二级:一般体力活动略受限制,休息时正常,在日常体力活动后有疲乏无

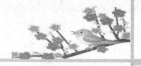

力、心慌气短等表现。

三级：一般体力活动明显受限，操作少于日常体力活动时即出现明显症状。以往有过心力衰竭史，均属此级。

四级：休息时仍有心脏功能不全表现。

心脏代偿功能在三级以上者，常突然发生严重心力衰竭，因此早期诊断和处理极为重要。心力衰竭的早期表现为：轻微活动即有心慌、胸闷、气短，脉搏在110次/分钟以上，呼吸在24次/分钟以上及肺底部可听到少量持续性湿啰音等；较严重时表现为：咳嗽、咯血及粉红色泡沫样痰、唇面发绀、颈静脉怒张、下肢明显水肿、静卧休息时呼吸脉搏仍快、肺底部有持续性湿啰音及肝脾大、压痛等；最严重时表现为：端坐呼吸、口周颜面发绀更重、心动过速或心房纤颤等。

心电图及超声心动图提示心律失常或心肌缺损等。

4. 处理

（1）做好计划生育宣传的工作：对患有心脏病的妇女应注意避孕，并对已有子女者动员行绝育术。凡有以下情况者，应设法终止妊娠。

①心脏病较重，代偿功能在三级以上者。

②既往妊娠有心力衰竭史或妊娠早期即发生心力衰竭者。

③风湿性心脏病有中、重度二尖瓣病变伴肺动脉高压者或发绀型先心病。

④患有活动性风湿热、亚急性细菌性心内膜炎及有严重的心律失常者。

⑤严重的先天性心脏病及心肌炎。

（2）终止妊娠的方法：妊娠在3个月以内可行人工流产术，＞12周而＜15周者，必要时可慎重考虑用钳刮术终止妊娠。中孕引产，尤其须手术时，有较大危险性，应尽量避免。如有条件，可在积极治疗观察下，使妊娠继续下去。凡出现心力衰竭者，必须在控制心力衰竭后再终止妊娠。

（3）妊娠期处理：对心功能二级以下患者应加强产前检查，至少每2周1次。患者应有足够的休息，避免较重的体力劳动，进低盐饮食，注意预防呼吸道感染，有贫血者应积极治疗，于预产期前2周入院待产。有心力衰竭者应立即入院治疗。

孕妇对毛地黄类药物耐受性较差，用药时（尤其在快速毛地黄化时）应注意毒性反应，如呕吐、脉搏缓慢及胸痛等。孕期最好服用起效及排泄较迅速的毛地黄类药物，如地高辛0.25毫克，口服，2次/日，2～3天后酌情改服1次，不要求达饱和量，以防万一发生心力衰竭后，能有加大剂量的余地。因长期用维持量较难掌握，离预产期远者，病情好转后可停药，临产后如需要可快速毛地黄化。

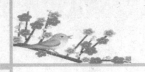
（4）分娩期处理：近年来认为，剖宫产时血流动力学的改变比阴道分娩小，心功能不好者可考虑在硬膜外麻醉下行剖宫产，同时心脏监护，术后心脏情况可好转。

①第一产程：做好产妇的思想工作，稳定其情绪。患者可取半坐卧位，每30分钟测血压、脉搏、呼吸各1次。适当应用镇静药，如度冷丁、异丙嗪等，使获得精神安慰，消除恐惧紧张心情。当脉搏每分钟超过120次及呼吸超过每分钟28次者，表示有心力衰竭先兆，应积极处理，如给氧及尽快给予强心药物等，可酌情注射氨茶碱、毒毛旋花子苷K或毛花苷丙，必要时给予吗啡。

②第二产程：宫口开全后，用胎头吸引器或产钳助产，尽快结束分娩，以免产妇过度用力。臀位产必要时行臀牵引术。

③第三产程：注意防治产后出血。胎儿娩出后，腹部立即置放1～2千克重的沙袋（或用手按压），以防因腹压骤减致大量血液倾注内脏血管，引起周围循环衰竭。肌内注射吗啡10毫克，或度冷丁50～100毫克，安静休息。为防治产后出血，必要时可肌内注射缩宫素10～20单位。麦角新碱能增加静脉压，应避免使用。

（5）产褥期处理：产后勿立即移动产妇，严密观察2小时后情况稳定，可送回病房。产后3天内，尤其是前24小时内必须加强观察，警惕发生心力衰竭，并做好一切抢救准备。产后应卧床休息2周，有心力衰竭者应酌情延长。一般以不哺乳为宜，无心力衰竭者可酌情哺乳。

产后易并发感染及亚急性细菌性心内膜炎，可预防性应用抗生素。病情较轻者应注意避孕，对不宜再生育者应劝行绝育手术。手术可在产后1周左右进行，此时心脏情况已趋稳定，体力基本恢复，产后感染已排除。有心力衰竭者先行控制后，再择期绝育。

三、妊娠合并贫血

世界卫生组织（WHO）资料表明，50%以上孕妇合并贫血。孕妇易发生贫血或使已存在的贫血加重，因此贫血是妊娠期常见的一种合并症。贫血诊断标准为血红蛋白<100克/升、红细胞计数<3.5×10^{12}/升或红细胞比容<0.30。孕期贫血不仅对孕妇本人有影响，对儿童日后智力、精神、行为发育也构成不利影响。妊娠合并贫血以缺铁性贫血最为常见，占妊娠期贫血的95%，其次为巨幼红细胞性贫血、混合性贫血，而再生障碍性贫血少见。

缺铁性贫血是孕期常见疾病。中国人缺铁性贫血发病率高，原因为饮食中缺动物性蛋白；其次，女性月经量多，比白种人多30毫升，黄种人正常51～61

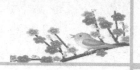

毫升/月,可出现隐性贫血。

1. 病因及危害

(1)妊娠生理性原因:孕期贫血一般是由妊娠时的生理性变化引起,妊娠后血液发生了明显变化,血容量比非孕期增加 30%,其中血浆增加约 45%,红细胞增加约 30%,出现血液稀释现象。孕妇血容量的变化,妊娠 6 周后血容量逐渐增加,至妊娠 32～34 周时达最高峰,此后稍有下降直至分娩。血浆与红细胞的增长速度较快,血浆的增长速度为 35%～55%,红细胞增长的速度为 15%～30%。由于它们之间增长速度不一致,血浆增加多于红细胞增加,使血液稀释,引起了妊娠期生理性贫血。

(2)铁的需要量增加:铁主要构成血红蛋白,是许多酶(如细胞色素氧化酶等)的组成部分,在组织呼吸和生物氧化过程中起重要作用。从孕中期开始,孕妇铁质的需要量增加,孕晚期达最高峰。妊娠期间胎儿体内的铁大部分是从母体获得,一般愈接近分娩期,胎儿对铁的需求愈大。如果孕前就有贫血现象,母体无适量的铁储存,再加上骨髓内的含铁血黄素减少,易发生贫血或使已发生的贫血加重,尤以缺铁性贫血最为显著,孕妇极易出现缺铁性贫血。

以每毫升血液含铁 0.5 毫克计算,孕妇和胎儿红细胞增加需铁 800～1 000毫克;其中储存一定数量的铁补偿产时失血,约需铁 150 毫克;子宫肌血红蛋白约需铁 75 毫克;胎儿生长发育及胎盘发育约需铁 400 毫克;共需增加 800 毫克,为非孕妇铁储备的 2 倍。9 个月闭经所节约的铁约 120 毫克,故妊娠期至少尚需增加供应铁 680 毫克。若不能及时补充铁剂,消耗孕妇体内储存铁;若孕妇储铁不足,会影响胎儿出生时的铁储存量。

(3)铁吸收下降,导致铁供给减少:早孕常因胃肠功能失调,恶心、呕吐、食欲减退或腹泻而影响铁的吸收摄入;孕妇胃酸常过低,有碍铁的吸收。

(4)社会原因:由于经济原因(贫穷,无法满足孕期蛋白质需要);或中国传统文化影响(孕期不能吃"好的东西"、产后才能吃),导致孕妇饮食不当,结构不合理。

(5)红细胞损失增加或破坏多:生育过密、少女妊娠、慢性失血(感染寄生虫、血吸虫、钩虫)、孕前月经过多、妊娠前如患有贫血等可加重缺铁性贫血。

2. 临床表现

轻度贫血多无明显症状,重者可表现为面黄、水肿、头晕、心慌、气短及食欲减退等,甚至可发生贫血性心脏病及心力衰竭。除上述症状外,尚可有腹胀、腹泻等消化系统症状。

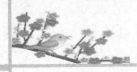

妊娠合并贫血的孕妇常会出现心跳加快、呼吸困难等症状,对疾病的抵抗力下降,胎儿的发育受到影响。重度贫血可致胎儿宫内生长受限、流产、低出生体重儿。可使孕妇发生贫血性心脏病、心力衰竭,分娩时易出现宫缩乏力,产后易发生乏力性子宫出血,有时较少量的出血即可引起休克或死亡,产后易感染。

孕妇的血细胞携氧能力降低,从而引发胎儿的宫内缺氧,造成胎儿宫内窒息、胎死宫内或早产。新生儿的血红蛋白多属正常,但因铁的储备不足,可出现新生儿窒息,出生后易发生肺部感染,日后易发生贫血,增加围生期死亡率。贫血还会影响胎儿脑细胞的发育,导致将来学习能力低。

3. 预防

贫血直接影响孕妇的健康,更不利于胎儿的成长。计划怀孕的女性,应在贫血得到治疗并已彻底纠正后再怀孕,怀孕后还要定期检查,继续注意防治,尽可能早期发现孕妇贫血,积极治疗贫血及并发症。

4. 饮食治疗

妊娠合并贫血的孕妇应增加营养,宜多食高蛋白、高维生素、含铁丰富的食物,如芝麻、菠菜、芹菜、海带等。动物性铁质比植物性铁质(如豆类和干果类)容易吸收,动物肝脏是铁质的良好来源,每日膳食中铁供给量为28毫克。妊娠贫血可选用以下食疗粥。

(1)人参粥:人参末(或党参末)15克,冰糖少量,粳米100克,共煮粥常食,治疗贫血有一定作用。

(2)牛乳粥:粳米100克煮粥,将熟时加入鲜牛奶约200毫升,食之。可辅助防治妊娠贫血。

(3)菠菜粥:先将菠菜适量放入沸水中烫数分钟后,切碎,放入煮好的粳米粥内食之,防治贫血有一定效果。

(4)甜浆粥:用鲜豆浆与粳米100克煮粥,熟后加冰糖少许。可辅助治疗贫血。

(5)鸡汁粥:先将母鸡1只煮汤汁,取鸡汁适量与粳米100克煮粥食。孕妇常食,可辅助防治贫血。

(6)香菇大枣:取水发香菇20克,大枣20枚,鸡肉(或猪瘦肉)150克,加姜末、葱末、细盐、料酒、白糖等,隔水蒸熟,每日1次。常食,可辅助治疗妊娠贫血。

(7)大枣粥:大枣10枚,粳米100克,煮粥常食,防治妊娠贫血有一定作用。

(8)芝麻粥:黑芝麻30克,炒熟研末,同粳米100克,煮粥食之。孕妇常食,能辅助治疗妊娠贫血。

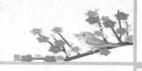

（9）枸杞粥：枸杞子 30 克，粳米 100 克，煮粥。孕妇常食，可辅助治疗妊娠贫血。

5. 药物治疗

如经过饮食治疗后仍处于贫血状态的，则必须在医生指导下口服含铁的药物或注射含铁的针剂，以及时纠正贫血。血红蛋白在 60 克/升以上者，采用口服铁剂疗法，选用不良反应小、利用率高的铁制剂，如硫酸亚铁、富马酸亚铁、力蜚能等。复合铁制剂，含有少量铜、钴、锰、维生素，则更有利于血红蛋白的合成及红细胞的成熟。胃酸缺乏时可给稀盐酸 0.5～2 毫升及维生素 C 100 毫克，3次/日，有助于铁的吸收和利用。血红蛋白<5 克或红细胞<150 万时，应输血，以少量多次为宜。

据英国媒体报道，正常孕妇服用铁制剂弊大于利，除非是贫血孕妇，额外的铁会导致孕妇血压升高，这样会使婴儿出生时体重过轻。人们一直认为孕妇补铁对母子都有好处，医生也一直建议准妈妈服用铁制剂，科研人员针对 727 名血液中铁含量正常的妇女进行了试验，发现妇女在怀孕期间服用铁制剂，更可能患上高血压，导致婴儿出生时个头小、体重轻。英国一家健康饮食机构推荐孕妇们通过合理膳食来获取铁，而不要服用铁制剂。

四、ABO 溶血病

ABO 溶血是指母婴血型不合，母血中对胎儿红细胞的免疫抗体 IgG 通过胎盘进入胎儿血液循环，发生同种免疫反应而引起的胎儿或新生儿溶血。它属于胎儿或新生儿的疾病，孕期引起胎儿溶血病，产后引起新生儿溶血病，可造成流产、早产、死胎、新生儿贫血、黄疸、核黄疸、小儿智力障碍，甚至出生残疾儿。至今发现的人类 26 个血型系统中，以 A、B、O 血型不合溶血病为最常见，其次为 Rh 血型系统。

1. 什么是 A、B、AB 和 O 型血

人类血型分为 A 型、B 型、O 型和 AB 型四种；红细胞上有 A 抗原者为 A 型血，红细胞上有 B 抗原者为 B 型，红细胞上既有 A 抗原又有 B 抗原者为 AB 型，红细胞上没有 A 抗原又没有 B 抗原者为 O 型血。

2. 病因

夫妻双方 ABO 血型不合是产生新生儿 ABO 溶血病的先决条件。哪些属

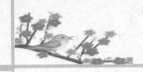
于夫妻 ABO 血型不合呢？最多见的妻子是 O 型血而丈夫是 A 型或 B 型或 AB 型血,妻子怀的胎儿血型如果像父亲(A 型或 B 型)便可能导致母婴 ABO 血型不合。

O 型血母亲的红细胞上没有 A 抗原和 B 抗原;当她怀上 A 型或 B 型血的胎儿时,母体会受到来自胎儿红细胞上的 A 抗原或 B 抗原的刺激而产生相应的免疫球蛋白 G(IgG)抗 A 或免疫球蛋白 G(IgG)抗 B 的特异性抗体;这种抗体可以通过胎盘屏障进入胎儿体内与胎儿血液中红细胞上的 A 抗原或 B 抗原发生对应的特异性结合;导致胎儿红细胞破坏(即溶血)。同样的道理,妻子血型为 A 型,而丈夫血型为 B 型或 AB 型;妻子血型为 B 型而丈夫血型为 A 型或 AB 型者也属于 ABO 血型不合;妻子怀孕时也可产生母婴血型不合导致新生儿 ABO 溶血病。夫妻双方 ABO 血型相同者不会产生新生儿 ABO 溶血病。

3. 发病率

母婴血型不合不一定都会导致溶血症的发生,ABO 血型不合的发生率为 20％左右,但其中真正发生新生儿溶血的仅为 5％以下。也有调查显示,每 150 例 O 型母亲中就有一例产生 ABO 系统的新生儿溶血病。所以,不要以血型不合来决定婚姻,或过分担忧会影响下一代的健康。

4. 对胎儿及新生儿危害及常见表现

胎儿由父亲遗传获得母体所不具有的血型抗原,在胎儿红细胞通过胎盘进入母体后,该血型抗原即刺激母体产生相应的免疫球蛋白 G(IgG)血型抗体,当这种抗体进入胎儿血循环与其红细胞上的相应抗原结合后,红细胞在单核-巨噬细胞系统内招致破坏,引起胎儿血管外溶血。

红细胞被破坏后,产生大量未结合胆红素。在胎儿期,未结合胆红素与白蛋白结合形成结合胆红素,在母体的肝脏中代谢而排出体外。但新生儿由于肝脏尚未成熟,在出生的最初几天尚不能将间接胆红素转变为直接胆红素(结合胆红素),造成新生儿黄疸;红细胞溶血产生的间接胆红素会在富含脂类的中枢神经系统中积累,影响新生儿的智力发育,甚至危及新生儿的生命。这可解释为什么胎儿期病情较轻,产后即新生儿期较重。

大量溶血使红细胞减少,造成严重贫血,甚至导致心力衰竭;因胎儿严重贫血、低蛋白血症和心力衰竭而致全身水肿,有的出现胸腔积液、腹水、心包积液等;严重者为死胎。贫血使骨髓外造血器官代偿性增生,出现肝脾大;娩出时黄疸往往不明显,但多于第 2、3 天很快出现并迅速加重。溶血产生的大量未结合胆红素透过血脑屏障使脑神经核黄染,产生神经系统症状,出现胆红素脑病(核黄疸)。一般发生于生后2～7天,早产儿尤易发生。首先出现嗜睡,喂养困难,吸吮无力,拥抱反射减弱、消失,肌张力减低。很快发展为双眼凝视、肌张力增高、角弓反张、前囟隆起、呕吐、尖叫、惊厥,常有发热,死亡率极高。即使幸存,也常出现手足徐动症、听力下降(高频失听)、智能落后、眼球运动障碍、牙釉质发育不良等后遗症。

5. 必要的检查

由于新生儿溶血病是新生儿期的常见病之一,因此对新生儿溶血病做产前预报、产后早期诊断以便及时采取防治措施是很重要的。要做到产前预报和早期诊断就必须对孕妇作正确的免疫学及血型分析。

(1)血清学检查:抗体效价测定:如孕妇血清学检查阳性,提示已被致敏,则应定期测定抗体效价,孕16、24周各测定1次,孕28～32周,每2周测定1次,32周后每周测定1次。如孕妇抗体效价在1∶512以上,提示病情严重,结合过去有不良分娩史者,要考虑终止妊娠。

(2)B超:可检查胎儿有无肝脾大、水肿、腹水等。

(3)产后检查:新生儿一般症状有全身水肿、肝脾大、皮肤巩膜发黄、嗜睡、喂养困难、吸吮无力、肌张力减低等表现。

(4)新生儿贫血检查:轻症患儿血红蛋白可高于140克/升,到新生儿后期才出现贫血;重症则常小于80克/升,甚至低于30～40克/升,易发生贫血性心力衰竭。部分病例有轻度肝脾大。

(5)肝功能检查:胆红素是否升高及其程度。

(6)其他实验室检查:患儿红细胞上结合的抗体较少,故抗人球蛋白实验常为阴性或弱阳性,用改良法可提高阳性率;患儿血清游离抗体(抗A或抗B IgG)阳性表明母血抗体已进入胎儿;抗体释放试验阳性即可确诊。

6. 常见治疗方法

(1)孕期处理

①中药减轻免疫反应:ABO血型不合效价≤1∶64,不必处理。1∶128及以上时可服中药如茵陈蒿汤治疗。早期产前诊断和中药防治,可以明显减轻免疫反应,提高保胎成功率,预防母儿血型不合所致流产、死胎,以及ABO溶血的发生。

茵陈蒿汤:茵陈9克,炙大黄45克,黄芩9克,甘草6克。水煎服,每日1剂,至分娩。

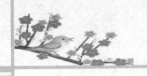

②提高胎儿抵抗力：在孕 24 周、30 周及 32 周各进行 10 日的综合治疗,包括 5％葡萄糖 500 毫升加维生素 C 2 克,每日静脉滴注 1 次;每日吸氧 2 次,每次 20 分钟;维生素 E 每次 100 毫克,每日 2 次,口服。

③加强胆红素排泄：预产期前 2 周开始,口服苯巴比妥每次 30 毫克,每日 3 次,可诱导胎儿葡萄糖醛酸转移酶的产生,加强胎儿肝细胞葡萄糖醛酸与胆红素的结合能力,从而减少核黄疸的发生。

④适时引产(即催产)：妊娠近足月抗体产生越多,对胎儿威胁也越大,故于孕 36 周以后,遇下列情况可考虑引产:一是 ABO 血型不合抗体达 1∶512 以上。二是过去有死胎史,特别是前一胎死因是溶血症者。三是各种监测手段提示胎儿宫内不安全,如胎动改变,胎心监测图形异常,听诊胎心改变。羊水深黄色或胆红素含量升高。

(2)产时处理：争取自然分娩,必要时采取措施缩短第二产程。避免用麻醉药及镇静药,减少新生儿窒息的机会。选择分娩时有抢救新生儿条件的医院,如气管插管、加压给氧和换血技术等。

(3)新生儿处理：要努力度过三关:第一关(生后 1 天内),立即用压缩红细胞换血以改善新生儿水肿,禁用白蛋白,以免增加血容量、加重心力衰竭;第二关(2～7 天),降低胆红素防止核黄疸;第三关(2 周～2 个月),纠正贫血。具体方法如下:

①换血疗法：新生儿 ABO 溶血病会产生黄疸和核黄疸;胆红素会损害神经细胞,导致儿童智力发育障碍,甚至残疾。所以,重症新生儿 ABO 溶血者必须立即采取换血措施。重症新生儿包括:出生时有胎儿水肿、明显贫血(脐带血血红蛋白<120 克/升);血清胆红素在足月儿>342 毫摩/升,早产儿体重1 500 克者>256 毫摩/升,体重 1 200 克者>205 毫摩/升可考虑换血,尤其是有缺氧、酸中毒、败血症时;早期有核黄疸征象者。

血源可选择与患儿相同血型的血;或采用 O 型红细胞加 AB 型血浆或用抗 A、抗 B 效价不高的 O 型血。换血量为 150～180 毫升/千克体重(约为患儿全血量的 2 倍)。方法是一边放出新生儿的血,同时另一边输入不含相应抗体的新鲜血,将新生儿体内的血型免疫抗体和胆红素洗掉,确保小儿健康。

②光照疗法：采用光照使胆红素转变异构体,直接由胆汁和尿液排出。但需要 12～24 小时才能使血清胆红素下降,故不能用光疗替代换血治疗。光疗中应用不透光黑布或黑纸保护患儿双眼以免损伤视网膜。光疗可有发热、不显性失水增加、短暂腹泻与皮疹、血钙降低、核黄素分解增多等不良反应;有时光

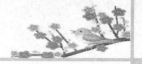

疗可使皮肤呈青铜色,停止光疗后可缓慢消退。

③其他治疗:及时纠正缺氧、酸中毒,防止低血糖、低体温,避免快速输入高渗性药物,以免血脑屏障暂时开放使已经与白蛋白结合的胆红素进入脑组织。

7. 预防

新生儿ABO溶血病的发生是可以预测和防治的,夫妻双方到医院检查血型后即可知道自己的血型是否与丈夫的血型相合。

因AB血型物质广泛存在于自然界某些植物、寄生虫及细菌中,O型母亲通常在第一胎妊娠前即可受到自然界具有A、B血型物质的刺激而产生抗A、抗B抗体免疫球蛋白G(IgG),40%～50%ABO溶血病发生在第一胎。第二胎胎儿如果与第一胎的血型相同,发病机会增加而且症状加重,以此类推。

因此,溶血病往往发生在怀孕初期发生过先兆流产,或者怀第二胎的妈妈身上。如果以前有不明原因的死胎、流产、新生儿重度黄疸史的女性打算再要孩子的时候,应该和丈夫提前进行ABO血型检查,如血型不合时,妻子在怀孕16周以后必须定期到保健院做孕期检查;检测体内抗A、抗B抗体的情况,这种检测叫免疫球蛋白G(IgG)抗体效价测试,来预测胎儿是否会产生ABO溶血病。可以在大型医院、专科医院或是大型的血库进行。双方都需要抽血,检查结果一般在1周后可以拿到。

如果孕妇血清中免疫球蛋白G(IgG)抗体效价大于1∶64,或多次测定持续增高,说明孕妇可能产生了抗胎儿血型的免疫抗体;胎儿会受到来自母亲体内的血型免疫抗体攻击的危险;必须及时进行干预,预防胎儿、新生儿溶血病的发生。现在进行的干预治疗一般是中西医结合治疗。如果不干预的话,随着孕期的延长,母亲体内的效价会逐渐增高,胎儿发生溶血病的几率也会越大。

五、妊娠合并肾脏病

严重的肾脏病不宜妊娠,怀孕后易较早合并妊娠高血压综合征,可导致胎儿流产、早产等;不利于胎儿发育,更可能危及孕妇本身,导致肾衰竭和尿毒症。患有此病的女性怀孕前一定要积极治疗,在未经过医生的确认之前,不可贸然怀孕。症状较轻且肾功能正常者,经医生允许可以妊娠,妊娠后也应警惕妊娠高血压综合征的发生。一旦怀孕会使病情加重,如果计划怀孕,一定要在彻底治愈后再怀孕,尽量避免怀孕中疾病的复发。妊娠合并肾脏病中比较常见的是

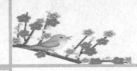
泌尿道感染及肾盂肾炎。

1. 分类

(1)无症状性菌尿症:孕妇患无症状性菌尿症(ASB)为 5%～6%,与社会经济因素有关,贫穷孕妇合并贫血发病增加一倍。上行性污染与细菌数量有关;2%～10%青春期女性有菌尿症,没有症状,因细菌毒性低;结婚未生育女性 8%有菌尿症;15%女性在一生中有过一次泌尿系感染;妊娠不增加泌尿系感染,但妊娠后使菌尿症变成有症状感染。

(2)妊娠性膀胱炎:发生率 0.3%～2%。尿急、尿频、排尿疼痛、尿道有烧灼感为最主要症状,耻骨上有不舒服感觉,肾区无压痛,尿培养阳性,尿液混浊或尿血、脓尿。

(3)急性肾盂肾炎:急性肾盂肾炎发生率为 1%～2%,产前 73%,孕中期46%,孕晚期 45%,产后 27%。症状:寒战、发热 40℃,尿频、尿急、腰痛为双侧性肾区压痛。红细胞管型,中段尿培养细菌数超过 10 万/毫升,贫血者红细胞比容(HCT)<30%,或者 10%以下。

2. 诊断

中段尿培养。细菌数超过 10 万,准确性为 96%。孕妇无症状菌尿未处理,有 28%出现急性肾盂肾炎,有 3%～4%可变成慢性肾盂肾炎。

3. 治疗

妊娠期用药须考虑对胎儿影响少的药物,如青霉素、硝呋太尔,疗程 2 周。无效或继续加重,改用别的药,可联合用药。每周复查尿液。连续 3 周阴性为治愈,随访复发率很高。频繁发作者行造影,可能有肾盂畸形。

六、妊娠期肝内胆汁淤积症

孕妇体内激素的变化可能会发生皮肤瘙痒,是妊娠期较常见的生理现象,不需要特殊治疗。经常洗澡、勤换内衣、避免吃刺激性食物、保证睡眠充足、保证大便通畅,都有助于减轻皮肤瘙痒。妊娠期肝内胆汁淤积症(ICP)是妊娠中、晚期特有的疾病,产后迅速消失。以皮肤瘙痒和黄疸为特征,主要危害胎儿,使围生儿发病率和病死率增高。发病率为 0.8%～12%。

1. 发病原因

妊娠期肝内胆汁淤积症可能是多因素引起,与女性激素、遗传及环境等因

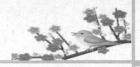

素有关。

（1）雌激素增多：妊娠期胎盘合成雌激素，孕妇体内雌激素水平大幅增加，雌激素可使 Na^+、K^+ ATP 酶活性下降，能量提供减少，导致胆酸代谢障碍；雌激素影响肝细胞膜对胆酸的通透性，使胆汁流出受阻；雌激素改变肝细胞蛋白质的合成，导致胆汁回流增加。上述因素综合作用可能导致肝内胆汁淤积症的发生。

（2）遗传与环境因素：流行病学研究发现，肝内胆汁淤积症发病率与季节有关，冬季高于夏季；世界各地肝内胆汁淤积症发病率明显不同。在母亲或姐妹中有肝内胆汁淤积症病史的妇女肝内胆汁淤积症发生率明显，具有母婴垂直传播的特性，符合遗传规律，表明肝内胆汁淤积症与遗传及环境因素有一定关系。

其中遗传因素决定患者的易感性，而非遗传性因素决定病情的严重程度。

2. 对母儿的影响

（1）对孕妇的影响：患者脂溶性维生素 K 的吸收减少，致使凝血功能异常，易出现产后出血，也可发生糖、脂代谢紊乱。

（2）对胎、婴儿的影响：由于胆汁酸毒性作用，可发生胎儿生长受限、胎膜早破、自发性早产、新生儿颅内出血、新生儿神经系统后遗症等，围生儿发病率升高，同时可引起胎儿宫内窘迫或孕期羊水污染，以及不能预测的胎儿突然死亡，围生儿死亡率也显著增加。

有无黄疸与胎儿预后关系密切，有黄疸者羊水粪污染、新生儿窒息及围生儿死亡率均显著增加。

3. 临床表现与诊断

孕中晚期出现瘙痒、黄疸等不适是该病的主要表现。

（1）瘙痒：几乎所有患者首发症状为孕晚期发生无皮肤损伤的瘙痒，约 80% 患者在 30 周后出现，有的甚至更早。瘙痒程度不一，常呈持续性，白昼轻，夜间加剧。瘙痒的顺序很有特点，一般先从手掌和脚掌开始，然后逐渐向肢体近端延伸，甚至可发展到面部，但极少侵及黏膜，这种瘙痒症状于分娩后数小时或数日内迅速消失。严重瘙痒时引起失眠和疲劳、恶心、呕吐、食欲减退及腹泻，四肢皮肤可见抓痕。

（2）黄疸：20%～50% 患者在瘙痒发生数日至数周内出现轻度黄疸，如皮肤发黄、眼睛巩膜发黄。部分病例黄疸与瘙痒同时发生，于分娩后数日内消退。

（3）尿色加深：由于血胆红素升高，从尿排出增多，使尿色加深。

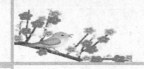

4. 重要检验项目

当孕妇发现有瘙痒、黄疸的表现时,应及时到医院检查。

(1)血清胆酸测定:血清胆酸升高是肝内胆汁淤积症最主要的特异性实验室证据,在瘙痒症状出现或转氨酶高前几周血清胆酸就已升高,其水平越高,病情越重,出现瘙痒时间越早。因此,测定孕母血胆酸是早期诊断肝内胆汁淤积症最敏感方法,对判断病情严重程度和及时监护、处理均有参考价值。临床上常检测血清中胆汁的主要成分——甘胆酸水平。肝内胆汁淤积症患者血甘胆酸浓度在30周时突然升高至2~2.5毫摩/升,可达正常水平100倍左右,并持续至产后下降,产后5~8周后恢复正常。

(2)肝功能测定:大多数肝内胆汁淤积症患者的转氨酶,如天冬氨酸转氨酶(AST)、丙氨酸转氨酶(ALT)轻至中度升高,为正常的2~10倍;部分患者血清胆红素轻、中度升高,但很少超过85.5毫摩/升。

(3)病毒学检查:许多肝内胆汁淤积症患者查不出肝炎病毒的依据。

5. 与其他肝病的区别

肝内胆汁淤积症患者肝组织病理活检仅见肝小叶中央区胆红素轻度淤积,毛细胆管扩张,内有胆汁淤积及胆栓形成,肝细胞无明显炎症或变性表现,与肝炎等其他肝病有明显区别。

肝内胆汁淤积症患者的瘙痒、黄疸或肝功能异常等在分娩后很快消失,这也是它的重要特点,且无发热、急性上腹痛等肝炎表现。妊娠合并急性肝炎、急性脂肪肝和先兆子痫等其他疾病也可引起瘙痒、黄疸或肝功能异常,但患者常有剧烈呕吐、精神症状或高血压等表现。

6. 药物治疗与产科处理

治疗目的是缓解瘙痒症状,恢复肝功能,降低血胆酸水平,注意胎儿宫内状况的监护,及时发现胎儿缺氧并采取相应措施,以改善妊娠结局。

(1)一般处理:适当卧床休息,取左侧卧位以增加胎盘血流量,间断吸氧,高渗葡萄糖、维生素类或能量,保护肝脏并提高胎儿对缺氧的耐受性。定期复检肝功能、血胆酸以了解病情。

(2)药物治疗:能使孕妇临床症状减轻,胆汁淤积的生化指标和围生儿预后改善,常用药物有:

①考来烯胺:能与肠道胆酸结合后形成不被吸收的复合物而经粪便排除,降低血胆酸浓度,减轻瘙痒症状,因影响脂溶性维生素 A、维生素 D、维生素 K

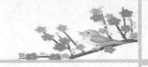

的吸收,用药同时应补充维生素 A、维生素 D、维生素 K。

②苯巴比妥:此药可诱导肝酶活性和产生细胞素 P_{450},从而增加胆汁排出,改善瘙痒症状,用量每次 0.03 克,每日 3 次,连用 2～3 周。

③糖皮质激素:如地塞米松可诱导酶活性,降低雌激素的产生,减轻胆汁淤积;能促进胎肺成熟,避免早产儿发生呼吸窘迫综合征;可使瘙痒症状缓解甚至消失。一般用量为每日 10～12 毫克,连用 7 日。

④熊去氧胆酸(UDCA):服用后抑制肠道对疏水性胆酸的重吸收,降低胆酸,改善胎儿宫内环境从而延长胎龄,用量 15 毫克/千克体重,分 3 次口服,共 20 日。瘙痒症状和生化指标均有明显改善。

(3)产科处理

①产前监护:从孕 34 周开始每周行胎心监护(NST),基线胎心率变异消失可作为预测肝内胆汁淤积症胎儿宫内缺氧的指标。必要时 B 超行胎儿生物物理评分,以便及早发现隐性胎儿缺氧。

②适时终止妊娠:孕妇出现黄疸,胎龄已达 36 周;或无黄疸,妊娠已足月或胎肺已成熟;有胎盘功能明显减退或胎儿窘迫者,均应及时终止妊娠。应以剖宫产为宜,经阴道分娩会加重胎儿缺氧,甚至死亡。少数孕妇胎心监护正常、胎盘功能好、胎位及产道条件也非常满意者,可在严密监护下经阴道分娩(试产),一旦发现胎儿窘迫,立即手术助产或剖宫产。

七、妊娠急性脂肪肝

1. 发病率

脂肪肝是指各种原因引起的肝细胞内脂肪堆积过多的疾病。妊娠急性脂肪肝发病率低于万分之一,是一种少见妊娠期的重症,孕产妇病死率极高,达 33.3%。围生儿病死率 66.7%。发病在妊娠晚期。

2. 病因

病因不明,多见于初产妇、妊娠高血压综合征的孕妇。发病可能与以下因素有关:①营养障碍,可能与缺乏某些氨基酸及酶有关。②脂蛋白代谢异常。妊娠期一些激素水平增高,生长激素及雌激素均对脂肪形成有利。③病毒感染及药物摄入。

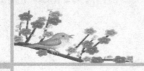

3. 症状及化验检查

(1)发病急、病情进展快,病程短,多在妊娠晚期发病。

(2)前驱症状可有发热、咽痛等上感症状。

(3)呕吐、上腹痛、明显无力、黄疸。

(4)急性肾衰竭出现较早,尿素氮(BUN)明显增高。

(5)丙氨酸转氨酶(ALT)稍高,胆红素中等增高,尿胆红素多为阴性。

4. 诊断

根据临床症状并结合:①B超有脂肪肝表现。②化验检查抗甲型肝炎病毒IgM阴性及乙型肝炎各种特异性指标阴性,尿胆红素阴性,与甲型、乙型肝炎区别诊断,排除重症肝炎。

5. 治疗

治疗原则:①尽早作出诊断,积极治疗抢救。②保肝治疗,预防继发感染及肝性脑病。③预防弥散性血管内凝血,尽早补给新鲜血液、白蛋白及凝血因子。④防治急性肾衰竭。⑤及时中止妊娠,在肝凝血功能开始轻微受损时终止妊娠,防治产后出血。⑥产时产后用对肝脏无害的抗生素预防感染。

八、慢性高血压合并妊娠

在妊娠女性中约有2%在妊娠20孕周前,即出现持续的血压升高(140/90毫米汞柱或以上)。即妊娠前已患慢性高血压或孕妇体形肥胖或已进行过抗高血压治疗。

1. 高血压合并妊娠特点

原发性高血压严重时,有冠状动脉硬化、心力衰竭、肾功能减退临床症状,可影响孕妇和胎儿的预后。慢性高血压合并妊娠,围生儿死亡率升高3倍,胎盘早剥风险增高2倍,同时胎儿生长受限、妊娠35周前早产的发生率亦升高。如果年龄超过35岁者,不宜妊娠;孕早期应人工流产,终止妊娠。如需继续妊娠,孕妇应在高危门诊随访。孕妇患有高血压除降压治疗外,特别注意饮食与休息,可有利控制血压并起到辅助治疗作用。

2. 饮食

(1)限制水分和食盐的摄入:高血压患者妊娠期应低盐饮食,盐1.5~3.0克/日。高钠可使交感神经活性升高,影响机体小动脉自身调节,使外周阻力升高、血压升高。限盐还可减少降血压药物的用量。同时,食盐中的钠有潴留水

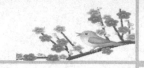

分、加重水肿、收缩血管、升高血压的作用。

轻度高血压时,可不必过分限制食盐摄入,不吃过咸的食物,每天氯化钠的摄入量不超10克。中度、重度高血压时,要限制食盐的摄入,每天的摄入量分别不要超过7克或3克。小苏打、发酵粉、味精也含有钠,要注意限量食用。

水分在体内的积蓄是引起水肿的重要原因。根据症状的严重程度不同,对水分的限制也不同。轻度高血压孕妇可自己掌握,尽量减少水分的摄入。中度和重度高血压患者,则要定量控制。中度高血压时,每天水摄入量不超过1 200毫升,重度高血压时,可按前一天尿量加上500毫升计算摄入,这些水量应包括食物的水分。

(2)摄入足够的优质蛋白质和必需脂肪酸:妊娠中、后期是胎儿发育旺盛的时期,需要足够的蛋白质。由于高血压蛋白尿的发生,从尿液中损失一部分蛋白质。除并发严重肾炎外,一般不限制蛋白质的摄入。

(3)多吃清淡食物,少吃刺激性调味品:妊娠合并高血压患者,不宜食用刺激性调味品,如辣椒、芥末、生姜等,多吃些新鲜的食物,避免进食富含胆固醇的食物。

2. 休息与睡眠

高血压患者妊娠期注意休息及保持10～12小时睡眠时间,中午休息1～2小时。不做重体力劳动,防止精神紧张与情绪激动。

3. 其他

肥胖者宜控制食量及总热能,适当减轻体重。降血压治疗应在医师指导下进行。

(李增庆　王绍海　孙国强)

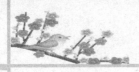

第29章
妊娠期合并外科疾病

一、妊娠合并阑尾炎

急性阑尾炎是妊娠期较常见的外科急腹症,可发生于妊娠的各个时期。发病率为 0.1%～0.2%。妊娠期因解剖与生理的改变,使阑尾位置发生改变,若未能及时识别及处理,对母婴的生命造成严重的威胁。

1. 妊娠期急性阑尾炎的解剖改变

阑尾的位置随着妊娠子宫的增大逐渐被推向上方:妊娠早期阑尾位于髂嵴下二横指,妊娠中期位于髂嵴水平,妊娠晚期升至髂嵴上二横指,妊娠足月时可达胆囊区,产后 10 天阑尾回复接近原来位置。由于妊娠子宫覆盖,阑尾炎征象较非孕期轻而不典型。因阑尾位置改变,使压痛点升高;因腹壁变薄松弛,常无肌紧张和反跳痛表现。

2. 妊娠期急性阑尾炎的临床表现

妊娠早期阑尾炎可出现发热、恶心、呕吐、腹痛症状,体格检查腹部有压痛、反跳痛和腹肌紧张及血白细胞增高等;早孕反应与此相似,易混淆,但无明显腹痛。妊娠中、晚期,因增大的子宫引起阑尾移位,压痛点因子宫的掩盖征象不明显,给诊断带来困难。

3. 诊断与检查方法

(1)Bryman 试验:嘱病人取右侧卧位,妊娠子宫移至右侧引起疼痛,提示疼痛并非子宫的疾病所致。

(2)Alder 试验:检查者将手指放在阑尾区最明显的压痛点上,嘱病人取左侧卧位,使子宫移至左侧,如压痛减轻或消失,提示疼痛来自子宫,如疼痛较仰卧位时更明显,提示疼痛来自子宫以外病变,则阑尾的病变可能性大。

(3)血常规:妊娠早、中期,白细胞呈生理性增加,因此白细胞计数的增加对

368

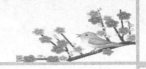

诊断阑尾炎意义不大。

(4)超声影像学检查:B超可作为一种简便安全、无创伤的检查方法。急性阑尾炎时由于阑尾管壁水肿、充血、渗出,使阑尾呈低回声管状结构,僵硬而压之不变形,横切而呈同心圆似的靶样图像,直径≥7毫米是阑尾炎的超声诊断依据。

4. 鉴别诊断

妊娠期急性阑尾炎应与卵巢囊肿蒂扭转、输卵管妊娠破裂、急性肾盂肾炎、输尿管结石、急性胆囊炎、重型胎盘早剥和子宫肌瘤红色变性相鉴别,诊断时必须逐一加以鉴别,以避免临床误诊误治。

5. 妊娠各期治疗原则

(1)妊娠早期:阑尾炎切除手术导致流产的可能性不大,而保守治疗危险性大,可引起阑尾穿孔和复发;即使是单纯性阑尾炎也应早期手术,同时行保胎治疗。

(2)妊娠中期:胎盘已经形成,子宫相对不敏感,流产率低,妊娠4～6个月是手术的最好时机,应及时手术切除病灶,对脓肿已局限、B超检查无脓腔、体温正常者可试行非手术治疗,并密切观察。

(3)妊娠后期:尤已孕32周以后,因临床症状极不典型,即使已经穿孔继发腹膜炎,腹部体征也可能很轻,给诊断带来困难。对可疑者及时剖腹探查,以免造成严重后果。

(4)临产期:可采用非手术治疗,至分娩后根据病情决定处理方法,如果症状未缓解或有复发可能可择期手术,如为化脓、坏疽型阑尾炎应及时手术。对明确诊断阑尾穿孔和腹膜炎者,应及时剖宫产和阑尾切除术并行腹腔冲洗、引流。

6. 预后

妊娠阑尾炎的预后与妊娠时期早晚和手术时阑尾病变程度有直接关系,这是由于越到妊娠晚期,诊断越困难,延误诊断的机会也越大,延误治疗导致炎症发展,造成阑尾化脓穿孔,甚至发生弥漫性腹膜炎,致使孕妇病死率增加。

二、妊娠合并痔疮

妊娠中晚期,由于胎儿增大,直肠静脉受到压迫,致使血液回流受阻,加之饮食习惯等因素的影响,均可促使痔疮的发生。因此,妊娠晚期是最容易发生痔疮或使原有痔疮加重的时期,这也是妇女痔疮发生率比较高的原因。但是,大部分妇女如果能在产后注意饮食的调配,保持大便通畅,痔疮是会自行痊愈

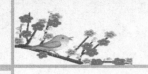
的。也有少数妇女，产后体质虚弱，又不注意饮食搭配，一味蛮补，大便不能保持通畅，从而使已发生的痔疮加重，或诱发痔疮的发生。妊娠痔疮较为多见的是内痔初期及赘皮外痔，有的可延至产后而不愈。以下所介绍的治法，包括妊娠晚期痔和产后痔。

1. 痔疮的临床表现

内痔以大便时出血为主，血色鲜红，呈滴状或喷射状，或伴有块状物脱出为特征。如果发生嵌顿，还会有持续性剧烈疼痛和肿胀。内痔初期没有脱出物，痔核很小，不易摸到，惟一症状是便血，有时出血量很多，色鲜红。如果大便时有物脱垂，便后尚能自行回纳的，属于二期内痔；便后不能自行还纳的，则属于三期内痔。二期、三期的出血量均较初期内痔为少。外痔包括赘皮外痔和血栓外痔。前者与妊娠后期腹压增高等因素有关，乃因胎儿压迫，致浅部静脉及皮下淋巴回流受阻，结缔组织增生而成。因可在肛门边缘外见到赘生皮瓣，质地柔软光滑，故得名。赘皮外痔一般没有疼痛和出血，仅有肛门异物感，发炎时才有肿胀发硬疼痛。

2. 治疗

痔疮的治疗一般以外治法为主，配合中药内服。特别是内痔初期，在妊娠、产后体质较弱的情况下，中药内服可以改善症状，控制病情发展。必要时亦可用中药内外合治。中医对包括痔疮在内的肛门疾患的治疗，不仅历史悠久，且有独特的见解，治疗方法和方剂更是丰富多彩，值得努力挖掘。痔疮的外治法有熏洗法（药水坐浴或熏洗）、外敷法（敷药或塞药）、枯痔法（注射法、插药或外搽药）、结扎法、切除法等。但手术疗法宜在产后施行，妊娠后期可考虑熏洗或药物涂搽，如痔疮膏外涂等。熏洗法适于内痔初期，或外痔肿痛者。

妊娠中晚期肛管静脉曲张痔的传统术式为排剥内扎术，疗效虽好但肛管损伤大，疗程长，创口愈合慢。保肛管式静脉摘除术的目的是在剥离切除痔内静脉丛后，将保留的肛管皮瓣加压固定在括约肌上，恢复其原有功能，达到治疗目的。传统术式术后疼痛一般要持续约40小时，痊愈一般需15～20天，且因肛管损伤大，形成瘢痕亦大，使肛管变细，重者合并肛裂，改良式术后疼痛一般持续均1.25小时，伤口一般5～9天愈合，操作简便，县、乡级医院均可开展，孕妇易于接受，又无引起流产之虞，值得推广。

微波是一种高频电磁波，有较强的穿透力，能使被照射物内部分子超高速运动并产生能量。它所引起的生物效应，近年来被广泛应用于临床，由于肛门

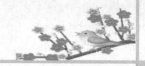

部位神经末梢丰富,感觉敏锐,产后痔疮水肿、嵌顿所引起的疼痛多较剧烈,水肿消退慢。而微波不仅能深入组织,而且水对微波有强吸收力,使肿胀的组织能强烈吸收微波能量,并转为热能,使局部组织温度增高,组织内动、静脉扩张,血循环显著增加,从而加快了局部循环和淋巴回流,改善毛细血管通透性,促进渗出液吸收,组织水肿消退。另外,在微波磁力线作用下,可以改变人体组织内生物电子的极能分布,改变电流及体液的物理性状,产生一种抗渗出作用,还可降低神经末梢兴奋性,缓解平滑肌痉挛,从而达到消肿、止痛目的。同时,微波还能增强网状内皮系统吞噬能力,提高机体抗免疫功能,有效杀死病灶内的细菌,起到杀菌消炎作用。利用微波对产后痔疮进行体内、体外照射治疗,扩大了微波辐射范围,使会阴局部、肛门及直肠血循环均得到改善,具有温热效能均匀、剂量易掌握、操作方便、见效快、无痛苦等特点,为治疗产后痔疮的一种有效方法。照射同时对会阴水肿、会阴侧切术后局部也起到消肿、消炎,促进切口愈合的作用。

3. 预防

为了防止或减少妊娠痔疮的发生,要注意以下几点:①改变不良饮食习惯,少食辛辣油腻之品。②保持大便通畅,积极治疗慢性咳嗽。③妊娠晚期适当活动,增强体力,睡眠时尽量取右侧卧位,避免仰卧姿势。

妊娠痔疮无论采用内治或外治,都应注意保护胎儿,在药物的运用上要避免对胚胎的不良影响。

三、妊娠合并腹股沟疝

妊娠合并腹股沟疝发生率很低,仅为 0.1%。妊娠期尤其是妊娠中晚期,孕妇腹壁肌纤维过度伸展与分离,引起腹壁强度降低,妊娠子宫增大使腹内压力增加,是导致疝发生的两个因素。

1. 临床表现

腹股沟疝多发生在妊娠中晚期,越接近妊娠中晚期,腹腔压力越高,腹壁强度越低,疝形成的机会越大。故遇妊娠中晚期主诉腹股沟有包块或肿块者,一定要认真检查并请外科会诊以便及早发现。

2. 处理原则

做好围生期保健工作,防止腹股沟疝的并发症(如疝进行性增大、巨大疝、

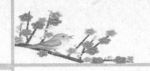

疝嵌顿、绞窄性疝）发生。分娩时腹腔压力明显增高,有造成嵌顿的条件,但因腹股沟疝多是局部筋膜薄弱所致,很少发生绞窄,因此可阴道分娩。

腹股沟疝如不合并产科合并症,一般不需剖宫产。产妇宫缩用力时用手按住疝的位置,可减轻对局部的压力,防止发生疝嵌顿。如果发生疝嵌顿应立即手术。孕 36 周以上则选择横切口剖宫产,先取出胎儿,再行外科手术探查。孕 36 周以下可先行疝修补术,术后给予硫酸镁、舒喘宁等抑制宫缩以防发生早产,并同时给予抗生素预防感染。

四、妊娠合并甲状腺癌

甲状腺癌好发于年轻女性,因此妊娠合并甲状腺癌病例并不罕见。据统计年轻女性中甲状腺结节发病率为 $1\%\sim2\%$,其中在妊娠期间首次被发现、确诊为恶性肿瘤者占 $15\%\sim20\%$ 。

1. 临床表现

临床上对于质地较硬、与周围组织粘连固定或合并有压迫症状的甲状腺肿块,应高度怀疑为甲状腺癌。存在多年的甲状腺肿块在妊娠期突然迅速增大,甲状腺肿块癌变的可能性较大。在癌症发生的早期,通常没有临床症状,仅有甲状腺结节肿块。正常妇女妊娠时可有生理性甲状腺肿大,此时如合并有甲状腺结节易被忽视,因此对孕妇及育龄妇女的定期体检不应忽视甲状腺的检查。

2. 诊断

由于妊娠期妇女甲状腺均有不同程度的生理性肿大,B 超检查易于确定其甲状腺结节的存在,是甲状腺癌筛选的最佳方法。如显示实质不均结节或结节浸润图像,特别是伴有细小钙化灶者,应警惕甲状腺癌的可能。妊娠期甲状腺结节性质是决定其治疗时机与方法的关键。细针穿刺抽吸细胞学检查是明确甲状腺结节性质的一种简单而又安全的方法。

3. 治疗原则

一般认为,甲状腺癌对胎儿不会造成损害,故不需终止妊娠。

外科手术治疗仍是妊娠合并甲状腺癌处理的首选方法。目前多数学者认为,妊娠与甲状腺癌之间互不影响,不需急于处理,手术治疗可推迟至分娩后,但是要严密观察病情变化,做好保健。也有人认为:①妊娠早、中期确诊的甲状腺癌患者,为避免可能出现的病情恶化,主张尽早手术治疗。一般情况下,颈部

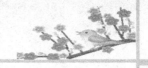

手术对妊娠本身影响较小，但仍有引起流产、胎儿缺氧、宫内窘迫等可能。即使在相对安全的妊娠中期，若行范围较大颈淋巴结清除术，也有胎儿死亡的危险。因此在围手术期应采取保胎措施。②妊娠后期发现的甲状腺癌，考虑因临近分娩，可给予甲状腺素治疗观察，待患者分娩后再手术。

妊娠期服用甲状腺素的问题，其目的不仅在于预防术后甲状腺功能低下的发生，同时也可抑制体内促甲状腺激素（TSH）水平，对抑制甲状腺癌的发展及术后复发有一定作用。因母儿双方甲状腺及其分泌调节机制基本上各自成为独立的系统，双方自身分泌的甲状腺激素不能自由通过胎盘，外源性甲状腺素亦很难通过胎盘，即使有也量甚微，因此妊娠期服用甲状腺素对胎儿影响不大。甲状腺素一般不能经乳汁分泌，故哺乳对婴儿也无影响。本病患者服用药物剂量应稍大，并随着妊娠月份增大而逐渐加大剂量，同时应根据临床表现及血清游离三碘甲状腺原氨酸（FT_3）、游离甲状腺素（FT_4）、促甲状腺激素水平适当调整用量。

五、妊娠合并乳腺癌

妊娠期乳腺癌是一种特殊类型的乳腺癌，近年来随着生育年龄的推迟和年轻人乳腺癌发病率的增高，妊娠期乳腺癌的发病率有增高的趋势。

1. 临床表现

妊娠期乳腺癌患者的年龄为 23～35 岁，近年来患病年龄有明显提前趋势，一般乳腺癌患者的平均年龄在 50 岁左右。妊娠期乳腺癌由于乳腺的生理性肥大，肿瘤不易早期发现，同时 X 线诊断率不高，加之部分患者和产科医生对乳房肿块不够重视，临床上常延迟诊断。

妊娠期乳腺癌的病程较长，但有症状期较短，一般常有数年的无症状临床前期。临床上以进行性增大的无痛性包块为主要表现，就诊时常伴有腋窝淋巴结或锁骨上淋巴结肿大，亦可表现为乳头溢液、内陷、局部炎症、皮肤破溃等，溢液以血性及浆液性为主。

妊娠时雌激素、泌乳素水平明显升高，肾上腺皮质激素、生长激素分泌增多，乳房明显增大，血运丰富；同时血液中 T 淋巴细胞总数下降，使机体免疫防御功能有所减弱，这些生理变化有利于肿瘤的生长与扩散，容易出现瘤体较大及腋窝淋巴结转移，多数患者就诊时已属中晚期。

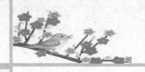

2. 诊断

妊娠期乳腺癌与非妊娠期乳腺癌的诊断相同。初诊时宜选用无创、无放射损伤的手段，如B超、红外线等。B超还可以鉴别囊肿和实体肿块。针吸细胞学检查和活检是防止延误诊断、提高生存率的最佳选择，其确诊率很高。穿刺细胞学检查时应选用细针，以免在非癌的情况下造成乳瘘。局麻下取活检相当安全，但由于妊娠时乳房血供丰富和水肿，特别是在妊娠中后期局麻难以满足手术的要求，必要时也可在全麻下进行。

3. 治疗原则

妊娠期乳腺癌的治疗原则与一般乳腺癌相似，特殊之处在于必须考虑胎儿因素。由于病期、孕期、患者对生育愿望的不同，以及化疗、放疗对胎儿的潜在危险，其具体治疗方案必须个体化。哺乳期乳腺癌一旦确诊应立即断乳。回乳可用中药生麦芽及炒麦芽各50～100克代茶饮，忌用雌激素或肾上腺皮质激素类药物，同时及早施行术前化疗并积极准备手术及其他治疗。

(1)手术治疗：凡可手术的病例均应首先考虑手术治疗。对于Ⅰ期、Ⅱ期乳腺癌和部分Ⅲ期乳腺癌，改良根治术是最佳选择，在肿瘤已侵犯胸大肌时可考虑根治术。由于妊娠时孕妇血容量、心率、心排血量增加，血小板和纤维蛋白原增多，易出现仰卧位低血压综合征、肺功能残气量减少、胃排空延迟等，增加了妊娠时施行全麻的复杂性，但全麻是相当安全的。

(2)放疗：对妊娠期乳腺癌放疗主要应考虑对胎儿的影响，放疗不应视为常规治疗手段。放疗对胎儿的影响取决于放疗时妊娠所处的时期。在胚胎植入前期(孕10～14天)，放疗可致胚胎死亡；而器官形成期(孕2～8周)则是对放射线最敏感和患先天畸形风险最高的时期，妊娠超过8周后，先天异常的风险可能降低，但可引起大脑发育异常。在孕早期，放疗诱导异常的风险剂量为5戈(Gy)，而一个标准的放疗过程大约需5 000戈。在孕早期进行放疗，胎儿可能接受10～20戈，在孕晚期可达200戈，均高于风险剂量，且较大量的放射线可通过母体组织扩散到胎儿，子宫外部的遮挡并不能使之减少。故对保留妊娠的妊娠期乳腺癌应在婴儿出生后再考虑放疗。

对于欲保留乳房的乳腺癌早期患者，肿块切除术加分娩后放疗也是可供选择的方案，一般认为它可达到与改良根治术相同的治疗效果，但应告之患者其潜在的风险和好处，毕竟其局部控制情况和生存时间可能不如标准的肿块切除术加放疗者。

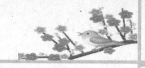

（3）化疗：是否进行化疗和如何选择适当的化疗方案是比较困难的。选择化疗方案时应充分考虑到化疗对患者、胎儿及其家庭和社会的影响。尊重患者的意愿，并给予患者耐心细致的解释，告之患者化疗对本人和胎儿的各种影响。妊娠时血供、肾小球滤过率和其他因素的生理改变均可能影响母亲的化疗药物代谢。抗肿瘤药物对胎儿潜在的不良反应包括即刻效应（如自发性流产、畸胎、器官损害等）和延迟效应（如发育迟缓或性腺功能不良等）。化疗药物在妊娠的前3个月内与死产、先天畸形有关，也能干扰中枢神经系统的发育，引起感觉神经损害，大多数肿瘤学家并不主张化疗。从优生学的角度考虑，如必需化疗，应先做治疗性流产。

（4）内分泌治疗：内分泌治疗的效果与患者的年龄，特别与是否绝经和雌激素受体（ER）有很大关系。雌激素受体阴性者，内分泌治疗疗效差；雌激素受体阳性者，内分泌治疗有效率为55％～60％。故内分泌治疗不应作为常规治疗，只有对雌激素受体阳性者才应用。

4. 注意事项

终止妊娠并不能改善预后，故流产的决定应建立在患者愿望和治疗需要的基础之上。对于妊娠早期的Ⅰ期乳腺癌，改良根治术后一般不需再做放、化疗，可以继续妊娠；而对欲保留乳房和Ⅱ、Ⅲ期乳腺癌患者，由于常需辅以放疗或化疗，应考虑终止妊娠。

对治疗后再次妊娠应持慎重态度。Ⅰ期乳腺癌治疗后2年无肿瘤复发转移者可以考虑再次妊娠，Ⅱ、Ⅲ期乳腺癌本身预后较差，应尽量避免再次妊娠或在治疗结束5年后，全面检查无复发和转移征象时再考虑妊娠。

六、妊娠合并肠梗阻

妊娠期肠梗阻是腹部外科一种少见疾病，其发病率为0.15％～0.18％。妊娠期由于增大的子宫推挤肠管，加上以往的粘连，肠管受压或扭转而形成肠梗阻；或因肠系膜过短或过长，受妊娠子宫推挤，可使小肠顺时针方向扭转发生肠梗阻。好发时期为孕中期或孕足月胎头入盆时，或产褥期子宫突然缩小，肠襻急剧移位而发生肠梗阻。肠梗阻的诊断并不困难，但妊娠期易为妊娠这一生理过程所干扰，从而影响诊断的及时性与正确性。

1. 病因

常见的原因有：①妊娠期肠梗阻的主要症状是腹痛、腹胀、呕吐与便秘，而

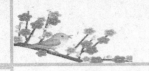

在正常妊娠中也经常出现这些症状，易被忽视而漏诊。②由于妊娠时需要考虑放射线对母婴的潜在危害，对腹部 X 线检查有所顾忌，从而延误诊断。③妊娠期由于子宫膨大和肠管移位，使肠梗阻的体征不明显，需与妇产科急腹症，如子宫破裂、附件肿块扭转或破裂、子宫肌瘤变性、妊娠剧烈呕吐等鉴别，不典型者易误诊为晚期先兆流产、隐匿性胎盘早剥或其他内科疾病。因此，对于妊娠后期出现反复呕吐、腹痛、腹胀，要考虑到妊娠合并肠梗阻的可能性。引起梗阻的原因往往各有不同，肠粘连是最常见病因，其次是肠扭转和肿瘤。

2. 治疗

治疗妊娠合并肠梗阻的关键主要取决于肠梗阻的种类、严重程度和发生时间。非手术治疗一般可使部分单纯性肠梗阻获得缓解，并可作为术前准备，改善病人的一般情况。手术时机的选择同样具有重要意义，对于有绞窄体征和症状者，应及时手术。一般认为如观察 24～48 小时，梗阻的临床症状不能缓解或呈加重趋势，宜早剖腹探查。同时术前尽量了解是否是肿瘤性梗阻，一旦证实应及时手术并同期终止妊娠。

3. 不同妊娠时期的肠梗阻的处理原则

(1)妊娠早期：经过非手术治疗后情况好转，梗阻解除者，应继续妊娠。如保守治疗无效，先人工流产，后剖腹探查。

(2)妊娠中期：先行非手术治疗，如无效果应及早手术治疗，手术时力求操作轻，避免因手术干扰而导致早产。

(3)妊娠晚期：非手术治疗无效，则先行剖宫产，再进行手术。

七、妊娠合并肾结石

1. 临床表现

泌尿系结石中肾绞痛是较为严重的并发症，对于妊娠期妇女不仅会给孕妇带来痛苦，而且处理不当可能危及胎儿生命。孕妇中泌尿系结石的发生率为 0.04%～0.14%。由于临床病例很少和特殊的生理病理改变，对大多数妇产科和泌尿外科医生来说，妊娠合并输尿管结石出现临床症状时的治疗较为棘手。腰腹部疼痛通常是最突出的症状，其他还有恶心、呕吐和血尿。

2. 诊断

临床首选的诊断方法是 B 超检查，但是对于输尿管中段结石很难有效显

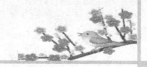

示。由于 X 线照射对胎儿有潜在致畸和影响发育的可能，临床上应尽量避免使用 X 线照射进行诊断，但必要时也可以考虑使用限制性静脉尿路造影术(IVU)检查。

根据病史、体征、实验室检查和 B 超检查绝大多数患者可基本确诊，个别不能确诊者，若不愿接受 X 线检查，必要时可行输尿管镜检查。

3. 治疗

鉴于大部分尿路结石孕期可以排出，应首先考虑采取保守治疗，若失败后再考虑用外科手段治疗。外科治疗的适应证是：①结石梗阻积水合并感染，但在没有控制感染的情况下应避免逆行输尿管操作。②双侧输尿管梗阻或孤立肾合并梗阻影响肾功能。③肾绞痛保守治疗无效等。肾绞痛的一般处理：可给予解痉镇痛药，以及静脉输液，并嘱患者休息、多饮水，绞痛多能缓解。并发泌尿系感染的处理，白细胞尿的存在在妊娠期是一种很普遍的现象，因此不能作为判断孕妇泌尿系感染的指标。妊娠期间无症状性菌尿，即使无泌尿系结石存在，也可突然发生肾盂肾炎，这些患者需要预防性应用抗生素。如果患者为有症状性泌尿系感染，特别是肾盂肾炎，需早期应用抗生素。对于梗阻未解除的病例需长期预防性应用抗生素。

（于志强）

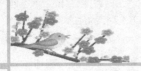

第30章

超声在孕产妇保健中的应用

　　超声已在临床应用了 30 年,特别是近 10 年来取得了巨大进展。高频探头提高了分辨率,彩色常规和能量多普勒图像可以评价母体和胎儿的血液循环,三维和四维超声允许临床医生在任意方向上重建获得的容积成像。这些技术及轻便化、低成本超声仪器的发展,使超声在腹部,特别是产科方面得到了空前广泛的应用,现代妇产科诸多问题的解决不能离开超声诊断的帮助。以下就早期、中晚期妊娠的超声检查,正常胎儿和胎儿畸形的超声检查,产科超声检查的特殊方法进行讨论。

一、产科超声检查的安全性与适应证

1. 产科超声检查的安全性

　　在过去的 30 年,超过 5 000 万名妇女接受了产科超声检查。美国超声医学会生物效应委员会达成共识:对于患者或操作者,在接触超声诊断仪器的常规条件下,尚无明确的生物学作用报道。已有的流行病学研究,包括长达 12 年的随访追踪报道,超声的应用并未增加胎儿死亡、胎儿异常、胎儿宫内发育迟缓或儿童期恶性肿瘤的发生率,也没有由于超声检查而引起儿童不良行为或精神发育问题。尚无科学证明超声对于发育中的胎儿有任何不利的生物学效应。但现有资料指出,谨慎应用诊断超声,对于超声可能存在的危险而言利大于弊。

2. 产科超声检查的适应证

　　有下述指征之一者,无论在哪个孕周均应进行超声检查。有些计划怀孕的妇女会在怀孕之前即对自己的妇科情况进行一次超声检查。这对于提前了解盆腔肿块、子宫畸形很有帮助,并可为怀孕以后的超声检查提供对照信息。

　　(1)双胎或多胎妊娠。

　　(2)实验室检查有阳性发现者,如甲胎蛋白升高或降低,血 β-绒毛膜促性腺

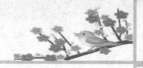

激素异常升高等。

(3)既往有先天性异常胎儿的妊娠史。

(4)有家族遗传病史。

(5)母体有风疹、巨细胞等病毒感染。

(6)母体有糖尿病或其他疾病。

(7)接触过致畸因素,如约物、放射线。

(8)怀疑胎死宫内。

(9)可疑胎儿宫内发育迟缓。

(10)怀疑羊水、胎盘、脐带有异常。

(11)胎儿胎位、先露的确定。

(12)月经不规则时需要估计孕周。

(13)宫颈成熟度的评估。

(14)辅助羊水穿刺定位。

(15)辅助宫颈环扎。

(16)宫内节育器定位。

(17)子宫大小与妊娠时间不相符时。

(18)盆腔肿物。

(19)孕期不明原因阴道出血。

(20)怀疑宫外孕。

(21)胎儿宫内状态的生物物理学评价。

(22)确定胎儿畸形的随诊观察。

二、妊娠早期的超声应用

从末次月经算起的 3 个月内,属于孕早期。一般在停经 28～35 天,查尿绒毛膜促性腺激素就能呈阳性,孕早期是否做超声检查,需视具体情况而定。

1. 妊娠早期超声适应证

(1)停经时间不清,月经不调等需估计孕周。

(2)不明原因出血或腹痛,排除异常妊娠,如宫外孕、葡萄胎、先兆流产、稽留流产等。

(3)怀疑盆腔肿块或子宫畸形等。

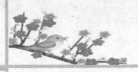

2. 临床意义

停经 40 天左右即可憋尿经腹部超声看到宫内妊娠囊。正常宫内妊娠的超声诊断需在宫内看到妊娠囊,囊内要有胚胎(8 周前)或胎儿(9 周起),能看到心管搏动。如果膀胱充盈经腹部超声看不到妊娠囊,需排空小便经阴道进行超声检查。由于阴道超声分辨率高,又贴近子宫,因此能较经腹部超声提前一周作出诊断。特别是需和宫外孕进行鉴别时,更需用经阴道超声进行检查。

当超声发现宫内只有一个无回声囊,而囊内没有任何回声时,这时多需要观察约 1 周时间,1 周内如果有腹痛、阴道出血应随时就诊。因为蜕膜反应也可是无回声。只有看到胚芽及心管搏动才能作出胚胎存活的诊断。

当宫腔内没有妊娠囊,而附件区出现包块时,特别是陶氏腔或盆腔出现液性暗区时,应考虑宫外孕。宫外孕发生率占所有妊娠的 0.5%~1%。但其死亡率却占孕妇死亡率的 10%~26.4%。而降低该病的死亡率并保留患者的生育能力的关键在于早期诊断。

阴道超声在宫外孕诊断中起着重要作用。一些特殊的异位妊娠更要注意,如间质部妊娠(妊娠在间质部,与宫腔不相通)、子宫切口妊娠(剖宫产后妊娠在子宫下段切口处)、宫颈妊娠(宫颈管增粗,回声杂乱,此时需用彩色多普勒观察回声杂乱区周边的血流与宫内妊娠的难免流产鉴别)。当超声显示宫内为多个大小不等的无回声,没有妊娠囊时,而妊娠反应重,阴道出血,血 β-绒毛膜促性腺激素异常增高时,要考虑滋养细胞疾病如葡萄胎。

许多医学中心增加了早期妊娠 11~14 周的检查。此期是早期妊娠与中期妊娠交界处,可以检查一些较明显的胎儿畸形,如露脑畸形;可以对多胎妊娠进行评价,如鉴别多胎的绒毛膜性(单绒毛膜或双绒毛膜);还可取胎儿正中矢状切面,游标置于胎儿颈背部皮肤与脊柱表面软组织之间无回声内缘,测量该处无回声的最大垂直距离,即颈项透明层(NT)的厚度,正常值小于 3 毫米。随着颈项透明层厚度的增加,近 50% 的染色体畸形胎儿可被检测出来。多数 21-三体胎儿颈项透明层厚度小于 4.5 毫米,多数 13 或 18-三体胎儿颈项透明层厚度为 4.5~8.4 毫米,而特纳(Turner)综合征胎儿的颈项透明层厚度大于 8.5 毫米。现有研究采用颈项透明层指数,其较颈项透明层受孕周影响小,计算方法为平均透明层厚度(毫米)/平均双顶径(毫米)×100,在孕 14~22 周时,NIx 测值不受孕周影响,以 11 为界限,检测唐氏综合征的敏感性为 61.5%,特异性96%,假阳性率 4%。超声检查胎儿染色体异常还有眼距改变,肠管回声增强、

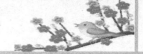

心室内强光斑、肾盂积水等软指标。

孕早期孕周的估计,孕周=妊娠囊最大径线(厘米)+3;如果获得胚胎最大长轴,测得胚胎颅顶部到臀外侧缘的距离,即头臀长(CRL),孕7～11周头臀长增长率与孕周有极好的相关性,误差3～5天,此时孕周=头臀长(厘米)+6.5。

三、妊娠中晚期的超声检查

中期妊娠是指13～27周这段时间,晚期妊娠是从28周开始。目前,在加拿大、英国、芬兰、挪威推荐将16～20周定为标准超声筛查期。在法国和德国则至少进行2次筛查,一次在18～22周,而另一次在晚孕的31～33周。孕中期能为临床了解胎儿发育提供最丰富的信息:①鉴别单胎或多胎。②测量胎儿多项生长参数,估计孕周和体重。③诊断早发性胎儿宫内发育迟缓。④羊水情况评估。⑤胎盘情况。⑥诊断胎儿畸形。

1. 鉴别单胎或多胎妊娠

中晚孕超声鉴别单胎或多胎妊娠比较容易。但须注意有时超声也有可能出错,主要是多胎妊娠时误认为是双胎,双胎误认为是单胎,也有单胎误认为双胎者,这与检查者的经验有关。有时双胎输血综合征时羊水过少胎儿或一胎较早死亡呈"纸样胎儿"会漏诊或误诊为其他异常。

中晚孕一般测量双顶径、头围、腹围、股骨长来估计妊娠龄和体重。估计妊娠龄和体重相对早期较准确,越到妊娠晚期误差越大,足月时更大。有些病理情况下,某些参数不能作为妊娠龄或体重估计的参数,如腹水时的腹围,短肢畸形的股骨长,脑积水时的双顶径和头围。

超声估计的妊娠龄与末次月经龄不相符时,应与以前测量值作比较,判断胎儿发育迟缓或过大、过期。如果要进一步观察胎儿生长发育,两次超声检查间隔时间不应短于2周,因为间隔时间过短,很难确定是测量误差还是胎儿生长发育异常。

2. 羊水检测

羊水是羊膜腔内的液体,来源于羊膜渗透、分泌,以及胎儿的泌尿系统、呼吸系统和消化系统。羊水过多或过少均会影响胎儿生长发育,但诊断羊水过多或过少的方法存在争论。任何一种客观测量羊水量的方法都不准确,而且所测数值与孕周大小无相关性,故最好用主观目测法来诊断。但是,医院多沿用羊

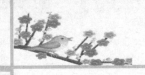
水平段、羊水指数进行客观评估,采用的正常值为羊水平段3～8厘米,指数10～20厘米,在这个范围以下为羊水过少,这个范围以上为羊水过多。诊断羊水过少时,需注意胎儿多数有严重泌尿系统畸形或羊膜破裂导致严重宫内发育迟缓,严重羊水过少与胎儿死亡有关。羊水过多时许多胎儿或母体均有明显并发症,可能出现羊膜早破、早产、胎儿畸形。

3. 胎盘成熟度

胎盘成熟度可用来估计胎儿成熟的程度,它与羊水中的卵磷脂/鞘磷脂比值及胎儿肺成熟度有相关性。它是依据胎盘的绒毛板、胎盘实质及胎盘的基低层三部分结构变化作为依据。Ⅱ级早期胎盘已接近成熟,Ⅱ级晚期胎盘及Ⅲ级早期胎盘提示胎盘已成熟。Ⅲ级晚期胎盘提示胎盘已趋向老化。胎盘分级与正常妊娠胎儿成熟情况基本相符。对于高血压及妊娠合并症的孕妇,胎盘有提早成熟和老化倾向。胎盘的成熟是一个渐进的演化过程,分级之间有交叉重叠现象,因此在根据胎盘成熟度判断胎儿成熟度时,应结合超声测量胎儿其他参数并结合临床检查进行全面分析。胎盘定位指明确胎盘着床部位及胎盘与子宫内口的关系。妊娠早期和膀胱过度充盈时可出现前置胎盘的假象。也不能认为所有低置胎盘都会"上移"而无临床意义。胎盘早剥超声诊断较困难,但可通过超声观察胎盘基底部的血肿,以及彩色多普勒观察基底部的血流缺失为临床提供必要的信息。胎盘植入超声诊断亦较困难,但可注意观察胎盘植入时胎盘后间隙低回声或无回声带缺如,胎盘组织与子宫肌壁紧密相连,胎盘中见显著的静脉窦,子宫肌壁周围可见血管丛。胎盘种植区的血管直接位于胎盘之下进入胎盘,血流流速增高。分娩时胎盘滞留要考虑胎盘植入或粘连。

4. 胎儿畸形的诊断

以往超声只是简单地回答诸如患者是否妊娠,有无病理产科出现的问题。现在,更重要的是探测有无胎儿畸形。虽然超声分辨率很高,能检查出越来越小的畸形,但胎儿的解剖结构较多,要在短时间内排查所有畸形几乎不可能。例如,四肢尤其是膝关节或肘关节以下的末端肢体畸形容易漏诊。有些国家将产科超声分为两个层次,一个是常规超声检查,一个是检查胎儿畸形为目的的超声检查。

根据中华医学会最近颁布的产前检查指南草案:产前超声不能发现所有的胎儿畸形,孕18～24周应诊断的致命畸形包括:无脑儿、严重脑膨出、严重开放性脊柱裂、严重胸及腹壁缺损、内脏外翻、单腔心、致命性软骨发育不全。在胎

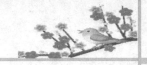

儿心血管发育异常的各种情况下,胎儿心脏超声检查除必须对单腔心作出诊断外,下列出生后死亡率最高且治疗效果差的严重心血管异常应在胎儿期明确作出诊断:左心发育不良、三尖瓣闭锁、单心室、永存动脉干、肺动脉闭锁、心肌病、心脏巨大占位性病灶,并提示产科医师考虑终止妊娠。

四、正常胎儿的超声检查所见

18~24周的超声检查一般可以看到下列结构。

头部:颅骨、脑中线、侧脑室、脉络丛、透明隔、大脑、丘脑、第三脑室、颅后窝(包括小脑半球、小脑蚓部、小脑延髓池)。

颜面部:眼睛、嘴唇、鼻。

脊柱:颈、胸、腰、骶、尾椎各段排列规律,表面皮肤完整。

胸腔:心脏位置,四腔心切面,左右室流出道,回声稍强的肺。

腹部:完整的腹壁,肝脏、胆囊、胃、双肾、膀胱,不扩张的肠腔。

脐带:胎儿脐带及其附着部位。

四肢:较大的肢体。

以上结构检查时检查者会尽量看到。但是,有时胎位、羊水过少、母体因素影响,超声检查可能不能清晰显示这些结构。事实上,有些细小的畸形还是很难看到的,如手足指畸形、单纯腭裂、小的唇裂、耳朵的畸形、小的室间隔缺损等;还有些胎儿的异常是在发育的过程中才逐渐表现出来的,如消化道的闭锁,一般在26周以后发现,闭锁的部位越低,超声发现得越晚,甚至不能发现,还有先天性膈疝,也可能在妊娠晚期才表现出来;有些问题是在出生后才表现出来的,如有些婴儿型多囊肾。有些问题,超声需要追踪随访观察,如肾盂积水、脑室扩张。另外,结构没有问题胎儿也可能会有宫内生长迟缓,因此建议在30周左右做一次生长超声检查,了解胎儿是否按正常的速率生长。

五、产前介入性超声检查

产前超声不能区分畸形儿是否有染色体或基因的异常,是否有宫内感染。即使超声显示没有明显畸形,也不能排除有无染色体异常或一些代谢性疾病或血液病。因此,需获取宫内胎儿细胞或组织才能作出诊断。目前,获取胎儿细胞的方

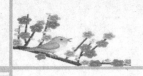

法有:超声引导下羊膜腔穿刺术、脐血管穿刺术、绒毛取样、胎儿组织活检。

超声定位羊膜腔穿刺仅用于某些特殊病例或盲目穿刺失败者,以及诊断性羊膜穿刺抽取羊水需避免损伤胎儿及穿刺失败时。诊断用羊膜穿刺多在16周左右进行,用实时超声引导,可用专用穿刺探头,也可使用普通探头配穿刺导向装置,亦可使用普通探头直接引导。注意超声引导穿刺虽较盲目穿刺安全,但仍有一定风险,胎儿丢失率约1%,感染率0.3%～2%,羊膜破裂发生率约1%。

绒毛膜取样时间在孕10～12周,分经阴道和经腹部两种方法。将穿刺导管或穿刺针置于孕囊种植部位,用5～10毫升负压抽吸。取出物放在低倍镜下或装有生理盐水的小瓶中,观察有无绒毛,如果没有可再取1次,最多不过3次。需注意此操作胎儿丢失率与16周羊膜腔穿刺术相当。10周以前穿刺会造成胎儿肢体缺失。

六、产后超声检查

足月分娩后,正常子宫轮廓规整、边缘清晰、肌壁回声均匀,宫腔呈线样高回声,宽度小于1.5厘米,子宫三个径线之和小于30厘米,如果大于30厘米,则可能为产后子宫复旧不良,还会有如下的一些情况需要超声检查。

1. 宫腔残留

宫腔增宽,宫腔内见高回声,回声不均,可见钙化斑,周边可见星点状血流信号。高回声形态不规整偏宫腔一侧,可见肌壁。如果子宫收缩不佳可见宫腔积血,宫腔内可见液性暗区及不规则团块。这种情况分娩时胎盘多有小叶缺失,需要行清宫术。

2. 剖宫产后切口愈合不良

愈合良好的子宫切口区回声增强,其间无明显的液性暗区,可见光滑的黏膜层及浆膜层。愈合欠佳时,可见肌层缝线处出现小的暗区,或水肿的低回声,浆膜层隆起,考虑切口感染,使用抗生素治疗多可痊愈。如果肌层分为增厚的上下两截,或切口处有较大无回声,浆膜层断续不完整,则为切口不愈合,多有大量出血,多数需采取紧急措施,必要时行子宫切除。有时超声可见切口部位浆膜层连续,肌层有2～3个腔隙与宫腔相通,多是切口缝合时对合不好,肌层留有空隙与宫腔相通,造成产后长期阴道淋漓不尽。

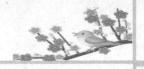

3. 剖宫产腹壁切口异常

可为切口血肿,切口感染,腹壁上形成窦道,腹壁脓肿,亦可出现子宫内膜异位囊肿。超声表现为腹壁皮下的低回声或无回声,窦道形成时可见皮下不规则低回声或无回声与盆腔炎性包块相通。

4. 剖宫产瘢痕缺陷

子宫瘢痕是造成再次妊娠或分娩时子宫破裂的主要原因。超声医师可观察子宫前壁的厚度是否均匀。可测量膀胱边缘至胎儿先露之间的距离(F-B)。其距离大于3毫米,肌壁均匀一致,宽度5厘米,表示切口愈合良好。其距离小于3毫米,肌壁菲薄,为切口愈合欠佳。其间距极薄,肌层缺如,可能见到一不光滑线样回声的结缔组织代替肌层,提示子宫不完全破裂。如果子宫收缩成球,可见宫腔线,宫腔内无胎儿及胎儿附属物,宫腔与腹腔相通,羊水、血液及胎儿进入腹腔则为完全性子宫破裂,此时胎儿多无胎心搏动。在诊断子宫切口愈合情况时必须与临床表现相结合,询问上次剖宫产时间,有无腹痛史,并触诊切口区有无压痛。

产后腹腔内异物、产后尿潴留、假性动脉瘤及静脉血栓等,超声亦可进行检查及评估。

(朱向阳)

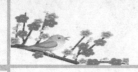

第31章

新生儿特点与保健

"十月怀胎,一朝分娩"。面对刚出生的孩子,该如何照顾、护理他们,如何及时判断和发现宝宝有无异常,为此,年轻的父母必须学习新生儿期的生理、解剖和心理特点,掌握正确的保健方法,促进宝宝健康成长。

一、新生儿的医学命名与分类

新出生的胎儿从脐带结扎之时起到满28天为止称为新生儿。根据妊娠期时间、出生体重等特点,可对新生儿进行分类。

1. 根据妊娠期分类

(1)足月儿:指胎龄满37～42周(260～293天)的新生儿。足月儿各器官、系统发育基本成熟,对外界环境适应能力较强。

(2)早产儿:胎龄满28～37周(196～259天)的新生儿。早产儿尚能存活,但由于各器官系统未完全发育成熟,对外界环境适应能力差,各种并发症多,因此要给予特别的护理。

(3)过期产儿:胎龄满42周(294天)以上的新生儿。过期产儿并不意味着他们比足月儿发育的更成熟,相反一部分过期产儿是由于母亲或胎儿患某种疾病造成的,生后危险性更大,不能掉以轻心。

2. 根据出生体重分类

(1)低出生体重儿:指出生1小时内体重不足2 500克者(不论是否足月或过期),其中大多为早产儿和小于胎龄儿。凡体重不足1 500克者,又称极低出生体重儿。

(2)正常出生体重儿:指出生体重在2 500～3 999克之间的新生儿,大多数为正常新生儿。

(3)高出生体重儿(巨大儿):指出生体重达到或超过4 000克者,包括正常

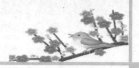

和有疾病的巨大儿,不少为大于胎龄儿。

3. 根据出生体重与胎龄的关系分类

(1)小于胎龄儿:指出生体重在同年龄平均体重第10百分位以下的新生儿。我国将胎龄大于37周、体重在2 500克以下的婴儿称为足月小样儿。足月小样儿多因宫内生长障碍,也称胎儿营养不良,生理功能不同于早产儿。

(2)适于胎龄儿:指出生体重在同年龄平均体重第10~90百分位者。

(3)大于胎龄儿:指出生体重在同年龄平均体重第90百分位以上的新生儿。

二、新生儿特点

正常足月新生儿指胎龄满37~42周(260~293天)、体重超过2 500克者。

1. 足月新生儿特征

(1)外观特征

①头面部:新生儿头颅较大,占身长1/4~1/3。开始的2周内,头部可能由于分娩时受到产道挤压而变形。头顶囟门的骨骼尚未愈合,这种情况可持续18个月左右。头发分条清晰,耳郭软骨发育良好、轮廓清晰。

②皮肤:红润有弹性,生后2~3天变成黄色,1周左右黄色即可消失。皮肤表面有一层薄的白色胎脂。在额面、骶尾部可见少量胎毛,2周内会自然脱落。足底纹遍布整个足底,指(趾)甲长至或超过指(趾)端。

(2)生长发育特征

①体重、身长、头围、胸围:正常足月新生儿平均体重为2 500~4 000克,平均身长47~53厘米,平均头围在33~34厘米,胸围比头围少1厘米,约为32厘米。我国正常新生儿体格发育数据见表6。

表6　正常新生儿的体格发育数据

发育指标	男　婴	女　婴
体重(千克)	3.41	3.31
身长(厘米)	49.95±1.74	49.34±1.61
头围(厘米)	34.25±1.25	34.95±1.28
胸围(厘米)	31.82±1.70	31.70±1.63

注:引自《实用新生儿学》(第三版)

②新生儿期生长发育指标的变化:新生儿期体重平均可增加750~1 000

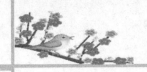

克,身长增加 2.5～3.0 厘米。新生儿期末,男、女童的平均生长发育指标如表 7 所示。

表 7　1 个月的男女婴体格发育指标

发育指标	男 婴	女 婴
体重(千克)	4.90±1.22	4.60±1.12
身长(厘米)	56.5±4.6	55.6±4.4
头围(厘米)	37.8±1.2	37.1±1.2
胸围(厘米)	37.3±1.8	36.5±1.8

(3)各器官系统特征:新生儿期是人体独自生存的第一个阶段。从安静、舒适的母体来到一个新世界,新生儿周围环境发生了巨大变化,为适应新环境,组织器官在解剖生理上也随之发生重要变化,进行有利于生存的重大调整。了解新生儿的生理特点,有利于给予适当护理,保证新生儿健康成长。

①呼吸系统特点:正常新生儿出生后即开始呼吸。由于出生后的气温、体温及血氧的改变对新生儿是一种强刺激,使呼吸中枢兴奋,开始了第一次呼吸。新生儿呈腹式呼吸,频率较快,40～44 次/分钟,以满足体内气体交换的需要;呼吸较浅表、节律不整,有时甚至出现呼吸暂停现象,这是呼吸中枢发育不健全的原因,属于正常现象;但若发现新生儿出现面色苍白或青紫,应尽快就医。

②循环系统特点:新生儿血流的分布多集中于躯干及内脏,故皮肤易发凉,手足容易出现青紫,保暖后可消失。由于新生儿代谢旺盛,心脏每分钟搏出血量较成人多 2～3 倍,因此心脏每分钟跳动的次数较多,在 120～160 次,平均为每分钟搏动 140 次左右。

③消化系统特点:新生儿的消化道相对面积较大,能适应较大量的流质食物;味觉在出生时即已发达,吞咽功能良好;食管括约肌较松弛,胃呈水平位,幽门括约肌发育较好而贲门括约肌发育较差,故常见新生儿哺乳后溢乳或吐奶;绝大部分正常新生儿在出生后 12～48 小时开始排出墨绿色胎便,如生后数日仍未见胎便应去医院检查。

④泌尿系统特点:新生儿多于生后 6 小时排尿,极个别于 24 小时后排尿,若 48 小时仍未排尿应引起注意。最初几天由于摄入量不足,每天排尿 4～5 次,1 周后每天排尿可达 20 次左右。

⑤体温调节特点:正常新生儿体温应在 36℃～37℃ 之间。由于新生儿体温

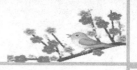

调节中枢功能尚未发育完善，体温不易稳定，加之皮下脂肪较薄，表面积相对较大易于散热，故保暖能力较差，应注意保暖。

⑥神经系统特点：正常新生儿生后有吞咽、吸吮、拥抱、握持、颈肢等反射。除吞咽反射外，其他反射将随年龄增长而消失。触觉、温度觉灵敏，痛觉反应迟钝。

⑦免疫系统特点：胎儿可通过胎盘从母体获得免疫球蛋白G，对某些传染病具有特异性抵抗能力，但这种被动免疫抗体在出生后逐渐减少以至于消失。免疫球蛋白A和M则不能通过胎盘传给新生儿，而且新生儿网状内皮系统和白细胞的吞噬作用较弱，因此新生儿易遭受病毒、细菌等微生物的感染。

2. 特殊生理状态

（1）"马牙"或"板牙"：新生儿上腭中线的牙龈部位有散在黄白色、米粒大小隆起的颗粒，是因上皮细胞堆积或黏液腺分泌物积留而致。多数在生后数周内消退，少数于数月内消退。属正常现象，不可挑擦，以免继发感染。

（2）生理性黄疸：由于肝内葡萄糖醛酰转移酶不足及出生后大量红细胞破坏，有50%～70%的足月儿、80%的早产儿于生后2～3天出现黄疸，第4～6天最甚，一般足月儿在生后10～14天内生理性黄疸消退，早产儿可迟至3～4周。生理性黄疸的判断方法见图30。

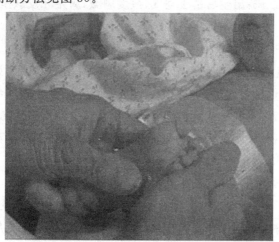

图30 生理性黄疸的判断方法

自然光线下，如果新生儿仅仅是面部黄染为轻度；躯干部皮肤黄染为中度；如果四肢和手足心也出现黄染，即为重度黄染，应该及时到医院检查和治疗。

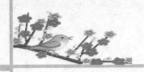

(3)生理性乳腺肿大：由于生后母体雌激素影响中断，男女足月新生儿在生后3～5天均可出现一过性乳房肿大（个别可有泌乳），直径1～3厘米，生后8～10天达高峰，一般2～3周内自行消退，不需特殊处理。严禁挤压以免感染。

(4)假月经（生理性阴道出血）：由于母亲雌激素（孕期时经过胎盘进入胎儿体内）生后突然中断，部分女婴于生后5～7天阴道有少量血液流出，持续1～3天后停止，不伴有其他部位出血，一般不需处理。

(5)生理性体重下降：由于新生儿摄入的水分不足，通过皮肤、呼吸和大小便丢失水分较多，以及胎脂的丧失，在生后开始出现体重下降（一般于2～3天内），生后第3～4天达到最低值，一般在第7～10天内恢复到出生时体重。生理性体重下降幅度一般为3%～9%，最多不超过10%。如果体重下降幅度过大，恢复延迟（超过3周）属不正常现象，或出生2周后每日增重不足25克，多由于疾病或喂养不足引起，应及时查明原因，采取措施。

(6)新生儿粟粒疹：由于新生儿皮脂腺代谢旺盛、皮脂排泄不畅，在鼻尖、鼻翼、面部等处经常见到黄白色粟粒样小疹，称之为新生儿粟粒疹，生后数月便可自行消失。无需治疗，切忌挤压。

(7)新生儿红斑：出生后由于空气、温度刺激，新生儿皮肤呈现鲜红色，有红斑，一般4～5天后消退，有时伴有脱屑。

3. 先天性神经反射

新生儿出生时就具有一些先天性（非条件）反射，如吮吸、觅食、拥抱、握持等，主要的先天性反射包括：

(1)吮吸反射：将乳头或其他物体放入小儿口中即引起其吮吸动作。

(2)觅食反射：触及新生儿一侧面颊时，其头即转向该侧，若轻触其上唇则有噘嘴唇的动作，做觅食状。

(3)拥抱反射：用手托起新生儿使其呈半坐位，此时迅速将上体放低使头向后下倾10°～15°，小儿即出现两臂外展伸直，继而屈曲内收到胸前呈拥抱状；也可在新生儿头部附近以手用力击床垫，引出拥抱反射。对疑有颅内出血的新生儿用拍击法为妥。

(4)握持反射：用物触新生儿手心，可被紧紧把握。此反应在生后2～3个月消失，如持久不退、过强、过弱或一侧有异常，应考虑神经系统是否受损。

(5)踏步反射：扶持新生儿腋下，使其呈立位，足放平有迈步的趋势。82%的足月新生儿生后1个月此反射消失，早产儿该反射消失较晚，持久不退应检

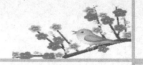

查是否有脑部疾患。

(6)交叉内收反射:新生儿仰卧,将其一腿伸直,刺激其足底,对侧腿先屈曲,然后伸直内收。

(7)颈肢反射:新生儿仰卧,使其头快速转向一侧,则面转向侧的上下肢伸直,对侧上下肢屈曲。该反射生后 2～3 个月消失,如持久不退、过强或一侧出现时应考虑有脑损伤。

(8)立足反射:竖直抱起新生儿,使其足背触及桌边下缘,此时他会将下肢抬到桌面上。

(9)侧弯反射:新生儿俯卧位,检查者用手指在其一侧脊柱旁轻划。正常反应是躯体向刺激侧弯曲,注意两侧是否对称。

(10)腘窝角:新生儿呈仰卧位,两下肢外展,小腿屈曲,随大腿屈放腹部两侧,然后伸展小腿。足月儿腘窝角不超过 100°,早产儿则超过 100°,甚至可以完全伸直。如果早产儿此角小于 100°者应引起注意。

(11)爬行反射:足月儿俯卧位时,两下肢屈曲于腹下,臀部翘起。早产儿则下肢及臀部平摊。

(12)腹卧悬垂:足月儿俯卧位用手托起时,其头部稍向上仰,早产儿则下垂。

随着年龄的增长,大脑皮质高级神经中枢发育逐渐成熟,先天性反射逐渐消失,并建立起各种各样的条件反射,使婴儿能更快更好地适应周围环境。先天性反射通常在出生后 3～4 个月即消退,如果消失年龄太迟,会妨碍动作的发育,同时还提示可能有脑发育异常。

三、新生儿保健

(一)新生儿用品筹备

许多准爸爸、准妈妈在妊娠期就会开始购买许多婴儿用品,准备迎接新生命的到来。表8是一份婴儿用品筹备指南,可为爸爸、妈妈们选购婴儿用品时提供参考。

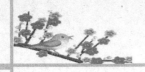

表8　小儿全套用品

小儿用品	具体物品选择
床及床上用品	①婴儿床；②摇篮(自由选择)；③供给床和摇篮用的2～4套床单；④3～6条线毯；⑤1～2条保温毛毯；⑥2～4条铺在床、大腿和更换尿布处的防水垫
尿布及其用品	①4打棉布尿布或一次性尿布(新生儿每周大约需要90片尿布)；②6～8片防水外套或短裤与棉布尿布同用；③3～6条毛巾在更换尿布时清洁婴儿；④尿布刷；⑤尿布桶(用于棉布尿布)；⑥尿布皮疹油膏；⑦换尿布桌(自由选择)
洗澡用品	①2～4条包裹用毛巾或软毛巾；②6～8条婴儿毛巾；③婴儿肥皂和洗发液；④婴儿洗澡盆(任选)；⑤护理脐带棉签
婴儿衣服	①4～8件衬衫；②3～6件睡袍或连脚服；③2条睡毯；④1～2条毛衫；⑤1～3双鞋或袜；⑥一顶新生儿帽，一顶合季节的帽子(太阳帽，或户外活动暖帽)；⑦衣柜(可自由选购)
外出用品	①骑车坐椅(若有私车)；②尿不湿的包
婴儿器械 (可选择使用)	①体温计；②婴儿吊索或前胸背兜；③小推车；④婴儿秋千；⑤活动球；⑥钝头的剪刀或婴儿指甲刀；⑦按摩油；⑧汽车

引自《怀孕·分娩·新生儿》第287页

(二)新生儿居室要求

精心地护理好初到人间的小生命，这是每个初为父母的人都要遇到的迫切问题。而"新生儿期"是胎儿从子宫内到外界生活的适应期，具有其特殊性(如各系统脏器功能发育尚未成熟，免疫功能低下，体温调节功能较差，易感染等)，因此，在护理过程中应做到细心、科学、合理。为新生儿创造一个良好的环境。良好的环境包括适宜的温度、湿度和光线，是新生儿健康生长的必要条件。

1. 温度

新生儿自身体温调解能力尚不健全，保暖和散热的能力较差，要十分注意新生儿所处的外界环境温度。室内温度应保持在18℃～22℃，盛夏要适当降温，而冬天则需要保暖。在水分不足或环境温度过高时，由于蒸发散热增加可能造成脱水，容易发生脱水热，因此对新生儿既要注意保暖，但又不能保暖过度。

体温测量。如果婴儿看起来像是生病了(倦怠、反常的紧张、没有食欲、鼻子流清涕)，就要测量他的体温。

(1)快速测量：可以快速地判断孩子是否发热。测量时先感觉您自己颈后

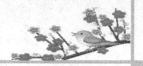

的热度,再感觉婴儿胸部、腹部或背部的热度并与您的做比较。记住婴儿的身体尽管发热但他的手脚却是凉的。

(2)体温计测量:如果感觉婴儿发热,那就将数字体温计放在他的臂下测量(腋下温度),或用直肠温度计测量直肠的温度。测量腋下温度时,把温度计放到婴儿腋下,温度计的球形端在腋窝中央。放低婴儿的上臂,握住温度计紧靠他的身体。检查确实没有衣物接触水银球。待到体温计发出"嘀嘀"声,即可取出读数。如果数字高于 37.5℃ 或低于 36.5℃,应马上就医。在使用直肠温度计测量腋下或直肠温度之前,先把水银甩净到末端(不到球形端),在眼睛水平慢慢旋转温度计,直到看清水银或红线。假如水银线在 35.5℃ 以上,应在空中甩温度计,使水银线落到 35.5℃ 以下再行测量。

2. 湿度

室内湿度也很重要,过于干燥的空气易使新生儿呼吸道黏膜变干、抗病能力下降而感冒、咳嗽。室内湿度保持在 60%～65% 为适宜,并保持通风。

3. 光线

室内的光线不宜太暗或太亮,挂上厚重的窗帘使新生儿处于黑暗中或让阳光直射眼部都是不正确的,应让宝宝处于自然的室内光线里逐渐适应。最好每天能有一定的时间抱孩子晒晒太阳,但要避免阳光直射面部。

(三)新生儿喂养

1. 母乳喂养

美国医学会、美国儿科学会、世界卫生组织,以及其他有关新生儿护理的专业性机构一致倡导母乳喂养。由于母乳喂养无可比拟的优点,世界卫生组织建议婴儿在 4～6 个月前应进行全母乳喂养。

2. 喂奶时的注意事项

(1)喂奶前应把手洗干净,用温水擦洗乳头,保持乳头清洁,并给婴儿换好尿布。

(2)刚出生的婴儿吃奶时容易疲劳,有时吃着吃着就睡着了。此时,可轻轻地把婴儿弄醒,让其继续吃奶。喂养时先喂一侧乳房,吸空后换另一侧。如一侧乳房一次喂饱后仍有多余的乳汁,则最好将其挤掉,以促进乳房的正常泌乳并避免乳汁淤积或继发感染。

(3)喂哺婴儿时,妈妈不能睡着,如果妈妈睡着了,乳房可能会堵住孩子的

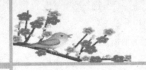
口鼻,导致呼吸困难,缺氧而窒息,造成生命危险。

(4)乳汁量过多的母亲,当孩子吃奶时,另一个乳房容易溢奶。此时,可将溢奶的乳头向上折,轻按一会儿,溢奶会停止。

(5)哺乳完毕后,以软布擦洗乳头,并盖于其上。将孩子竖抱起来轻拍肩部,让孩子打几个嗝,将吃奶时吞进胃里的空气排出来。然后,让孩子朝右侧卧半小时,再平卧,以防止吐奶。

(6)母亲如有呼吸道疾病,在喂养时应戴口罩,如乳房的皮肤有破裂或炎症,应咨询医生后根据具体情况决定是否继续哺乳。

3. 母乳喂养的姿势

(1)体位舒适:喂哺可采取不同姿势,重要的是体位舒适和全身放松,有益于乳汁排出。坐位"环抱式"喂哺,尤其适用于剖宫产及双胎婴儿,此式可避免伤口受压疼痛,也适于双胎婴儿同时哺乳。

(2)防止婴儿鼻部受压:必须保持婴儿头和颈略微伸展,以免鼻部压入有弹性乳房而影响呼吸,但也要防止头部与颈部过度伸展造成吞咽困难。

(3)母亲手的正确姿势:母亲一手托着婴儿臀部,一手食指托起乳房,拇指按在乳房上方,但不要太接近乳头。

4. 母乳喂养的次数和时间

有些新生儿由于适应环境较慢,可在出生后 6～12 小时以内开奶,期间可喂 5% 糖或葡萄糖水,以补充体液。新生儿初次喂奶不可太多,以后每间隔 2～3 小时喂哺 1 次,每个乳头的吸吮时间为 10～15 分钟。

5. 乳汁分泌不足的原因及对策

产后乳汁开始分泌的时间,个体差异较大,但通常产后 48 小时内即可有乳汁分泌,多数新生儿都能从妈妈那里获得足够的乳汁而健康成长。然而近年来,乳汁分泌不足的比例上升,尤其在剖宫产的产妇中,乳汁分泌不足的发生率高达 70%～80%。乳汁分泌受精神因素、营养因素、喂养姿势和方法等诸多因素的影响,应针对以上原因及时采取对策。

(1)保持精神愉快:精神紧张,对婴儿性别的期待、家庭或人际关系不和睦,均可直接影响产妇的情绪,影响泌乳素的分泌,从而影响乳汁分泌。家人及朋友应及时给予产妇关心和照顾,使产妇能够顺利完成角色转换,体验当母亲的乐趣,保持愉快的心情,以利于乳汁分泌。

(2)坚持吸吮:坚持让婴儿吸吮是增加乳汁分泌的最有效方法,当暂时无乳

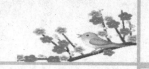

汁分泌或分泌不足时,不要因为不能喂饱婴儿就放弃喂养。国际母乳会建议,对于乳汁不足的母亲,可采用频繁喂哺的方法,24小时内喂12次以上。通过婴儿有效而频繁的吸吮动作,刺激母亲垂体释放泌乳素,从而促使乳腺分泌充足的乳汁。对于部分乳汁分泌较晚的乳母,只要坚持让婴儿多吸吮,是能够逐步增加泌乳量的。如果放弃或很少让婴儿吸吮,乳汁分泌会受到抑制,从而导致真正的乳汁缺乏症。

(3)注意均衡营养:保证产妇摄入足够而均衡的营养,是乳汁质量的保证。在产后最初几天,母亲胃肠道蠕动能力较弱,乳腺管还未畅通,应以清淡、易消化的食物为主,少用诸如肥肉、牛肉等难以消化食物。乳母还要多吃新鲜蔬菜和水果。为了保证泌乳的需要,晚上也可以再加一次半流质或点心一类的夜宵。

(4)避免药物滥用:有许多药物会影响乳汁的正常分泌,如临床上常用的有阿托品、654-2、普鲁本辛、乙烯雌酚、溴隐停、避孕药等药物均有较强的抑制乳汁分泌的作用,应尽量避免服用。倘若不得不服用时,必须在医生的指导下使用。

此外,一直处于乳汁分泌不足状况的产妇可采用一些中医中药方法进行调理。如果乳汁始终分泌较少,在做各种努力后仍然无效,应仔细检查有无器质性病变,如胎盘残留,并进行针对性处理。

6. 母乳不足时的喂养方法

(1)混合喂养:母乳不足时,为了保证小儿生长发育的需要,需要添加牛、羊乳或其他植物性代乳品喂养婴儿,称为混合喂养。根据各自的不同情况,可选择补授法或代授法来进行混合喂养。

①补哺法:在每次喂母乳后,加用牛奶等乳制品以补充每次奶量之不足,即母乳与其他乳一起喂哺。此时应先喂母乳,不足时再用其他乳食补充。该法的优点是不减少母乳喂哺的次数,仍能按时给予乳房刺激,以利于乳汁分泌。添加乳量的方法是让婴儿任意自奶瓶吸取,直至满足其食欲为止,并记录吸入的奶量。一般应以新生儿吃饱为止。当母乳充足时,即应停止加喂其他乳。该法适用于尚处于产假期的妈妈。

②代哺法:延长两次母乳哺喂的间隔时间,在间隔时间内,以牛奶等其他乳食代替一次母乳。该法有利于掌握每次喂食的乳量,基本上做到定量喂养。产假期满已上班工作的妈妈可以采取该法进行喂哺,早晚上下班前后喂母乳,其他时间喂其他乳食。

(2)人工喂养:母乳缺乏或乳母患病等原因而不能哺乳,改用动物乳(牛乳、

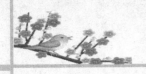

羊乳及奶粉)或植物代乳品喂养者,称为人工喂养。

(3)混合喂养或人工喂养时的注意事项

①应尽量选择成分与母乳接近的配方奶,购买时注意奶粉的生产日期及包装情况,避免使用过期奶粉或包装已经破损的奶粉。

②乳品和代乳品的浓度应按小儿年龄和体重计算,按小儿食欲调整,切忌过稀或过浓。

③奶瓶以直式为好,易清洗,奶嘴应选择与乳头口感接近者,避免造成混乱。奶头孔大小以奶瓶盛水倒置时水滴连续滴出为宜;喂奶时奶瓶斜度应使乳汁始终充满奶嘴,以免将空气吸入。

④应重视奶具消毒。奶瓶、奶嘴必须每天消毒,可以采用高温蒸煮 10 分钟左右的方法,或者使用专门的奶具消毒用具。

⑤每次喂哺前将乳汁或代乳品滴几滴于手背感受乳汁温度,以不烫手为宜;避免用微波炉加热配方奶,以免局部过热而烫伤婴儿口腔。

⑥喝剩的配方奶室温存放 1 小时以上应丢弃;调制好的配方奶在冰箱中存放不得超过 24 小时。

7. 乳汁过剩的处理办法

喂哺时,每次尽量让婴儿吸空乳房,如果乳汁过剩,可用手挤尽或用吸奶器吸出,防止乳汁淤积。在饮食上,可适当控制汤汁的摄入。

8. 判断孩子已经吃饱的方法

(1)根据乳房丰满程度:喂奶前乳房丰满,喂奶后乳房较柔软,喂养时母亲有下乳的感觉。

(2)喂奶时观察孩子吮奶及吞咽的次数:乳母乳汁充足,婴儿在吃奶时能够连续吮吸 15 分钟左右,并有明显的"咕嘟、咕嘟"吞咽声,妈妈要注意倾听。正常婴儿在吮奶多次后吞咽一下,平均吸 2～4 次咽一口;若婴儿吮吸得多而很少有吞咽声,说明奶量分泌不足。

(3)一次喂奶后能安静入睡的时间:在两次喂奶之间,婴儿很满足、安静,能安静入睡 3～4 小时,醒后精神愉快,这表示一次喂哺的奶量已够了。如果喂奶后,孩子仍咬着乳头不放,或哭闹不安,或睡不到 2 小时即醒来哭吵,这都表示他没有吃饱。

(4)体重是否正常增长:新生儿期间,孩子体重平均每天增长 8～30 克或每周增加 25～210 克,而且面色红润、哭声响亮,表示母乳能满足小儿生长发育的

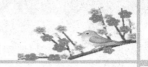

需求。如果每月体重增加缓慢,可能是孩子每次未吃饱。

(5)注意大小便状况:母乳喂养的新生儿,小便一天6～8次,量中等,大便一天4～5次,呈黄色稀软便,这反映母乳供应良好;如母乳不足,婴儿大便颜色稍深,呈绿色稀便或大便量少。

9. 药物与哺乳

哺乳期用药能否继续哺乳是妈妈们比较关注的问题。哺乳时用药的影响主要受药物的理化性质、母亲摄取药物的剂量和频率、药物在乳汁中的分泌及其浓度、婴儿的吸奶量及药物在婴儿体内的分布和作用等因素影响。一般而言,局部用药如皮肤用药、吸入性药物或是鼻、眼用药,对婴儿是安全的。根据美国小儿科医学会建议,哺乳妇女不宜使用的药物如下:

(1)毒品:如安非他命、古柯碱、海洛因、大麻。

(2)放射性药物(接受治疗期间应暂停哺乳):如用于治疗甲状腺功能亢进之放射碘及其他癌症的放射性药物。

(3)对婴儿作用不明但可能有损害:如锂盐、抗滴虫药、止吐药。

哺乳期间用药需要有充分的指征,根据药物半衰期来调整药物与哺乳的最佳间隔时间,避开乳母血浆中药物浓度最高峰哺乳。一般用药时间选在刚刚哺乳结束,距下次哺乳相隔4小时以上。当乳母用的药物剂量较大或时间较长时,可根据需要定期监测乳儿血药浓度,超过乳儿耐受浓度时应及时停乳。

母乳是婴儿最理想的食品,不要轻易停止母乳喂养。药物的影响是暂时的,除了少数药物在哺乳期禁用外,大部分药物在乳汁中的浓度很低。

10. 母乳喂养中的误区

(1)配方奶的营养成分与母乳相似,甚至优于母乳:随着科技进步,配方奶的营养成分较以往已经有了很大的改进,但目前配方奶的成分也只是部分接近母乳,母乳中的生物活性物质(如免疫球蛋白)、不饱和脂肪酸等都是配方奶无法比拟的。母乳是新生儿最佳选择,如果母亲在分娩的最初几天里没有母乳,求助其他健康母亲的乳汁或来自"母乳库"的人乳是婴儿的第二选择,配方奶粉应是最后的选择。

(2)催乳需靠动物性食品:鸡、鸭、鱼等动物性食物被认为是催乳的最佳食品。然而,这些食品含有大量脂肪,不但增加了母亲的体重,还可能带给宝宝一些毒素和过敏原,产生不良反应。另外,异种蛋白也易引发宝宝变态反应,使宝宝易患湿疹和哮喘。豆制品和蔬菜才是最好的催乳食品。大豆中的异黄酮有

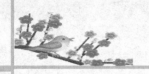

双向调节人体雌激素的功能,每天食用可以刺激乳母分泌更多的乳汁。各类蔬菜,特别是根茎花果类,因富含大量无机盐,是很好的催乳食品,在产后最初几天,产妇只要食用各种蔬菜(如黄豆芽、西蓝花、青椒、丝瓜、紫甘蓝、毛豆、西葫芦等)混合熬制的不加任何调料的汤,奶水很快就会下来。蔬菜应尽量食用有机菜,如无条件,应多冲洗,因为农药不溶于水,如能使用果蔬清洗机或清洗盐则更好。

(3)产后催乳越早越好:在产后最初几天,产妇胃肠道蠕动能力较弱,乳腺管还未畅通。对于身体状况好且产后初乳量较多的产妇,可适当推迟喝催乳汤的时间,喝汤量也可适当减少,以免因乳房过度充盈、淤积而产生不适,甚至诱发急性乳腺炎。若产妇各方面情况比较差,则可适当早一点进食催乳汤,进食的汤量应根据其身体状况而定,防止因胃肠负担过重而引起消化不良。

(4)严格定时喂养:母乳是每个母亲为自己宝宝量身定做的食物,所以不应像配方奶一样定时喂养。事实证明,按需哺乳的母亲奶水会更充足。对新生儿来说,通常2小时要吃一次奶,有的宝宝在某个阶段甚至每小时都要吃。频繁吃奶不仅让宝宝获得营养、得到安抚,还能让母亲尽早拥有充足的奶水。

(5)每次哺乳只喂一侧乳房:每次哺乳只喂一侧乳房,乳房所受的刺激减少,泌乳会随之减少。为此,每次哺乳应尽量两侧都喂。即使宝宝吃了一侧乳房的奶水就饱了,妈妈也应排空另一侧乳房。

(6)躺着哺乳:宝宝的胃呈水平位置,躺着哺乳易导致宝宝吐奶。此外,晚上躺着哺乳,母亲由于疲劳容易入睡,而新生儿又缺乏活动能力,容易导致窒息。正确之举是妈妈取坐位,将一只脚踩在小凳上,抱好宝宝,另一只手以拇指和食指轻轻夹着乳头喂哺,以防乳头堵住宝宝鼻孔或因乳汁太急引起婴儿呛咳,吐奶。

(7)喂奶期减肥:由于多数母亲为了早日恢复体形,会采取运动或限制脂肪摄入的方法来减肥。由于机体在运动中会产生乳酸,乳酸潴留于血液中改变乳汁的味道和口感,使宝宝摄入减少或拒食。一般中等强度以上的运动即可产生此状,故哺乳期的妈妈,只宜进行一些温和运动,运动结束后先休息一会儿再喂奶。另外,通过限制脂肪摄入来减肥也是不可取的。因为脂肪是乳汁的重要组成成分,一旦来自食物中的脂肪减少,母体就会动用人体储存的脂肪来产奶,而这些脂肪多含有对宝宝健康不利的物质。故为宝宝的安全起见,须待断奶以后再减肥不迟。

(8)恢复上班后,必须断奶:很多职业女性在产后恢复上班,国际母乳会给职

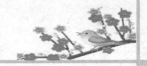

业女性提供了很好的喂养建议——储存母乳。让婴儿继续享用母乳，还可保持妈妈乳汁分泌，防止胀奶之痛。挤奶可用吸奶器或手挤。挤出的奶应放在经消毒的、并有密封瓶盖的玻璃或塑料瓶内，最好使用母乳储存袋。在 19℃～22℃ 的室温下，母乳可以存放 10 小时；在 0℃～4℃ 冷藏温度下，母乳可以存放 8 天；在冰冻的条件下母乳可以保存好几个月。需要提醒的是，化冻的母乳不能重复冷冻。由于冷冻会导致某些抗体丧失，因此要尽可能少让宝宝吃冷冻过的母乳。

（四）新生儿护理

仔细观察新生儿反应（皮肤、呼吸、哭声、呕吐、大小便、精神状态等）。

1. 新生儿的抱法

新生儿的抱法大都采用手托法和腕托法两种：

（1）手托法：左手托住婴儿的背、脖子和头，用右手托住婴儿的屁股和腰部。

（2）腕托法：轻轻地将婴儿的头放在左胳膊弯中，左小臂护住婴儿的头部，左腕和左手护背部和腰部，右小臂护婴儿的腿部，右手护婴儿的屁股和腰部。

2. 新生儿的衣服和尿布

新生儿的衣着应以柔软、暖和且不脱色的棉织品为主；衣服的颜色宜浅淡，便于发现污物，并防止染料对新生儿皮肤的刺激；衣服尽量宽松，要不妨碍肢体活动，不用纽扣，只用软带系住，易穿易脱。由于新生儿头部散热较大，气候寒冷或室温较低时应该戴小帽子，帽子同样要柔软舒适。

尿布宜选用质软、耐洗和吸水性强的棉布，旧布比新布更好。尿布不宜太厚或过长，以免长时间夹在两腿之间造成下肢变形。用过的尿布要用热水洗烫，阳光下晒干备用。尿布通常白天要换 4 次以上，晚上应换 2 次以上，每次更换时均应清洗新生儿屁股，并外涂适量护肤油；尿不湿则选择质量和透气性能好的，在家里时尽量用尿布，出门或睡觉时则用尿不湿；注意尿片或尿不湿包裹不宜太紧，以便四肢自由伸展。

3. 脐带的护理

脐带在新生儿出生后 3～7 天会自行脱落，慢慢形成通常所说的肚脐眼。脐带脱落前后，根部仍存有痂皮，务必等待这层痂皮自行脱落，切忌人为剥离。在脐带脱落前可用"干"法，即在换尿布之后涂少许植物油，除会阴及臀部外不用水洗。痂皮脱落后脐孔缩小，但往往会有些潮湿或米汤样液体渗出。如果遇到这种情况，可用消毒棉蘸 75% 酒精将脐孔擦净，也可先用 2% 碘酒，再用 75% 酒精消毒、

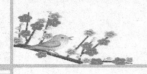
脱碘。但要注意观察,若发现脐根处有肉芽形成,出现红肿或有脓性分泌物和臭味,则表示已经感染,要及早去医院进行处理,防止发生败血症。

4. 眼耳口鼻的护理

注意新生儿面部及外耳道口、鼻孔等处的清洁,但切忌掏挖外耳道及鼻腔。

(1)口腔:新生儿口腔黏膜上皮细嫩,唾液也少,易受损伤。因此一般不用揩洗,喂些温开水即可达到清洁的目的。口腔黏膜如出现不易擦去的白色膜状物,可能为真菌感染引起的"鹅口疮",应到医院就诊。

(2)眼:如果眼部分泌物多,可用棉签蘸温水或生理盐水从内眼角向外眼角轻轻擦拭,必要时再滴眼药水。

(3)鼻:鼻中如有分泌物或结成干痂而影响呼吸,可用棉签蘸温水点入鼻腔,使之湿润变软后自然排出,或用小棉棍轻轻擦去。

(4)耳:用蘸湿的棉棍擦拭耳郭,不可伸入耳道。

5. 皮肤的护理

新生儿皮肤角化层较薄,而且容易脱落,故抵抗能力较差。护理不当,易引起皮肤破损、感染和湿疹。在护理新生儿皮肤过程中须注意以下几点:

(1)新生儿出生后,面部常有黄色的结节(粟粒疹),为皮脂腺堆积导致,要避免用手挤,应待其自动脱落。否则,会导致皮肤感染。

(2)新生儿皮肤血管多,具有较强的吸收和通透能力,容易吸收药物,因此不要随便给新生儿使用药膏,必须使用时,应使用无刺激性的药物;洗澡时,应用刺激性小的"婴儿皂",不要用药皂。

(3)新生儿的皮脂腺分泌比较旺盛,皮脂易溢出,因此要经常为新生儿洗头、洗澡。如不经常洗头,就容易在头上形成"乳痂"。若有了"乳痂",一定不要一块块地往下揭,以免损伤头皮,造成感染。这时可以用棉球蘸2%水杨酸或花生油(或熟的食用油)每日擦数次,数日后大部分可除去。

(4)新生儿有时在颜面部、躯干出现小水疱样的疹子,这是由于新生儿的汗腺分泌功能亢进,分泌物堆积形成的,多见于夏季。只要经常为新生儿洗澡,保持新生儿皮肤清洁,不需治疗,也会自然好转。

(5)新生儿便后一定要用温水给孩子洗净屁股,在洗时注意慢洗轻擦。

(6)新生儿的指甲、衣服上的纽扣等都有可能因不慎而损伤新生儿的皮肤,应引起家长们的注意。

(7)认真对待给孩子换尿布,一定要随湿随换。尿布要清洁、柔软、干燥。

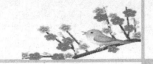

避免因尿液的刺激引起尿布皮炎。

6. 女婴阴部的护理

由于女性的生理结构，尿道口、阴道口与肛门同处于一个相对"开放"的环境当中，因此交叉感染的机会也比较大。故而，给女婴清洗阴部的时候，要从中间向两边清洗小阴唇部分（也就是小便的部位），再从前往后清洗阴部及肛门，一定要将肛门清洗干净。清洗时用脱脂棉、棉签或柔软纱布浸透清水擦拭即可，家长事先要洗手。周岁以内的女婴不必每次都要拨开阴唇清洗，清洗干净外部就可以。日常的一些分泌物可以起到一些保护作用，过度清洗有害无益。此外，由于爽身粉极容易从阴道口进入体内，所以女婴最好不用爽身粉扑下身。天气炎热时，女婴最好不要使用尿不湿，宝宝阴部出现红肿、有分泌物，要引起重视，建议去医院以排除感染的情况。

7. 大小便观察

新生儿出生后不久即可排尿，第一天尿量很少，为 10～30 毫升，若出生后24 小时仍无尿，应及时就医。新生儿一般在出生后 12 小时内开始排便，呈深绿色、黑绿色或黑色黏稠糊状，称为"胎粪"，它是胎儿在宫内吞入羊水中胎毛、胎脂、角化上皮和肠道分泌液、胆汁等的混合物。吃奶后，转为过渡性粪便，逐渐转黄色，胎粪可于 3～4 日内排尽。若出生后 24 小时尚不见胎粪排出，应检查婴儿肛门、腹部，有无肛门闭锁或其他异常。

母乳喂养的新生儿，大便一般呈金黄色，较稀，每天排 6 次左右；人工喂养或混合喂养者，大便多呈淡黄色或土灰色，大便稍干一点，多为成形便，次数也减少，常有便秘现象。

注意如大便中有黄色颗粒，可能是新生儿的消化问题，此时如果是母乳喂养，母亲则应减少油脂的摄入量，并适当减少盐分和辛辣食物的摄入，饮食略清淡一些；如果是人工或混合喂养者，则可能与奶粉的添加浓度有关，应对照说明书的搭配标准进行调节。如果颗粒太多，应到医院检查治疗。

8. 新生儿洗澡

新生儿经常洗澡，可以帮助血液循环，促进新陈代谢，并保持皮肤清洁，避免细菌侵入，是新生儿身体锻炼的一种重要方式，对健康非常有利。

从医学角度讲，应该每天给新生儿洗澡，每次 3～5 分钟。如果条件有限，洗澡时室温难以保证，则可根据气候来选择。夏天，可每天洗 1～2 次；春、秋或寒冷的冬天，由于环境温度较低，如家庭有条件使室温保持在 26℃～28℃，水温

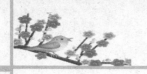

在38℃～40℃之间(将水滴在大人手背上感觉稍热不烫),也可每天洗一次澡;如不能保证室温,则要注意经常擦身更衣,并在每次大、小便后,用温水擦洗臀部及会阴部,保证新生儿舒适、干净。给新生儿洗澡动作要轻柔、敏捷,初次洗澡可在出生后第二周,待脐带脱落之后,否则有可能引起脐带感染。洗澡时间应安排在喂奶前1～2小时,以免引起吐奶。洗澡时应选用对皮肤刺激小的婴儿专用肥皂或浴液,最好是100％不含皂质、pH值中性,并且不会破坏皮肤天然酸性保护层的婴儿专用沐浴露。先将肥皂或浴液抹在质地柔软的毛巾上,再涂在婴儿身上(注意面部不要涂抹肥皂),然后用水洗净擦干。患湿疹的新生儿不宜用肥皂洗澡。

洗澡要按先上身再下身,先上肢再下肢的顺序进行。依次清洗头颈、腋窝、手心、肘弯、前胸、腹部,然后洗腹股沟、大腿和腋窝皱褶处和脚等。洗完后,用左手前臂托住新生儿胸前,手掌托住新生儿右侧腋窝处固定,使之呈前倾的姿势,然后清洗背部及臀部和臀纹。全部洗完后再翻至仰卧位,左手托住头颈部,右手抓住脚踝部拎出水面,放至一块预先准备好的干燥的大毛巾毯上,包起来轻轻擦干,注意皮肤皱褶部位应轻轻蘸干。

9. 新生儿睡眠和睡姿

新生儿通常每天要睡18～20个小时,睡眠和睡姿是直接影响其生长发育和身体健康的重要问题。

仰卧对心肺、胃肠和膀胱等全身脏器压迫最少,但是它可能使已经放松的舌根后坠,阻塞呼吸道。另外,由于新生儿的胃底水平,吃奶后往往会溢乳,此时仰卧有可能会使奶汁呛入气管而导致窒息。因此,新生儿不适宜经常保持仰卧位(尤其是喂奶后)。

侧卧可避免对重要器官的压迫,又利于肌肉放松,是一种值得提倡的小儿睡眠姿势。尤其是在哺喂后,应多采取侧卧位,以免溢奶或呛咳造成窒息。由于新生儿头颅比较软,头颅骨缝还未完全闭合,如果始终或经常地向一个方向睡,可能会引起头颅变形。正确的做法是经常为宝宝翻身,变换体位,一般4小时调换一次。另外,应为新生儿选择一个舒适、厚度为1～2厘米的小枕头,中间稍微下陷,两头微起,以利于头颅的发育。

10. 预防新生儿感染

(1)应保持室内空气新鲜和清洁,减少与他人接触。

(2)新生儿用具要专用,每次护理、哺乳前要洗手。

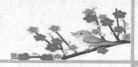

（3）注意家庭成员的身体健康,尤其是与孩子接触较多的成员,其身体健康与否,对婴儿的健康至关重要。家属不宜亲吻孩子,患呼吸道、消化道、皮肤感染和传染病的人应注意隔离,不要接触新生儿,以免传染。若乳母呼吸道感染或发热时,哺乳、护理时要戴口罩,必要时用吸奶器吸出乳汁,消毒后再喂。

（4）奶瓶、奶嘴要按时消毒,避免鹅口疮和肠炎发生。

（5）新生儿在出生后 6 小时内就可以接种卡介苗(预防肺结核)和乙肝疫苗,早产儿、难产、先天畸形、发热、腹泻及严重湿疹者,暂不接种卡介苗。乙肝疫苗在婴儿 1 个月和 6 个月时再各复种 1 次,以达到预防免疫效果。

11. 母子每日作息时间安排(表 9)

表9 新生儿期母子每日作息时间(供参考)

时 间	内 容
5：00	给婴儿换尿布,喂饱后放在床上
7：00	母亲吃早餐
8：00	喂孩子,换尿布
9：00	给婴儿洗澡并喝水 1 次,放在床上(洗澡也可在下午 5：00)
11：00	喂奶,然后放在床上(在婴儿 3～4 周后,如果天气适宜,可放入小车到室外 1 小时)
12：00	母亲进午餐
12：30	母亲午睡
14：00	喂奶,放回床上(在婴儿 3～4 周后,如果天气适宜,可放入小车到室外 1 小时)
16：00	喂水(生后第 2 周可喂少量果汁水)并预备好婴儿睡觉
17：00	喂奶,把婴儿放回床上
18：30	母亲进晚餐
20：00	喂奶,把婴儿放回床上
23：00	喂奶,然后让婴儿入睡到第二天 5：00(如果夜间醒来,换尿布后仍啼哭,在没有其他不舒服的情况下可喂点水喝)

（五）早期教养

1. 新生儿的感觉发展

新生儿的触觉已相当敏感,唇、舌和面部的触觉高度发育,碰触嘴角或颊部马上转头用嘴寻找,轻触上唇则有撅嘴动作,或张口做觅食、寻找动作;初生儿对温度的感觉也比较敏感,能区分出物品温度的高低,对冷的感觉尤为灵敏;此时的痛觉比较迟钝,尤其在躯干、腋下等部位更不敏感;对光线有反应,但眼球

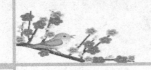

运动无目的。出生后2周对距离50厘米左右的灯光，眼球可追随运动，粗线条和粗体黑白图案会吸引其注意。在听觉方面，刚出生的孩子耳鼓膜内充满液状物质，妨碍声音的传导，随着耳内液体逐渐被吸收，听觉也会逐渐增强。

2. 新生儿动作能力的发展

从出生到1个月的孩子，动作发育处于活跃期，会注意人脸，俯卧时能抬头，做出爬的样子；足底压桌面时，出现步行反射；将手指或拨浪鼓放入宝宝手掌时，会紧紧握拳；有不规则、无意识的动作。由于负责调整动作关系的小脑尚未发育健全，所以新生儿的动作大部分都是偶然和突发的，是无意识的神经反射。

3. 新生儿早期教养方法

(1)父母应利用一切机会与新生儿说话，说话内容可与生活内容相结合，如"饿了吗"、"吃奶吧"、"宝宝真漂亮"、"妈妈来了"等。

(2)经常抚摸和搂抱新生儿，喂奶或换尿布时要充满感情地望着孩子，多说话，以满足婴儿心理需求，加深母子感情。

(3)促进新生儿视觉的发育。用红气球经常移动位置，吸引婴儿注意，可促进婴儿视力和大脑发育。

(4)锻炼新生儿听觉。可用铃铛在头部的前后左右各方向轻轻摇动，使孩子追随铃声活动头部，也可选优美的乐曲给新生儿听。孩子哭闹时，将其抱在怀中紧贴母亲心脏部位，当新生儿听到熟悉的母亲心跳声时，会立刻安静下来。

新生儿的大多数感觉是较灵敏的，但都尚未发育完善，因此要多加保护，给新生儿的感觉器官以适当地刺激，从而促进神经系统更好地发育。

(六)新生儿抚触

儿童保健专家认为，抚触可对婴儿生长带来诸多益处。新生儿出生后24小时即开始抚触，每天进行3次抚触，每次15分钟。住院期间，抚触由医院配备的专业人员操作。出院后，可由经过培训的婴儿按摩师施行(母亲经学习后也可操作)。经过一定时间抚触按摩，可以使婴儿的摄入奶量明显增加，身长、头围、体重和血红蛋白均明显增高，免疫功能增强，提高健康水平，促进生长发育。

1. 抚触的基本程序

在全裸状态下将婴儿置于仰卧位，分别对其头面部、胸部、腹部、下肢和上肢进行抚触，每个部位需抚触2～3遍。身体较小的区域用指尖抚触，大点的部位用手指、掌心或整个手掌。开始动作要轻，刺激皮肤感觉神经末梢；然后适当

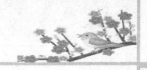

增加压力,刺激深部感受器。

(1)头部抚触:一是两手拇指从前额中央向两侧滑动;二是两手拇指从下额中央向外侧,向上滑动;三是用两手掌面从前额发际向上、后滑动,至后卜发际,并停止于两耳后乳突处,轻轻按压(彩图1)。

(2)胸部抚触:两手分别从胸部的外下侧向对侧肩部轻轻抚触(彩图2)。

(3)腹部抚触:一是两手轮流以脐部为中心顺时针方向划圆(彩图3);二是左手指指腹自左上腹滑向左下腹,右手指指腹自右上腹滑向左下;右手指指腹自右下腹经右上腹、左上腹滑向左下腹(彩图4)。

(4)四肢抚触:双手抓住手臂,从肩部到手腕,自上而下轻轻挤压,边挤边捏,并搓揉大肌肉群及关节(彩图5、彩图6、彩图7)。下肢与上肢相同(彩图8、彩图9)。

(5)手足抚触:两手拇指从手掌根处依次推向指侧,并提捏各手指关节(彩图10),足与手相同(彩图11)。

(6)背部抚触:婴儿呈俯卧位,两手掌分别于脊柱两侧由中央向两侧滑动,而后四指分开,沿脊柱方面从肩部到臀部抚触(彩图12)。

2. 抚触的注意事项

(1)首先要确保房间内温暖(20℃～30℃)、安静,播放一些柔和的音乐,有助于母子彼此放松,同时应和宝宝说话、唱歌,特别注意眼神的交流。

(2)预备毛巾、尿片、替换的衣服和婴儿润肤露,润肤乳液(减少摩擦阻力)。

(3)选择合适的时间进行抚触,一般选在宝宝吃饱后1～2小时和清醒时,不要选在吃饱后或饥饿时或想睡时。

(4)给宝宝抚触前应洗净双手,修短磨圆指甲,不戴戒指,并先温暖双手。

(5)小心润肤油误滴入孩子眼中。

(6)新生儿期即可开始抚触,但在脐带未脱落前不要抚触腹部。

(7)刚开始抚触,手触婴儿不能用力过重,需轻轻地抚摸,均匀进行。

(8)仰卧位,头偏向一侧,防止造成婴儿的呼吸窒息。

(9)抚触中,严密观察极低体重儿表情,根据患儿反应及时调整抚触方式和力度,患儿如有哭闹、肌张力增高、活动兴奋增加、肤色变化或呕吐等反应,均应停止抚触。

(10)婴儿患病或皮肤感染时忌抚触按摩。

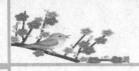

（七）新生儿警告性体征

新生儿相对脆弱，易受外界因素的影响，且情况变化十分迅速，父母应该仔细观察，发现问题，及时就医。

1. 及时就医指征

（1）腋下温度高于37.5℃或低于36.5℃，直肠温度高于38℃或低于37.4℃。

（2）如果婴儿的脸、躯干和眼睛巩膜黄染可能为黄疸。

（3）婴儿的行为有改变，如懒洋洋、异常的惊异或易发怒。

（4）脐带有鲜红出血玷污了尿布和衬衣，脐周皮肤发红、有脓性分泌物。

（5）割包皮手术后的疾患，包括鲜红出血、肿胀、污秽分泌物或不能排尿。

（6）喂养异常，包括24小时内喂奶少于7～8次或不能哺乳。

（7）湿尿布太少（几天大的婴儿在母亲下奶之前，一天少于1块湿尿布；出生3～4天后，24小时内少于6块湿尿布），如果使用一次性尿布，就把面巾纸放在尿布里观察尿湿情况。

（8）大便异常，包括生后一天或以后的任何24小时无大便（见前面新生儿正常大便的描述）。

（9）呼吸疾患，包括口唇发绀、呼吸困难、鼻翼翕动或呼吸时胸廓凹陷。

2. 在就医之前的准备

把孩子的体温和担心的问题记录在纸上，以帮助医生作出诊断。

（1）身体症状，如异常体温、呼吸困难、咳嗽、呕吐、腹泻、便秘、少尿和皮疹。

（2）行为症状，如倦怠、食欲缺乏、反常的紧张和过敏、典型的行为和活动标准的改变（如婴儿对周围环境缺乏兴趣或不能招来安静的微笑）。

（3）上述的新生儿警告性体征。

（4）家庭治疗，如在家治疗疾病您都做些什么，孩子的反应如何，您给孩子吃药了吗，吃了什么药，什么时候吃的。

（5）最近家中是否有人患病，是否接触过患病的人。

四、新生儿疾病筛查与家访

1. 新生儿疾病筛查

中华人民共和国《母婴保健法》明文规定要开展新生儿疾病筛查。所谓新

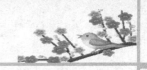

生儿疾病筛查是在宝宝出生喂奶48～72小时后,由接产医院的医护人员在宝宝的足跟部取两滴血,滴在特定的滤纸上,形成血斑,然后送到专门的新生儿疾病筛查机构进行化验,这是一种简易、快速和廉价的血斑试验。如果检查结果显示异常,筛查机构就会通知家长带着宝宝来复查,最终确诊孩子是否患有先天性遗传病,并进行及时的治疗。新生儿筛查的目的是早期发现、早期诊断,预防疾病发生带来的严重后果,减少发育中的后遗症,属Ⅱ级预防范畴。

(1)新生儿疾病筛查的种类:在发达国家列入新生儿筛查的项目多达20多种。我国《母婴保健法》明确指出:"医疗保健机构应当开展新生儿先天性甲状腺功能低下(CH)和苯丙酮尿症(PKU)等疾病的筛查,并提出治疗意见。"

①遗传代谢、内分泌疾病筛查:主要是对先天性甲状腺功能低下(CH)和苯丙酮尿症(PKU)进行筛查。患儿出生时看似正常,却有可能存在严重损害脑组织正常发育的危险因素,错过诊治时间,必然导致智力低下,给家庭和社会带来沉重的负担。但如果能够早期诊断并进行合理治疗,儿童的智力可以正常发育。

②听力筛查:目的是尽可能早地发现有听力障碍的新生儿,使其在语言发育的关键年龄之前就能得到适当干预,使语言发育不受损害。筛查方案可根据实际情况制订。对新生儿进行听力筛查,是早期发现耳聋的重要手段。尤其对高危新生儿和高危婴幼儿的听力筛查更为重要。

一般而论,新生儿疾病筛查可以检查多种遗传病,具体病种可因筛查地区不同而异,如南方地区还要做蚕豆病筛查,在有些地区还开展先天性肾上腺皮质增生症的筛查工作等。

(2)所有的新生儿都有必要参加新生儿疾病筛查:虽然新生儿疾病筛查中涉及的疾病多数发病率很低,属于少见疾病,但一旦患病则严重危害宝宝健康,轻者影响发育或引起智能低下,重者导致死亡。由于大多数患有先天性遗传病的婴儿往往在发病前缺乏特异性表现,一般要到6个月后才出现特异性的临床症状,但此时已错过最佳治疗时期,带来的后果无法挽回。因此,如果能在出生不久发现疾病,确诊治疗,绝大多数患儿的身心将得到正常的发育,其智力亦可达到正常人的水平。在进行新生儿疾病筛查时,父母应该与医生积极配合,切勿讳疾忌医,并留下确切联系方式,使医生在孩子需要复查时,能够及时与家长取得联系,以免延误病情。

2. 新生儿期家庭访视

新生儿家庭访视是指由妇幼保健人员定期入户对新生儿进行询问、检查和

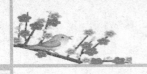
指导。正常新生儿于生后 28 天内访视不少于 3～4 次。每次访视的内容应有所侧重,并做好详细的访视记录。

(1)初访:应在新生儿出院后 1～3 天内进行。访视内容包括:①查看新生儿居室的卫生状况,如室温、通风状况、室内用具是否清洁,新生儿的衣被、尿布是否符合卫生要求等。②询问母亲有关新生儿出生时的情况,如分娩方式、有无窒息史、出生体重和身长、吸吮、睡眠、哭声、大小便;了解卡介苗、乙肝疫苗免疫的接种情况等。③观察新生儿的一般健康状况,如呼吸(安静状态下,计数 1 分钟的呼吸次数)、面部及全身皮肤的颜色、有无黄疸,如有要鉴别是生理性的还是病理性的,同时检查各种反射和四肢活动情况等。④测量新生儿体温、体重、身长;检查新生儿的脐部有无出血或渗血,皮肤皱褶处有无糜烂,有无畸形、口腔黏膜及眼、耳、鼻是否正常,下肢有无水肿和硬肿,心、肺听诊和腹部触诊有无异常等。⑤宣传指导母乳喂养和护理,如保暖、预防感染,以及哺喂方法示教。

(2)复访:于生后 5～7 天进行。观察新生儿的一般健康状况;了解初访指导内容执行的情况,喂养、护理中出现的新问题,并给予指导;注意生理性体重下降、生理性黄疸和脐带脱落及脐窝情况;对早产儿、低出生体重儿及其他高危儿,进行专案管理。

(3)三访:于生后第 10～14 天进行。了解黄疸消退情况,体重是否恢复到出生时体重,如果没有要分析原因,给予指导;检查新生儿的视力、听力;指导家长帮助新生儿建立正常的生活规律,做沐浴示教;指导加喂浓缩鱼肝油的方法和剂量,预防佝偻病。

(4)满月访:于生后第 28～30 天进行。对新生儿进行全面体格检查,测量体重。如体重增加不足 600 克,应分析原因,并转入体弱儿门诊进行专案管理。正常者转入婴儿期保健系统管理。

满月访结束后,应做出新生儿结案小结,其内容主要包括:新生儿体格及心理发育状况、喂养方式、每日吃奶量、代乳品种类和量、吸吮能力、脐带脱落情况、昼夜睡眠次数和时数、新生儿疾病及治疗情况,以及常规检查和访视记录、预防接种记录、今后保健措施和建议等。在访视过程中,如发现异常要及时诊断和处理,并酌情增加访视次数。

(张建端)

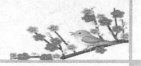

第32章

新生儿常见疾病防治

一、早产儿护理

胎龄不足37周出生的新生儿,称为早产儿,也称为未成熟儿。若出生时体重<2 500克为低出生体重儿,出生体重<1 500克为极低出生体重儿,出生体重<1 000克为超低出生体重儿。

1. 病因

(1)母亲因素

①患有妊娠期高血压疾病、严重贫血、营养不良、慢性心脏疾病或急性发热等。

②妊娠后期从事体力劳动、精神紧张和过度疲劳。

(2)子宫因素:双角子宫、子宫纵隔畸形、子宫肌瘤等。

(3)胎盘因素:前置胎盘、胎盘早剥、胎盘绒毛膜炎症,50%～80%的早产与绒毛膜炎症有关。

(4)胎儿因素:双胎或多胎、胎儿畸形。

2. 早产儿特征

(1)外观特点:早产儿外观特点见表10。

(2)体温调节功能差:出生后的体温随环境温度迅速改变,甚至出生后1周体温还不能稳定下来,波动剧烈。新生儿越不成熟,体温不稳定现象越严重。

(3)呼吸系统:呼吸浅而快,呼吸的深度和节律往往不正常。由于调节功能弱,轻微的刺激就可引起早产儿呼吸的明显改变,有时呼吸暂停突然出现发绀,这种情况在喂奶时或吃奶后更易发生。

(4)循环系统:脉搏较快、无力,易出现节律失常。

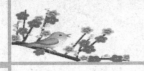

表10 正常新生儿与早产儿的外观特点

部 位	正常新生儿	早产儿
一般情况	哭声响亮 四肢运动活跃	哭声微弱 四肢活动少
头部	耳壳直挺 头发一根根分开	耳壳软,缺乏软骨 头发软细不分开
皮肤	红润有弹性 皮下脂肪丰满 趾(指)甲超过趾(指)端	鲜红嫩薄,水肿发亮 胎毛多 皮下脂肪少 趾(指)甲软,不超过趾(指)端
乳腺	可触到结节,约7毫米	<36周不能触到 >36周可触到(<3毫米)
足底纹	遍及整个足底	仅在足前部见1~2条 足跟光滑
生殖系统	男婴睾丸已降入阴囊 阴囊有皱襞 女婴大阴唇覆盖小阴唇	男婴睾丸未降入阴囊 阴囊光滑,无皱襞 女婴大阴唇不能盖住小阴唇

（5）消化系统：早产儿的胎龄越小，吮吸能力越差，甚至没有吞咽反射。胃酸少，胃蠕动弱，消化功能比足月儿差，容易发生消化不良，进而发展为营养不良。肝脏功能也较足月儿差，因此更容易发生生理性黄疸。

3. 早产儿护理

早产儿先天不足，体内各器官发育不成熟，体质弱，适应环境能力差，胎龄越小越不容易存活，精心护理对早产儿是十分重要的。早产儿除按正常新生儿护理外，还必须在保暖、喂养和预防疾病上给予特殊护理。早产儿对新环境的要求更高。

（1）保暖：由于早产儿的体温调节中枢较足月儿更为发育不全，新陈代谢差，肌肉活动少而产热不足，皮下脂肪层薄，容易散失热能，保暖要放在更加突出的位置。另外，早产儿汗腺发育不全，散热的功能差，在高温环境中体温会随之升高，发生高热。因此，早产儿的房间温度要尽量保持恒定，以22℃～26℃为宜，空气要保持新鲜，并且应注意经常测量腋下体温，观察体温变化。必要时可以使用热水袋保暖，但要防止烫伤。夏季室温不要超过30℃，室温高时要注意通风降温。因

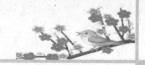

为对早产儿的护理条件要求很高,故最好的办法是留在医院进行护理,采用暖箱和空调设备来控制环境,待其体重达到 2 250 克以上后再出院。

(2)预防感染:由于早产儿的抵抗力低,要求卧室要相对无菌,护理新生儿应耐心、细致,动作轻柔、敏捷,大人的衣着要干净,护理前先洗手,以防止新生儿感染。护理过程中要密切观察孩子精神、反应、哭声及大小便情况,发现异常时应查找原因,及早求医。

(3)睡姿:早产儿宜采取侧卧位,左右两侧交替侧卧,可以使婴儿两侧肺部都能很好地扩张,还可以通过变换体位改善他们的血液循环。另外,侧卧时若发生吐奶不容易呛咳,能避免呕吐物吸入气管引起吸入性肺炎或窒息。

4. 早产儿的喂养

早产儿的消化和吸收能力不如足月新生儿,吸吮能力差,吞咽反射不健全,容易发生吮吸障碍、呛奶、吐奶或消化不良,且新陈代谢率高,对营养,特别是热能、蛋白质、铁、钙、锌和维生素 E 的需要量比较大,而其吸收食物的效率较低,故其喂养较正常足月儿要困难和复杂。

(1)开始喂奶时间:一般在生后 6～12 小时开始喂糖水,24 小时开始喂奶,体重 2 000 克左右的早产儿可以每 3 小时喂 1 次奶,体重 1 500 克以下的早产儿每 2 小时喂 1 次奶,每次 5～10 分钟,第一次喂 2～3 分钟,如无疲劳现象,可逐渐增加喂奶时间和次数。根据食量和消化能力的增加,两顿奶中间可加喂少许水以补充水分不足。奶量计算法可以参考下列公式:

最初 10 天内早产儿,每日喂奶(毫升)=(婴儿出生实足天数+10)×体重(克)/100。

生后 10 天以上,每日喂养量(毫升)=1/5～1/4 体重(克)。

(2)喂养方法的选择:母乳中含有较多的蛋白质和抗体,更适合早产婴儿的生长发育需要,因此喂养以母乳最优。凡是有吸吮能力的,均应直接吮吸母乳;较小的则需采用挤奶喂哺或人工喂养方法,要根据早产儿的成熟程度区别对待。吸吮能力差的可把母乳挤到奶瓶里,蒸煮后用奶瓶、小勺或滴管喂奶。用奶瓶时,孔眼不宜过大,否则乳汁流得太快,易引起呛咳,甚至发生窒息;但奶嘴孔眼也不宜太小,以免吸奶费力,引起疲劳。无吸吮力的,可经鼻或口插管喂奶,应交给医院护士处理。

在给早产儿哺乳时,母亲应怀抱他紧贴胸部,实现皮肤与皮肤的接触,母亲的呼吸活动和体温可以帮助孩子调节呼吸,保持体温并给予安慰。这种皮肤贴

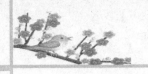

皮肤的接触称为袋鼠式护理,有利于早产儿生长。

(3)维生素和铁剂的补充:由于早产儿对营养和维生素等的需求量相对较大,而吸收功能又较足月儿弱,易患维生素缺乏和贫血等营养性疾病。因此,早产儿应额外补充更多的维生素和铁剂。

早产儿的出生可能使人烦扰和惊慌,但在良好的医疗条件、合理的喂养和恰当的护理下,早产儿的生长发育是很快的,不用太长的时间,即可赶上成熟儿而进入正常发育阶段。

5. 早产儿免疫接种和疾病预防

体重低于2 500克的早产儿,不能接种卡介苗,应待体重达到或超过2 500克后再接种。其他疫苗接种的月龄、程序和注意事项可参考足月婴儿。

早产儿比足月新生儿弱小、抗病能力差,所以要特别注意预防各种疾病。用过氧气治疗的早产儿和新生儿,尤其要关注早产儿视网膜的情况,预防视网膜的病变。

6. 早产儿抚触

儿童保健专家认为,抚触对早产儿生长能带来诸多益处,可作为早产儿时期综合干预措施之一。早产儿经过一定时间抚触,可以使婴儿的摄奶量明显增加,身长、头围、体重和血红蛋白均明显增高,免疫功能增强。

原则上早产儿在出生24小时后即可施行抚触,每天进行3次抚触,每次15分钟。住院期间,抚触由医院配备的专业人员操作。出院后,可由经过培训的婴儿按摩师施行抚触(母亲经学习后也可操作)。抚触方法同前。

二、巨大儿护理

医学上把出生体重大于4 000克的新生儿称为巨大儿,属于高危儿的范畴。

1. 病因

巨大儿的危险因素主要有遗传因素、产科因素、营养过剩、糖尿病、过期妊娠及胎儿过熟等。

(1)遗传因素:巨大儿的发生可能与遗传因素有关。体型高大、体重过重、出生体重较重的父母往往也容易分娩体重较重的下一代。

(2)孕期营养过剩:许多孕妇或家人认为吃得越多,孩子长得越好,加之孕妇食欲较强,因此盲目进食,导致自己和胎儿的体重显著增加;有的孕妇生怕伤

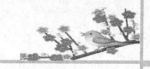

及胎儿,活动过少,不做力所能及的体育锻炼和适量劳动,甚至辞去工作,更使营养吸收与消耗失去平衡,从而分娩巨大儿。

(3)妊娠期糖尿病:妊娠期糖尿病是孕产妇最常见并发症之一,由于胎儿处于慢性高血糖环境中,继发性胰岛素亢进,胎儿生长过快,形成巨大儿。

(4)过期妊娠:过期妊娠是指即预产期过后2周仍未分娩者。过期妊娠若胎盘不老化,胎儿往往较大。

2. 巨大儿的常见并发症

糖尿病母亲所生的婴儿,由于胎儿长期处于母体的高血糖状况,刺激胎儿胰岛细胞分泌大量胰岛素,当这些婴儿出生后,由于体内胰岛素水平仍很高,极易导致新生儿低血糖的发生,进而造成神经系统损伤。另外,由于子宫内代谢紊乱,可致新生儿肺成熟延迟、新生儿黄疸严重、低钙血症和抵抗力低下等,往往需要早期干预治疗。

3. 巨大儿家庭护理要点

(1)及早开奶,预防低血糖:在母体内,胎儿的营养直接来自母亲血液中的葡萄糖,血糖浓度过高会使胎儿产生依赖性,当新生儿脱离母体后,自身无法维持高血糖浓度下的胰岛素分泌,容易导致吞咽困难、苍白、颤抖、呼吸困难和躁动等低血糖症。此时,尽快给孩子喂奶,密切观察血糖,避免更加严重的情况发生。

(2)密切观察新生儿黄疸:巨大儿的新生儿黄疸往往较为严重,应密切观察其黄疸的出现和消退情况,一旦出现异常,立即就诊。

(3)预防感染:体重过大的新生儿抵抗力较低,加之皮下脂肪较多,皮肤皱褶多而深,容易堆积细菌而导致感染。因此,应保持皮肤清洁,观察脐部分泌物的量及脐带脱落时间,预防皮肤感染。保持室内空气新鲜,防止呼吸道感染。

(4)注意日常护理:对于巨大儿的照顾要比普通婴儿仔细。应注意保暖,衣物穿戴要适当,室温保持在24℃～27℃,防止体温过低。同时也要避免穿戴过多而出痱子。

(5)其他:当巨大儿出生后,还应注意全身有无发育畸形及其他疾病,密切观察血糖,观察新生儿面色、吸吮能力、肌张力和精神状态等,做好新生儿保健。

4. 预防

(1)均衡摄入营养:保持自身体重和胎儿体重的匀速增长,避免体重增长过快。尤其在孕中晚期,孕妇在摄取足够营养的同时,应尽量控制过多摄入高脂肪及高热能的饮食,以预防胎儿巨大。

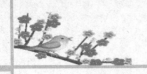

（2）孕妇应适度参加活动：孕期不宜进行过多、强度过大的活动，但并非意味着孕期必须一味地休息而不进行任何活动。适度的活动，可以改善血液循环，帮助机体保持新陈代谢的旺盛，促进胎儿大脑、神经及各器官的发育，同时可增强体力，为将来分娩做准备。此外，还可以有效地避免体重增长过多，预防肥胖。

（3）预防过期妊娠：孕妇从妊娠39周起，每天用湿热的软布敷乳房，并轻轻按摩，这样会刺激垂体分泌催产素，及时分娩。方法是对两侧乳房轮流热敷按摩，每15分钟交替，每天进行3次，每次1小时。由于妊娠过期对母子均存在许多不利因素，因此需要引产时就引产，以免给母婴造成危害。

此外，由于孕妇年龄越大，越容易并发妊娠期糖尿病，从而分娩巨大儿，所以在提倡晚婚晚育的同时，要尽量避免过晚生育。

三、新生儿缺血缺氧性脑损伤护理

新生儿缺氧、缺血性脑损伤是指由于围生期窒息、缺氧所导致的脑缺氧、缺血性损害，临床出现一系列神经系统异常的表现，是新生儿期最常见的颅内病变，患儿常是有围生期窒息史或早产儿。严重者可死于新生儿早期，幸存者多留有神经系统损伤后遗症，如智能低下、脑瘫、癫痫、共济失调等。

1. 病因

（1）围生期窒息：引起新生儿缺氧和（或）缺血的各种疾病都可能是新生儿缺氧、缺血性脑损伤的病因，其中围产期窒息最为常见，宫内窘迫和分娩过程中或出生时的窒息是主要的病因。产前和产时窒息在新生儿缺氧、缺血性脑损伤的病因分别占50％和40％。脑部病变依窒息时间和缺氧、缺血程度而定。

（2）新生儿疾病：严重的呼吸暂停、肺泡表面活性物质缺乏、胎粪吸入综合征、严重肺炎、心搏骤停、心力衰竭、休克等，均可导致新生儿缺血、缺氧性脑损伤的发生。引起缺氧的病因有围产期窒息（约占10％）、反复呼吸暂停、各种严重呼吸道疾病等。缺血的病因有：心跳呼吸骤停、大量失血、休克、重度心力衰竭等。

2. 临床表现

新生儿缺氧、缺血性脑损伤主要表现为意识改变及肌张力变化，严重者可伴有脑干功能障碍。根据病情不同可分为轻、中、重度。

（1）轻度：主要表现为兴奋、激惹症状，肌张力正常，呼吸平稳，前囟平，一般不出现惊厥。上述症状一般于24小时后逐渐减轻。脑电图正常，影像诊断不

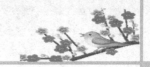

一定阳性。

(2)中度:表现为嗜睡、反应迟钝,肌张力减低,肢体自发动作减少,病情较重者可出现惊厥。前囟张力正常或稍高,肌张力减退;症状在生后 72 小时内明显,恶化者嗜睡程度加深,甚至昏迷,反复抽搐。脑电图检查可见癫痫样波或脑电压改变,影像诊断常发现异常。

(3)重度:意识不清,常处于昏迷状态,肌张力松软,肢体自发动作消失,惊厥频繁,反复呼吸暂停,前囟张力高,心率减慢。脑电图及影像诊断明显异常。脑干诱发电位也异常。

3. 家庭护理要点

对于发生缺血、缺氧性脑损伤的小儿,家长在新生儿期就可以开始实施干预,最大限度地减少后遗症的发生。

(1)视、听觉刺激:将颜色鲜艳的红球挂在婴儿床头,每天多次逗引小儿注意或让小儿看人脸;每日 3 次播放音调悠扬而低沉的优美乐曲,每次 10～30 分钟,尽量反复听同一乐曲,也可听母亲的声音及心跳。

(2)触觉刺激:被动屈曲肢体,抚摸和按摩,以及变换婴儿的姿势。

(3)多和成人交流:缺血、缺氧性脑损伤患儿常比较安静,吃了便睡,父母应找机会与他多交流,细心观察新生儿的哭声和面部表情,应懂得满足他的要求,促进其认识世界的能力。

(4)动作训练:新生儿已经有了一定的运动能力。为了锻炼小儿头颈部肌肉,有时可将新生儿竖起抱,或仰卧位使其抬头,包裹松开,使小儿四肢自由活动,对不动的肢体应进行按摩、功能训练或水疗。

4. 预防

儿科医师要熟练掌握新生儿窒息复苏技术。在基层单位普遍存在出生窒息复苏技术比较薄弱,普及性不够的问题。做好窒息复苏技术的培训和普及工作,能够大大降低新生儿缺血、缺氧性脑损伤的严重程度,减少后遗症的发生。

四、新生儿寒冷损伤综合征

新生儿寒冷损伤综合征,又称新生儿冷伤,亦称新生儿硬肿症,是由于寒冷和(或)多种疾病所致,以低体温、全身性皮肤和皮下脂肪变硬或兼水肿、多器官功能损害为主要临床特征的一组症候群,是新生儿危重症之一。此病多发生于

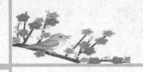

冬春寒冷季节,早产儿与低出生体重儿发病率高。

1. 病因

新生儿寒冷损伤综合征的发生主要和周围环境的温度过低及水分和热能供给不足有关。新生儿活动少,体温调节功能差,其皮下脂肪中的固体脂肪酸熔点较高,遇有体温不升时易凝固。

(1)内在因素

①新生儿体表面积相对较大,皮肤薄,皮下血管丰富,易散热。

②新生儿的能量储备(糖原、棕色脂肪)少,且缺乏寒战等物理产热方式,产热不足。

③新生儿产热代谢的内分泌调节功能差,体温调节中枢发育不成熟,故容易导致体温低下。

④新生儿皮下组织中饱和脂肪酸成分多,含量较高,饱和脂肪酸熔点高,低体温时易凝固,为皮下脂肪硬化的主要原因。

(2)外在因素

①寒冷环境:寒冷环境或保温不当可加快新生儿热能散失,加之产热不足,体温继续下降,是导致本病的重要原因,寒冷刺激可引起一系列生化和生理功能的改变,如会引起外周小血管收缩,皮肤血流量减少,出现肢端发冷和微循环障碍,导致低体温、低血糖、组织缺氧和酸中毒、循环障碍、弥散性血管内凝血和多脏器损害。

②摄入不足:新生儿,尤其是低出生体重儿热能储存不足,出生后进奶少,若不及时补充热能,可导致产热不足。

③疾病:新生儿严重感染性疾病(如败血症、肺炎、化脓性脑膜炎等)、因能源物质的消耗增加、摄入不足、休克、颅内出血、缺氧和酸中毒等因素可伴发皮肤硬肿,常为感染的严重征象。缺氧更能使能源物质氧化障碍,产热不足,而严重的颅脑病变会抑制原本不成熟的体温调节中枢,出现低体温和硬肿。

2. 临床特点

新生儿寒冷损伤综合征多发生于出生 3 日以内或早产新生儿。寒冷季节或严重感染时更易发生此病。

(1)一般情况:患儿有吸吮和吃奶差、哭声弱、少动、反应低下等。低体温、硬肿和多器官功能损害为三大临床特征。

(2)低体温:发病初常表现全身及肢端冷凉,体温不升(多在 35℃ 以下),严

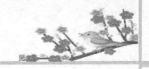

重者可低于 30℃。腋-肛温差可反映产热程度,若腋温≥肛温,提示产热良好;产热衰竭时则腋温<肛温,若肛温-腋温差>6℃,提示休克状态。

(3)皮肤硬肿:表现为全身皮肤发硬,包括皮下脂肪硬化和水肿两种病变。受累部位皮肤多呈紫红或青紫色,按之有橡皮样感,因皮肤紧贴皮下组织,皮肤不易捏起或移动,伴水肿者按压可有凹陷,严重时肢体僵硬、不能活动。硬肿呈对称性,发生硬肿部位的顺序是:小腿→大腿外侧→整个下肢→臀部→面颊→上肢→全身(背、腹、胸等)。硬肿范围可按头颈部 20%,双上肢 18%,前胸及腹部 14%,背及腰骶部 14%,臀部 8%,双下肢 26%计算。

(4)多脏器功能障碍:新生儿寒冷损伤综合征可导致全身多器官系统损害,如心音低钝、心率缓慢、循环障碍(心力衰竭、休克)、急性肾衰竭、弥散性血管内凝血和肺出血、酸碱平衡失调和电解质紊乱等。

(5)常见死因:新生儿寒冷损伤综合征易合并肺炎、败血症,病情严重者常因肺出血而死亡。

(6)新生儿寒冷损伤综合征分度:新生儿寒冷损伤综合征分为轻(0 分)、中(1~3 分)和重度(≥4 分)。

①依据体温、硬肿范围和器官功能改变分别评分,见表 11。

表 11 新生儿寒冷损伤综合征的评分标准

评分	体温(℃)		硬肿范围	器官功能变化
	肛温	腋-肛温差		
0	≥35		<20%	无明显变化
1	<35	0 或正值	20%~50%	不吃、不哭、反应差、心率慢等
4	<35 或<30	负值	>50%	休克、心功能衰竭、弥散性血管内凝血、肺出血、急性肾衰竭等

选自石淑华主编《儿童保健学》

②根据临床表现,病情可分为轻、中和重度,见表 12。

表 12 新生儿寒冷损伤分度

分度	肛温	硬肿面积	全身情况
轻度	34℃~35℃	<30%	稍差
中度	30℃~34℃	30%~50%	差
重度	<30℃	>50%	全身多器官衰竭

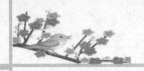

3. 新生儿寒冷损伤综合征的防护

（1）护理要点

①复温：在寒冷季节，新生儿出生后应立即注意保温工作，居室要暖和，局部可用热水袋保温。复温是护理新生儿寒冷损伤综合征患儿的关键，在复温过程中应注意循序渐进，一般而言，当温度＞30℃时，需要 6～12 小时复温，而当温度＜30℃，则需要 12～24 小时复温，逐渐恢复至正常体温。

②合理喂养：新生儿寒冷损伤综合征患儿要注意热能供应，可经口、鼻饲喂养，静脉营养，及时喂水、喂奶，保证供给热能和水分。

③预防感染：消毒隔离，操作规范。

④密切观察：包括患儿体温变化，肛-腋温差，生命体征。并监测暖箱温度，患儿出入量。

（2）预防要点

①寒冷季节出生的新生儿应加强保暖护理，新生婴儿生后应立即擦干羊水，用暖和的衣被包裹，调节产房和新生儿室内环境温度，不应低于 24℃。

②尽早开始母乳喂养，保证热能供应。

③积极治疗新生儿感染性疾病、颅内出血、窒息、产伤等。

④新生儿转运过程中应有合适的保暖措施。

4. 新生儿寒冷损伤综合征的治疗

（1）复温：轻、中度产热良好（腋-肛温差为正值）的患儿可置于已预热至 30℃的暖箱内，使患儿于 6～12 小时内恢复正常体温。重度或产热衰竭（腋-肛温差为负值）者应置于比肛温高 1℃～2℃的暖箱中，每小时提高箱温 1℃，待体温恢复正常稳定后，维持箱温于适中温度。基层单位可用热水袋、热炕、电热毯包裹或置于母亲怀中取暖。复温期间应注意生命体征的监测，以肛温为体温平衡指标。

（2）热能和液体补充：开始每天给予热能为 209 千焦/千克体重（50 千卡/千克体重），渐增至每日 418.4～502.0 千焦/千克体重（100～120 千卡/千克体重）。静脉滴注葡萄糖的速度为 6 毫克/（千克体重·分钟），补液量按 0.24 毫升/千焦（1 毫升/千卡）计算，有明显心、肾功能损害者，应严格限制输液速度和总液量。

（3）纠正器官功能紊乱

①循环障碍：有微循环障碍或休克时，在维持心功能前提下及时纠正酸中

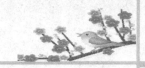

毒、扩充血容量,心率缓慢者首选多巴胺 5～10 微克/(千克体重·分钟),静脉滴注。

②弥散性血管内凝血和肺出血:在血小板减少的高凝状态,立即用肝素治疗,肺出血时应尽早行气管插管,正压通气。

③急性肾衰竭:少尿或无尿可给呋塞米(速尿)1～2 毫克/千克体重,严格限制液量,及时治疗高钾血症。

(4)其他:针对病因治疗。

五、新生儿黄疸

新生儿黄疸又称新生儿高胆红素血症,是指新生儿时期由于胆红素代谢异常引起血中胆红素水平升高而出现皮肤、巩膜及黏膜黄染的临床现象。新生儿血中胆红素超过 5～7 毫克/分升可以出现肉眼可见的黄疸,部分尚未结合胆红素血症可引起胆红素脑病(核黄疸),严重者病死率高,存活者多留有后遗症。

1. 病因

(1)胆红素生成过多:胆红素是血红蛋白的分解产物,新生儿红细胞寿命很短,且血红蛋白分解速度很快。故新生儿的胆红素生成过多,尤其是红细胞增多症。新生儿溶血患儿更为明显。

(2)肝脏功能发育未完善:肝脏生成的白蛋白可以与血液中胆红素结合生成结合胆红素,结合胆红素不能透过血脑屏障引起脑细胞及脑组织损伤。新生儿肝脏功能发育不完善时,白蛋白生成减少,且肝脏处理胆红素的能力下降,故非结合胆红素水平增加。

(3)胆汁排泄功能差:当肝细胞排泄结合胆红素障碍或胆管受阻时,可导致高结合胆红素血症。若同时还伴有肝细胞功能受损,则未结合胆红素水平也会升高。

(4)血脑屏障发育不完善:未结合胆红素可通过血脑屏障引起脑细胞,脑组织损伤。

2. 新生儿黄疸的临床分类和特点

(1)新生儿生理性黄疸:50%～90%的新生儿在出生 1 周内,血中未结合胆红素超过 34 微摩/升表现皮肤黏膜黄染。黄疸一般在生后 2～3 天开始出现,4～6 天达高峰,足月新生儿 10～14 天消退,早产儿维持时间略长,在 2～4 周消

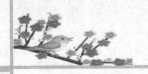

退。虽然有黄疸,但是小儿全身情况好,无其他特殊病态。

(2)新生儿病理性黄疸:病理性黄疸的特点可总结为:出现早,程度重,上升快,时间长,退而复现。其二者之间的区别可见表13。

表13　新生儿生理性黄疸与病理性黄疸

特　点	生理性黄疸		病理性黄疸	
	早产儿	足月儿	早产儿	足月儿
出现时间	出生后3～5天	出生后2～3天	出生后24小时内	出生后24小时内
黄疸程度(微摩/升)	血清胆红素<221	血清胆红素<257	血清胆红素221	血清胆红素>257
持续时间	<4周	<2周	>4周	>2周
每日血清胆红素上升(微摩/升)	<85	<85	>85	<85
退而复现	否	否	是	是

3. 新生儿黄疸的护理

新生儿黄疸患儿体内胆红素过高,新生儿血脑屏障发育不成熟,过高的未结合胆红素侵入血脑屏障,导致新生儿神经系统受损从而引发胆红素脑病(又名核黄疸),影响新生儿智力发展,是严重威胁新生儿健康的"隐形杀手"。因此对新生儿黄疸的治疗,尤其要注意三早,即"早发现、早诊断、早治疗",做到未雨绸缪。

4. 预防

(1)了解黄疸程度:黄疸指数、血清胆红素定量试验。

(2)严密观察:父母要注意监测患儿的皮肤颜色、精神、食欲、睡眠、大小便颜色等,若出现腹胀、腹痛、呕吐、食欲下降、皮肤瘙痒、精神萎靡等要及时就医。

(3)健康教育

①使家长了解病情,取得家长的配合。

②对于新生儿溶血症,做好产前咨询及孕妇预防性服药。

③发生胆红素脑病者,注意后遗症的出现,给予康复治疗和护理。

④若为母乳性黄疸,嘱可继续母乳喂养,如吃母乳后仍出现黄疸,可改为隔次母乳喂养逐步过渡到正常母乳喂养。若黄疸严重,患儿一般情况差,可考虑暂停母乳喂养,黄疸消退后再恢复母乳喂养。

⑤若为红细胞葡萄糖6-磷酸脱氢酶(G6PD)缺陷者,需忌食蚕豆及其制品,

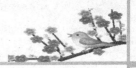

患儿衣物保管时勿放樟脑丸，并注意药物的选用，以免诱发溶血。

5. 治疗

最常用的治疗方法是蓝光照射治疗和输血。患儿用黑眼罩遮盖双目，暴露于波长 440 纳米的光线下。将光源置于离体表 33～35 厘米处，每隔 1 小时改变一次体位以增加光照面积。光照时间大多为 24～48 小时，最长可达 96 小时。治疗过程中要注意皮肤护理，液体补给（以防脱水）和护肝治疗。在蓝光治疗后，皮肤黄疸消退和血清胆红素下降均较快。但要注意的是，血清间接胆红素如超过 342 微摩/升，需采用换血输血。输血前供血者须做葡萄糖 6-磷酸脱氢酶缺乏的过筛试验，排除葡萄糖 6-磷酸脱氢酶缺乏方可供血，以免输血后会黄疸加重。避免亲属供血。黄疸不严重者不需输血。

六、新生儿肺炎

新生儿肺炎是新生儿的常见病和多发病，在新生儿感染性疾病中占首位，是导致新生儿死亡的重要原因之一。新生儿肺炎分为吸入性肺炎和感染性肺炎两大类，但是由于两类肺炎既可独立存在，也可先后发生或同时并存，所以不易截然分开。新生儿感染性肺炎可以发生在宫内、分娩过程中或出生后，由细菌、病毒或原虫引起，按照感染的时期可分为先天性肺炎（为宫内感染和产时感染）和后天性肺炎（为产后感染）两类。

1. 病因

（1）内在因素

①新生儿肺组织分化不够完善，肺泡较少，血管较多，易于充血。

②新生儿胸廓发育相对不健全、呼吸肌较弱、呼吸运动表浅、咳嗽无力。

③新生儿特异性及非特异性免疫功能低下，特别是缺乏分泌型免疫球蛋白A（IgA）。

（2）感染因素：包括产前、分娩过程中及产后感染。

①产前（宫内）感染：由母体不良子宫环境造成，常见的致病菌有大肠杆菌、厌氧菌、溶血性链球菌及病毒（巨细胞病毒、风疹病毒）等。其发病原因主要有：一是由于羊膜早破，羊水被细菌污染，胎儿在产前吸入了污染的羊水；二是母亲在产前患病，如败血症、病毒血症等，其感染的弓形虫、巨细胞包涵体、风疹、单纯疱疹、大肠杆菌、厌氧菌等病原体可以通过胎盘屏障从母体至胎儿循环后达

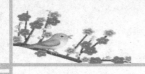

到肺,引起感染。

②产时(分娩过程中)感染:不规范的接产术可造成分娩过程中感染,常由葡萄球菌、大肠杆菌、溶血性链球菌及呼吸道病毒等引起。其发病原因主要有:一是羊膜早破或滞产时羊膜处于高度扩张状态,导致通透性增加,产道细菌容易侵入羊膜腔内。二是胎儿在分娩过程中,吸入了污染的羊水、胎粪或产道分泌物。三是急产于不洁环境中。

③产后感染:大多数是与患有感冒的人接触而感染的。常由葡萄球菌、大肠杆菌、溶血性链球菌及呼吸道病毒等引起。其发病原因主要有:①接触患呼吸道感染的人导致上呼吸道感染,其细菌或病毒向下呼吸道蔓延而发生肺炎。②由于皮肤、脐部感染引起败血症,病原体经血行传播至肺导致肺炎。③由于医用器械(如窒息时所用的吸引器、雾化吸入器、供氧所用的面罩,或保暖所用的暖箱等)消毒不严格而引起医源性肺炎。④气候改变,护理不当,交叉感染而诱发肺炎。⑤出生后吸入乳汁可引起新生儿吸入性肺炎,并常继发感染。

2. 新生儿肺炎的特点

新生儿肺炎缺乏典型表现。最初表现为精神及反应差,面色苍白或青紫,吃奶减少,吐奶或拒奶,严重者可出现呼吸增快,鼻翼翕动,吸气三凹症和呼吸困难。

(1)先天性肺炎:当新生儿一娩出,出现面色灰暗或苍白,可有呼吸启动困难,且呼吸一旦开始就急促、不规则,可伴有吸入性凹陷、呼吸时呻吟、没有咳嗽。出生后通常有较长时间全身发凉、体温不升,几小时后可能出现发热。

(2)后天性肺炎:多在出生3天后发病。症状常不典型,发病最初阶段呼吸道症状可不明显,可能不出现咳嗽,表现为反应差、哭声低或不哭、吸吮能力差、吃奶减少、吐奶或拒奶、口吐白沫、面色苍白、唇周青紫、体温正常或不升。若病情继续发展,可出现呼吸增快,呼吸表浅短促、鼻翼翕动、皮肤青紫,更严重者出现点头样呼吸,有时伴呼吸暂停。

3. 新生儿肺炎的护理

新生儿从医院回家,要谢绝患有感冒的人探望。即使正常人的咽部也会带有各种病毒和细菌,要防止亲吻新生儿的脸和嘴,以免通过亲吻将病原体传给孩子,使新生儿患上呼吸道感染,甚至肺炎。

新生儿肺炎的护理应从以下几方面着手:

(1)经常翻身,拍背,吸痰可以改善呼吸道通气情况。

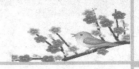

（2）密切观察病情，包括体温、呼吸、面色、心率等。维持生命体征的稳定。

（3）注意保证营养和水分的供应，记录每日出入量。

（4）必要时吸氧，有助于促进恢复。

4. 防治

当发现新生儿口吐泡沫、不吃、不哭时就要引起重视。如发觉新生儿反应差，面色发青或发灰，有成人一样的呻吟和气急，鼻子不停地翕动，脑袋随着气急加重与呼吸同时一点一点，胸骨上、肋骨间的软组织在吸气时出现凹陷，这时病情已相当严重，要急送医院治疗，不得拖延。

（1）吸入性肺炎：孕母注意产期保健，分娩时应小心仔细操作，及时清理新生儿呼吸道，避免窒息，防止吸入羊水、胎粪。

（2）感染性肺炎：孕母应做好孕前检查，积极治疗妇科疾病。分娩过程中应严格无菌操作。加强新生儿保健，改善居室空气质量，保证空气流通，并避免与呼吸道感染病人接触。

（3）积极治疗新生儿肺炎：新生儿肺炎若未及时治疗可造成新生儿重症肺炎、败血症，危及患儿生命，要急送医院治疗，不得延误病情。

七、新生儿腹泻

新生儿腹泻是指大便次数增多、性状改变而言。母乳喂养的正常新生儿大便呈黄色或金黄色稀糊状，一天可以 5～6 次或更多，只要宝宝一般状况好，体重按日增长，则为正常情况，相反，大便一天仅有 2～3 次，但大便性状发生改变，一般情况较差，出现脱水、酸中毒，这种情况虽然大便次数并不多，但应引起重视，并及时就诊。

1. 病因

新生儿腹泻有生理性和病理性腹泻两种。病理性腹泻主要为感染所致，会给宝宝健康带来较大的危害，应引起高度重视。

（1）肠道内感染：主要发生于人工喂养或混合喂养的婴儿。由于奶具不洁或进食了不洁食物，病原体直接从口而入，新生儿免疫系统发育不完善，细胞免疫和体液免疫还不成熟，肠道内缺乏能中和大肠病原体的分泌型免疫球蛋白 A（IgA），防御感染的功能低下，无力减弱或中和病原体的毒素，从而出现腹泻。

（2）肠道外感染：当新生儿患有肺炎、败血症等重症感染性疾病，或者有宫

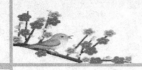

内感染时,细菌会透过肠壁渗入肠道内,引起肠炎。肠道外感染主要是由于病原体毒素的影响和(或)新生儿神经系统发育不健全,致使消化系统功能紊乱、肠蠕动增加而引起腹泻。

(3)非感染性腹泻:多数是因喂养不当而引起的吸收不良,如人工喂养的宝宝对牛奶过敏,主要是由于牛奶中较大的蛋白颗粒渗入胃肠道黏膜发生的变态反应。

2. 新生儿腹泻的特点

(1)新生儿生理性腹泻:新生儿生理性腹泻多见于纯母乳喂养的宝宝,由于新生儿的肠道功能尚未健全,喂养方法会影响到大便的次数和性状,如大便次数稍多,性状稀薄,常在喂奶后即排便,宝宝一般情况还好,体重也会正常增长。

(2)新生儿感染性腹泻:新生儿腹泻轻者主要表现为一般消化道症状,仅有大便次数及性状的改变,每天 10 次以下,腹泻为水样,黄色或绿色,有时带有黏液。伴吃奶少、吐奶、腹胀、哭吵、体重不增或下降、体温正常或有低热、脱水症状(前囟或眼窝凹陷)不明显或有轻度脱水及酸中毒症。重症者除消化道症状更加明显外,全身症状也较重。大便次数多,每天达 10～20 次或更多,黄绿色水样带黏液、脓血,有恶臭味。多伴呕吐、精神萎靡、面色发灰、哭声低弱、体温过高或不升、脱水及酸中毒明显、体重锐减、尿少,甚至出现周围循环不良、肠麻痹、昏迷及惊厥等严重症状。

(3)新生儿牛奶过敏:由于牛奶中较大的蛋白颗粒渗入胃肠道黏膜发生的变态反应。常见于生后 1～4 周宝宝,在吃奶过程或吃奶后数小时至 24 小时内突然发生啼哭,面色苍白或潮红,两手握拳,两腿屈曲,排出带泡沫的稀便,常带有少量鲜血,患儿营养差,生长缓慢,停喝牛奶之后症状消失,再喂牛奶两天之内重新出现症状则可诊断,本病为自限性疾病,3～6 周能自行缓解。

3. 新生儿腹泻的家庭护理

新生儿腹泻症状很明显,容易辨认。家长应引起重视,不宜拖延,需及时就医。对于患儿的护理应考虑:

(1)做好出入量记录,观察尿量,大便性质、量及病情。

(2)保持口腔卫生和皮肤清洁,尤其臀部护理,防止尿布疹及感染。

(3)腹泻患儿常丢失大量水分,适当增加饮水量,以防脱水。

(4)新生儿抵抗力差,应注意与病源隔离,如果母亲患有腹泻,应做大便培养,及时治疗,并暂停给小儿喂奶。

(5)新生儿腹泻容易复发,其原因可能是卫生护理不好。新生儿和护理人

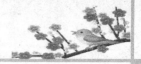

员应勤洗手，禁止宝宝吸吮手指。

（6）注重整体护理，坚持母乳喂养，注意保暖。

4. 治疗

生理性腹泻随着年龄的增长会自愈，因此不必用药。病理性腹泻的患儿除了及时就诊抗感染治疗外，最重要的是维持患儿体内水、电解质及酸碱平衡。

此外，还应调节肠道正常菌群。目前市场上最为常用的有益菌药物有妈咪爱、金双歧、思连康，可帮助宝宝建立正常的有益菌群，调节宝宝胃肠功能。

对于腹泻宝宝，要鼓励多饮水。可采用自制口服补液盐，以下制作方法供参考：①米汤＋盐：米汤 500 毫升＋食盐 4.5 克（1 牙膏盖）。②糖盐水：水 500 毫升＋糖 500 克＋食盐 4.5 克即可。每小时口服 20～40 毫升。

八、新生儿败血症

新生儿败血症是指病原体侵入新生儿血液循环，并在其中生长、繁殖，产生毒素而造成的全身反应。常见的病原体为细菌、病毒或原虫等。由于新生儿败血症缺乏典型症状，且目前诊断技术又有局限性，缺乏快速特异的诊断方法，增加了早期诊断的困难，严重威胁着新生儿的健康和生命。

1. 病因

新生儿败血症的致病原因分为母体因素、新生儿的自身因素及产科因素。

（1）母体因素：妊娠期间孕母与胎儿由胎盘脐带连接，当孕母患有感染性疾病时，某些细菌及其毒素，可以经胎盘传给胎儿，此种情况多于出生后 48 小时内发病。

（2）新生儿的自身因素

①新生儿的皮肤、黏膜薄嫩容易破损；未愈合的脐部是细菌入侵的门户。

②新生儿免疫功能及抵抗能力低下，当存在某些局部感染时，如脐炎、口腔炎、皮肤小脓疱、眼睑炎等，感染不易局限，当细菌经皮肤、黏膜进入血液循环后，极易向全身扩散，最终导致败血症。

（3）产科因素：分娩时，羊膜早破、羊水污染、产程延长、助产过程消毒不严等，均可增加感染机会，而致新生儿败血症。

2. 新生儿败血症的特点及护理

（1）病史：母亲多有产前或临产感染，分娩期间出现胎膜早破、羊水污染、产

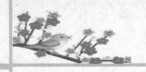

程延长等病史。应注意患儿是否存在脐部感染或皮肤黏膜破损史。

(2)临床表现：症状缺乏特异性，轻者多表现为反应性低下，如嗜睡，食欲低下，吸吮无力，哭声微弱或少哭，部分患儿可伴有发热，体重不增，呕吐或腹泻等。重者体温不升或高热，面色青灰或发绀，黄疸迅速加重，皮肤可见出血点，甚至可出现休克症状，如心律失常，外周血液循环不良，尿少或无尿，硬肿症。

(3)实验室检查

①血白细胞少于 $4×10^9$/升或超过 $25×10^9$/升，有助于诊断。

②C反应蛋白升高（≥15毫克/毫升，微量法＋＋～＋＋＋）。

③血培养有致病菌生长，即使血常规结果正常仍可确诊。

④局部病灶的细菌培养及涂片可作为诊断性参考。

新生儿败血症的护理包括维持体温稳定，皮肤护理，营养供应，以及生命体征监测。

3. 防治

(1)注意观察新生儿精神状况、面色、吮奶及体温变化，注意口腔、脐部、皮肤黏膜的护理，如有感染性病灶，应及时处理。

(2)分娩过程中应严格执行无菌操作，对发生胎膜早破、羊水污染、宫内窒息或产程过长的新生儿应给予预防性治疗。

（张　静）

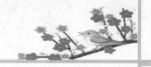

第33章

出生缺陷

自20世纪60年代初期发生"反应停"致"海豹畸形儿"事件后,出生缺陷引起了广泛关注。近30年来,婴儿死亡中营养性、感染性死亡逐渐减少,出生缺陷比例相对增多,在发达国家出生缺陷在婴儿死亡中居首位。

一、出生缺陷概述

1. 出生缺陷的定义

出生缺陷也称先天异常,是指出生时存在的因胚胎(胎儿)发育紊乱引起的形态、结构、功能、代谢、精神、行为等方面的异常,或指胎儿出生之前,在母亲的子宫内发生的发育异常。既包括遗传性缺陷,也包括环境因素致畸、致突变造成的缺陷,也指在人类正常范围外,任何解剖和功能的变异。变异或来自孟德尔方式遗传或新的突变及染色体异常;后者是由于感染的、化学和物理因子作用于出生前的胚胎而引起的。广义的出生缺陷还包括低出生体重、死产和流产等。尽管出生缺陷的概念包涵内容较广,但在实践中仍然将先天畸形作为出生缺陷的主要内容。

有些异常很轻微,对身体和生活质量的影响不大;有些异常则非常严重,对身体和生活质量产生巨大的影响,甚至可能会导致胎儿或新生儿死亡。有的出生缺陷在婴儿出生时就可发现,而有些则要等到出生后经过一段时间才发现。有些出生缺陷发生在体表,可以通过肉眼观察诊断;有些出生缺陷发生在体内、甚至为功能代谢性的,需要借助特殊的诊断技术方可确诊。出生缺陷发生在身体的某一个部位,则称之为单发性出生缺陷;出生缺陷发生在多个部位或影响多个系统,称之为多发性出生缺陷或出生缺陷综合征。

(1)形态异常,如无脑儿、脊柱裂、先天性唇腭裂。

(2)功能障碍,如先天性聋哑。

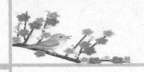

（3）功能、行为的缺陷或异常，如精神缺陷，智力缺陷、异常、障碍，先天智力低下（如唐氏综合征）。

（4）生化代谢性缺陷，代谢性疾病。

（5）在分娩过程中受损伤。

2. 出生缺陷的发生率

李武、李增庆、孙国强于 2004 年对湖北省妇幼保健院 12 115 例住院分娩儿的出生缺陷监测资料进行分析，监测结果表明，在该院分娩的围生儿的严重出生缺陷发生率为 73.46/万，前三位分别为先天性脑积水、先天性心脏病和唇裂合并腭裂；死胎的严重出生缺陷发生率（184 2.11/万）显著高于活胎的发生率（56.6 7/万）；双胎及多胎的严重出生缺陷发生率（350.88/万）显著高于单胎的发生率（71.52 /万）；早产儿的严重出生缺陷发生率（340.52 /万）显著高于足月儿的发生率（52.14 /万）。

2008 年最新出生缺陷监测结果报告，出生缺陷发生率全国为 134.94/万，城市为 149.60/万，农村为 117.76/万；连续 3 年出现城市高于农村。

3. 先天畸形、先天异常

（1）先天畸形：先天畸形是指胎儿出生后，身体的外形或内脏，具有解剖、形态结构异常，可以是体表畸形，也可以是内脏畸形，可单发也可多发；先天畸形通常不包括显微镜下细微结构的异常。先天性畸形种类繁多，几乎胎儿的所有系统均可受累。它往往是导致流产、死胎、死产、新生儿死亡和婴幼儿夭折的重要原因。

（2）先天异常：先天畸形、先天异常与先天变形，目前国内外在名词使用上颇不统一。由世界卫生组织出版的《国际疾病分类》第 9 次修订本中，共分 17 大类，其第 14 类，使用了"先天异常"的概念。

按照 Cohen 依次将先天异常分为：代谢障碍异常，组织发生障碍异常。

有些遗传代谢性疾病，出生后很难及时确诊，然而这些疾病常伴有某种先天畸形，如黏多糖贮积症有骨骼异常，半乳糖血症有白内障，此时可称伴随性先天畸形。在胚胎发育的中、后期所发生的异常改变，主要不是形态结构的畸形，而是非结构型的畸形，主要表现在生理功能和精神行为方面的异常，这些方面一般体检不易发现，故常被忽视。

YUNCHANFUBAOJIANQUANSHU

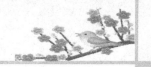

二、出生缺陷监测

我国的监测方法参照国际各系统特点拟订。对某一地区出生缺陷的发生频率,临床分类特点等资料的收集,作为频率的基数。

1. 监测对象

我国出生缺陷监测对象为住院分娩的孕 28 周至产后 7 天的围产儿,即妊娠 28 周及以上的总产(包括活产、死产和死胎,不包括大月份人工流产)所出生的胎儿和婴儿。采用以医院为基础的监测方法,对来医院终止妊娠的所有孕妇进行监测。

(1)所有在监测医院终止妊娠的孕妇所生婴儿,包括死胎、死产和活产。

(2)妊娠满 20 周或出生体重在 500 克以上的新生儿。

2. 监测期

监测期指婴儿出生至检查登记的间隔时间。规定监测期为出生后 48 小时,7 天内再发现的或确诊的畸形可以订正。

三、出生缺陷的原因与发病因素

1. 出生缺陷的原因

(1)遗传因素与出生缺陷:目前认为,引起出生缺陷的遗传因素包括基因突变和染色体畸变。一部分是由于双亲携带有该类异常基因造成的,还有很大一部分是由于双亲携带有某些易突变基因,或者是外界因素对双亲基因的长期作用使其转变为易突变基因,并在外界因素的进一步影响下转变为异常基因,从而外显并造成疾病。

(2)不良环境因素与出生缺陷:不良环境因素占出生缺陷因素的 10%,外环境如环境污染,大气、水污染。根据环境对人体健康影响,可以把环境分为原生环境和次生环境。前者是指天然形成的环境条件,主要是地质条件;后者则是指人为的环境,按照接触方式可以将其划分为环境接触、职业接触和医源性接触等。

(3)遗传因素和环境因素共同作用:出生缺陷多数是遗传因素和环境因素相互作用的结果,遗传因素和环境因素相互作用及原因不明占 70%。

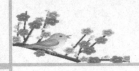

2. 出生缺陷发病因素

(1)种族:1987年,美国出生缺陷发生率居前4位者为:唐氏综合征、总唇裂、神经管畸形、尿道下裂。我国为:总唇裂、神经管畸形、多指(趾)、先天性心脏病。

(2)年代:1993年以前,在美国尿道下裂、短肢畸形、足内翻和先天性心脏病居前4位,而1997年则为唐氏综合征、总唇裂、神经管畸形、尿道下裂。

我国1996~2008年出生缺陷居前4位是:先天性心脏病,占31.5/万;多指(趾),占15.9/万;总唇裂,占12.97/万;唇腭裂,占7.84/万。

(3)地域:出生缺陷有地域差异,以神经管畸形发生率为例,北方地区高于南方,尤以太行山脉周围地区最高,从北到南逐渐下降。乡村围产儿神经管畸形率(44.3/万)是城镇(14.4/万)的3倍。在北方神经管畸形中的脊柱型(主要是胸椎型)比例较高,而南方则以头颅型(主要是顶枕型)的构成比较高。

边远贫困地区住院分娩率仍然很低,宫内缺氧、新生儿窒息仍是造成新生儿脑瘫、癫痫和智力低下的重要原因。风疹病毒、巨细胞病毒、弓形虫等病原感染对孕产妇和胎儿造成的不良影响,以及吸毒、性病、艾滋病等的危害也逐渐上升。先天性无耳和小耳畸形发生率城镇高于农村,全国以新疆最高,内蒙古最低。

(4)性别:中国出生缺陷总发生率在男女婴中无统计学差异,但特定出生缺陷的发生率在性别方面存在差异。神经管缺陷发生率女性均高于男性,而唇、腭裂的发生率男性多于女性。

(5)季节性与出生月份:我国监测表明,神经系统缺陷的发生率冬春季高于夏秋季。神经管畸形冬季为发生高峰,而美国研究未发现其有季节性改变。

研究显示,夏季妊娠、严重呕吐和肝功能不良是影响出生缺陷的相关因素。这3个因素与母体营养、疾病存在有非常紧密的关系。如夏季妊娠是出生缺陷的保护因素,即孕妇在夏季妊娠分娩畸形婴儿的概率较小。我国居民食物的摄入存在明显的季节性,即在夏、秋季绿叶蔬菜品种多,成熟的瓜果种类也非常丰富,因此孕妇容易摄入不同种类的食物,尤其是富含各种维生素和无机盐的蔬菜、瓜果。而这些物质又是胚胎生长发育不可或缺的,因此体现为夏季妊娠对出生缺陷的抑制作用。另一方面,早期严重呕吐和肝功能不良都可以体现为孕妇对食物的吸收障碍。虽然孕妇摄入了足够的营养,但是由于早期严重呕吐将大部分营养物质重新排出,实际上的营养摄入量是减少的;或即使是这些营养物质完全被吸收,但由于肝功能障碍,使这些物质不能进一步转化和利用,实际上也体现为营养物质摄入不足的表现。营养物质摄入不足最终会影响到母体

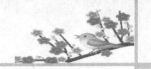

的代谢和胎儿的生长发育,导致胎儿发育异常。

(6)经济水平与孕期饮食习惯:出生缺陷与经济水平有关,经济水平越低、出生缺陷发生率越高。母亲多食干、腌蔬菜,发芽土豆,饮水中硝酸盐含量偏高(含氮量＞10毫克/升),少食肉、蛋、豆类是导致神经管畸形发生的危险因素。

(7)文化程度与职业:母亲不同文化程度,围产儿出生缺陷率有显著性差异。文化程度越低,出生缺陷率越高。在初中、高中及大专以上,随着文化程度的增加,缺陷儿发生逐渐减少。孕妇职业不同,出生缺陷儿发生率有显著差异。

(8)孕产妇年龄与孕产次:有资料表明,产母年龄在≥30岁年龄段时,婴儿畸形发生率最高。

(9)双胎及多胎中的出生缺陷发生率高:文献中有双胎及多胎的出生缺陷发生率显著高于单胎报道。

1986年进行的全国性调查的结果显示,我国的双胎出生缺陷发生率为368.10/万,双胎之一的发生率为286.20/万,双胎二者都患此病的发生率亦高达81.80/万。双胎特别是单卵双胎容易发生发育方面的异常,其原因可能是在胚胎期的细胞分裂过程中,双胎和多胎尤其是单卵双胎,更容易受到各种外界因素的影响,从而导致细胞的异常分化,造成组织器官的发育异常。因此,今后对双胎和多胎孕妇的临床检查和监测应给予更多的关注。

(10)死胎与严重畸形:死胎的出生缺陷发生率为1 877.55/万,活胎的出生缺陷发生率为96.21/万。造成这种结果的原因可能是由于在出生缺陷病例中,有很大比例的病例是致死性的出生缺陷,在分娩前就已经死于宫内,从而使死胎的出生缺陷比例增大,活胎的出生缺陷比例降低。同时,从另一方面也说明,严重出生缺陷是导致围生儿死亡的重要原因。

四、常见先天性畸形

1. 神经管畸形

神经管畸形(NTD)为中枢神经系统的先天性畸形。神经管畸形在我国北方多见,主要为无脑伴脊柱裂、无脑、脊柱裂、无脑伴脑积水、脊柱裂伴有脑积水。开放性神经管畸形:胎儿的脑脊髓液(CSF)与羊水相通;封闭性神经管畸形:有整层皮肤覆盖,胎儿的脑脊髓液与羊水不相通。叶酸可以预防40％～75％的神经管畸形,其他的营养素,如维生素 B_{12}、硒、钙、锌、β-胡萝卜素、维生素E、维生素 B_6、维生素C、必需氨基酸都与神经管畸形的发生有关。

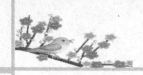

(1)无脑儿:无脑儿是先天畸形胎儿中最常见的一种畸形,女胎比男胎多4倍,由于胎头缺少头盖骨、脑实质极少,脑髓暴露,脑部发育极为原始,不能存活。特殊外观为无颅盖骨,双眼突出,颈短,若伴羊水过多常早产,不伴羊水过多常为过期产。无脑儿分两种类型,一种类型是脑组织变性坏死突出颅外,另一种类型是脑组织未发育。

无脑儿、脊柱裂的发生是由于妊娠早期神经管发育障碍。有人认为,妊娠早期神经管闭合与绒毛膜促性腺激素有关,女性胚胎对促性腺激素要求比男性为高。前神经管闭合在排卵后24~25天,闭合不全形成无脑儿;后神经管闭合在排卵后45天,闭合不全形成脊柱裂。神经管闭合时期正是促性腺激素增长的时期,如果产生减少或胚胎受体细胞对其不敏感,则可造成畸形。无脑儿占总神经管畸形的70%左右。

生活环境与习惯因素:由于地理气候所限,许多农村地区冬天仅有土豆作为蔬菜,服用发芽土豆现象很普遍,如母亲饮食中缺少叶酸或由于吃发芽土豆而摄入龙葵素过多所致。有报告维生素 B_{12} 缺乏,妊娠早期剧吐或合并糖尿病、酮症酸中毒等体内环境异常时,也可以影响神经管闭合。孕早期高热在38.5℃以上,持续1周以上者,神经管闭合不全的发病增高。孕早期其他化学、物理因素,如高温、放射线或某些药物,也可以影响胎儿,造成闭合不全。

诊断:腹部检查时,感觉胎头较小。无脑儿应与面先露、小头畸形、脑脊膜膨出相区别,大的脑脊膜膨出常伴有大面积颅骨缺损。孕14周后B型超声探查见不到圆形颅骨光环,头端有不规则"瘤结",也可行X线摄片,无颅盖骨即可确诊。

一旦确诊,应尽早引产,如阴道娩出困难,可行毁胎术。

(2)脊柱裂:脊柱裂属脊椎管部分未完全闭合的状态,脊柱裂的缺损大都在后侧。脊柱裂包括许多缺损:①最简单的形式是脊椎管缺损,位于腰骶部,外面有皮肤覆盖,称隐性脊柱裂。②若缺损涉及1~2个脊椎骨,则脊膜就从这个孔突出,表面能看到一个皮肤包着的囊,有时囊很大,不仅含脊膜且含脊髓与神经,称脊髓脊膜膨出,通常有神经症状。③形成脊髓部分的神经管没有形成,停留在神经褶和神经沟阶段,称脊髓裂,脊髓发育不良必然引起后弓发育异常,因此脊髓裂必然合并脊柱裂。

无脑脊柱裂常为多基因遗传,有一次无脑儿或脊柱裂分娩史者,再发生此病的机会为50%左右,有家族遗传史者多为隐性遗传。

有脊柱裂分娩史的孕妇应进行产前筛查,于孕中期测甲胎蛋白(AFP)或B

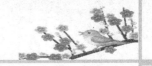

型超声检查,确诊后应引产,终止妊娠。

(3)脑积水:脑积水指胎儿脑室内外有大量脑脊液,500～3 000毫升或更多,使头颅体积增大,颅缝明显增宽,囟门显著增大,脑积水常伴有脊柱裂、足内翻等畸形。常因大脑导水管不通致脑脊液回流受阻,脑内压加大,脑室扩张,脑壁变薄。可引起梗阻性难产,如处理不及时易发生子宫破裂,危及产妇生命。

脑积水为遗传病,常见的为男性连隐性遗传,主要病变为中脑导水管狭窄。女性中脑导水管狭窄引起脑积水及脑积水合并脊柱裂多为多基因遗传。脑积水合并大脑发育不全伴发绀、肌张力减低可能为X性连遗传。女性胎儿第四脑室正中孔阻塞引起的脑积水,常为常染色体隐性遗传等,有仔细的病理遗传检查配合,才能判断其发病原因、遗传方式及发病率。

脑积水也有许多非遗传的病因,如肿瘤压迫第三、四脑室,或因风疹、腮腺炎或弓形虫病等感染造成脑炎纤维粘连,形成导水管孔道的狭窄或闭塞所致。如为非遗传病因,下次妊娠可以不再发生。孕20周后,脑积水可用超声波进行产前诊断,晚期临床也可发现。确诊后引产,行宫颅术从阴道娩出。

2. 唇、腭裂

一般情况下唇裂为基因遗传,父母正常,发生一个小儿有唇裂的机会是10%。有报道在Ⅰ级亲属中有一例唇裂患者,其胎儿发病几率为正常人的30～40倍。如在Ⅱ级亲属中出现一例增加几率6～8倍,如在Ⅲ级亲属中出现一例唇裂,发生机会增加3～4倍。

环境因素也常影响唇、腭裂的发生,如父母年龄、服药、生病等,有报告母亲严重月经失调或痛经,出生小儿唇、腭裂比正常人增多。妊娠剧吐持续3个月以上发病高。麻疹、亚洲流感或其他一些病毒感染,弓形虫病、糖尿病等都可能增加唇、腭裂发病机会。妊娠早期服用抗癫痫药可能增加发病机会2～10倍。唇、腭裂亦与铁、维生素B_{12}等缺乏有关,营养差的发病率高。唇、腭裂的产前诊断比较困难。在新生儿期行唇裂整形矫治术效果好。

3. 肢体畸形

肢体畸形在我国发病率较多,如多指(趾)、并趾、畸形足、短肢、关节异常、髋关节脱白等,可见于常染色体显性或隐性遗传或为某综合征的体征之一。环境因素如致畸药物等对畸形也很有影响。动物实验中用大量维生素A可以引起短肢、并指等畸形。四肢发育异常亦与维生素D、钙、铜缺乏有关;有些真菌毒素可以造成胎仔骨骼、尾、股、趾等畸形。骨骼、牙齿发育异常与钙、维生素

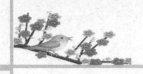

D、锰、氟缺乏有关；严重者超声波可以发现。

4. 先天性心脏病

先天性心脏病为新生儿常见死亡原因。北京市 1980 年先天性心脏病占新生儿死亡的 80%，占先天畸形总死亡的 1/3。先天性心脏病可以由于常染色体显性或隐性遗传，表现传导异常或结构异常，可有家族性。先天性心脏病可由病毒感染引起，如风疹综合征；母亲患糖尿病可以造成胎儿心室间隔缺损；母亲患红斑狼疮可以造成小儿心脏传导系统病变，引起传导阻滞。母患癫痫服用苯妥英钠，可以造成小儿唇裂及先天性心脏病，亦与铜、硒、锌缺乏有关。

先天性心脏病的产前诊断：心率异常或传导阻滞可由临床检查或心动超声检查发现。结构异常者妊娠 18 周左右用 M 型超声波心动检查可能发现。

5. 连体儿、内脏反位

连体双胎是由于单卵双胎在发育过程中分裂不全所致头部、脑部、腹部的连体。孕初 2 周末，由于三胚层分化紊乱，可造成内脏反位、连体双胎等。孕 3～8 周器官建立过程中发生紊乱，可造成器官和体形的畸形。

6. 变形

Cohen 认为，变形即原先正常部分的结构发生改变所致，先天变形指器官发生时，由于内部因素和外部压力作用，使生长和发育的结构发生变形而影响到功能，变形约占出生婴儿的 2%。

由外界因素造成的变形与因胎儿内在异常造成的畸形不同，不论在病因、产后、处理、预防，以及复发等方面都有明显的差别，区别变形与畸形有重要的意义。

(1)变形的成因与类型：变形多数因子宫畸形、子宫发育不良或由于胎盘、胎儿异常造成羊水过少等引起。母亲因素：因母亲身材矮小、骨盆狭小，或子宫肌瘤使子宫腔变小，胎儿活动受限，可造成关节的挛缩、外翻足、内翻足、髋关节脱白、膝反屈等。胎儿因素：儿头早期入盆固定、胎儿不良姿势、羊水过少、胎儿过大或生长过快、多胎等。

压迫胎儿胸腔可以造成肺发育不全、胸部隆起或凹陷及脊柱侧弯；压迫面部可以造成鼻变形、外耳变形、下颌变形。压迫颈部可以造成胸锁乳突肌性斜颈、斜头斜颈联合征；压迫头颅可以造成狭颅征，脑的发育受限致智力低下；反之，脑发育不良也可以形成小头。压迫头颅而使被压区域骨骼钙化不全出现软骨，常易与脑积水、颅内压升高混淆。胎儿如受压头部屈于胸前可以出现胸

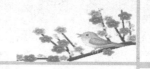

骨凹陷、小下颌,由于舌根上提可造成腭不闭,并常有肢体的畸形,与染色体隐性遗传病匹罗综合征表现相似,称为匹罗症候群。

臀先露症候群:臀先露时,由于压迫可出现斜颈、脊柱侧弯、髋关节脱臼、膝反屈、畸形足、舟状臀位头、外生殖器水肿等症状。

慢性羊水漏出时由于羊膜破裂可以形成羊膜带,缠绕胎儿躯体造成异常,如缠于面部可造成面裂,缠于肢体可造成组织坏死而成肢体缺陷,指(趾)可以形成并指(趾)等。胎儿在子宫内受机械力压迫,可产生畸形足、下颌变形、先天性髋关节脱位,以及先天性脊柱侧突。

(2)变形畸形症候群:是继发于原发畸形的一系列变形症候群。例如,胎儿尿道有异膜阻塞可以形成大膀胱以致肾盂积水,腹壁变薄透明,尿液不能注入羊膜而使羊水过少;子宫压迫胸腔使胎儿肺发育不全,面部出现改变,如鼻扁平、眼及下颌有深沟、畸形足等异常称Pohei症候群。

(3)妊娠早期变形:妊娠早期是胎儿各种器官发生的时刻,此时受压迫可以造成器官发育障碍及畸形,如早期血循障碍可以影响心脏发育;有人将没发育时期的鸡胚进行离心,造成其心脏和大血管发育的缺陷,因此认为心脏发育的关键时刻血流形成改变可造成发育异常。

(4)出生后变形:如分娩损伤造成的偏头、斜颈;由于吮指造成的上颌变形,人工哺乳不当也可影响下颌发育。

变形与畸形应当进行个别诊断及治疗,去除影响变形因素后,有的变形可逐步恢复,不用治疗。有的可用力来矫正,如对内翻足的按摩包扎,有的需要手术治疗,如狭颅症等则需要手术治疗,否则影响脑发育,发生智力低下等异常。早期变形如影响了肺发育,则小儿出生不能存活,目前国外开展了胎儿外科,可在妊娠期进行矫治。如能发现引起变形的原因,经过治疗修复如子宫畸形矫治术,则下次妊娠可不再发生类似问题。

单个小畸形在全部新生儿中出现率约为15%。两个以上则少些,3个以上者仅约占1%。值得重视的往往是具有3个以上微小畸形的新生儿,其中90%可出现一个大的畸形。因此,当检查发现新生儿有3个以上微小畸形时,应该仔细检查有无大畸形存在,如心脏缺陷、肾缺失或脊柱缺陷。在畸形综合征中,79%为先天愚型、73%为Turner综合征,从临床可检查出微小畸形。42%原发性智力低下者有3个以上微小畸形或大畸形,有小畸形者占80%。Marden认为,皮纹异常可作为小畸形,可预测其他大畸形或功能发育情况。

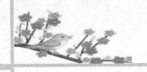

在国际进行出生缺陷监测情报交流中,使用了有代表性的 12 种出生缺陷,即无脑儿、脊柱裂、脑积水、腭裂、唇裂、食管闭锁及狭窄、直肠及肛闭锁、尿道下裂、短上肢畸形、短下肢畸形、先天性髋关节脱位及先天愚型。除先天愚型属染色体综合征外,其他 11 种全部属于典型的大体可辨认的先天畸形,而且 12 种全部属于多基因、单基因和染色体的遗传病。美国疾病控制中心(CDC)对出生缺陷监测的病种有 160 多种,其内容绝大多数仍为先天畸形,不过使用了"先天异常"一词,美国监测出生缺陷采用两个系统,一个监测 169 种先天异常,一个为 161 种,除 20 多种代谢缺陷和肿瘤、感染外,绝大部分都是先天畸形。

五、出生缺陷产前超声显像诊断

产前超声显像与产后诊断比较,其类型与符合率前 5 位依次为:先天性腹水(71.88%)、腹壁畸形(64.71%)、先天性脑积水(61.90%)、神经管畸形(53.33%)、先天性心脏病(41.67%)。超声显像以诊断致死或致残的严重结构畸形为主。

据国外报道,在采用超声成像技术诊断先天畸形并终止妊娠的地区,新生儿畸形的发生率和围生期死亡率均呈明显下降趋势。

1. 超声显像诊断方法与内容

(1)超声检查内容:胎儿的体征,如体表形态、结构、体重等;妊娠期并发症,如前置胎盘、胎盘早剥、羊水过多、羊水过少、脐带绕颈、脐带发育异常、胎儿窘迫、胎儿生长受限和死胎等。

(2)产后临床诊断内容:胎儿的体表形态、体重,以及分娩期,出生缺陷类型与诊断率分别为先天性腹水 71.88%、腹壁畸形(包括脐膨出、腹裂畸形和上腹部疝)64.71%、先天性脑积水 61.90%、神经管畸形(包括无脑畸形、脊柱裂和脑膨出)53.33%、先天性心脏病 41.67%。

未被检测出的 17 类严重畸形包括:足内翻、唇裂合并腭裂、足外翻、下肢其他畸形、短肢畸形、单纯腭裂、外耳道消失或狭窄、睾丸和阴囊发育不全、非特指的生殖器畸形、羊膜带、无耳畸形、消化系统畸形、阴茎缺如或发育异常、其他特指的生殖器畸形、先天膝关节畸形、其他特指的骨营养不良、上腹部疝。

产前超声显像诊断严重出生缺陷胎儿,具有较高的临床价值,可列为产前诊断的常规检测项目。妊娠中期以后超声显像诊断以致死或致残严重结构畸

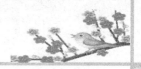

形为主;国外 Azam 等认为,超声能诊断的缺陷约占 50.91％。

2. 主要先天缺陷

(1)先天性腹水:先天性腹水的超声检出率最高,妊娠中期以后超声显像可发现胎儿明显结构畸形,但迟发性出生缺陷,如巨细胞病毒感染引起的听力损害则无法用超声技术诊断。

(2)腹壁畸形:腹壁畸形的超声显像检出率居第二位,其中脐膨出、腹裂畸形的检出率分别为 60％与 66.67％。

(3)先天性脑积水:本文超声显像检查先天性脑积水的检出率居第三位,先天性脑积水发生率可达 3/1 000。由于脑室内液体增多、脑组织萎缩、头颅增大,常引起梗阻性难产,严重威胁母婴的生命安全,因此产前诊断非常重要。

六、出生缺陷的预防

随着人类医学对出生缺陷的原因和机制有了一定的认识,为出生缺陷的预防提供了理论依据。世界卫生组织(WHO)已提出预防出生缺陷的三级概念,以预防为主,尽量减少出生缺陷的发生,并进行可能的治疗。

1. 一级预防——防止出生缺陷发生

一级预防包括开展生殖健康教育、遗传咨询、婚前检查、孕前保健、孕期保健、风疹疫苗接种(减少神经系统风疹病毒感染)、高危管理。孕早期保健对预防出生缺陷的发生至关重要,北京医科大学母婴保健中心与美国疾病控制中心(CDC)合作,历时近 10 年的大规模的人群研究,认为 400 微克的叶酸可以预防近半数的神经管畸形的发生。

我国目前人群宏量营养素,即蛋白质、脂肪、糖类的营养状况基本上能达到中国营养学会提出的每日膳食营养素推荐供给量;而维生素 A、维生素 B_2、钙、锌普遍不足,铁的摄入量虽然可以达到标准,但是由于铁的吸收率低,所以缺铁性贫血的发生率较高。缺铁性贫血与先天性唇腭裂有关。对育龄妇女进行孕前、孕期多种维生素(包括适量的叶酸)及无机盐的补充,除预防神经管缺陷的发生外,可扩大先天畸形预防的范围。

2. 二级预防——减少出生缺陷儿的出生

加强高风险孕妇的产前检查和产前诊断工作,认真做好遗传病诊断和新生儿疾病筛查。通过产前诊断检查,发现胎儿异常及时诊断,以减少出生缺陷儿

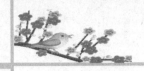

的出生,如早期绒毛活检、B超检查、甲胎蛋白测定。以农村为重点,降低出生缺陷、高发致残致死的先天畸形和儿童智力低下的发生率。

3. 三级预防——出生缺陷的治疗

加强出生缺陷患儿的早期诊断、新生儿疾病筛查和早期治疗,包括代谢病的诊断和治疗先天性聋哑等。

(1)先天性甲状腺功能低下的筛查:先天性甲状腺功能低下即呆小症,查三碘甲状腺原氨酸(T_3)、甲状腺素(T_4)、促甲状腺激素(TSH),出生3个月内用甲状腺素治疗,80%以上的患儿智力发育可达正常水平。

(2)苯丙酮尿症筛查:诊断依靠血苯丙氨酸的测定,采用低苯丙氨酸奶粉治疗至少10~12年,患儿的智力水平接近正常儿。

(3)听力筛查:3岁前是儿童听力发展的关键时期,对其听力障碍进行早期诊断、早期干预,能最大限度减少听力障碍造成的听力损害。

(4)宫内治疗

①内科治疗:可以进行宫内治疗的先天性疾病有限,内科宫内治疗如给母亲服用叶酸防止胎儿神经管缺陷;用洋地黄治疗胎儿心动过速;母亲静脉滴注地塞米松可促进胎儿肺泡发育等。

②外科治疗:外科宫内治疗方法是胎儿外科手术,美国加州胎儿治疗中心早在20世纪80年代就开展了许多胎儿宫内外科手术。如胎儿尿道梗阻经皮下导管胎儿镜膀胱造口术进行分流,减少和避免胎儿肾衰而致的死亡;对骶尾部畸胎瘤进行开宫肿瘤切除术、胎儿镜血管闭锁手术,减少了胎儿高输出衰竭,避免了胎儿水肿死亡;对引起脑积水的导水管闭锁进行脑室羊膜腔吻合术,减少了积水对胎儿脑组织的损伤,国外应用一种新型可吸收复合薄膜来引导骨头再生进行腭裂的修复。

(5)基因疗法:目前已发现各种基因病3 000种,过去对这些病束手无策,而利用基因疗法有可能根治。例如,莱斯克·奈汉综合征,病人反应迟钝、大脑麻痹,经查明是由于病人体内缺少一种叫HPRT的基因。1984年,美国的研究人员把人工合成的HPRT基因,引进病人骨髓干细胞内获得了成功。还有β-地中海贫血症的遗传病,也是基因的问题,造成血红蛋白β肽链合成减少。

(李增庆 李 武)

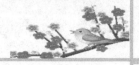

第34章

不孕不育与试管婴儿

一、不孕不育的定义与分类

1. 不孕不育的定义

据世界卫生组织预测,随着社会的发展,在21世纪,不孕不育将成为人类第三大疾病,仅次于肿瘤和心脑血管疾病。权威数据显示,虽然有地域的差异,但不孕不育的发生率在8%～15%。那么,怎样来判断是否存在不孕不育?

目前,国内不孕症的定义是指婚后或同居2年,有正常、规则的性生活,未采取任何避孕措施而未怀孕者。这样可以避免对不孕者过早下结论,又不至于拖延诊治时间。但对结婚较晚者(如30岁以上)应提前进行检查,及早发现问题,及时治疗。世界卫生组织(WHO)的最新定义是:夫妻有正常性生活1年,仍未怀孕,可诊断为不孕症。

不育症则是指育龄夫妇结婚同居后女方曾妊娠,但因自然流产、早产或死产而未能获得活婴者。

由男方原因造成的不育症或不孕症叫做男性不育症或男性不孕症,统称为不育症。

2. 不孕症的分类

(1)根据不孕的原因分类:分为绝对性不孕和相对性不孕。

①绝对性不孕:指无法自然妊娠和分娩属于自己的孩子,如患有先天性无阴道、无子宫、卵巢功能早衰、Tuners综合征等疾病,可能发生的绝对性不孕。

②相对性不孕:相对性不孕指与正常人群比较,其生育能力低下,其中有些不治疗不能获得妊娠。如无排卵、输卵管阻塞或输精管阻塞;有些未治疗也能妊娠,只是生育能力较低,需要同居更长时间(往往超过2年)才能怀孕,如轻度子宫内膜异位症、抗精子抗体阳性等。

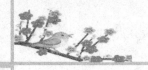

（2）根据不孕史分类

①原发不孕：原发不孕是指婚后有正常性生活，未避孕，同居2年从未能受孕者。

②继发不孕：继发不孕是指曾经有受孕，但近1年希望生育而不能受孕者。

（3）根据性别分类

①女性不孕：主要不孕因素在女方者，称女性不孕症。

②男性不育：主要不孕因素在男方者，称男性不育症。

（4）根据发病部位分类

①局部原因：局部原因是指因子宫、输卵管、卵巢、腹膜及邻近组织器官的病变导致不孕者。

②全身原因：全身原因是指因精神神经障碍、内分泌失调及营养代谢异常等导致不育者。

（5）根据病变属性分类

①器质性不孕：器质性不孕指有生殖器官及邻近组织的病理解剖改变。

②功能性不孕：功能性不孕主要指因各种原因引起生殖器官功能障碍。

临床上往往有许多妇女所患的器质性疾病与不孕之间并无肯定的因果关系，如不孕患者可能合并子宫肌瘤，但子宫肌瘤不一定就是器质性不孕的原因。功能性不孕的含义也很难界定，此分类方法临床上并不常用。

综上所述，目前不孕症的分类方法颇多，但实际应用中存在一些问题，有时很难确定疾病与不孕症之间的关系。故临床上较常用的主要是根据不孕史和发病部位分类。

二、不孕与不育的原因

受孕是一个复杂的生理过程，必须具备以下四个条件：①卵巢能排出正常的卵子。②精液正常并含有正常的精子。③卵子和精子能在输卵管内结合成受精卵，并能顺利地被输送进入子宫腔内。④子宫内膜已充分准备适合于受精卵着床。

以上四个方面中的任一环节出现问题，便能引起不孕。不孕的原因可能在女方，也可能在男方，或在男女双方。

1. 女方不孕因素

（1）先天性发育异常：外阴、阴道发育异常、子宫发育异常、输卵管发育异

YUNCHANFUBAOJIANQUANSHU

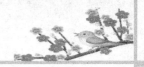

常、卵巢发育异常等可引起不孕。

（2）内分泌功能异常：排卵障碍、黄体功能不全等因素造成不孕。

（3）生殖器官感染：外阴炎、阴道炎、宫颈炎、输卵管和盆腔炎、生殖道结核、性传播疾病等都可引起不孕。

（4）免疫功能异常：若患者体内产生抗精子抗体、抗子宫内膜抗体、抗透明带抗体、抗心磷脂抗体等引起免疫性不孕。

2. 男方不育原因

（1）精液异常：如无精症、少弱精症、畸形精子症等导致不孕。

（2）输精管道阻塞：细菌感染，如淋球菌、结核菌或非特异性感染，引起双侧输精管完全性梗阻，影响精子的输出，从而导致不孕。

（3）免疫因素：精浆、精子可在体内产生对自身精子的抗体，而造成精子发生自身凝集而不能穿过宫颈黏液，影响受孕。

3. 男女双方因素

一是缺乏性常识，二是夫妻双方过分焦虑不孕而造成精神紧张。

三、不孕不育的诊断和治疗

不孕往往是男女双方许多因素综合影响的结果，应首先将不孕夫妇作为一个生殖整体来考虑。通过对双方全面的检查找出原因，是治疗不孕症的关键。检查需要按计划、有步骤地进行。

（一）男方检查

注意有无慢性疾病，如结核、腮腺炎等，了解生活习惯及有无性交困难，除全身检查外，应重点检查生殖器有无畸形或病变，尤其是检查精液。

精液检查前应禁欲3～7天，相隔7天，不超过3个月再做第二次检查。精液标本最好在医院专用房间以手淫方式取得，不宜用安全套或性交的方法取得，应全份精液送检。正常精液量2～6毫升，pH值7.5～7.8，在室温中放置30分钟内完全液化，精液含精子应在2千万/毫升以上，活动数60%以上，异常精子不超过15%～20%，则认为有正常生育力。

（二）女方检查

1. 病史

结婚年龄，男方年龄，健康状况，夫妇是否两地分居，性生活情况，婚后采用

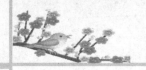

过何种避孕方法及其时间；月经史：初潮年龄，月经周期，月经量，有无痛经；过去史：有无结核病尤其腹腔结核，是否有其他内分泌疾病（甲状腺、垂体、肾上腺）、精神过度刺激、体重改变等；对继发不孕应了解以往流产或分娩的经过，有无感染等。

2. 体格检查

应注意第二性征发育情况，毛发分布、体重。妇科检查应注意内、外生殖器的发育，有无畸形、炎症或包块等。

3. 全身性疾病的检查

胸片检查可排除肺结核（肺结核可能导致生殖道结核而致不孕）；如怀疑有甲状腺功能亢进或低下，应做有关甲状腺功能的检查；如怀疑垂体病变，应做蝶鞍 X 线摄片检查、血泌乳素测定等；如怀疑肾上腺疾病，做尿 17 酮、17 羟及血皮质醇测定。

4. 有关女方不孕的特殊检查

（1）卵巢功能检查：了解卵巢有无排卵及黄体功能状态。

①基础体温测定（BBT）：是一种方便而常用的无损伤性的自我监测方法。基础体温测定是测量机体静息状态下的体温，要求经 6 小时以上的充足睡眠，醒后未做任何活动之前测量。呈双相体温为有排卵周期，单相体温为无排卵周期。基础体温测定受睡眠时间、服药、饮食、疾病等因素的干扰，故单用基础体温测定不能准确判断排卵情况，而需与其他方法联合应用，综合判断。

②宫颈黏液涂片检查：当宫颈分泌物涂片镜检由羊齿状结晶变为椭圆体，提示有排卵。临床上现在较少应用。目前，市场上也出现了用唾液就可以检测到是否有排卵的工具，其原理与此相同。

③诊断性刮宫或子宫内膜活组织检查：检查子宫内膜是了解有无排卵和黄体功能状态的一种可靠的方法，刮宫的同时还可以了解宫腔大小及有无器质性病变，如黏膜下肌瘤、子宫内膜结核等。一般在月经前或月经来潮 12 小时内取子宫内膜。

（2）输卵管通畅试验：男方经检查后未发现异常，女方有排卵，可做此试验。常用的检查方法有输卵管通液术、子宫输卵管碘油造影。

输卵管通液术除检查输卵管是否通畅外，还可以分离轻度输卵管粘连，起一定的治疗作用。

子宫输卵管造影可以明确输卵管阻塞的部位、子宫有无畸形、黏膜下肌瘤、子

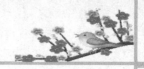

宫内膜及输卵管结核等。因其简便、费用低和诊断较明确，而且由于X线透视、摄影技术的普遍开展和进步，以及造影剂和造影器械的不断改进、更新，诊断的准确率提高，不良反应降低，是临床上检测输卵管功能的不可缺少的重要方法。

(3)性交后试验：经上述检查均未发现异常时可行此试验。目的在于了解精子对子宫颈黏液的穿透性能，同时还可以了解宫颈黏液性状，精液质量及性交是否成功等有关情况。试验应选择在预测的排卵期进行（通过基础体温或末次月经来推算），因为在此期间宫颈黏液量多，清亮透明，pH值7～8.2，可以中和阴道的酸性，最适于精子穿过。试验前3天避免性交，在性交后2～8小时内检查。先取后穹隆液检查有无活动精子，如有精子证明性交成功；然后取宫颈黏液，如宫颈黏液拉丝长，放到玻片干燥后形成典型羊齿状结晶，可以认为试验时间选得合适。镜检宫颈黏液，如每高倍视野有20个活动精子即为正常；如宫颈有炎症，黏液变黏稠并有白细胞时，不适于做此试验，需治疗后再做，如果精子穿过黏液能力差或精子不活动，应怀疑有免疫问题。

(4)宫颈黏液、精液相合试验：试验时间选在预测的排卵期，在玻片上先放一滴新鲜精液，然后取子宫颈黏液一滴放在精液的旁边，距离2～3毫米，不要盖玻片加压，以手轻轻摇动玻片，使两滴液体互相接近，在显微镜下观察精子的穿透能力，如精子能穿过黏液并继续向前运行，表示精子活力及宫颈黏液的性状都正常，黏液中无抗精子抗体。

(5)腹腔镜检查：上述各项检查均属正常者，仍未怀孕，可做腹腔镜检查进一步了解盆腔情况。直接观察子宫、输卵管、卵巢有无病变或粘连；并可结合输卵管通液术，在液体内加以染料（如亚甲蓝）于直视下确定输卵管是否通畅；此外，对卵巢表面、盆腔腹膜等处的子宫内膜异位结节可以进行电凝破坏，对附件周围的粘连进行锐性分离，必要时在病变处取活检。约有20%的病人通过腹腔镜可以发现术前没有诊断出来的病变。

(6)宫腔镜检查：近年应用宫腔镜检查了解宫腔内情况，可发现宫腔粘连、黏膜下肌瘤、息肉、子宫畸形等，对不孕症的检查有实用价值。

(三)治疗

1. 一般处理

(1)解除心理方面的焦虑：不孕症患者的身心常常受到家人或社会上的刺激，形成神经官能症可能影响大脑皮质-下丘脑-垂体卵巢轴的功能，造成不孕。

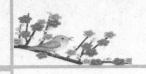
所以,解除身心负担和精神压力是很必要的,必要时须看心理医生。

(2)加强体质和增进健康,加强生育知识:加强体质和增进健康有利于不孕患者恢复生育能力,如有全身性疾病应积极治疗。尽量掌握自己的排卵期,每月在排卵前 2～3 天或排卵后 24 小时性交受孕率高。

2. 针对病因进行治疗

(1)诱发排卵:女性不孕、不育中,无排卵是一重要原因,占 33%。常用药物有克罗米芬、人绝经期促性腺激素(HMG)、溴隐停等。

克罗米芬具有抗雌激素和弱雌激素双重作用,但主要靠抗雌激素作用而诱发排卵,无孕激素和雄激素作用。一般于月经的第 5 天起,每日口服 50 毫克,连续 5 天,停药后 5～11 天排卵,最好能至医院在医生监测下应用。若无效,又无不良反应者,可加大剂量或提早使用,每日用量可达 100～150 毫克,可连用 3～6 个月。克罗米芬的抗雌激素作用可影响宫颈黏液性能及子宫内膜增生,不利于精子穿透和孕卵着床,应用后排卵率高,但妊娠率低。可加用雌激素改善上述情况。

我国多采用 HMG-HCG 序贯法。自月经周期第 2～5 天开始用药,根据卵泡的发育情况适时增减剂量,至卵泡成熟时加用绒毛膜促性腺激素 10 000 单位,注射后 24 小时后连续 2 天性交。注意如果有≥4 个卵泡发育,慎用绒毛膜促性腺激素。促性腺激素药物本身无明显不良反应,并发症由诱发排卵和妊娠引起,常见为卵巢过度刺激综合征和多胎妊娠。

另外,溴隐停用于无排卵伴有高泌乳素血症患者。用量根据抽血化验泌乳素的水平进行调整,可用至妊娠。不良反应有乏力、头晕、恶心、呕吐等,一般停药后会自行消失。

(2)黄体功能不足的治疗:常用药物有黄体酮和绒毛膜促性腺激素。常用黄体酮 10～20 毫克,肌内注射,每日 1 次,自基础体温上升后 3 天开始,应用 12～14 天。绒毛膜促性腺激素多于排卵后第 4、6、8、10 天肌内注射,用量为 2 000～2 500 单位。用药后血孕酮可明显改善。

(3)输卵管阻塞的治疗

①输卵管通液术:当输卵管轻度粘连时,可经宫颈向宫腔、输卵管内注入药物,使药物和输卵管病灶直接接触,并通过注射时的一定压力分离粘连,注射药物可用抗生素＋肾上腺皮质激素＋糜蛋白酶,溶解于 20 毫升生理盐水中,在 20 千帕压力下,以每分钟 1 毫升的速度缓慢注入。这些药物可减轻局部充血、水

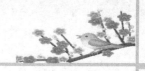

肿,抑制纤维组织形成及发展,达到溶解或软化粘连的目的。

②宫腔镜下通液术:在宫腔镜直视下找到输卵管开口,于病侧输卵管插入输卵管导管,直接注射药物(同通液药),有直接疏通输卵管的作用。

③经宫颈输卵管导管疏通术:本法可在 X 线透视下、B 超下、手感下或宫腔镜下应用同轴系统或简单套导管,将导管或导丝、硬膜外导管、输尿管导管,经宫颈输卵管口,插入输卵管近端阻塞部位,疏通无形物质和轻微管腔粘连,继而通液或直接经插入的导管通液,以期恢复单侧或双侧输卵管阻塞,达到受孕的目的。由有丰富经验的专业医生操作进行,针对输卵管间质部梗阻的不孕患者有一定的疗效。

④输卵管成形术:手术方式大致分为四种,即输卵管伞端周围粘连分离术、输卵管造口术、输卵管阻塞部分切除及端端吻合术和输卵管子宫植入术等。这些手术只能恢复其通畅,而不能恢复输卵管的功能。所以,应根据具体情况进行选择。按一般规律,年龄在 35 岁以后生育功能下降,40 岁以后明显下降,故而最好在 35 岁以前进行手术。输卵管结核所造成的阻塞,因常致整段管腔全层受损,输卵管功能已丧失,即使术后管腔通畅亦受孕率极低。双侧输卵管积水在 3 厘米以上者,由于管腔黏膜长期受积水压迫,黏膜皱襞已被压成扁平或消失,纤毛细胞功能严重受损,常失去运送能力,术后受孕力低。急性或亚急性输卵管炎应待急性炎症彻底消退后再行手术治疗。

(4)人工授精:用人工方法将精液注入女性生殖道内(阴道后穹隆、子宫颈或子宫腔),以取代性交途径达到妊娠的方法。因所应用的精液不同,可分为夫精人工授精和供精人工授精。夫精人工授精适用于男方性功能障碍,如阳痿、尿道下裂、阴茎硬结症、性交后试验异常而经治疗无效;女方宫颈狭窄、宫颈黏液过分黏稠或有抗精子抗体,精子不能穿透。供精人工授精适用于男方无精、男方携带有不良遗传因素(白化病、家族性黑蒙性痴呆等)、夫妻间特殊血型经多次妊娠婴儿都因新生儿溶血症死亡。

四、免疫性不孕不育

现代生殖免疫学认为,妊娠是成功的半同种移植过程,在母体免疫系统正常时,既保护母体不受外来微生物的侵犯,又对宫内胚胎移植物不发生免疫排斥反应,并维持妊娠的继续。而男女双方的免疫系统异常都可能导致不孕不育。

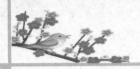

（一）男性自身免疫性不育

男性自身免疫性不育是指精子或精浆中具有抗原性的物质，由于一些疾病或不明因素的影响而逸出生殖道，进入周围组织，造成体内的免疫反应，产生相应的抗体，从而影响精子的活力，导致男性不育。

1. 男性免疫性不育的诊断

近年来研究发现，免疫性不育约占男性不育病例的20％。早在1899年，人们就发现男性精子是具有抗原性的，与男性自身性免疫性不育相关的抗原包括精子抗原、ABO血型抗原、组织相容性抗原、精浆中的抗原等，这些精子特异性抗原来自输精管和附属性腺。人类精子和精浆中的抗原物质从胚胎期就已逐渐形成，但在正常情况下，并不与人体免疫系统接触，这主要依赖于血-睾屏障和精浆的免疫抑制物质这两大保护系统。一旦血-睾屏障破坏、免疫抑制功能发生障碍，就会激发机体的免疫系统，产生抗精子抗体。抗精子抗体在自身免疫性不育中所起的确切作用还不完全清楚，但绝大多数学者认为，其主要是通过使精子凝集、制动而影响精子在生殖道内的运动，阻碍精子穿透宫颈黏液，限制精子与卵子黏附，抑制精子的顶体反应而影响受精，还会影响胚胎的存活，导致流产的发生。

男性自身免疫性不育一般无明显症状，如有输精管结扎术、输精管长期梗阻、生殖道的损伤、生殖道感染史（包括性病史）、腮腺炎、甲状腺疾病等，常会诱发免疫性不育。医生在确诊时除了生殖器官的检查外，还应做全身检查，更重要的是进行一些实验室检查。实验室检查：包括精子检查，性交后试验，精子宫颈黏液穿透试验，以及免疫学检测。经研究已明确，体液内抗精子抗体除非存在于生殖道内，否则就与不育没有关系。对精子自体免疫的最直接判断标准是从射出的新鲜精子表面检测到免疫球蛋白。常用的方法有：

（1）混合抗球蛋白试验（MAR试验）：是世界卫生组织和美国生育协会推荐用于抗精子抗体检测的首选方法。以活动精子与载体颗粒间混合凝集作为精子表面存在抗精子抗体为指标，如果不少于50％的活动精子表面有标记颗粒附着作为阳性，可以考虑男性自身免疫性不育的诊断。

（2）免疫株试验（IBT）：根据标记抗人免疫球蛋白的重链特异性，免疫株试验有免疫球蛋白G（IgG）、免疫球蛋白A（IgA）、免疫球蛋白M（IgM）三种不同类型，不仅可以检测附着在精子表面的抗精子抗体，还可以检出这类抗体的免疫球蛋白类型。取洗涤后精子悬液与经洗涤处理后的免疫株悬液在玻片上混

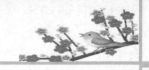

合后观察,以不少于 50％ 的活动精子与免疫株结合并一同运动为阳性,可诊断为男性自身免疫性不育。

(3)体液标本抗精子抗体的检测:其方法与原理与免疫株试验相同,惟一区别在于使用正常供精者精液代替不孕症患者的精液。

确定自身免疫性不育的诊断应该根据上述的检查结果进行综合分析。如果夫妻结婚 1 年以上,性生活正常却找不到其他原因,检测发现男方精子存活率<20％;a 级精子比例<10％;性交后试验差;精子穿透试验异常;经反复检查精子有凝集现象;抗精子抗体测定又是阳性,应考虑自身免疫性不育的可能,并给予相应治疗。

2. 男性免疫性不育的治疗

自身免疫性不育的治疗近年来积累了一些经验,但治疗结果仍不能令人满意。目前尚无疗效较好的治疗方法。随着辅助生殖技术的发展,这类不孕症患者治愈的希望也越来越大。

明确病因后行针对性治疗。生殖道感染可能产生免疫性不育,因此应十分重视生殖道炎症积极、彻底的治疗,特别是隐性和亚临床型的感染不容忽视。精索静脉曲张是引起男性自身免疫性不育的重要原因,可通过手术治疗改善。

(1)免疫抑制疗法:一般采用糖皮质激素。

①大剂量糖皮质激素冲击疗法:在妻子月经的第 21～28 天服药最佳,每日用泼尼松 20 毫克,连服 7 天。

②小剂量糖皮质激素疗法:每日服地塞米松片 1.5 毫克 ,连服 6 个月;或者每日地塞米松 2 毫克,连服 3 天,再每日 1 毫克,连服 2 天,每日 0.5 毫克,连服 2 天,这样交替数周,抗体转阴率能达到 85％。

③阿司匹林:肠溶阿司匹林 40～80 毫克/日,如无凝血功能问题,可长期服用。

④阿司匹林加泼尼松:可能效果更好,但长期服用应在医师监督下进行。

⑤安全套避孕:采用安全套避孕 3～6 个月,避免精子接触女性生殖道,期望通过自身免疫调节逐渐使抗精子抗体消失。

(2)中药治疗:其具体作用尚无法得知,但有关报道认为可使抗体转阴率达80％。

(3)宫腔内人工授精(IUI):抗精子抗体的免疫球蛋白 G(IgG)、免疫球蛋白 A(IgA)等成分存在于前列腺液中,在射精前这些抗体未必与精子发生作用,可将刚射出的精液立即稀释、离心,去掉精浆中的抗体,然后将处理后的精子进行

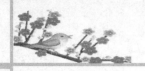
人工授精。

（4）体外受精-胚胎移植或卵胞浆内单精子注射（IVF-ET 或 ICSI）：自身免疫性不育是体外受精-胚胎移植或卵胞浆内单精子注射的适应证，许多生殖医学中心采用此种治疗使免疫性不育患者获得了自己的宝宝。

（二）女性自身免疫性不孕

女性自身免疫性不孕是指由于免疫因素干扰女性生殖过程，包括精子在生殖道正常运行、精子获能或顶体反应、精子穿透透明带、精卵融合及胚胎发育。在正常情况下，精子在女性体内并不产生免疫；但在生殖道炎症、流产等情况下，生殖道局部会产生抗精子抗体。

1. 免疫治疗

丈夫淋巴细胞注射免疫治疗：适用于流产次数达 2 次或 2 次以上；夫妻染色体核型分析正常；患者全身系统检查无异常（包括生殖道解剖结构及内分泌检查正常）；自身抗体检查阴性者；夫妇血型不合检测阴性；封闭抗体阴性（丈夫淋巴细胞毒试验阴性）。取丈夫外周血获得淋巴细胞，注入妻子体内，每 3 周治疗 1 次，4 次为 1 个疗程，3 个月内怀孕可再加强 1～2 次。如未妊娠则需进一步检查，在排除其他不孕症的条件下，重新治疗 1 个疗程。据报道，原因不明的习惯性流产，经主动免疫治疗有效率为 85% 左右。但由于免疫治疗时间不长，其远期效应及不良作用尚待观察和研究。

2. 小剂量糖皮质激素疗法

详见男性自身免疫性不育的治疗。

3. 中药治疗

可采用固阴煎加减。

4. 宫腔内人工授精（IUI）

采用人工授精可以避开抗精子抗体对精子功能的干扰。

5. 体外受精-胚胎移植或卵胞浆内单精子注射（IVF-ET 或 ICSI）

宫腔内人工授精失败者，可考虑行体外受精-胚胎移植或卵胞浆内单精子注射，能增加受孕几率。

五、试管婴儿

试管婴儿是指在自然周期中或在使用促性腺激素刺激多个卵泡发育后，在

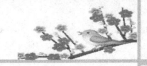

卵泡成熟时,将卵子从卵巢中取出,在体外使之与精子受精形成胚胎,再移植至子宫的技术。其全称是体外受精-胚胎移植(IVF-ET),由于这项技术早期是在试管中进行,胚胎生命最初 2～3 天也在试管内,所以俗称试管婴儿。

中国首例试管婴儿 1988 年诞生在北医三院,但是第一例怀孕却是湖南湘雅第一医院。因此,学术界公认北医三院和湘雅第一医院为中国辅助生殖技术作出了巨大贡献,在中国辅助生殖技术领域享有同等地位。中国首例第二代试管婴儿,以及第三代试管婴儿都诞生在广州中山医科大学附属第一医院,同时广州中山大学附属第一医院为辅助生育技术在中国的普及作出了巨大贡献,至今仍是中国辅助生育技术水平最高的中心之一。

1. 试管婴儿的适应证

(1)严重输卵管疾病,如患盆腔炎导致输卵管堵塞、积水;或输卵管结核而子宫内膜正常;或异位妊娠术后输卵管堵塞。

(2)子宫内膜异位症。

(3)免疫性不孕症,男方精液或女方宫颈黏液内存在抗精子抗体者。

(4)男性因素,即少精症、弱精症、畸精症。

(5)原因不明性不孕症。

(6)其他原因的不孕治疗无效者。

(7)有遗传性疾病需要做移植前诊断者。

(8)卵泡不破裂综合征等。

2. 试管婴儿的禁忌证

(1)女方有重要的脏器功能异常者,如心脏、肝脏、肾脏疾病等而不能经受妊娠及分娩。

(2)女方体内存在急性或慢性活动性传染性疾病、急性感染性疾病。

(3)女方有卵巢、子宫或乳腺恶性肿瘤,不能接受胚胎移植着床、生长。

3. 做试管婴儿必须提供的文件

(1)结婚证(原件及复印件)。

(2)准生证(原件及复印件)。

(3)双方身份证(原件及复印件)。

三者缺一不可,原件由医院生殖中心审查核对,复印件交付生殖中心存档保留。建议不孕夫妇需行试管婴儿的,一定要选择通过卫生部专家组认证和审批的生殖中心,防止到不正规医院上当受骗,最后落得"人财两空"。

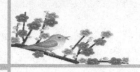

4. 试管婴儿的操作过程

要做"试管婴儿",需包括以下几个步骤:

(1)卵巢的促超排卵:一般正常妇女每月仅排1个卵子,但要做"试管婴儿"有时1个卵子是不够的。1978年,世界第一例试管婴儿是在自然周期经腹腔镜取得单个卵细胞成功的,但由于通常每次只能得到一个成熟卵母细胞,妊娠率低,不久便被控制性超排取代。可以用不同的药物,如口服克罗米芬、注射促性腺激素(Gn)或人绝经期促性腺激素(HMG)、或人绒毛膜促性腺激素等使患者在一个周期内排出多个卵子。促超排卵方案有长方案、短方案、超短方案、拮抗药方案、超长方案等,促超排方案的选择常常根据患者的具体情况来选择最合适的方案,并依据不同的情况可以进行适当或必要的调整。

(2)B超检查监测:要做"试管婴儿",需取排卵前成熟的卵子,因此首先要确定排卵期。临床上可通过定期B超监测卵泡的发育程度,以确定给予激素诱发排卵的最佳时间。除了B超检查卵泡的发育情况、双侧卵巢大小及其子宫情况,同时还可以测定血清 LH、E_2、P 等。B超能直接显示卵泡的数目和大小,而血清 E_2 水平的高低反映卵泡的分泌功能,代表卵巢对控制性超排卵的反应程度,间接了解卵母细胞的质量。

(3)注射绒毛膜促性腺激素(HCG)形成 LH 峰:促进卵泡进一步成熟,获得高质量的卵子。正确地掌握注射绒毛膜促性腺激素时间是获高质量卵子的关键。通常当主导卵泡中有1个直径达18毫米,或2个达17毫米,或3个达16毫米时可应用绒毛膜促性腺激素。医生往往会综合各种检测所得的信息,寻找适当的使用绒毛膜促性腺激素的时间。

(4)收集卵子:B超引导下经阴道取卵是经阴道后穹隆穿刺取卵。此法取卵尤为简便,手术安全,不需住院,节省费用,现已普遍采用。术前应详细了解手术过程,有利于减轻恐惧心理。注射绒毛膜促性腺激素后,用生理盐水冲洗外阴和阴道,术前夜及手术当天上午进半流质或流质饮食,术前30分钟肌内注射哌替啶50~100毫克,取卵困难者可采用静脉麻醉。一般情况下,穿刺直径10毫米以上的卵泡,获卵率达80%以上。获卵率低与很多因素都有关系。

(5)卵子培养:将取得的排卵前成熟的卵子,经特殊技术处理后等待受精。

(6)体外受精:将丈夫在无菌条件下取得的精液,经过处理,使精子具备穿入卵子的能力,成为受精小滴,加入含有卵子的培养基内,通过二性原核融合形成一个新细胞即受精卵,然后继续培养待其分裂至4~8个细胞时,便可进行宫

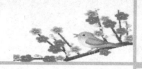

腔内移植。

(7)胚胎移植：将上述早期胚胎从培养基取出注入子宫腔内，根据卫生部176号文件精神，35岁以下患者第一周期最多移植2个新鲜胚胎，35岁以上患者可移植3个胚胎。胚胎移植成功的条件是：受精卵本身的生命力，子宫内膜是否健康，以及移植过程有无损伤。受精卵移植入子宫腔以后，胚胎的植入率为10%～30%。

(8)术后休息：移植后患者卧床休息2～6小时，无确切的证据证明绝对的卧床休息可以提高试管婴儿的植入率，但应减少重体力活儿。医生会使用黄体酮进行黄体支持。

(9)妊娠后措施：于胚胎移植术后的第14天，留晨尿查绒毛膜促性腺激素以判断是否妊娠，或于移植胚胎后的14、16天抽血测定血清β-绒毛膜促性腺激素水平及其上升情况以判断妊娠的发生。如阴性则等候月经来潮，如阳性可于2～3周后进行超声检查以确定临床妊娠，要注意卵巢过度刺激综合征、感染、出血、多胎妊娠等并发症的发生。还要警惕异位妊娠的发生，特别要注意宫内外同时发生妊娠，一旦确诊应及时按规定处理，多胎妊娠如果是3胎以上妊娠，建议进行选择性减胎术。

六、试管婴儿的并发症

1. 近期并发症

(1)取卵穿刺的损伤与出血：阴道超声引导下取卵一般是安全的，但也可能损伤邻近肠管、输尿管、膀胱，甚至血管，进而引起盆腔出血等并发症，发生率约为0.2%。导致并发症发生的原因有盆腔粘连、穿刺针受力后弯曲改变方向、技术操作不熟练等。

临床表现为下腹部明显疼痛，逐渐加重，并可伴有恶心、呕吐、冷汗等症状，有时有血尿发生；出现腹膜刺激症；内出血较多可出现休克等。B超检查可协助诊断。

处理方法：穿刺点局部少量出血可用纱布压迫止血，2～4小时取出，必要时可用宫颈钳短时钳夹止血；少量盆腔内出血可给予止血药，卧床休息，严密观察血压、脉搏，一般可自行停止，不需手术治疗；发生大量的不可控制的内出血，应在输血或输液的条件下，立即剖腹手术治疗，不可延误，应停止本周期的治疗。

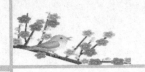

(2)感染：发生率约 0.4%。许多接受试管婴儿的患者中，生殖器官或盆腔可能存在慢性炎症，经阴道操作使她们重复感染的危险增高。术前注意生殖道的清洁和冲洗，手术时医生会尽量减少穿刺次数，必要时应用抗生素预防感染。一旦确认盆腔感染发生，应放弃后续治疗，进行对症处理。

2. 与超排卵有关的并发症

(1)卵巢过度刺激综合征(OHSS)：其是试管婴儿中常见的并发症，总体发生率约为 20%，其中，中、重度发生率为 1%~10%。试管婴儿妊娠孕妇中，发生率大约 4 倍于非妊娠者；卵巢过度刺激综合征患者中妊娠的也较非卵巢过度刺激综合征者增高 2~3 倍。其发病的确切机制尚不清楚，目前普遍认为是排卵后的卵巢分泌一种或多种物质过量，使血管通透性增加，从而引起一系列的临床症状。

①根据病情分级

●轻度：常于排卵后 3~6 日或注射绒毛膜促性腺激素后的 5~8 日开始出现下腹不适、沉重感或轻微的下腹痛，伴胃纳差，略有疲乏。E_2 水平>5 500 纳摩/升(1 500 皮克/毫升)，黄体早期孕酮(P)水平>96 纳摩/升，B超检查卵泡不少于 10 个，卵巢增大直径可达 5 厘米，有或无卵泡囊肿/黄体囊肿。

●中度：有明显下腹胀痛，恶心、呕吐、口渴，偶伴腹泻；体重增加>3 000克，腹围增大；E_2 水平>11 000 纳摩/升(3 000 皮克/毫升)，卵巢增大明显，卵巢直径在 5~10 厘米之间，腹水<1.5 毫升。

●重度：腹水明显增加，腹胀痛加剧，口渴、尿少、恶心、呕吐、腹胀满，甚至无法进食，疲乏、虚弱、冷汗，甚至虚脱；因大量腹水而膈肌升高或胸水致呼吸困难，不能平卧；卵巢直径>10 厘米；体重增加>4 500 克。由于胸水和大量的腹水可导致心肺功能障碍，可有血液浓缩呈高凝状态，电解质失衡、肝肾功能受损等。

②预防：卵巢过度刺激综合征是超排卵过程中较常见的并发症，很难完全避免，但可采取适当的预防措施，减少严重病例的发生。医生可以通过小心选择超排卵的对象；对有卵巢过度刺激综合征倾向的患者(如多囊卵巢综合征)，医生会采用低剂量超排卵方案；使用高纯度的促卵泡激素产品；超排过程中密切监护 B 超及血 E_2，如有发生严重卵巢过度刺激综合征的可能，则应停止使用 Gn，待卵泡发育成熟时取卵；一旦发现早期卵巢过度刺激综合征，则应减少促性腺激素用量，不适用绒毛膜促性腺激素(HCG)做黄体支持；将胚胎冷冻保存，不进行移植，以减少或避免内源性绒毛膜促性腺激素，将冷冻胚胎留待以后自

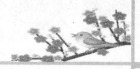

然周期中移植；取卵手术中尽可能吸净所有卵泡；预防性使用白蛋白。

③治疗

●轻度患者一般不需处理，仅注意观察即可。患者应保持乐观的精神状态，建立战胜疾病的信心。亦可自行进行一些监护，包括每天记录腹围和尿量、体重等，多饮水以增加尿量，必要时到医院检查心肺功能、血凝状态及水、电解质平衡等情况，及时和医生进行沟通。

●中度及重度卵巢过度刺激综合征应停止使用所有促性腺激素，以避免对卵巢的进一步刺激。治疗主要目的是保持充足的血容量，纠正血液浓缩，维持正常的尿量，解除胸水、腹水的压迫症状，纠正水、电解质紊乱，保护肝肾功能。具体治疗包括：多休息，少量多次进食，尤其是高蛋白饮食。早期少量多次饮水（包括豆浆、煲汤、西瓜汁等），以增加尿量；使用人体白蛋白静脉滴注，保持血液胶体渗透压和容量；当胸水、腹水使腹压增加影响呼吸及循环功能时，可予腹腔穿刺或胸腔穿刺抽吸腹水、胸水；根据病情适当对症处理等。

（2）超排卵与肿瘤：目前认为诱发排卵可能与雌激素依赖的乳腺癌、卵巢癌、子宫肿瘤等的发生有关。尽管其发生率比预测值并无显著的上升，但治疗后的一年有暂时性的乳腺或子宫癌症发生危险性的增加。

3. 试管婴儿妊娠并发症

（1）自然流产：总体流产率为 25％左右，是因为不孕患者普遍年龄偏高、染色体畸变患病率增高，以及具有较高的多胎妊娠而伴随流产率增高。

（2）异位妊娠：发生率为 2.1％～9.4％，比自然妊娠明显升高。其发生可能与胚胎移植时移植管的深度、移植管内的液体量、移植时注入的速度、植入胚胎数目多少、移植后患者的体位、胚胎在宫腔内游走、胚胎与子宫内膜发育的同步性、子宫输卵管患病率较高有关。

一旦发生，要早期诊断，适当处理。

（3）先天性畸形：有报道在试管婴儿中，胎儿的畸形发生率为 2.5％左右。许多文献认为，就总体而言，在正常人群中行试管婴儿或其他辅助生育技术所获儿童的先天性和染色体畸变率未见增高。

（4）多胎妊娠：一次妊娠同时有两个或两个以上的胎儿形成，称为多胎妊娠。在自然生育中发生多胎的估算公式为 $1：89^{n-1}$（n 代表一次妊娠的胎儿数），几乎所有的资料都显示，采取辅助生育技术后的多胎妊娠率较自然妊娠明显增高，这与辅助生殖技术中向宫腔内移植多个胚胎有直接关系。尽管专业人

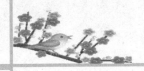

员都了解这种关系,但导致多胚胎移植继而引起多胎妊娠发生率上升的背后原因又是非常复杂的。

欧洲人类生殖与胚胎学会在讨论中认为有以下几方面因素:

①试管婴儿的成功率仍然难以满足人们的要求。

②缺乏可靠的预测胚胎的生存和种植潜能的方法。

③生殖医学中的冻融技术难尽如人意。

④医生未能充分估计多胎的风险。

⑤感情或经济的利益驱使医生追求高的妊娠率,从而增加多胎妊娠率。

⑥忽视多胎妊娠的围产期结局或缺乏反馈的信息。

⑦试管婴儿妊娠比出生健康婴儿似乎是更为直观可见的成功标志。

⑧缺乏对这一问题的监督机制。

⑨缺乏统一的胚胎移植和超排卵治疗的指引和规范体系。

因此,辅助生育中的多胎妊娠,有时远非仅仅是技术的问题。无论何种原因导致的多胎妊娠,其母婴并发症发生率较单胎妊娠高数倍,如流产、早产、妊娠高血压综合征、胎儿宫内发育迟缓、低体重儿、胎膜早破等。

多胎妊娠一旦发生后,选择性减胎术可作为一种补救的措施。

七、试管婴儿孕妇的保健

1. 术前保健

手术前应充分了解试管婴儿的操作程序及相关知识,同时也应了解试管婴儿的成功率、费用、可能出现的并发症,以及单精子注射、遗传学诊断等需额外增加的费用及其安全性等,和医生充分沟通后签署相应的知情同意书,有充分的心理承受力,并带着积极的态度配合治疗。

2. 术中保健

完成试管婴儿术前检查后,由医生安排开始进入周期治疗。根据卵泡发育情况,按医生治疗方案直至卵泡发育成熟,确定绒毛膜促性腺激素日。绒毛膜促性腺激素注射日确定后,配合医护人员做好阴道准备、腹部及外阴皮肤准备。在绒毛膜促性腺激素注射后 36 小时进行取卵手术,术前 8 小时禁食,4 小时禁水。术前 0.5～1 小时,医生会应用镇静药以减轻病人在取卵手术中的紧张及不适感。术前排空膀胱,取膀胱截石位。手术中应调整好心态,尽量放松,消除

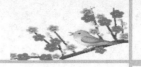

恐惧心理。有任何身体不适都应及时向医生反映,医生会酌情进行处理。

3. 术后保健

取卵手术结束后,可在医院留观室卧床休息,同时观察有无腹痛、阴道出血情况,有不良状况及时报告医生。移植胚胎前医生会根据患者的实际情况,决定是否需充盈膀胱。移植胚胎术后卧床休息 2 小时,即可起床,无活动限制。按医嘱每日注射黄体酮,以维持黄体功能。既往有慢性盆腔炎、输卵管积水等患者可预防用抗生素。如因并发症或其他原因不宜进行新鲜胚胎移植,应解除顾虑,保持良好心态,待卵巢功能回复后可进行冷冻胚胎复苏后移植。

4. 妊娠后保健

移植胚胎后 14 天,测血绒毛膜促性腺激素,如阳性为妊娠,需遵医嘱继续应用黄体酮,并在移植后 30 天左右进行 B 超检查,以判断妊娠是否正常。如确认为 3 胎以上妊娠,需早期行选择性胚胎减灭术。通常以一个健康的单胎妊娠为最好,因为双胎以上的多胎妊娠会给孕妇带来很多妊娠并发症和合并症,并且多胎妊娠的胎儿通常发育较差,且出生后新生儿并发症的风险明显高于单胎妊娠者。

妇女怀上试管婴儿后,继续应用黄体酮应该在医生的指导下进行。医生会根据胎儿在体内的发育情况,适时将黄体酮的用量逐步减少,直至停用。若擅自停药可能会引发流产。妊娠 12 周后可到产科进行产前检查,其孕产期保健同自然受孕妇的保健。

5. 试管婴儿并发症的护理

(1)卵巢过度刺激综合征(OHSS)的护理:此病是自限性的,病程持续 2 周后可自行缓解;若发生妊娠,病程会延长致 20~40 天,且症状更严重。依据其临床症状可分为轻、中、重度。

由于卵巢过度刺激综合征的发病原因尚未阐明,而且本病是一个自限性疾病,可自行缓解,因此治疗的目的在于最大限度改善症状,仅限于对症治疗,避免严重并发症发生。轻度患者往往不必特殊治疗,患者宜减轻心理负担,以乐观坦然的态度对待,数天后多能自行缓解。中度患者应多进食易消化、高蛋白含量、富含维生素的食物,少吃多餐,减少水分摄入。症状严重者应在医生指导下予以对症处理,维持水、电解质平衡,尽量减少不必要的腹部检查,严密观察疾病的发展趋势。重度患者需住院严密观察呼吸、脉搏、血压等生命体征,记录腹围、体重的变化,24 小时的出入量。取半卧位,适当进行下肢活动,防止下肢

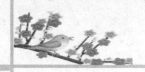

静脉血栓形成。给予白蛋白或低分子右旋糖酐等纠正低蛋白、低血容量，针对胸、腹水患者进行后穹隆穿刺或腹腔穿刺放腹水，以缓解症状；若经上述处理，症状继续加重，危及生命时，应适时终止妊娠。另外，若在胚胎移植前即发生严重卵巢过度刺激症状的患者，可先将其胚胎冷冻保存，待患者过度刺激症状消失、卵巢功能恢复后，再选择时机进行冻融胚胎移植。

（2）多胎妊娠减胎后护理：因试管婴儿胚胎移植时可移植 2～3 个胚胎，即会出现多胎妊娠，为了提高妊娠率及减少试管婴儿孕产妇并发症，主张在妊娠早期进行胚胎减灭术，降低多胎妊娠率，保证孕妇及胎儿的安全。

患者在术前应了解此项治疗的过程及可能发生的危险，如术后感染、全部胚胎丢失及 24 周前流产概率、羊水栓塞等，经与医生沟通保留几胎后，签署知情同意书。术前患者应避免紧张、焦虑、害怕的心情，积极向医生咨询，建立信任和配合的心态。经阴道穿刺减胎术痛苦小，时间短暂，顺利的减胎过程往往仅数分钟，因此患者应在完全放松的状态下进行。减胎术后患者需卧床休息，密切观察有无腹痛及阴道出血，注意减胎后的出血量、出血时间的长短、颜色、有无血块及组织排出等。减胎后继续使用术前的保胎治疗，禁止不必要的妇科检查，保持外阴清洁，预防感染。

八、试管婴儿技术中伦理道德法律

1. 试管婴儿所带来的伦理冲击

进入 20 世纪中后叶的科学技术突破了又一个禁区，划时代的人工生殖技术开始从根本意义上改变着人类的自然生育方式，"人工授精"、"试管婴儿"、"代孕母亲"等多种类型、数 10 种操作组合形式，把性与生殖分离开来，他们既是一类技术手段，又是一种新的生殖方式。生殖医学已由单纯治疗不孕症，发展到涉及妇科内分泌学、男科学、胚胎学、遗传学，乃至伦理与法律学等多个领域的新兴学科，并为克服遗传病和人类的再生医学研究奠定了有力的基础。许多因素，包括公众态度、患者与医学专业人员的个人道德取向，都会影响不孕症的诊断与治疗。伦理学原则是绝对的，同时伴随着不同的文化和时代，其具体表现形式有所差异。在不同的国家，其实施过程也并非一帆风顺。

1978 年，体外受精技术的应用激发了关于使用新生殖技术的伦理争论。提出的问题主要是这些技术是否伤害孩子及其父母，是否改变人们对生育、家庭和做

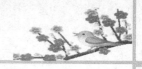

父母意义的理解,但随着这些孩子的健康出生,人们逐渐从伦理学上接受了辅助生殖技术。由"试管技术"诞生的 Louis Brown 出生后的前 10 年里,没有任何国家有立法。1991 年,英国的人类受精与胚胎机构(HFEA)的法规出台,1994 年正式执行。"赫尔辛基宣言",2006 年第 6 次修订,进一步强调了患者的利益。2002 年,国际医学科学研究理事会(CIOMS)颁布了国际原则修订版。

目前的法规现状分为三种:①国家或政体有强制执行的立法,如英国、法国。②国家或政体有自愿遵守执行的准则,如意大利、日本。③国家或政体没有任何法规或准则。2001 年 2 月 20 日,我国卫生部颁布了《人类辅助生殖技术管理办法》、《人类精子库管理标准》,同年 5 月 14 日发布了《人类辅助生殖技术规范》、《人类精子库基本标准》、《人类精子库技术规范》和《实施人类辅助生殖技术的伦理原则》,我国已由第三种迈进到第二种立法状况。

2. 21 世纪生殖医学伦理与困惑挑战

辅助生育技术包括人工授精、体外受精及胚胎移植、配子腹腔内移植、配子/合子输卵管内移植、代孕母亲、单精子卵细胞浆内注射、胚胎植入前的遗传学诊断等等。人工授精又包括同源(丈夫精液)人工授精及异源(供精)人工授精。新的可能产生的技术还包括备受争议的无性生殖技术。随着这些技术的不断进步和完善,人们面对的伦理问题也会越来越多、越来越复杂。

(1)冷冻胚胎的权利:多年前在澳大利亚维多利亚女王医学中心发生了一件令人难忘的事情。一对夫妇接受了"试管婴儿"治疗,并将胚胎进行冷冻保存以备日后移植。但是随后夫妇同时死于空难。如何处理他们的胚胎引起了世人的关注。它们还有继续存在和生长的必要吗?如果解冻后可以进行移植,谁可以做他们的代孕母亲?它们有没有权利接受死去夫妇的遗产?如何确定前胚胎的法律地位?

目前,冷冻胚胎技术日趋成熟,大多数国家的法规都主张只有夫妇双方都希望妊娠时,才可以将冷冻胚胎进行解冻移植。如果一方不同意,或离婚,或一方死亡,那么胚胎将被毁掉。但对冷冻胚胎的最长保存期限并没有明确的限制。因此,将会有越来越多的胚胎等待销毁。有专家呼吁:已经到了社会必须决定如何对待这些"多余"胚胎的时候了。

(2)代孕母亲的难题:代孕主要解决因妇女子宫不能怀孕而引起的不孕问题。它所带来的伦理法律问题更加严重。主要有:①可能存在商业利益,"出租"子宫,将自己的子宫变成制造婴儿换取金钱的机器。②代孕母亲在漫长的

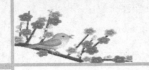

怀孕期间可能对腹中胎儿产生感情,孩子出生后,拒绝放弃抚养权,引起社会纠纷。③若婴儿出生后发现有严重的疾病,责任在谁?如果此时委托人拒绝抚养孩子,代孕母亲该怎么办?④若代孕母亲在妊娠过程中出现严重并发症需要终止妊娠,她是否能得到相应的补偿?或出现严重后遗症,影响其日后生活,是否可以向委托人索赔?⑤若是委托人和代孕母亲存在亲属关系,那么代母和所生婴儿的关系到底如何界定?⑥如果孩子知道自己是代孕母亲所生,是否会产生被"生母"抛弃的感觉?

在我国,卫生部已发布了《人类辅助生殖技术管理办法》,明文规定,自2001年8月1日起,禁止实施代孕技术。在不孕症治疗工作中,一些女性患者有国家规定的生育指标,但由于某些疾病而失去了子宫(如肿瘤)或先天子宫发育不良。另外,也有由于疾病失去卵巢或者卵巢丧失功能的,代孕和赠卵成为解决她们生育的惟一手段。明令禁止代孕,对于防止代孕泛滥而造成的各种社会问题和伦理问题十分必要,但同时也使这部分病人想要孩子的希望彻底破灭。因此有专家呼吁,是不是可以由卫生部授权个别高水平的生殖中心成立赠卵和代孕领导小组,严格把握指征,完善各种背景资料备案,提请伦理委员会审议,并向卫生部或卫生局指定机构申请批准开展代孕。这样既可以防止代孕泛滥和倒卖卵子,也可为那些不幸的患者带来生活的希望。

(3)克隆人技术的困惑:克隆技术分为细胞克隆和生殖克隆。前者应用于再生医学、药物学、发育生物学等机制的研究;而后者最大的问题在于呼之欲出的"克隆人"。克隆人是更为彻底的"生殖革命"。严格来说,克隆人技术不属于现代意义上的辅助生殖技术,而是相对人类有性繁殖而言的另一类生殖形态。对人体细胞和动物的克隆不存在伦理学问题或目前伦理问题很少,而人的克隆较难得到伦理学上的支持。就技术而言,克隆人已没有任何难以逾越的障碍,但其孕育存在着种种的伦理学危机,导致先天缺陷、疾病、早衰、基因单一、母体风险、社会身份定位等许多问题。我国已明令禁止克隆人。不少国家政府和科学团体已明确禁止克隆人,但却普遍支持人类早期胚胎的克隆研究。大多数科学家认为应追随克隆技术的发展,对克隆人作出进一步的技术评估、伦理学评估。在未充分证明这一技术对人类有进步意义之前,对可能有好处的必要牺牲及通过法律手段控制克隆人的研究和应用都是需要的。

(郑　洁)